Imaging Anatomy
Head and Neck

头颈部影像解剖学

原　著　[美] Philip R. Chapman

　　　　[美] H. Ric Harnsberger

　　　　[美] Surjith Vattoth

主　译　鲜军舫　于文玲

中国科学技术出版社
·北京·

图书在版编目（CIP）数据

头颈部影像解剖学 /（美）菲利普·R. 查普曼 (Philip R. Chapman),（美）H. 里克·汉斯伯格 (H. Ric Harnsberger),（美）苏吉斯·瓦塔斯 (Surjith Vattoth) 原著；鲜军舫，于文玲主译 . 北京 : 中国科学技术出版社 , 2024. 10. -- ISBN 978-7-5236-1049-7

Ⅰ . R651.04-64；R653.04-64

中国国家版本馆 CIP 数据核字第 2024X1A670 号

著作权合同登记号：01-2024-4538

策划编辑	孙　超　延　锦	
责任编辑	延　锦　孙　超	
文字编辑	延　锦	
装帧设计	佳木水轩	
责任印制	徐　飞	

出　　版	中国科学技术出版社	
发　　行	中国科学技术出版社有限公司	
地　　址	北京市海淀区中关村南大街 16 号	
邮　　编	100081	
发行电话	010-62173865	
传　　真	010-62179148	
网　　址	http://www.cspbooks.com.cn	

开　　本	889mm×1194mm 1/16	
字　　数	689 千字	
印　　张	35	
版　　次	2024 年 10 月第 1 版	
印　　次	2024 年 10 月第 1 次印刷	
印　　刷	北京盛通印刷股份有限公司	
书　　号	ISBN 978-7-5236-1049-7/R·3341	
定　　价	428.00 元	

Elsevier (Singapore) Pte Ltd.

3 Killiney Road, #08–01 Winsland House Ⅰ, Singapore 239519

Tel: (65) 6349–0200; Fax: (65) 6733–1817

This translation of *Imaging Anatomy: Head and Neck* by Philip R. Chapman, H. Ric Harnsberger, Surjith Vattoth was undertaken by China Science and Technology Press and is published by arrangement with Elsevier (Singapore) Pte Ltd.

Imaging Anatomy: Head and Neck by Philip R. Chapman, H. Ric Harnsberger, Surjith Vattoth 由中国科学技术出版社进行翻译，并根据中国科学技术出版社与爱思唯尔（新加坡）私人有限公司的协议约定出版。

《头颈部影像解剖学》（鲜军舫　于文玲，译）

ISBN: 978-7-5236-1049-7

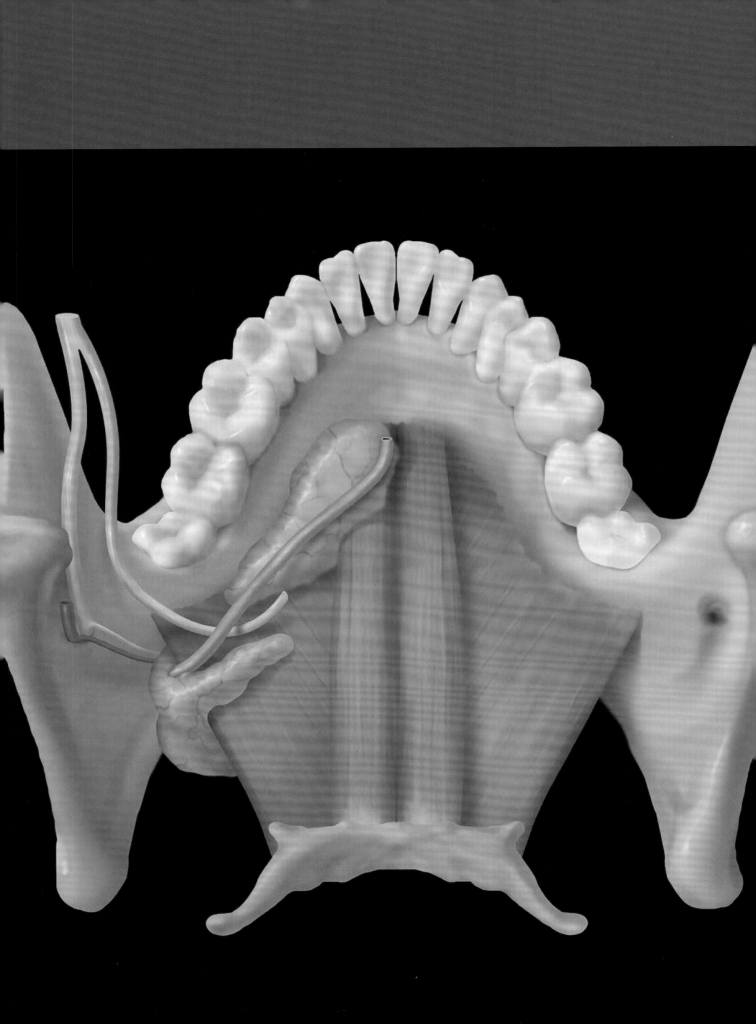

译者名单

主　　译　鲜军舫　于文玲

副 主 译　张玲玉　李　铮　姜雨薇　郭　冉

译 校 者　（以姓氏笔画为序）

于文玲　首都医科大学附属北京同仁医院

苏亚萍　首都医科大学附属北京同仁医院

张玲玉　首都医科大学附属北京同仁医院

李　铮　首都医科大学附属北京同仁医院

何雪颖　南京大学医学院附属鼓楼医院

郑　璇　首都医科大学附属北京潞河医院

姜雨薇　首都医科大学附属北京同仁医院

胡　镭　首都医科大学附属北京同仁医院

郭　冉　首都医科大学附属北京潞河医院

黄彩云　广西医科大学附属肿瘤医院

崔　靖　首都医科大学附属北京潞河医院

鲜军舫　首都医科大学附属北京同仁医院

内容提要

　　本书引进自 Elsevier 出版集团，是一部全面介绍头颈部解剖的影像学经典专著。全书按照头颈部的亚部位分为七篇，详细阐述了正常解剖基础要点、推荐的影像学检查方法与优缺点、影像解读思路与易犯错误，以及影像解剖与临床或病理对照等内容。本书包含由专业人员绘制的数百幅大体解剖、断层解剖和部分影像解剖的全彩色示意图，以及多断面高分辨率CT、磁共振成像和超声图像，所有示意图和影像图都有相应标注及简明图示说明。全书内容翔实，层次清楚，图片清晰，标注准确，是放射科、肿瘤科、放射治疗科、耳鼻咽喉头颈外科、眼科、神经内外科医师、医学生及解剖专业人员的权威头颈部影像解剖参考书。

主译简介

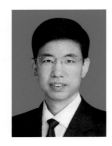

鲜军舫

主任医师，教授，博士研究生导师，首都医科大学附属北京同仁医院医学影像中心主任、放射科主任，享受国务院政府特殊津贴，国家人力资源和社会保障部"有突出贡献中青年专家"，国家卫生计生突出贡献中青年专家，中华医学会放射学分会第 15 届、第 16 届委员会常务委员，中华医学会放射学分会第 14 届委员会委员，中华医学会放射学分会第 15 届委员会头颈学组组长，中华医学会放射学分会第 16 届委员会医学影像质量控制与管理规范工作组组长，中国医疗保健国际交流促进会影像医学分会主任委员，《中华医学杂志（英文版）》（SCI 收录期刊）、《中华放射学杂志》编委，《中华解剖与临床杂志》副总编辑，《磁共振成像》副主编。作为负责人获国家重点研发计划和国家自然科学基金等课题资助 20 余项。

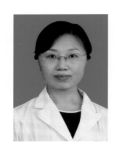

于文玲

医学博士，主任医师。中国医师协会放射医师分会消化学组委员，北京医学会放射学分会感染学组委员。从事头颈部影像诊断工作 20 余年。参与编写头颈部影像学专著 10 余部，发表影像诊断领域相关专业文章 10 余篇。

原书编著者

原 著

Philip R. Chapman, MD
Associate Professor
Neuroradiology Section
The University of Alabama at Birmingham
Birmingham, Alabama

H. Ric Harnsberger, MD
Professor of Radiology & Otolaryngology
R. C. Willey Chair in Neuroradiology
University of Utah School of Medicine
Department of Radiology & Imaging Sciences
Salt Lake City, Utah

Surjith Vattoth, MD, FRCR
Associate Professor of Clinical Radiology
Weill Cornell Medicine
Cornell University
New York, New York
Senior Consultant Neuroradiologist
Hamad Medical Corporation
Doha, Qatar

参编者

Siddhartha Gaddamanugu, MD
Assistant Professor
Department of Radiology
Veterans Affairs Medical Center
The University of Alabama at Birmingham
Birmingham, Alabama

Daniel E. Meltzer, MD
Associate Clinical Professor of Radiology

Icahn School of Medicine at Mount Sinai
New York, New York

Anthony B. Morlandt, MD, DDS
Assistant Professor
Chief, Section of Oral Oncology
Department of Oral and Maxillofacial Surgery
The University of Alabama at Birmingham
Birmingham, Alabama

Aparna Singhal, MD
Program Director, Neuroradiology Fellowship
 Program
Assistant Professor, Neuroradiology Section
Department of Radiology
The University of Alabama at Birmingham
Birmingham, Alabama

其他参与者

Hank Baskin, MD

H. Christian Davidson, MD

Bronwyn E. Hamilton, MD

Kevin R. Moore, MD

Jeffrey S. Ross, MD

Karen L. Salzman, MD

Richard H. Wiggins, III, MD, CIIP, FSIIM

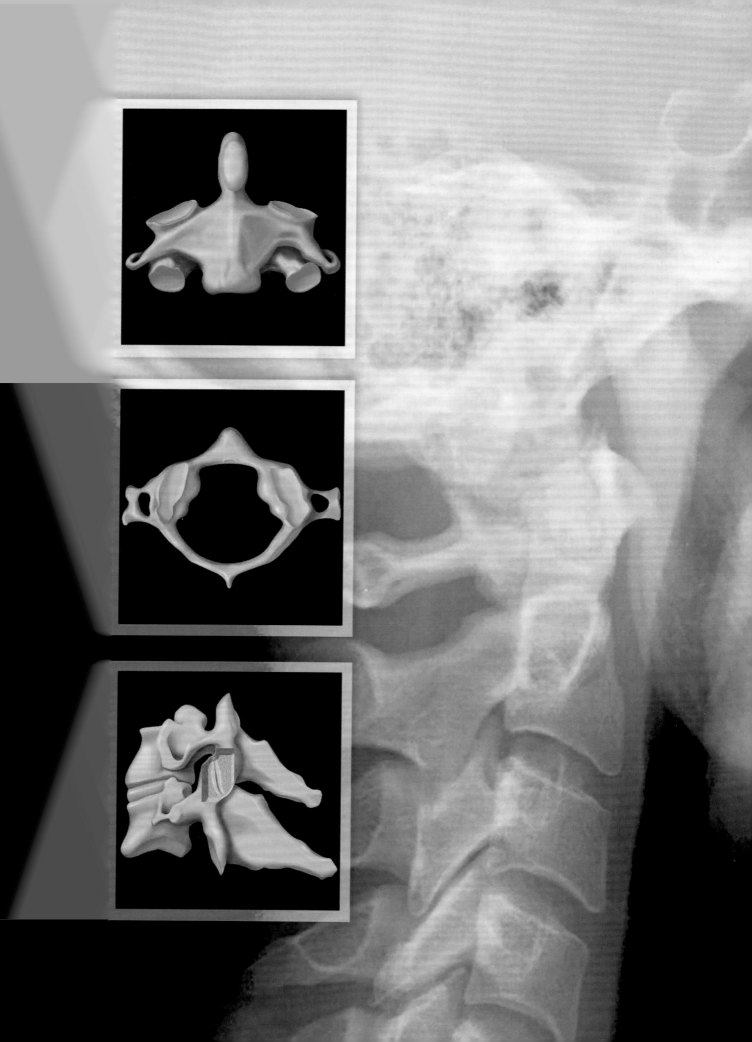

译者前言

　　头颈部解剖结构复杂细微，对临床医师、医学生和解剖学专业人员提出了巨大的挑战。近 30 年以来，尤其是随着头颈部内镜微创手术和精准医学的发展，影像学在头颈部疾病的诊断与治疗、手术方案制定，以及治疗前后评估等方面发挥着越来越重要的作用。随着头颈部疾病多学科团队的出现、成熟和发展，该领域对头颈部影像学的要求和期待越来越高。头颈部影像学有其自身特点，学习的最大困难和核心内容就是头颈部影像解剖学，这也是学习和掌握头颈部影像学的基石，因此，如何高效地学习和掌握头颈部影像解剖学尤为关键。

　　头颈部影像解剖学是一门将大体解剖和断层解剖与影像学检查技术紧密结合起来的交叉学科，随着解剖、临床、影像、手术和病理等学科的进步而不断发展，逐渐成为独立的分支学科。遗憾的是，在本书原著出版前，一直没有一部全面详细介绍头颈部影像解剖学的专著，得知本书原著正式出版后，我们反复学习，认真钻研，力求为国内同行还原本部专著。本书内容全面详细，文字叙述简练，层次清楚，图片清晰，标注准确。按照头颈部的亚部位分为七篇，每篇包括影像解剖图像、标注和图示说明等。概述部分包括正常解剖基础要点、推荐的影像学检查方法与优缺点、影像解读思路与易犯错误，以及影像解剖与临床或病理对照等内容。影像解剖图像、标注和图示说明部分包括数百幅大体解剖、断层解剖和部分影像解剖的全彩色示意图及多断面高分辨率 CT、磁共振成像和超声图像等，以及相应的标注与简明的图示说明。

　　本书为放射科、肿瘤科、放射治疗科、耳鼻咽喉头颈外科、眼科、神经内外科医师、医学生及解剖专业人员提供了全面的头颈部影像解剖参考。

　　在本书翻译过程中，我们力求术语翻译精准，为更好地适应临床，在遵循解剖学术语的原则下，我们还参照影像学和临床医学对原著中部分术语进行了修正，使之与解剖学术语有所区别。尽管翻译团队竭尽全力，但由于中外专业术语规范有所差异，中文翻译版中可能遗有疏漏之处，恳请读者及时指正。

　　此外，本书主译团队总结推广的"头颈部疾病影像诊断分析方法之解剖对比分析法"，即将病例影像与正常影像解剖对照比较的诊断分析方法，是头颈部疾病影像诊断与鉴别诊断的重要分析思路，读者亦可参考。本书得到了北京市医院管理中心"登峰"人才计划（DFL20190203）和"扬帆计划"重点医学专业（ZYLX201704）的资助。此外，中国科学技术出版社的编辑老师们为本书的引进出版倾注了大量心血，在此一并致谢！

鲜军舫　于文玲

原书前言

 我们非常自豪地向大家推荐本书，它源于 2006 年出版的具有里程碑意义的出版物 *Diagnostic and Surgical Anatomy: Brain, Head and Neck, Spine*，现单独成册。对于放射科医生和其他依靠头颈部影像学对患者进行评估、治疗的专业人员来说，头颈部解剖学是一门至关重要的独立学科。专门编写本书是因为需要增加新的章节，更新诊断图像和示意图，并提供更具体的解剖细节，来充实 *Diagnostic and Surgical Anatomy: Brain, Head and Neck, Spine* 的整体内容。本书为放射科医生或放射科住院医师、医学生、解剖专业人员和肿瘤医师、放射治疗医师，以及头颈外科医师等非放射专业人员提供了全面权威的解剖参考。

 与 *Diagnostic and Surgical Anatomy: Brain, Head and Neck, Spine* 一样，本书采用简洁的条目编写形式，方便读者快速查阅和学习参考。每一章都提供了正常解剖的基础要点、推荐的影像学检查方法及影像与临床或解剖对照等内容，并在合适的章节提供了临床 – 影像对照内容，以便进一步加强读者对解剖及其与病变之间关系的理解与学习。全书包括数百幅由专业人员绘制的全彩色示意图及高分辨率多断面 CT、磁共振成像和超声图像。每幅示意图和图像都对主要结构准确标注并有简要的图示说明，以帮助读者准确理解和学习。本书是一部编排层次清楚且易于查阅的头颈部解剖图谱。

 合作编写本书的过程是一个令人惊奇的旅程，我要特别感谢众多合著者和 Elsevier 出版集团的全体编辑，特别是医学示意图绘制师。很幸运我能与这样一支出色的团队一起工作并从中获益良多。希望本书能成为您日常医疗工作中重要的头颈部解剖实用参考书。

Philip R. Chapman, MD

Associate Professor
Neuroradiology Section
The University of Alabama at Birmingham
Birmingham, Alabama

献 词

我要特别感谢 H. Ric Harnsberger 博士，是他鼓励我完成了这个项目。我希望本书能继续保持源于犹他大学神经放射学家族和其他许多前辈创造性和智慧性合作的卓越传统。

谨以本书献给我的父母 Jerome 和 Joy，以及我的妻子 April，还有我们的儿子 Grayson 和 Garrison。没有他们的爱和支持，我是无法完成这项工作的。

PRC（Philip R. Chapman）

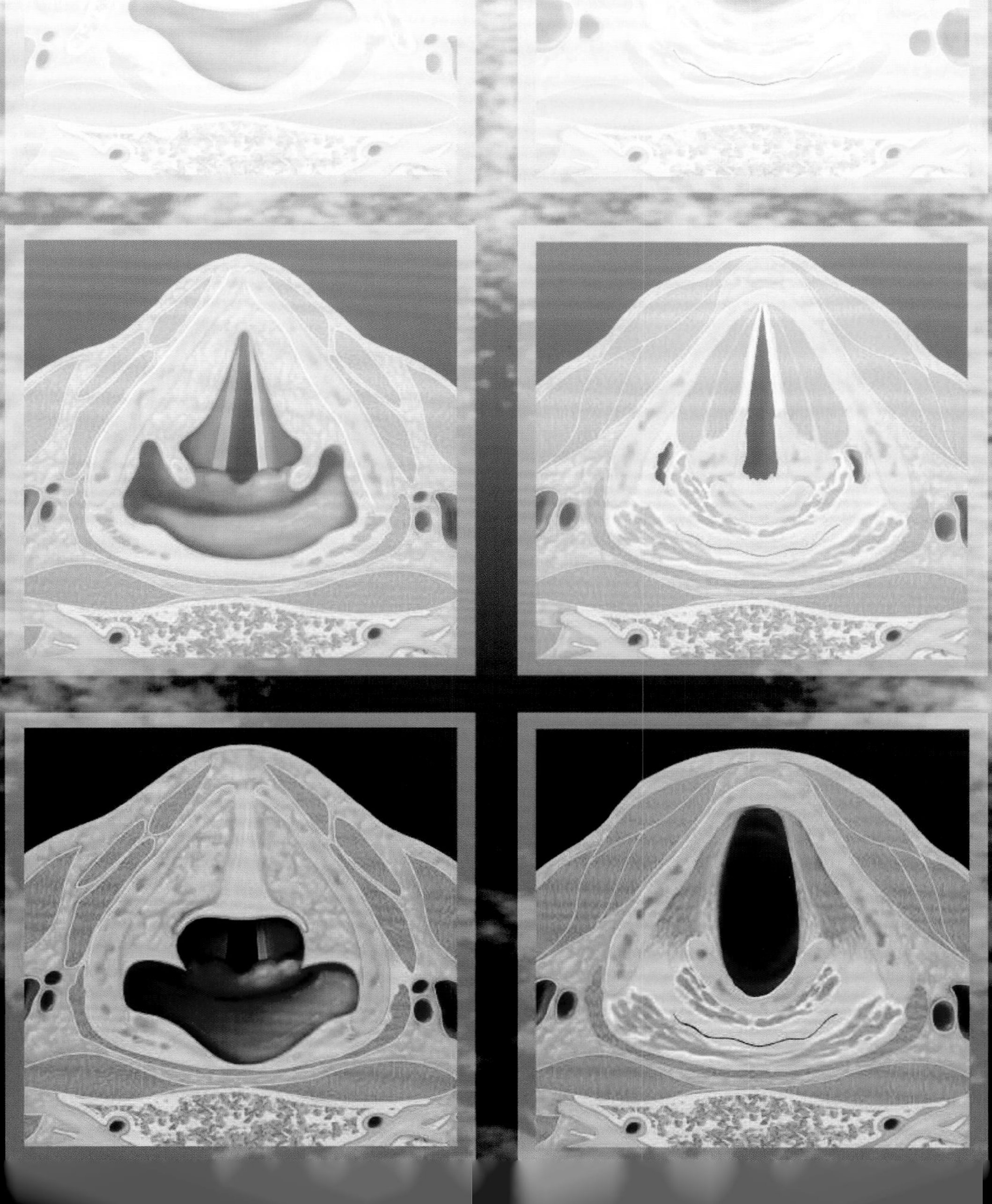

致　谢

首席编辑

Nina I. Bennett, BA

文字编辑

Arthur G. Gelsinger, MA

Rebecca L. Bluth, BA

Terry W. Ferrell, MS

Matt W. Hoecherl, BS

Megg Morin, BA

Joshua Reynolds, PhD

图片编辑

Jeffrey J. Marmorstone, BS

Lisa A. M. Steadman, BS

插图绘制

Richard Coombs, MS

Lane R. Bennion, MS

Laura C. Wissler, MA

艺术设计

Tom M. Olson, BA

Laura C. Wissler, MA

生产协调

Emily C. Fassett, BA

Angela M. G. Terry, BA

Alexander Eakins, BA

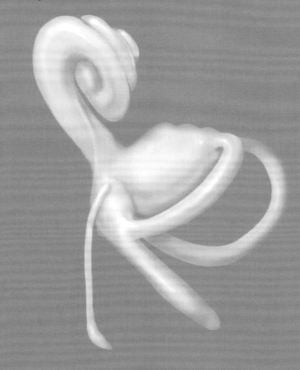

篇目录

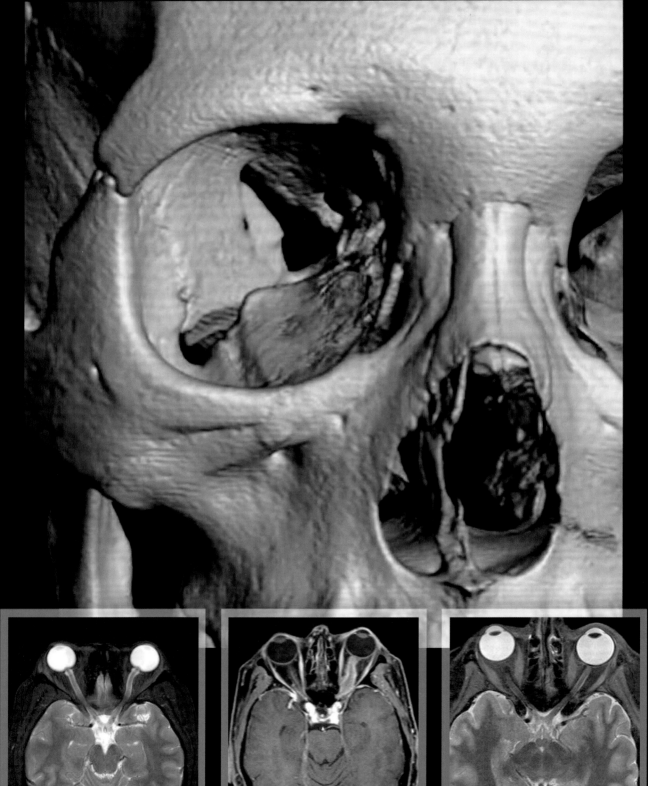

目　录

第六篇　口　腔
Oral Cavity

第七篇　脊　柱
Spine

第一篇
颞骨及颅底
Temporal Bone and Skull Base

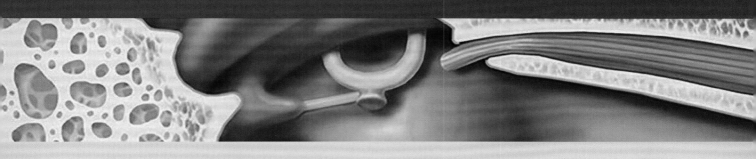

颅底概述
Skull Base Overview

胡　镭　于文玲　**译**　鲜军舫　**校**

一、术语

（一）缩略语
- 颅底（skull base，SB）

（二）定义
- 颅底：复杂的颅腔骨性底部，将颅内结构与鼻窦、眼眶和舌骨上颈部（suprahyoid neck，SHN）分隔
- 内有颅腔与舌骨上颈部间隙、眼眶、鼻窦之间重要的神经血管结构穿行

二、影像解剖学

（一）概述
- 颅底由 5 块骨组成
  - 成对骨：额骨和颞骨
  - 不成对骨：筛骨、蝶骨和枕骨
- 两个面
  - 颅内面：大脑、垂体、脑池、脑神经（cranial nerve，CN），以及颅内血管结构，包括海绵窦
  - 颅外面：颅外头颈部
    - 前部：鼻腔、额窦、筛窦及眼眶
    - 中部：鼻咽黏膜间隙、咀嚼肌间隙、腮腺间隙及咽旁间隙
    - 后部：鼻咽黏膜间隙、颈动脉间隙、咽后间隙及椎周间隙
- 三个区域
  - 前颅底（anterior skull base，ASB）、中颅底（central skull base，CSB）及后颅底（posterior skull base，PSB）
  - 前颅底
    - 前外侧界：额骨
    - 下方解剖关系：鼻腔顶部、筛窦、额窦、眼眶及眶部管道
    - 上方解剖关系：额叶、CN I
    - 前中颅底分界：蝶骨小翼（蝶骨嵴）与蝶骨平台
  - 中颅底
    - 下方解剖关系：咽黏膜间隙顶部、咀嚼肌间隙、腮腺间隙及咽旁间隙
    - 上方解剖关系：颞叶、垂体、海绵窦、Meckel 腔及 CN I ～CN IV、CN VI、CN V₁～CN V₃
    - 颅中后窝交界：鞍背、内侧为后床突、外侧为岩骨嵴
  - 后颅底
    - 下方解剖关系：咽黏膜间隙后部、颈动脉间隙、咽后间隙及椎周间隙
    - 上方解剖关系：脑干、小脑、CN VII～CN VIII、CN IX～CN XII、横窦和乙状窦
    - 后界：枕骨

（二）内容物
- 前颅底
  - 内容物：额骨、筛骨、蝶骨小翼和蝶骨平台
  - 穿行的孔道及结构
    - 筛板：CN I、筛动脉
    - 视神经管：CN II、眼动脉
- 中颅底
  - 内容物：蝶骨体、蝶骨大翼和颞骨前部
  - 穿行的孔道及结构
    - 眶上裂：CN III、CN IV、CN V₁、CN VI及眼上静脉
    - 眶下裂：眶下动、静脉及眶下神经
    - 颈动脉管：颈内动脉（internal carotid artery，ICA）及交感神经丛
    - 圆孔：CN V₂、圆孔动脉及导静脉
    - 卵圆孔：CN V₃、岩小神经、上颌动脉脑膜副动脉分支及导静脉
    - 棘孔：脑膜中动、静脉、下颌神经脑膜支
    - 破裂孔：不是真正的孔道，是颈内动脉管岩骨水平段前内侧的软骨性管底
    - 翼管：翼管动脉与翼管神经
- 后颅底
  - 内容物：枕骨与颞骨后部
  - 穿行的孔道及结构
    - 内耳道：CN VII、CN VIII和迷路动脉
    - 舌下神经管：CN XII
    - 枕骨大孔：CN XI脊髓根、椎动脉及延髓
    - 颈静脉孔神经部：CN IX、Jacobson 神经（舌咽神经鼓室支）及岩下窦
    - 颈静脉孔血管部：CN X、Arnold 神经（迷走神经耳支）、CN XI、颈静脉球及脑膜后动脉

三、解剖成像要点

（一）关注要点
- 颅底最佳影像检查方法为高分辨率 MRI 与 CT 骨窗的联合
  - 全面评估颅底的 MRI 必须包括 T₁WI、T₂WI 与脂肪抑制增强后 T₁WI
  - CT 骨窗明确显示骨质改变
- 颅外肿瘤可通过邻近颅底的舌骨上颈部间隙或结构的神经周围蔓延累及颅内
  - 咀嚼肌间隙：三叉神经下颌支
  - 腮腺间隙：面神经
  - 眼眶：三叉神经眼支、动眼神经、滑车神经和展神经
  - 鼻窦、鼻腔和翼腭窝：三叉神经上颌支

（二）推荐的影像学检查方法
- CT 骨窗
  - 轴位薄层及冠状面重建
  - 显示骨质解剖采用包括边缘强化的骨算法重建及较大的窗宽（＞2000HU）
  - 显示软组织采用窄窗宽（200～400HU）及软组织算法重建
  - 若可行 MRI 检查，可不用 CT 增强扫描
- MRI：薄层厚（≤4mm）、轴位及冠状面 T₁WI、T₂WI 与脂肪抑制增强后 T₁WI
  - 平扫 T₁WI 图像利用天然的骨髓内脂肪作为"对比"
  - 显示动脉与静脉采用 MRA 及 MRV

（三）影像学易犯的错误
- 较大的盲孔或副孔可能是正常变异
- MRI 上颈静脉孔内血流信号可形成与肿物相似的信号

颅底上面观示意图

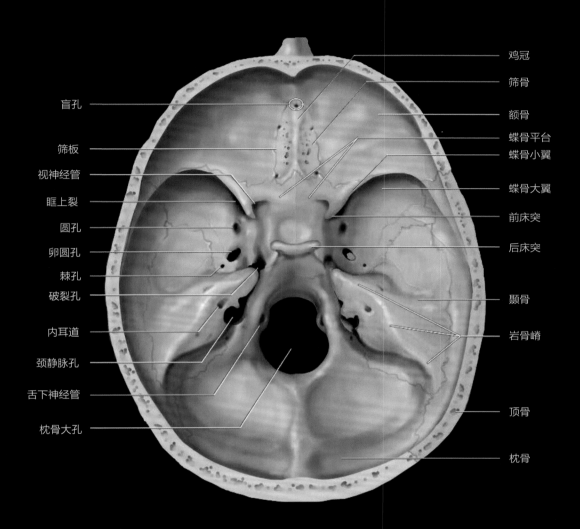

盲孔

筛板

视神经管

眶上裂

圆孔

卵圆孔

棘孔

破裂孔

内耳道

颈静脉孔

舌下神经管

枕骨大孔

鸡冠

筛骨

额骨

蝶骨平台

蝶骨小翼

蝶骨大翼

前床突

后床突

颞骨

岩骨嵴

顶骨

枕骨

颅底内面上面观示意图，右侧标记的是主要骨性标志，左侧标记的是重要的孔道。颅底由额骨、筛骨、蝶骨、颞骨和枕骨组成。额骨、顶骨和枕骨形成颅骨穹窿的外侧。颅底表面起伏不平，包括由上面的大脑形成的压迹和作为硬脑膜附着的粗糙骨结构。蝶骨小翼和蝶骨平台为前颅底－中颅底的分界，岩骨嵴和鞍背为中颅底－后颅底的分界。大多数重要的孔道位于中颅底（蝶骨）

颅底下面观示意图

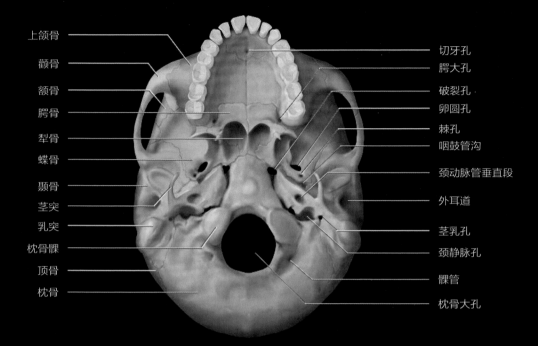

上颌骨 — 切牙孔
颧骨 — 腭大孔
额骨 — 破裂孔
腭骨 — 卵圆孔
犁骨 — 棘孔
蝶骨 — 咽鼓管沟
颞骨 — 颈动脉管垂直段
茎突 — 外耳道
乳突 — 茎乳孔
枕骨髁 — 颈静脉孔
顶骨 — 髁管
枕骨 — 枕骨大孔

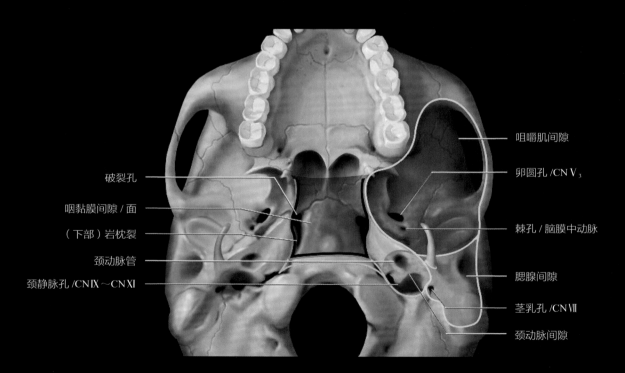

破裂孔 — 咀嚼肌间隙
咽黏膜间隙 / 面 — 卵圆孔 /CN V₃
（下部）岩枕裂 — 棘孔 / 脑膜中动脉
颈动脉管 — 腮腺间隙
颈静脉孔 /CN IX ～ CN XI — 茎乳孔 /CN VII
— 颈动脉间隙

上 颅底下面观示意图显示复杂的颅底外面，左侧标记为骨性标志物，右侧标记为孔道。注意除额骨、蝶骨、颞骨和枕骨外，颅底下面的组成还包括上颌骨、犁骨、腭骨和颧骨。筛骨不是外颅底的构成部分。**下** 颅底下面观示意图，显示颅底与舌骨上颈部间隙和结构的关系。四个间隙与颅底有重要的交通：咀嚼肌间隙、腮腺间隙、颈动脉间隙和咽黏膜间隙。腮腺间隙（绿色）恶性肿瘤可沿着面神经侵入茎乳孔。CN V₃分布于咀嚼肌间隙（紫色），CN IX ～ CN XII进入颈动脉间隙（红色）。咽黏膜间隙与纤维软骨覆盖的破裂孔相邻

轴位 CT 骨窗（一）

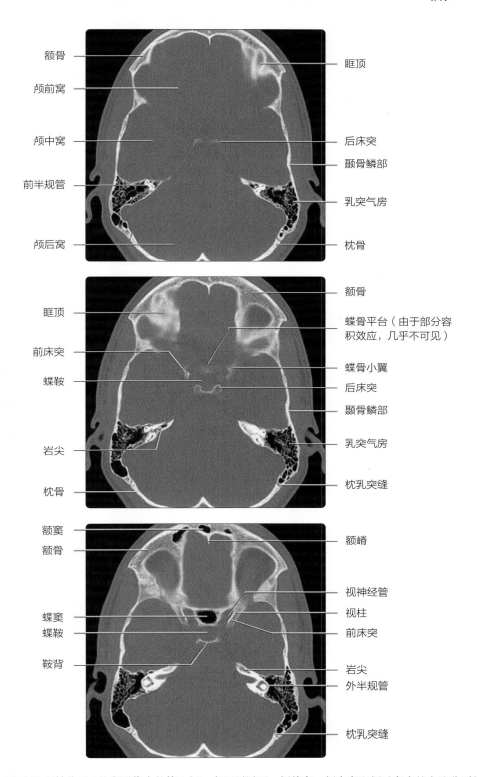

额骨 — 眶顶
颅前窝
颅中窝 — 后床突
颞骨鳞部
前半规管 — 乳突气房
颅后窝 — 枕骨

眶顶 — 额骨
蝶骨平台（由于部分容积效应，几乎不可见）
前床突 — 蝶骨小翼
蝶鞍 — 后床突
颞骨鳞部
岩尖 — 乳突气房
枕骨 — 枕乳突缝

额窦 — 额嵴
额骨
视神经管
蝶窦 — 视柱
蝶鞍 — 前床突
鞍背 — 岩尖
外半规管
枕乳突缝

上 颅底骨由上至下 12 幅轴位 CT 骨窗图像中的第 1 幅。在眶顶层面，颅前窝、颅中窝和颅后窝内的大脑分别位于前颅底、中颅底和后颅底上方。**中** 在鞍上层面，蝶骨小翼和蝶骨平台（前颅底 - 中颅底的分界线）几乎不可见。后方的岩尖将中颅底与后颅底分开。后颅底容纳小脑，上方覆盖小脑幕，小脑幕附着于后床突。**下** 在前床突层面，视神经管穿过蝶骨，外侧为前床突，内侧为蝶窦。鞍背为后颅底的前内侧边界

轴位 CT 骨窗（二）

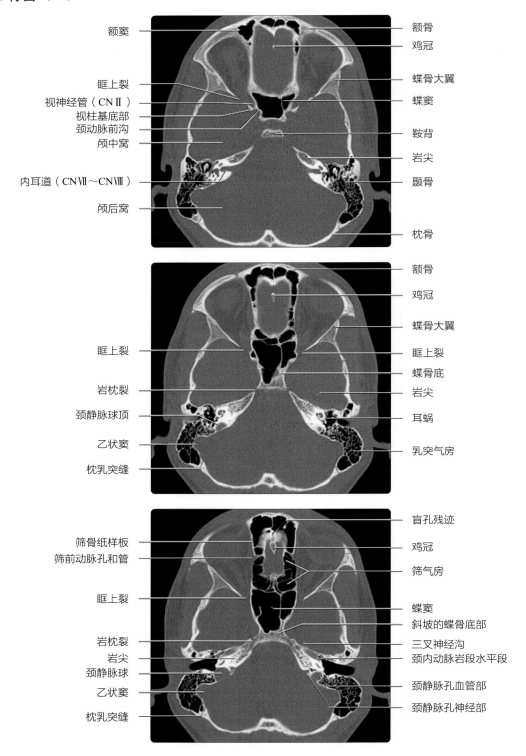

上图标注：
额窦、眶上裂、视神经管（CN Ⅱ）、视柱基底部、颈动脉前沟、颅中窝、内耳道（CN Ⅶ～CN Ⅷ）、颅后窝
额骨、鸡冠、蝶骨大翼、蝶窦、鞍背、岩尖、颞骨、枕骨

中图标注：
眶上裂、岩枕裂、颈静脉球顶、乙状窦、枕乳突缝
额骨、鸡冠、蝶骨大翼、眶上裂、蝶骨底、岩尖、耳蜗、乳突气房

下图标注：
筛骨纸样板、筛前动脉孔和管、眶上裂、岩枕裂、岩尖、颈静脉球、乙状窦、枕乳突缝
盲孔残迹、鸡冠、筛气房、蝶窦、斜坡的蝶骨底部、三叉神经沟、颈内动脉岩段水平段、颈静脉孔血管部、颈静脉孔神经部

上 此图中，鸡冠上部刚出现。CN Ⅱ 和眼动脉穿过视神经管内进入眼眶，CN Ⅲ、CN Ⅳ、CN Ⅴ₁、CN Ⅵ 和眼上静脉从眶上裂内走行。注意视神经管和眶上裂非常接近，只有一层薄的、常常是气化的视柱将其隔开。内耳道在颞骨内侧壁上。 **中** 鸡冠为大脑镰附着处，将前颅底前部分成对称的两部分。注意筛气房向上可延伸至筛板。蝶窦位于蝶鞍正下方、眶上裂内侧。岩尖内侧可见岩枕裂上缘，此处可见横跨岩嵴和斜坡的岩蝶韧带（Gruber 韧带），其下方是 Dorello 管，内含硬膜静脉结构和 CN Ⅵ。 **下** 鸡冠基底部前方是盲孔残迹。岩枕裂是颅底软骨肉瘤最常见的部位

轴位 CT 骨窗（三）

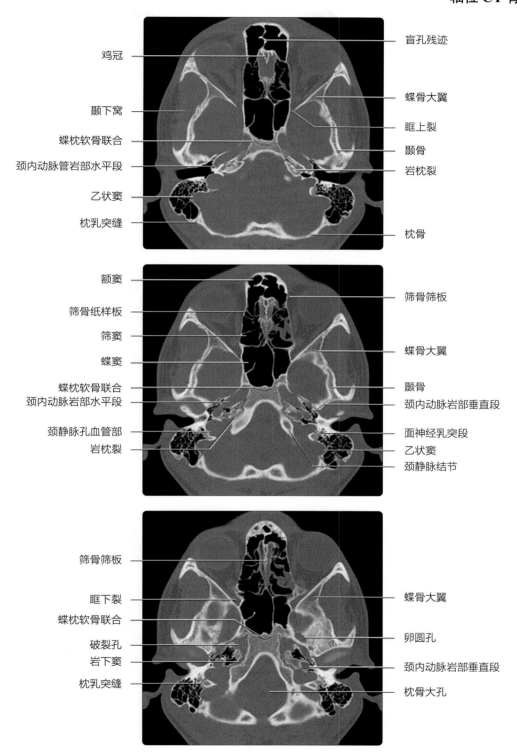

鸡冠 — 盲孔残迹

颞下窝 — 蝶骨大翼

蝶枕软骨联合 — 眶上裂

颈内动脉管岩部水平段 — 颞骨

乙状窦 — 岩枕裂

枕乳突缝 — 枕骨

额窦 — 筛骨筛板

筛骨纸样板

筛窦 — 蝶骨大翼

蝶窦

蝶枕软骨联合 — 颞骨
颈内动脉岩部水平段 — 颈内动脉岩部垂直段

颈静脉孔血管部 — 面神经乳突段

岩枕裂 — 乙状窦

颈静脉结节

筛骨筛板

眶下裂 — 蝶骨大翼

蝶枕软骨联合

破裂孔 — 卵圆孔

岩下窦 — 颈内动脉岩部垂直段

枕乳突缝 — 枕骨大孔

上 斜坡上部层面，可见蝶枕软骨联合（将前方蝶骨底与后方枕骨底分开）和后外侧的岩枕裂（将内侧枕骨与外侧颞骨分开）。**中** 筛骨筛板层面，额窦、筛窦和蝶窦均可看见，也可见颈内动脉岩部的垂直段和水平段。**下** 眶下裂的后内侧界为蝶窦，外侧界为蝶骨大翼，内有眶下动脉、静脉和神经。破裂孔内为软骨充填，向后延续至岩枕裂，后下部包含岩下窦

轴位 CT 骨窗（四）

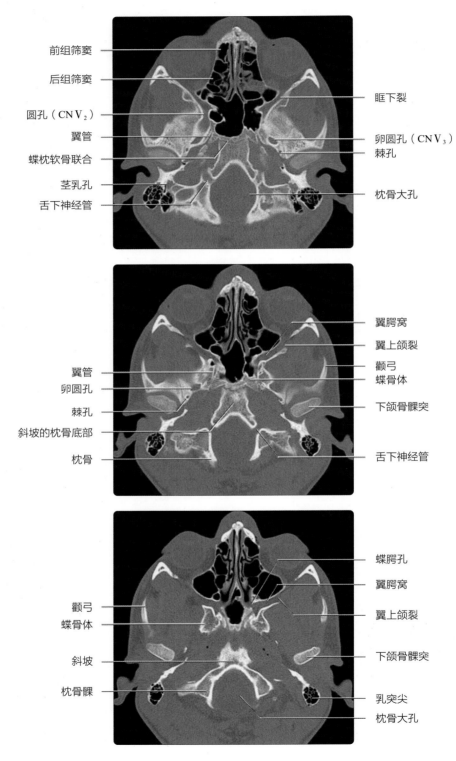

前组筛窦
后组筛窦
圆孔（CN V₂）
翼管
蝶枕软骨联合
茎乳孔
舌下神经管
眶下裂
卵圆孔（CN V₃）
棘孔
枕骨大孔

翼管
卵圆孔
棘孔
斜坡的枕骨底部
枕骨
翼腭窝
翼上颌裂
颧弓
蝶骨体
下颌骨髁突
舌下神经管

颧弓
蝶骨体
斜坡
枕骨髁
蝶腭孔
翼腭窝
翼上颌裂
下颌骨髁突
乳突尖
枕骨大孔

上 在眶下裂和圆孔层面，也可见翼管。CN V₂ 经圆孔进入眶下裂内侧与翼腭窝上部的汇合处。CN V₃ 经卵圆孔穿过蝶骨。舌下神经管位于枕骨下部。**中** 枕骨下部舌下神经管层面。前方的翼上颌裂为翼腭窝外侧开口。**下** 枕骨大孔下缘层面，仍可见乳突尖。翼腭窝显示清楚，经蝶腭孔与内侧的鼻腔相连，经翼上颌裂与外侧的咀嚼肌间隙相连。圆孔和翼管也与翼腭窝相通

颅底骨 3D-VRT CT

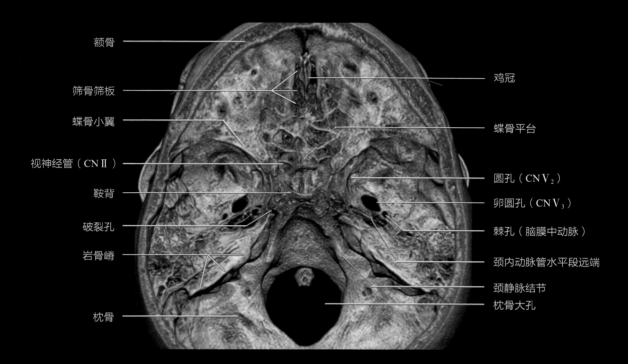

额骨
筛骨筛板
蝶骨小翼
视神经管（CN Ⅱ）
鞍背
破裂孔
岩骨嵴
枕骨

鸡冠
蝶骨平台
圆孔（CN V₂）
卵圆孔（CN V₃）
棘孔（脑膜中动脉）
颈内动脉管水平段远端
颈静脉结节
枕骨大孔

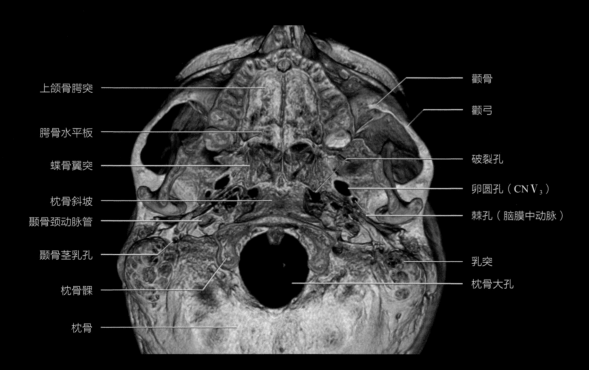

上颌骨腭突
腭骨水平板
蝶骨翼突
枕骨斜坡
颞骨颈动脉管
颞骨茎乳孔
枕骨髁
枕骨

颧骨
颧弓
破裂孔
卵圆孔（CN V₃）
棘孔（脑膜中动脉）
乳突
枕骨大孔

上 颅底骨 3D-VRT 图像上面观。前颅底前界为额骨，后界为蝶骨小翼与蝶骨平台。中颅底包括许多裂和孔，由蝶骨和颞骨前部组成，前界为蝶骨小翼和蝶骨平台后缘，后界为鞍背和岩骨嵴。后颅底从内侧的鞍背和外侧的岩骨嵴延伸至后方的枕骨。

下 颅底骨 3D-VRT 图像下面观，重点显示了蝶骨及位于其内的卵圆孔和棘孔，以及枕骨和枕骨髁。额骨不能看见，但前方可见上颌骨、腭骨和颧骨

矢状面 CT 骨窗及 T_1WI

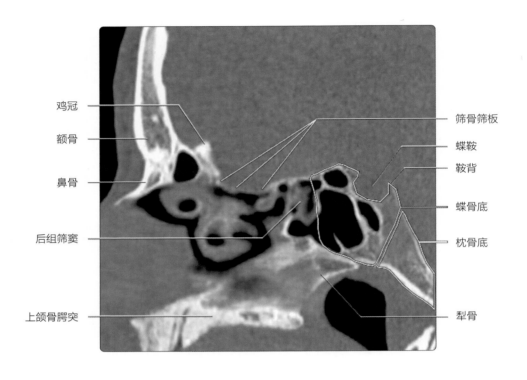

鸡冠
额骨
鼻骨
后组筛窦
上颌骨腭突
筛骨筛板
蝶鞍
鞍背
蝶骨底
枕骨底
犁骨

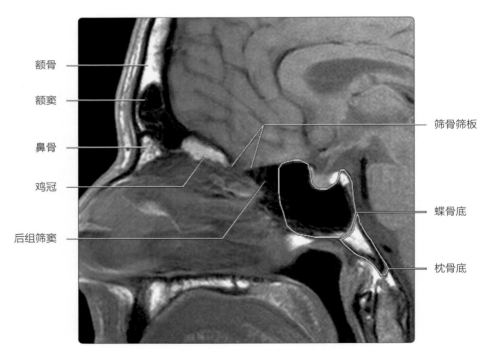

额骨
额窦
鼻骨
鸡冠
后组筛窦
筛骨筛板
蝶骨底
枕骨底

上 前颅底正中旁矢状面 CT 骨窗，显示颅底与鼻窦的密切关系。从前到后，分别可见额骨、鼻骨、鸡冠、筛板、蝶骨底和枕骨底，整个蝶鞍位于蝶骨中。下 颅底正中旁矢状面 T_1WI 图像显示前颅底、中颅底和后颅底。此图中的前颅底由额骨、鸡冠和筛骨筛板组成。鸡冠骨髓内有脂肪，呈高信号。中线区的中颅底常称为蝶骨底，由蝶骨/窦组成，内有垂体。蝶枕软骨联合将蝶骨底与后颅底的枕骨底分开

轴位 T₁WI

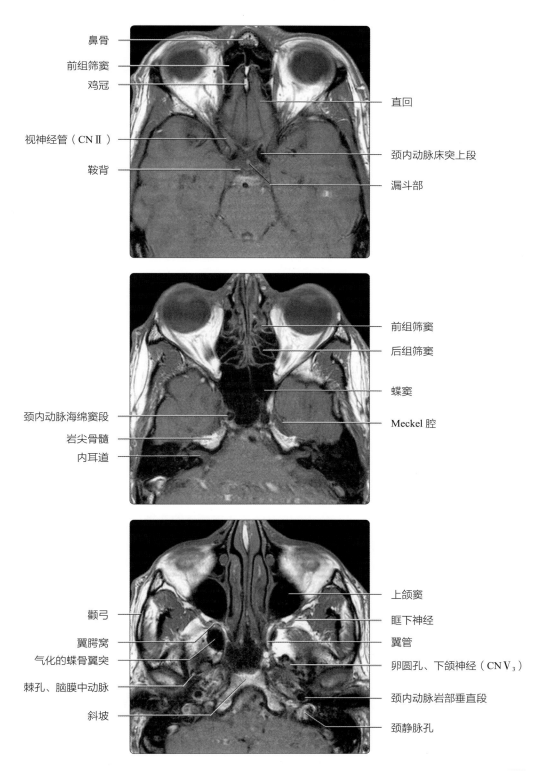

鼻骨
前组筛窦
鸡冠
视神经管（CN Ⅱ）
鞍背
直回
颈内动脉床突上段
漏斗部

前组筛窦
后组筛窦
蝶窦
Meckel 腔
颈内动脉海绵窦段
岩尖骨髓
内耳道

颧弓
翼腭窝
气化的蝶骨翼突
棘孔、脑膜中动脉
斜坡
上颌窦
眶下神经
翼管
卵圆孔、下颌神经（CN Ⅴ₃）
颈内动脉岩部垂直段
颈静脉孔

上 颅底由上至下 3 幅轴位 T₁WI 图像中的第 1 幅，显示了鸡冠内含脂肪的高信号骨髓，相邻的是额叶的直回。**中** 海绵窦层面显示了前颅底筛骨中的筛窦和中颅底蝶骨中的蝶窦，岩尖含脂肪的骨髓呈高信号，Meckel 腔位于其前方。**下** 在翼腭窝层面，可见眶下神经向前外方走行。蝶骨的另一个结构——翼管，与内侧翼腭窝相通。脑膜中动脉和 CN Ⅴ₃ 分别穿过棘孔和卵圆孔。后外侧可见颈动脉管和颈静脉孔

前颅底
Anterior Skull Base

胡 镭 于文玲 译 鲜军舫 校

一、术语

定义

- 前颅底（ASB）：蝶骨小翼（lesser wing of sphenoid，LWS）和蝶骨平台前方的颅底

二、影像解剖学

（一）概述

- 前颅底是颅前窝的底部及鼻腔、筛窦和眼眶的顶部
  - 形成宽的、相对平坦的颅前窝底部，主要容纳大脑的额叶
- 构成前颅底的骨
  - 筛骨：筛板和筛窦顶部位于中央
  - 额骨：额骨眶板位于外侧
  - 蝶骨：蝶骨平台与蝶骨小翼位于后方
- 前颅底的边界
  - 前外侧：额骨
  - 后侧：蝶骨小翼与蝶骨平台
- 前颅底的解剖关系
  - 上方：额叶、嗅神经（CN Ⅰ）
    - 额下回包括嗅沟内侧的直回、眶内回、眶前回、眶后回和眶外回
  - 下方：内侧为鼻穹窿和筛窦，外侧为眼眶
  - 前方：额窦
  - 后方：前颅底的后缘与视神经管、眶上裂和蝶鞍密切相关

（二）前颅底的骨性标志物

- 额嵴：额骨之间的前正中隆起，大脑镰附着于此
- 鸡冠：筛骨中线向上的三角形凸起；大脑镰前下端附着于此
  - 10%～15% 成年人的鸡冠气化（气房内衬黏膜）
  - 气化是源自左侧或右侧额窦气房的延伸，而不是筛窦
- 筛板：筛骨内上方有孔的水平骨板
  - 构成部分鼻腔顶部
  - 构成嗅窝底部（嗅沟）
  - 嗅窝的形状和深度变异较大，取决于筛板外侧板的长度
    - 嗅窝深度 Keros 分型
      - Ⅰ型：<3mm
      - Ⅱ型：4～7mm
      - Ⅲ型：8～16mm

- 筛顶（筛小凹）：从眶板内侧缘水平或向下倾斜突出的部分
  - 筛顶实际上是额骨眶板的延续
  - 筛顶在其内侧与筛板外侧板融合
  - 筛顶构成筛窦气房的骨性上界，将筛窦与颅前窝分开
  - 超过 50% 的筛顶不对称
- 筛骨垂直板：在筛板下方沿正中矢状方向延伸的骨板，构成骨性鼻中隔的上部
  - 与上方的鸡冠相连
  - 2 岁时与犁骨融合
- 前床突：蝶骨小翼的内侧面，为小脑幕游离缘附着处
  - 通过两个根附着在蝶骨体上
    - 上根构成视神经管顶部，并与蝶骨平台融合
    - 下根是视柱，构成视神经管的外界和下界
    - 变异：后下根附着于蝶骨，在颈内动脉海绵窦段周围形成完整的骨环
- 蝶骨小翼：形成蝶骨嵴；将前颅底和中颅底分开，并形成视神经管的上界
  - 蝶骨小翼内侧部构成视神经管的上界
  - 蝶骨小翼外侧部构成眶上裂外上界的一部分
- 蝶骨平台：蝶骨内上骨板，位于筛板后方、鞍结节前方
- 视交叉沟（视交叉前沟）：位于蝶骨平台后缘（蝶缘）正后方的略下方、鞍结节上缘正前方的不同深度和宽度的水平沟槽
  - 有些学者认为是中颅底的一部分

（三）前颅底的孔道与裂

- 盲孔
  - 走行结构：从鼻腔黏膜到上矢状窦的小导静脉
  - 位置：额骨后缘与筛骨前缘的交界处
  - 解剖关系：位于鸡冠前方的小的中线凹陷
- 筛前动脉孔、管和沟
  - 走行结构：筛前动脉、静脉、神经
    - 筛前动脉起源于眼动脉远端，自眼眶向前内侧走行至嗅窝
      - 筛前动脉孔：沿眼眶筛骨眶板的、呈漏斗状的小开口/凹槽
      - 筛前沟或管：穿越筛顶或筛窦固有窦的小沟/管，连接筛前孔和筛动脉沟
      - 筛前动脉沟：沿着嗅沟外侧板开口的小裂缝，位于筛板外侧
  - 位置：眼眶与嗅沟之间狭长的通道

○ 解剖关系：筛前动脉管可穿过筛窦顶或"裸露"，穿过前组筛窦固有窦

　－ 如果筛前动脉管穿过筛窦固有窦，在外伤或手术时容易受损

● 筛后动脉孔、管和沟

○ 走行结构：筛后动脉、静脉、神经

○ 位置：从眼眶后部经筛顶至外侧嗅沟

○ 解剖关系：位于筛板最后方的内侧沟，在筛板和蝶骨平台之间的骨缝处

● 筛板孔

○ 走行结构：从鼻黏膜到嗅球的传入纤维（CN Ⅰ）

○ 位置：在筛骨筛板头侧内可见约 20 个穿孔

○ 解剖关系：位于筛骨的内侧部，支撑嗅球

● 视神经管

○ 穿过蝶骨小翼的管道，内衬硬脑膜

○ 沟通颅内与眶尖，内有视神经和眼动脉穿行

○ 蝶骨小翼前根构成视神经管顶部

○ 蝶骨小翼下根构成视柱，气化程度变异较大，构成视神经管的外下缘，将视神经管与眶上裂分开

● 眶上裂

○ 眶尖后部骨质的椭圆形缺损，沟通眼眶与海绵窦

○ 上缘为蝶骨小翼

○ 内缘为视柱

○ 下缘为蝶骨大翼

○ 眼上静脉和神经从此穿行：鼻睫神经、额神经、泪腺神经、展神经、滑车神经及动眼神经上支和下支

（四）前颅底的发育

● 概述

○ 颅底主要来源于软骨前体

　－ 来自膜化骨的成分较少

○ 发育中的颅底有 100 多个骨化中心

○ 从后到前、从外到内骨化

○ 前 2 年骨化有序且恒定

　－ 与具体年龄不相对应

● 出生：前颅底主要由软骨发育而来，出生时骨化有限

○ 早期可见筛窦气房，但未骨化的鸡冠几乎不可见

● 1 月龄：从筛迷路和鼻甲开始骨化，逐渐向内

● 3 月龄：鼻腔顶部和鸡冠尖开始骨化

○ 筛窦气房仍位于筛板下方

● 6 月龄：鼻顶骨化良好；超过 90% 的婴儿在每幅冠状面 CT 图像上都可见部分骨化的鼻顶

○ 筛骨垂直板开始骨化

○ 筛窦延伸至筛板平面上方

● 12 月龄：鸡冠骨化良好，超过 70% 的筛板后部骨化

● 18 月龄：筛窦气房延伸至筛板及额骨眶板平面上方，帮助形成早期的筛凹

● 24 月龄：筛凹外观更成熟；筛骨垂直板开始与骨化的犁骨融合，大多数患者的鼻骨和筛骨之间仍有缝隙

● >24 月龄

○ 前颅底几乎完全骨化；3 岁前鼻腔顶部的小缝隙一直存在

○ 盲孔骨化可延迟到 5 岁

○ 大部分筛板及部分鸡冠骨化

三、解剖成像要点

（一）关注要点

● 儿童

○ 前 5 年前颅底骨化是恒定的，但也存在变异

○ 掌握正常发育可避免混淆或误诊

○ 前神经孔在妊娠第 4 周闭合

● 成人：掌握前颅底解剖结构的重要关系对全面评估该区域是必要的

○ 颅内：硬脑膜、额下叶、嗅球、鞍结节、海绵窦

○ 颅外：鼻穹窿、额窦、筛窦、蝶窦、眼眶和眶尖、视神经管、眶上裂

（二）推荐的影像学检查方法

● MRI 用于发现前神经孔异常

● MRI 和 CT 对评估前颅底病变是互补的

（三）影像学检查方法

● CT 骨窗采用宽窗（>2000HU）观察

● 在至少 2 个正交平面进行重建

● 评估前颅底显微解剖需要高分辨率技术

（四）影像学易犯的错误

● 儿童

○ 3 岁以下儿童见到前颅底清楚的小缝隙是正常的

○ 不要将未骨化的盲孔与前神经孔异常混淆

● 成人

○ 注意：鸡冠的脂肪骨髓或大脑镰骨化不是病变

前颅底示意图

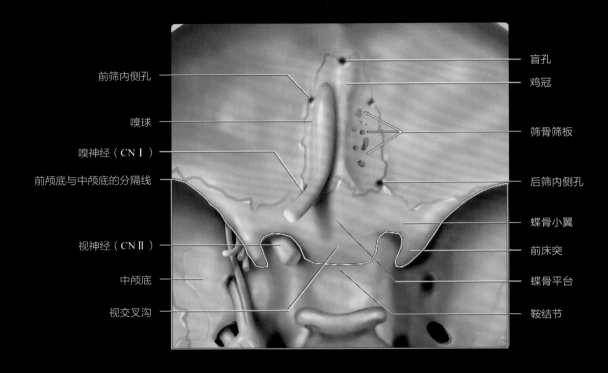

前筛内侧孔

嗅球

嗅神经（CN Ⅰ）

前颅底与中颅底的分隔线

视神经（CN Ⅱ）

中颅底

视交叉沟

盲孔

鸡冠

筛骨筛板

后筛内侧孔

蝶骨小翼

前床突

蝶骨平台

鞍结节

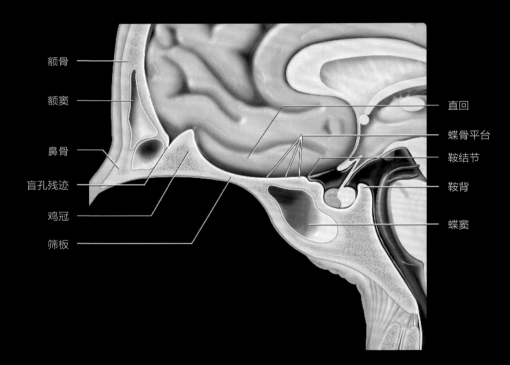

额骨

额窦

鼻骨

盲孔残迹

鸡冠

筛板

直回

蝶骨平台

鞍结节

鞍背

蝶窦

上 前颅底（ASB）上面观示意图，显示 CN Ⅰ 的嗅球位于筛板上。将右侧神经结构移除，能便于看见筛板上许多小孔，来自嗅黏膜的传入纤维穿过这些孔形成嗅球。盲孔是位于鸡冠前方的小凹，前界为额骨，后界为筛骨。前颅底的后缘由蝶骨小翼和蝶骨平台构成。**下** 前颅底矢状面示意图显示中线的垂直鸡冠。鸡冠前方为盲孔残迹，后外侧为水平筛板。蝶骨平台是前颅底的后内界

前颅底下面观示意图

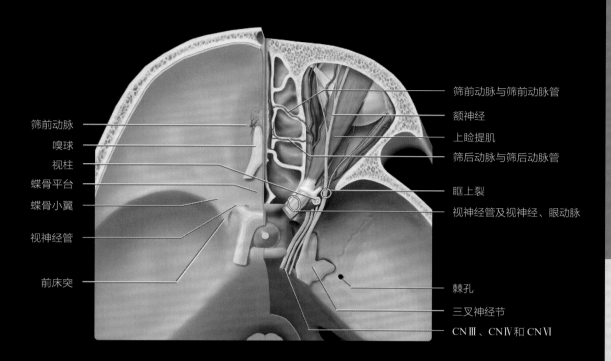

筛前动脉

嗅球

视柱

蝶骨平台

蝶骨小翼

视神经管

前床突

筛前动脉与筛前动脉管

额神经

上睑提肌

筛后动脉与筛后动脉管

眶上裂

视神经管及视神经、眼动脉

棘孔

三叉神经节

CN Ⅲ、CN Ⅳ和 CN Ⅵ

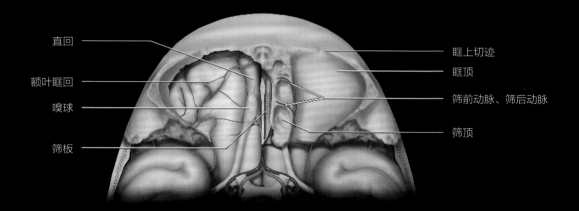

直回

额叶眶回

嗅球

筛板

眶上切迹

眶顶

筛前动脉、筛后动脉

筛顶

上 显示了部分切开的前颅底。可见广泛覆盖在脑表面的硬脑膜，在前颅底多个位置可发生脑膜瘤。在图的右侧，筛板、筛顶、额骨眶板、蝶骨小翼和前床突均已切除，显示筛气房、眼眶上部、视神经管和眶上裂。常气化的视柱将内侧的视神经管与外侧的眶上裂分开。海绵窦也被切除，显示出 CN Ⅲ、CN Ⅳ 和 CN Ⅵ。**下** 下面观示意图显示前颅底的解剖结构及关系。左侧的前颅底被切除，显示额下叶（眶回）、直回和嗅神经。在右侧，从下方可看到筛板、筛顶和眶顶

矢状面示意图

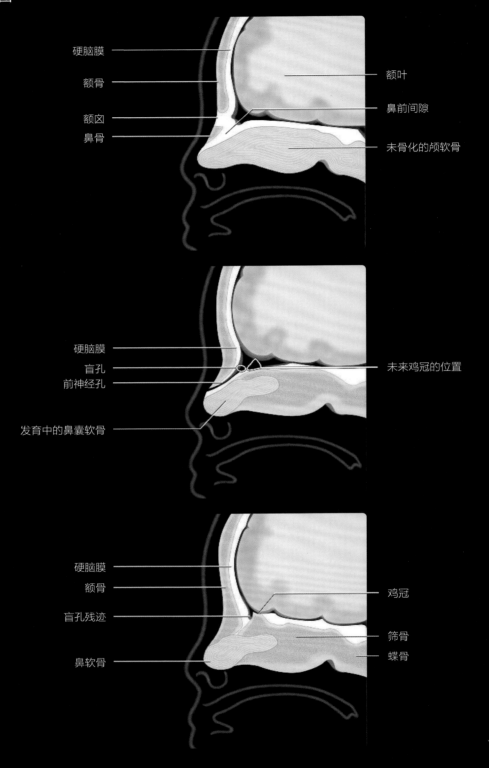

硬脑膜

额骨

额囟

鼻骨

额叶

鼻前间隙

未骨化的颅软骨

硬脑膜

盲孔

前神经孔

发育中的鼻囊软骨

未来鸡冠的位置

硬脑膜

额骨

盲孔残迹

鼻软骨

鸡冠

筛骨

蝶骨

上 矢状面示意图显示正常前颅底的发育。额囟是前颅底的小囟门，是发育中部分骨化的额骨和鼻骨之间的正常软骨间隙。此时鼻前间隙也存在，是发育中的鼻骨和鼻囊软骨硬脑膜填充的间隙。这两个部位都可发生脑膨出。**中** 矢状面示意图显示发育稍晚期的前颅底。额囟闭合，颅软骨从后向前发生骨化。鼻前间隙包在骨内，形成盲孔。正常的硬脑膜柄通过盲孔延伸至皮肤（前神经孔）。**下** 矢状面示意图显示发育更晚期的前颅底，前神经孔退化，盲孔在 5 岁时完全闭合

轴位 CT 骨窗（一）

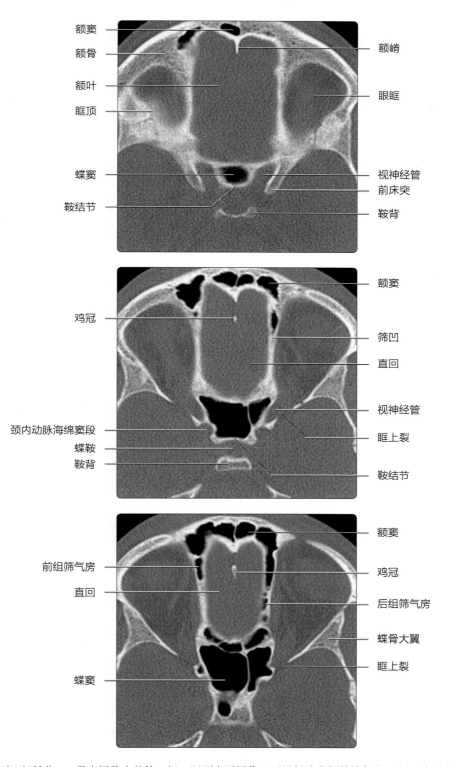

额窦
额骨
额叶
眶顶
蝶窦
鞍结节

额嵴
眼眶
视神经管
前床突
鞍背

鸡冠
颈内动脉海绵窦段
蝶鞍
鞍背

额窦
筛凹
直回
视神经管
眶上裂
鞍结节

前组筛气房
直回
蝶窦

额窦
鸡冠
后组筛气房
蝶骨大翼
眶上裂

上 前颅底由上至下 9 幅轴位 CT 骨窗图像中的第 1 幅。眶顶水平图像，可见额叶内侧较外侧向下方延伸更明显，视神经管在前床突的内侧、蝶窦的外侧走行，视神经管壁很薄，由于部分容积效应，可能显示不清。**中** 下方层面，中线处可见鸡冠的上端，其和额嵴为大脑镰附着处。眶上裂和视神经管均可见。**下** 额窦、前组和后组筛窦及蝶窦。每个鼻窦都是根据组成颅底骨的具体骨的名称来命名的

轴位 CT 骨窗（二）

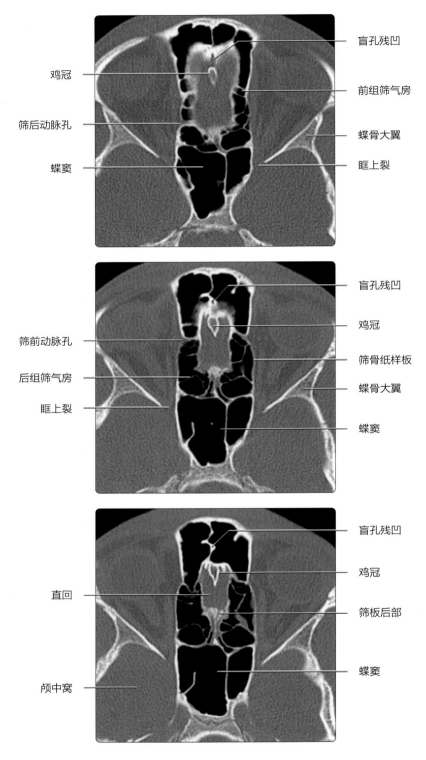

上图左侧标注（从上到下）：鸡冠、筛后动脉孔、蝶窦

上图右侧标注（从上到下）：盲孔残凹、前组筛气房、蝶骨大翼、眶上裂

中图左侧标注（从上到下）：筛前动脉孔、后组筛气房、眶上裂

中图右侧标注（从上到下）：盲孔残凹、鸡冠、筛骨纸样板、蝶骨大翼、蝶窦

下图左侧标注（从上到下）：直回、颅中窝

下图右侧标注（从上到下）：盲孔残凹、鸡冠、筛板后部、蝶窦

上 在此层面，鸡冠正前方可见盲孔残凹的上缘。筛板后缘（图中未显示）可见筛后动脉孔。尽管嗅球未显示，但其位于筛窦和鸡冠之间。**中** 筛气房外侧界为筛骨纸样板，即像纸一样薄的眼眶内侧壁。在双侧筛窦外侧壁可见筛前动脉孔，内含筛前动脉、静脉和神经。**下** 筛板后部已经出现，位于筛窦内下方

轴位 CT 骨窗（三）

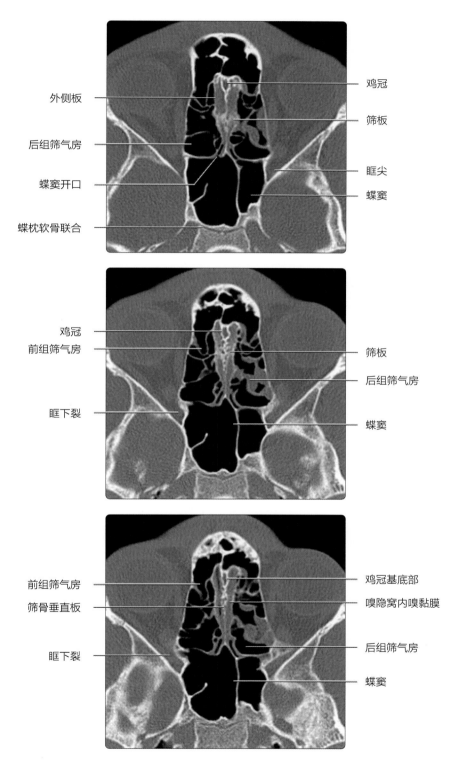

外侧板

鸡冠

筛板

后组筛气房

蝶窦开口

眶尖

蝶窦

蝶枕软骨联合

鸡冠
前组筛气房

筛板

后组筛气房

眶下裂

蝶窦

前组筛气房

鸡冠基底部

筛骨垂直板

嗅隐窝内嗅黏膜

眶下裂

后组筛气房

蝶窦

上 筛板层面可见多个穿通孔的骨质，外侧板为筛窦的垂直骨壁，从筛凹（筛窦顶部）向下突出至筛板，在鼻窦冠状面 CT 上显示较好。**中** 筛板与筛窦顶部（筛凹）的关系多种多样，以筛凹为参照，筛板位置越低，外侧板的径线就越大，越容易发生鼻窦手术并发症。**下** 筛板的正下方层面，如筛骨垂直板可见，则鼻腔嗅隐窝的嗅黏膜也可见。嗅黏膜是嗅神经母细胞瘤的起源处

冠状面 CT 骨窗（一）

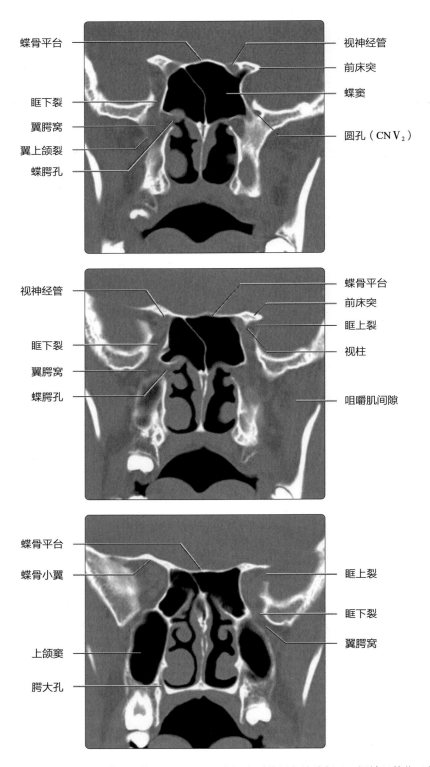

蝶骨平台 —— 视神经管
—— 前床突
眶下裂 —— 蝶窦
翼腭窝
翼上颌裂 —— 圆孔（CN V₂）
蝶腭孔

视神经管 —— 蝶骨平台
—— 前床突
眶下裂 —— 眶上裂
翼腭窝 —— 视柱
蝶腭孔
—— 咀嚼肌间隙

蝶骨平台
蝶骨小翼 —— 眶上裂
—— 眶下裂
—— 翼腭窝
上颌窦
腭大孔

上 鼻窦由后至前 6 幅冠状面 CT 骨窗图像中的第 1 幅，显示了中颅底到前颅底的移行区，视神经管位于前床突内侧，眶下裂位于视神经管的外下方。蝶骨平台为蝶窦顶的后部。**中** 蝶骨平台下方、蝶窦外侧是眶尖复杂的解剖结构，眶尖的最内上侧结构是视神经管，通过一个小骨性突起即视柱与眶上裂分开。眶下裂向下与翼腭窝相通。**下** 在眶尖水平，可见蝶骨小翼，为眶顶的后部，蝶骨平台为蝶骨顶壁的前部

冠状面 CT 骨窗（二）

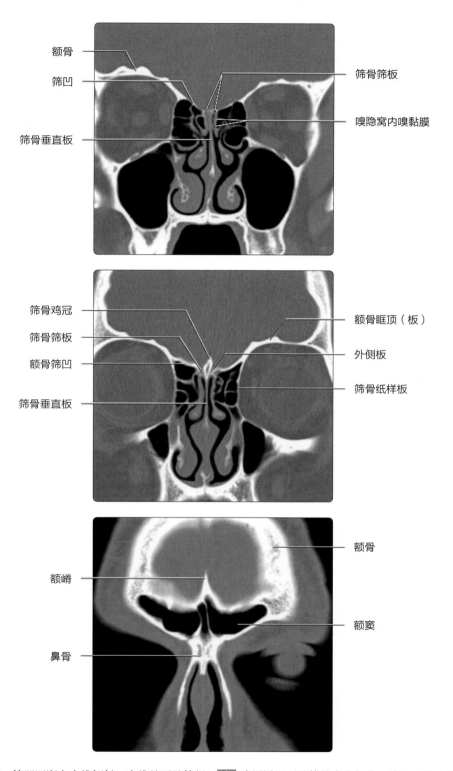

额骨

筛凹

筛骨垂直板

筛骨筛板

嗅隐窝内嗅黏膜

筛骨鸡冠

筛骨筛板

额骨筛凹

筛骨垂直板

额骨眶顶（板）

外侧板

筛骨纸样板

额嵴

鼻骨

额骨

额窦

上 筛板后部层面，筛凹逐渐向中线倾斜，中线处可见筛板。 中 鸡冠层面可见筛骨多个部分，鸡冠是筛骨的最上端部分，直接向下延伸至筛骨垂直板，鸡冠基底部外侧是筛板、外侧板和额骨筛凹。 下 额骨和额窦层面显示前下方的鼻骨，不要把前上方的额嵴（额骨的一部分）和鸡冠（筛骨的一部分，此图未显示）混淆

轴位 CT 骨窗，前颅底的发育

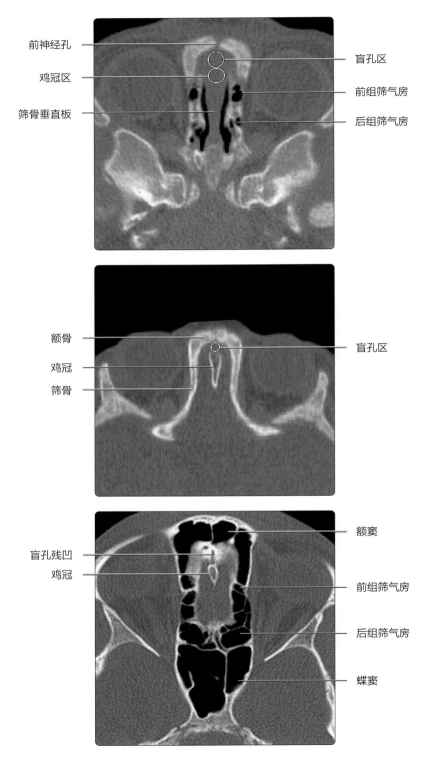

前神经孔

鸡冠区

筛骨垂直板

盲孔区

前组筛气房

后组筛气房

额骨

鸡冠

筛骨

盲孔区

盲孔残凹

鸡冠

额窦

前组筛气房

后组筛气房

蝶窦

上 新生儿前颅底的轴位 CT 骨窗。该年龄段的鼻骨和额骨之间的未骨化缝隙含有硬脑膜，是退化中的前神经孔。新生儿的盲孔、鸡冠、筛板和筛骨垂直板的区域都未骨化。中 12 月龄前颅底的轴位 CT 骨窗，鸡冠骨化良好，盲孔区仍未骨化，盲孔仍可见，但边界不清。下 人前颅底的轴位 CT 骨窗，筛气房延伸到筛板水平的上方，鸡冠增厚并明显骨化。虽然盲孔已闭合，但仍可见一个小残凹

冠状面 CT 骨窗，前颅底的发育

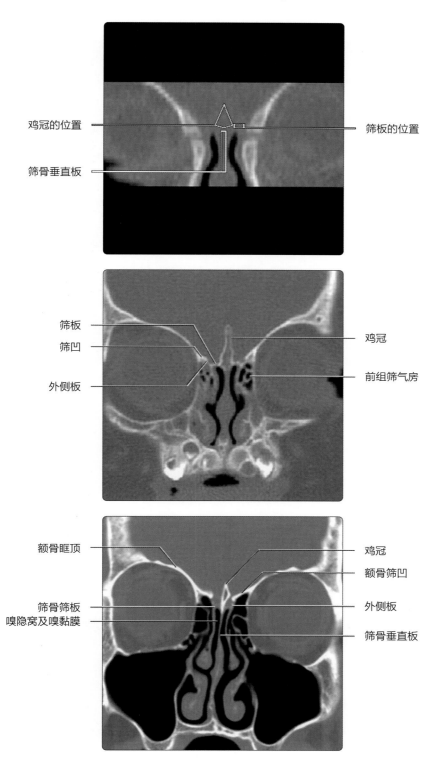

鸡冠的位置 —— 筛板的位置

筛骨垂直板 ——

筛板 —— 鸡冠
筛凹 —— 前组筛气房
外侧板 ——

额骨眶顶 —— 鸡冠
—— 额骨筛凹
筛骨筛板 —— 外侧板
嗅隐窝及嗅黏膜 —— 筛骨垂直板

上 新生儿前颅底的冠状面 CT 骨窗，前颅底大部分未骨化，包括鸡冠、筛板和筛骨垂直板，在双侧额骨眶板之间有很大的间隙。筛窦气房尚未发育。**中** 12 月龄前颅底的冠状面 CT 骨窗，筛骨大部分已骨化，尤其是鸡冠和筛板后部。到 2—3 岁时，筛板前部和盲孔（未显示）存在未骨化的间隙是正常的。发育中的外侧板和筛凹较小。**下** 成人前颅底的冠状面 CT 骨窗，前颅底完全骨化，筛气房向筛板平面的外上方延伸，筛凹通过外侧板与筛板相连

冠状面 T₂WI，前颅底的发育（一）

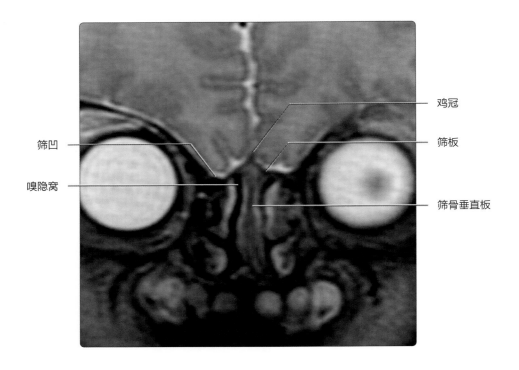

筛凹

嗅隐窝

鸡冠

筛板

筛骨垂直板

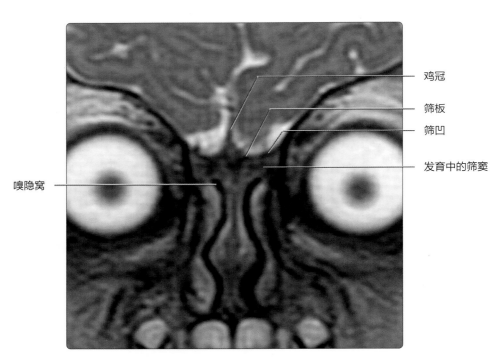

嗅隐窝

鸡冠

筛板

筛凹

发育中的筛窦

上 新生儿前颅底的冠状面 T₂WI 图像，出生时前颅底几乎未骨化，鸡冠和筛板软骨呈中等信号。**下** 6 月龄前颅底的冠状面 T₂WI 图像，可见筛凹 – 筛板与鼻腔嗅隐窝之间的距离随着筛窦的发育而增大

冠状面 T₂WI，前颅底的发育（二）

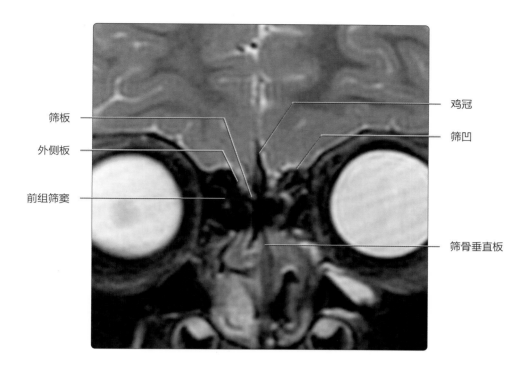

筛板

外侧板

前组筛窦

鸡冠

筛凹

筛骨垂直板

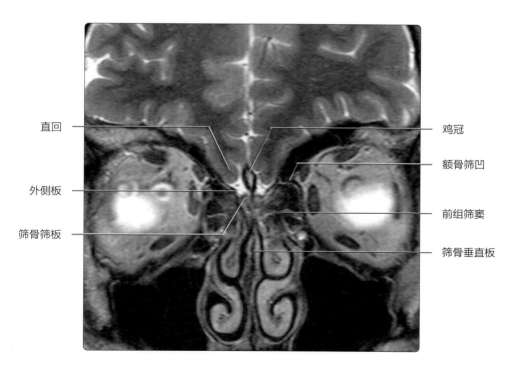

直回

外侧板

筛骨筛板

鸡冠

额骨筛凹

前组筛窦

筛骨垂直板

上 12 月龄前颅底的冠状面 T₂WI，鸡冠、筛板、外侧板和筛凹大部分骨化，因此，前颅底表现为皮质骨的低信号，筛窦气化向上达鸡冠基底部水平。外侧板连接筛凹和筛板外侧。 下 成人前颅底的冠状面 T₂WI，到成年时，骨化良好的鸡冠中有大量高信号脂肪。由于筛气房向上扩大，与儿童时期相比，直回位置明显偏下

矢状面 T₁WI，前颅底的发育

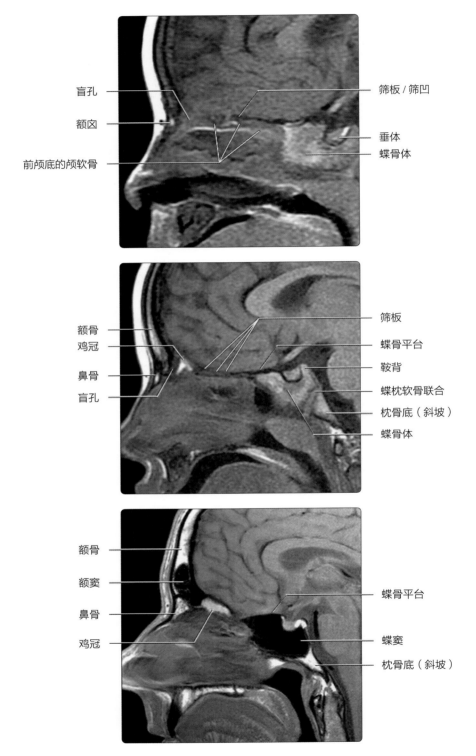

盲孔 — 筛板/筛凹

额囟 — 垂体

— 蝶骨体

前颅底的颅软骨

额骨 — 筛板

鸡冠 — 蝶骨平台

— 鞍背

鼻骨 — 蝶枕软骨联合

盲孔 — 枕骨底（斜坡）

— 蝶骨体

额骨

额窦 — 蝶骨平台

鼻骨

鸡冠 — 蝶窦

— 枕骨底（斜坡）

上 6月龄前颅底矢状面 T₁WI，筛板/筛凹区开始骨化，因此可见低信号线，由于盲孔区没有骨化，盲孔边缘很难辨认。**中** 18月龄前颅底矢状面 T₁WI，在出生后第1年，前颅底迅速骨化，鸡冠骨髓内脂肪呈高信号，盲孔位于鸡冠前方，常有一个细的硬脑膜柄，5岁时闭合。**下** 成人前颅底矢状面 T₁WI 图像，鸡冠骨髓内脂肪呈高信号，容易显示。由于盲孔现已闭合，不能看见。额骨可与前方的鼻骨区分

矢状面 T₂WI，前颅底的发育

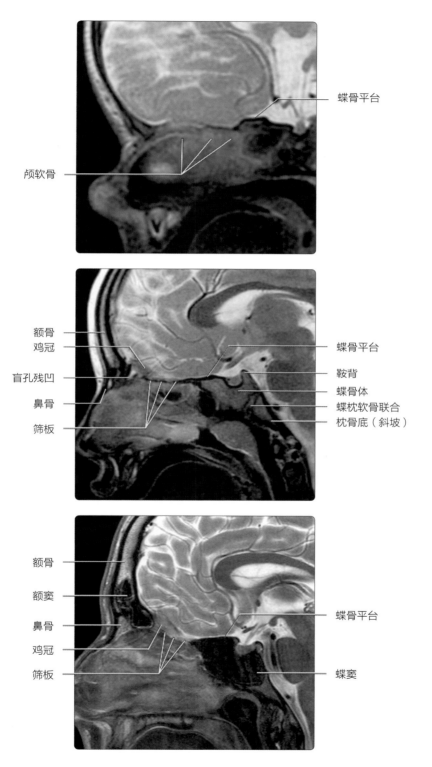

蝶骨平台

颅软骨

额骨
鸡冠
盲孔残凹
鼻骨
筛板

蝶骨平台
鞍背
蝶骨体
蝶枕软骨联合
枕骨底（斜坡）

额骨
额窦
鼻骨
鸡冠
筛板

蝶骨平台

蝶窦

上 新生儿前颅底矢状面 T₂WI，颅软骨大部分呈中等信号，由于几乎没有骨化，前颅底有很大的"间隙"，尤其是前部。**中** 18 月龄前颅底矢状面 T₂WI，随着前颅底逐渐骨化，鸡冠显示比较清楚。由于骨髓内脂肪、额骨和蝶骨呈较高信号。蝶窦和额窦继续气化，一直到青少年时期。筛板骨化表现为蝶骨平台前方的一条低信号线。**下** 成人前颅底矢状面 T₂WI，鸡冠完全骨化，其骨髓内充满脂肪，呈高信号。盲孔已闭合，不能看见。蝶窦完全气化

中颅底
Central Skull Base

胡　镭　于文玲　译　鲜军舫　校

一、术语

（一）缩略语

- 前颅底（ASB）、中颅底（CSB）、后颅底（PSB）
- 蝶骨大翼（greater wings of sphenoid，GWS）、蝶骨小翼（LWS）

（二）定义

- 中颅底：蝶骨小翼 / 蝶骨平台后方、岩骨嵴 / 鞍背前方的颅底

二、影像解剖学

（一）概述

- 中颅底是指颅中窝底、蝶窦顶壁和蝶骨大翼
- 中颅底的构成骨
  - 蝶骨、蝶骨底、蝶骨大翼
  - 岩骨嵴前方的颞骨
- 中颅底的边界
  - 前界：内侧为蝶骨平台后缘（蝶骨缘），外侧为蝶骨小翼
  - 后界：内侧为鞍背，外侧为岩骨嵴
- 中颅底的解剖关系
  - 上方：垂体、海绵窦、Meckel 腔、CN I ～CNIV、CNVI、CN $V_{1\sim3}$、颞叶
  - 下方：咽黏膜间隙顶的前部、咀嚼肌间隙、腮腺间隙和咽旁间隙

（二）中颅底的骨性标记物

- 蝶鞍：容纳垂体
- 前床突：蝶骨小翼向内后侧的延伸
- 后床突：鞍背向外后侧的延伸，小脑幕附着处
- 视交叉沟：蝶骨平台后缘和蝶鞍之间的浅沟
- 鞍结节：蝶鞍的前上缘

（三）中颅底的孔道与裂

- 视神经管
  - 走行结构：CN II 及硬脑膜、蛛网膜和软脑膜、脑脊液和眼动脉
  - 由蝶骨小翼构成，位于眶上裂的内上方
- 眶上裂
  - 走行结构：CN III、CNIV、CN V_1、CNVI、眼上静脉
  - 由蝶骨大翼与蝶骨小翼之间的裂隙构成
- 眶下裂
  - 走行结构：眶下动脉、静脉与 CN V_2
  - 由上颌骨体与蝶骨大翼之间的裂隙构成
- 颈动脉管
  - 走行结构：颈内动脉、交感神经丛
  - 由蝶骨大翼与颞骨构成
- 圆孔
  - 走行结构：CN V_2、圆孔动脉和导静脉
  - 完全位于蝶骨内，位于翼管外上方
  - 直接与翼腭窝相通
- 卵圆孔

- 走行结构：CN V_3、岩小神经、上颌动脉的脑膜副动脉和导静脉
  - 完全位于蝶骨大翼内
  - 直接与咀嚼肌间隙相通
- 棘孔
  - 走行结构：脑膜中动脉、静脉、CN V_3 脑膜支
  - 位于蝶骨大翼内、卵圆孔的后外侧
- 破裂孔
  - 不是真正的孔道
  - 位于颞骨与蝶骨之间
  - 颈动脉管岩部水平段内侧部分的软骨底
- 翼管
  - 走行结构：翼管动脉和神经
  - 由蝶骨构成，位于圆孔的内下方

（四）中颅底的发育

- 中颅底由 25 个以上的骨化中心形成
- 从后向前骨化
- 重要的骨化中心：眶蝶、蝶翼、蝶骨前和后、枕骨底等骨化中心
  - 眶蝶骨化中心→蝶骨小翼，蝶翼骨化中心→蝶骨大翼
  - 约 3 月龄时蝶骨前和后骨化中心融合
  - 蝶骨后和枕骨底骨化中心融合→斜坡
- 蝶枕软骨联合
  - 位于蝶骨后和枕骨底之间
  - 与出生后大部分的颅底生长有关
  - 颅底最后融合的缝隙之一
  - 14 岁前存在，女性在 16 岁前融合，男性在 18 岁前融合

（五）解剖变异

- 颅咽管持续存在
  - Rathke 囊残余物
  - 蝶骨体在蝶骨前和后融合处的垂直裂隙，成人的位于鞍结节区后方
  - 从蝶鞍延伸至鼻咽
- 蝶窦广泛气化
  - 翼管和圆孔可位于窦腔内
  - 床突气化
- 无名小管
  - 岩浅小神经穿行的小管道，变异多，位于棘孔内侧
- Vesalius 孔
  - 从海绵窦经翼丛的导静脉从该孔穿行
  - 位于卵圆孔的前方

三、解剖成像要点

影像学易犯的错误

- 注意蝶骨 MRI 信号变化
  - 蝶窦：2 岁前为软骨低信号→6 岁前为脂肪高信号→成人为空气低信号
  - 25 岁前斜坡可呈低信号，其后为脂肪高信号
- 不要将气化的床突与 MRI 图像上血管流空混淆

中颅底示意图（一）

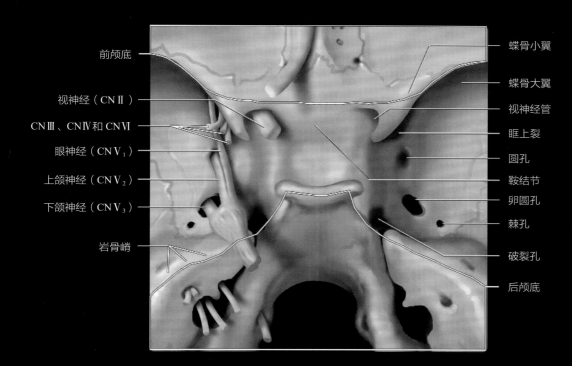

前颅底

视神经（CN Ⅱ）

CN Ⅲ、CN Ⅳ和CN Ⅵ

眼神经（CN V₁）

上颌神经（CN V₂）

下颌神经（CN V₃）

岩骨嵴

蝶骨小翼

蝶骨大翼

视神经管

眶上裂

圆孔

鞍结节

卵圆孔

棘孔

破裂孔

后颅底

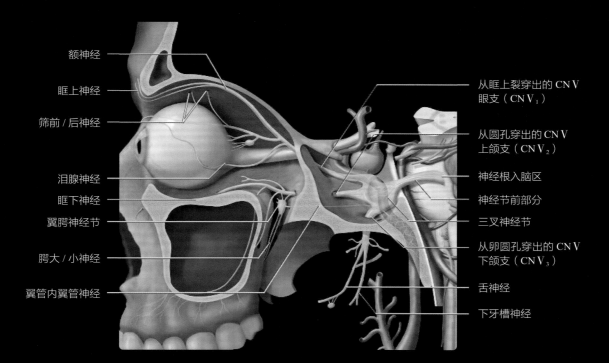

额神经

眶上神经

筛前 / 后神经

泪腺神经

眶下神经

翼腭神经节

腭大 / 小神经

翼管内翼管神经

从眶上裂穿出的 CN V
眼支（CN V₁）

从圆孔穿出的 CN V
上颌支（CN V₂）

神经根入脑区

神经节前部分

三叉神经节

从卵圆孔穿出的 CN V
下颌支（CN V₃）

舌神经

下牙槽神经

上 中颅底（CSB）上面观示意图，左侧显示重要神经，右侧显示中颅底的许多孔道与裂。蝶骨大翼构成颅中窝前壁，中颅底后界内侧为鞍背，外侧为岩骨嵴。**下** 中颅底和前颅底矢状面示意图，显示了三叉神经分支和出颅孔道，CN V 眼支经眶上裂出眼眶，CN V 上颌支经圆孔出颅，成为眶下神经，并向下发出腭大神经和腭小神经分支，支配软腭及硬腭的感觉。CN V 下颌支经卵圆孔出颅，然后分为 2 个主干，即舌神经和下牙槽神经。可见翼管内的翼管神经

中颅底示意图（二）

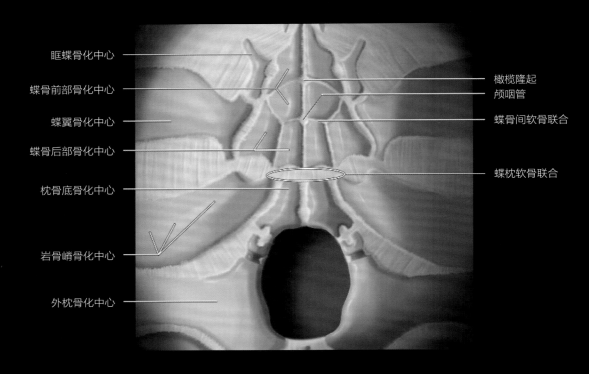

眶蝶骨化中心

蝶骨前部骨化中心

蝶翼骨化中心

蝶骨后部骨化中心

枕骨底骨化中心

岩骨嵴骨化中心

外枕骨化中心

橄榄隆起
颅咽管

蝶骨间软骨联合

蝶枕软骨联合

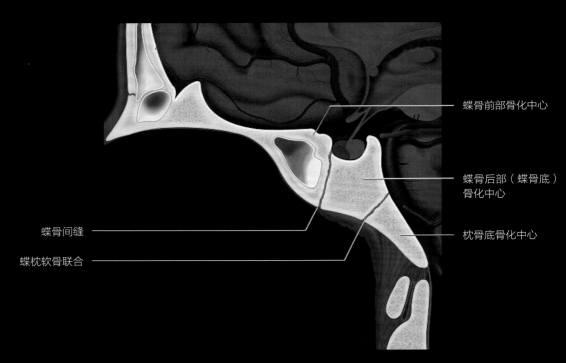

蝶骨间缝

蝶枕软骨联合

蝶骨前部骨化中心

蝶骨后部（蝶骨底）
骨化中心

枕骨底骨化中心

上 中颅底上面观示意图，显示了中颅底的许多骨化中心。蝶骨前部骨化中心之间的软骨间隙，为橄榄隆起，在出生后不久就闭合。在蝶骨间软骨联合中偶尔可见称为颅咽管的永久性裂隙。不要将这些变异与病变混淆。**下** 中颅底侧面示意图，显示了主要的骨化中心和缝隙的位置。蝶骨间缝在约 3 月龄时闭合。大约 2 岁时，蝶骨前部开始脱钙并气化，在 5—7 岁前，气化一直向后到蝶骨后部。蝶枕软骨联合是最后闭合的缝隙之一，到 16 岁才融合，是与颅底生长最相关的缝隙

轴位 CT 骨窗（一）

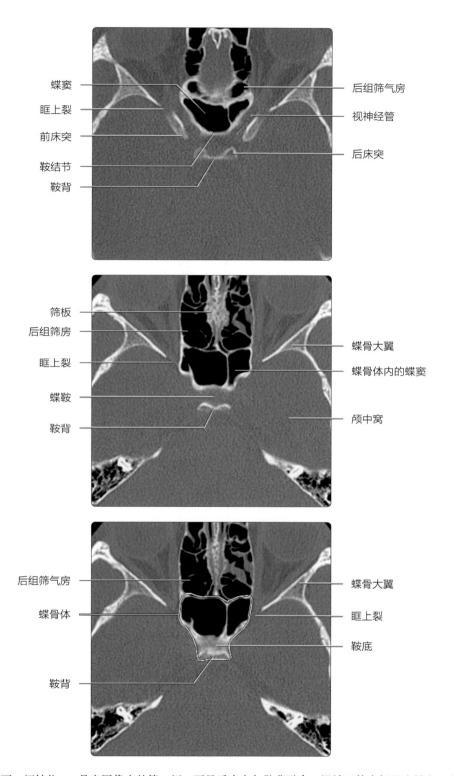

蝶窦　　　　　　　后组筛气房
眶上裂　　　　　　视神经管
前床突
鞍结节　　　　　　后床突
鞍背

筛板
后组筛房
眶上裂　　　　　　蝶骨大翼
蝶鞍　　　　　　　蝶骨体内的蝶窦
鞍背　　　　　　　颅中窝

后组筛气房　　　　蝶骨大翼
蝶骨体　　　　　　眶上裂
　　　　　　　　　鞍底
鞍背

上 中颅底由上至下 9 幅轴位 CT 骨窗图像中的第 1 幅，可见后床突与鞍背融合，视神经管内侧界为蝶窦，外侧界为前床突。视神经管的外下方是眶上裂。**中** 蝶鞍水平层面，眶上裂是眼眶进入颅中窝的内侧开口，位于视神经管下方、蝶骨大翼和蝶窦之间。蝶鞍后界为鞍背。**下** 蝶骨体由蝶窦、蝶鞍和鞍背组成，蝶骨前方是筛骨

轴位 CT 骨窗（二）

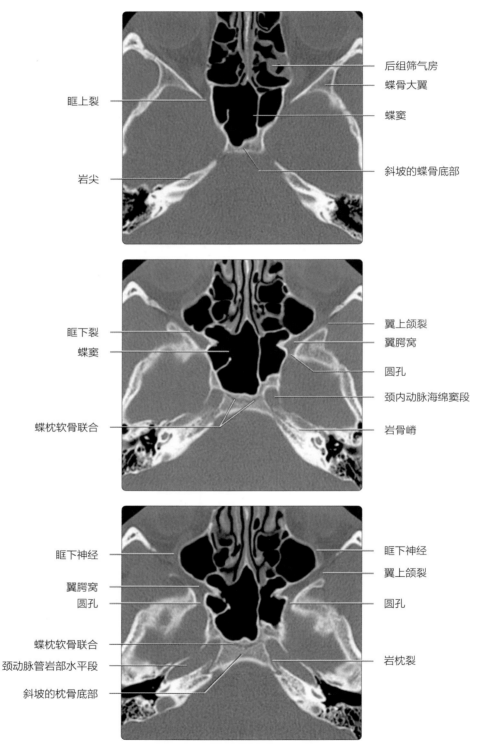

上 斜坡为中颅底的内后界，岩骨嵴是外侧界。**中** 蝶骨的气化一直向上达蝶枕软骨联合处，此年轻人的蝶枕软骨联合部分未融合。圆孔向前通往翼腭窝，翼腭窝向外经翼上颌裂与咀嚼肌间隙相通。**下** 圆孔水平层面，双侧翼腭窝清晰可见。三叉神经上颌支（CN V$_2$）经圆孔出颅，延续为眶下神经，经眶下裂进入眼眶。颊部、眼眶和鼻窦区域的皮肤恶性肿瘤均可沿 CN V$_2$ 神经周围扩散方式侵犯颅内

轴位 CT 骨窗（三）

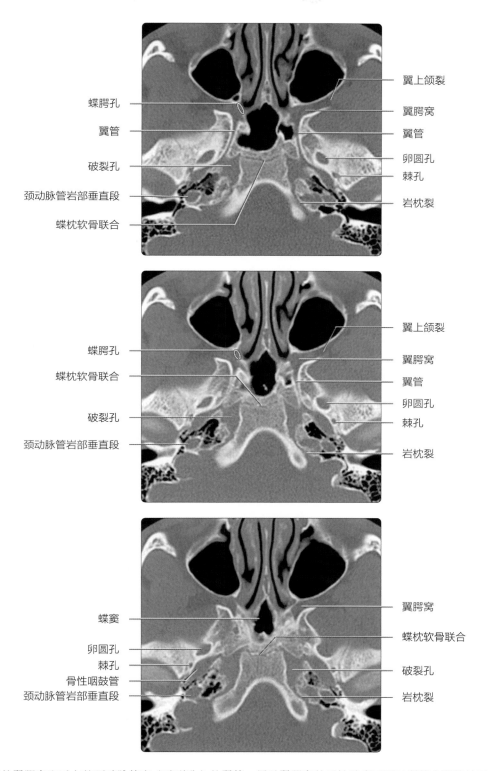

上排图标注（左侧）：
蝶腭孔
翼管
破裂孔
颈动脉管岩部垂直段
蝶枕软骨联合

上排图标注（右侧）：
翼上颌裂
翼腭窝
翼管
卵圆孔
棘孔
岩枕裂

中排图标注（左侧）：
蝶腭孔
蝶枕软骨联合
破裂孔
颈动脉管岩部垂直段

中排图标注（右侧）：
翼上颌裂
翼腭窝
翼管
卵圆孔
棘孔
岩枕裂

下排图标注（左侧）：
蝶窦
卵圆孔
棘孔
骨性咽鼓管
颈动脉管岩部垂直段

下排图标注（右侧）：
翼腭窝
蝶枕软骨联合
破裂孔
岩枕裂

[上] 连接前方的翼腭窝和后方的颈动脉管底（破裂孔）的翼管，累及翼腭窝的恶性肿瘤可通过翼管内翼管神经周围侵犯至颅底颈动脉管。翼腭窝内侧经蝶腭孔与鼻相交通。青少年血管纤维瘤起源于蝶腭孔的鼻腔缘。[中] 卵圆孔位于蝶骨大翼，累及CN V$_3$ 的颅外神经周围恶性肿瘤经卵圆孔侵犯颅内。[下] 棘孔位于蝶骨大翼内卵圆孔的后外侧，脑膜中动脉经棘孔入颅

冠状面 CT 骨窗

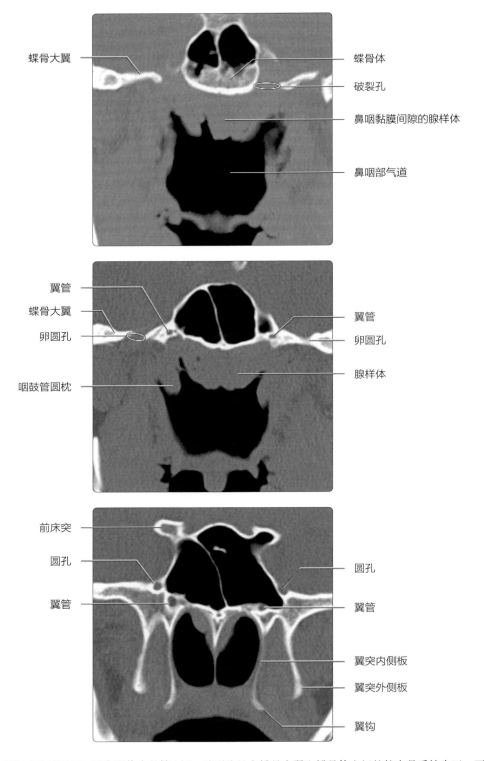

蝶骨大翼 — 蝶骨体

破裂孔

鼻咽黏膜间隙的腺样体

鼻咽部气道

翼管

蝶骨大翼 — 翼管

卵圆孔 — 卵圆孔

咽鼓管圆枕 — 腺样体

前床突

圆孔 — 圆孔

翼管 — 翼管

翼突内侧板

翼突外侧板

翼钩

上 中颅底由后至前 3 幅冠状面 CT 骨窗图像中的第 1 幅。破裂孔是在蝶骨大翼和蝶骨体之间的较大骨质缺失区，不是真正的孔，而是颈内动脉管岩部水平段前内侧的软骨底壁。**中** 卵圆孔位于翼管的外侧和破裂孔的前外侧，CN V₃ 经卵圆孔从颅中窝进入咀嚼肌间隙。**下** 前方图像可见圆孔和翼管的断面，圆孔和翼管都通向翼腭窝。还可见下方的翼板

轴位增强后 T₁WI（一）

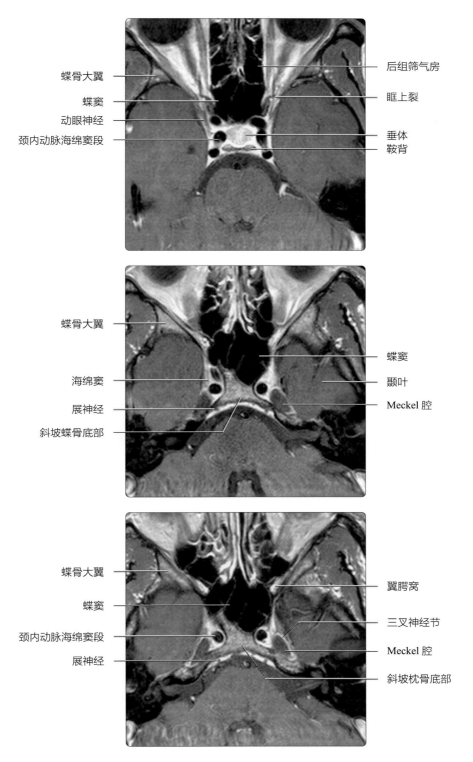

蝶骨大翼
蝶窦
动眼神经
颈内动脉海绵窦段

后组筛气房
眶上裂
垂体
鞍背

蝶骨大翼
海绵窦
展神经
斜坡蝶骨底部

蝶窦
颞叶
Meckel 腔

蝶骨大翼
蝶窦
颈内动脉海绵窦段
展神经

翼腭窝
三叉神经节
Meckel 腔
斜坡枕骨底部

上 中颅底由上至下 6 幅轴位增强后 T₁WI 图像中的第 1 幅，颈内动脉海绵窦段周围是强化的海绵窦静脉丛，在内侧，蝶鞍内强化垂体的后方为鞍背，前方毗邻蝶窦。**中** 斜坡上部的蝶骨底部，海绵窦后缘可见充满脑脊液的 Meckel 腔。**下** 斜坡的枕骨底部，闭合的蝶枕软骨联合上方的斜坡上部是蝶骨部分，而斜坡下部是枕骨部分，斜坡骨髓腔强化

轴位增强后 T_1WI（二）

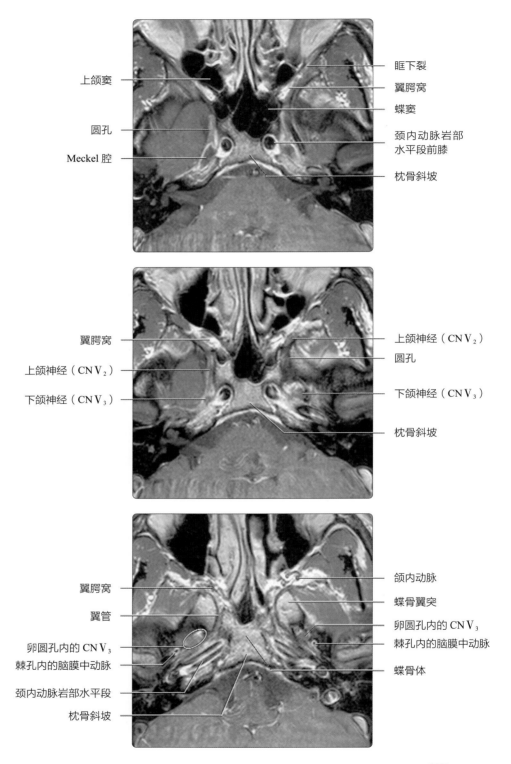

上颌窦

圆孔

Meckel 腔

眶下裂

翼腭窝

蝶窦

颈内动脉岩部
水平段前膝

枕骨斜坡

翼腭窝

上颌神经（$CN\,V_2$）

下颌神经（$CN\,V_3$）

上颌神经（$CN\,V_2$）

圆孔

下颌神经（$CN\,V_3$）

枕骨斜坡

翼腭窝

翼管

卵圆孔内的 $CN\,V_3$

棘孔内的脑膜中动脉

颈内动脉岩部水平段

枕骨斜坡

颌内动脉

蝶骨翼突

卵圆孔内的 $CN\,V_3$

棘孔内的脑膜中动脉

蝶骨体

上 翼腭窝上部图像显示其前外侧与眶下裂相通，还可见向前走行的圆孔，蝶骨部分气化（蝶窦）。**中** 右侧上颌神经（$CN\,V_2$）表现为圆孔中的线样低信号结构；左侧上颌神经出圆孔进入翼腭窝。**下** 卵圆孔水平层面可见双侧下颌神经（$CN\,V_3$），还可见穿行棘孔的脑膜中动脉，翼管位于卵圆孔内侧。尽管蝶枕裂未显示，也应将枕骨斜坡与蝶骨体区分开

矢状面 T_1WI 和 T_2WI，中颅底的发育

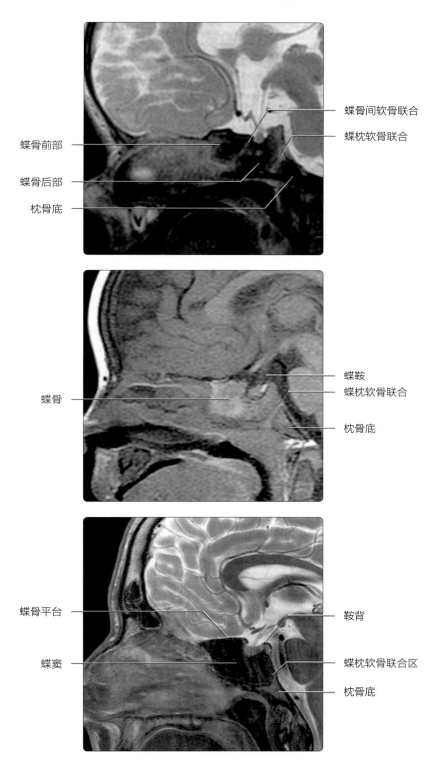

蝶骨前部 — 蝶骨间软骨联合

蝶骨后部 — 蝶枕软骨联合

枕骨底

蝶骨 — 蝶鞍

蝶枕软骨联合

枕骨底

蝶骨平台 — 鞍背

蝶窦 — 蝶枕软骨联合区

枕骨底

上 新生儿中颅底矢状面 T_2WI，显示该区域重要的软骨联合，蝶骨间缝将蝶骨前部和蝶骨后部分开，而蝶枕软骨联合将蝶骨后部和枕骨底分开。**中** 6 月龄的中颅底矢状面 T_1WI，约在 3 月龄时，蝶骨间缝闭合，蝶骨前部与后部融合形成蝶骨体，在原来蝶骨前部表现为正常的脂肪高信号。在成年前，蝶枕软骨联合一直可存在。**下** 成人中颅底矢状面 T_2WI，整个蝶骨体常可完全气化到闭合的蝶枕软骨联合处，蝶枕软骨联合是颅底最后闭合的裂缝之一，在 16—18 岁时才完全闭合

后颅底
Posterior Skull Base

胡　镭　于文玲　译　鲜军舫　校

一、术语

（一）缩略语
- 后颅底（PSB）

（二）定义
- 鞍背和岩骨嵴后方的颅底（SB）

二、影像解剖学

（一）概述
- 后颅底由颞骨后部和枕骨构成，其内走行 CN Ⅶ～CN Ⅻ、延髓和颈静脉
- 后颅底的构成骨
  - 岩骨嵴后方的颞骨
  - 枕骨（3 个部分）
    - 基底部（枕骨底）：枕骨大孔前方的四边形部分
    - 髁部（枕骨外部）：枕骨髁，位于枕骨大孔外侧
    - 鳞部：位于枕骨大孔后上方的较大骨板
- 后颅底的边界
  - 前界：内侧为鞍背，外侧为岩骨嵴
  - 后界：枕骨
- 后颅底的解剖关系
  - 下方解剖关系：咽黏膜间隙顶的后部、颈动脉间隙、腮腺间隙、咽后间隙、椎周间隙和颈椎
  - 上方解剖关系：脑干、小脑、CN Ⅶ～CN Ⅷ、CN Ⅸ～CN Ⅻ、横窦 - 乙状窦

（二）后颅底的骨性标志
- 颞骨岩骨嵴
  - 中颅底与后颅底的分界
  - 小脑幕固定缘附着处
- 颈静脉结节
  - 舌下神经管顶部，冠状面显示较好
  - 冠状面上，颈静脉结节表现为"鹰头"

（三）后颅底的孔道与裂
- 内耳道
  - 走行结构：CN Ⅶ～CN Ⅷ，迷路动脉
  - 开口于颈静脉孔上方的颞骨后壁
  - 内耳门：内耳道的内口
- 颈静脉孔
  - 两部分：神经部和血管部，由颈静脉棘分开
  - 位于颞骨和枕骨之间
  - 颈动脉间隙直接向上延伸至颈静脉孔
  - 神经部
    - 走行 CN Ⅸ、Jacobson 神经及岩下窦
    - 位于前内侧，但与血管部相连续
  - 血管部
    - 走行 CN Ⅹ、Arnold 神经、CN Ⅺ、颈静脉球及脑膜后动脉
    - 比神经部大

- 乙状窦沟
  - 颞骨乳突部内侧的沟，容纳乙状窦
- 舌下神经管
  - 走行结构：CN Ⅻ
  - 位于枕骨髁内
  - 颈静脉孔内下方
- 枕骨大孔
  - 走行结构：CN Ⅺ（上部）、椎动脉和延髓
  - 完全由枕骨构成
- 茎乳孔
  - 走行结构：CN Ⅶ
  - 位于后颅底外表面的乳突尖和茎突之间
  - 直接延伸至腮腺间隙

（四）后颅底的发育
- 枕骨在枕骨大孔周围有 4 个主要的骨化中心
  - 上枕骨、枕骨底和成对的枕骨外部骨化中心
- 后颅底在出生时几乎完全骨化
- 后颅底的骨缝十几岁时才闭合
  - 枕内缝在 8—16 岁融合
  - 岩枕裂和枕乳突缝最后闭合（15—17 岁）
- Kerckring 骨
  - 位于枕骨大孔后缘较小的卵圆形骨
  - 50% 的足月新生儿未融合、分离
  - Kerckring 枕上缝 1 岁时融合

（五）后颅底的解剖变异
- 后髁管
  - 不恒定的骨管，内走行导静脉和咽升动脉脑膜支
  - 颅底最大的导静脉孔之一
- 岩尖不对称
  - 可为高信号脂肪或低信号空气
- 乳突孔
  - 不恒定，内走行由乙状窦发出的导静脉
- Kerckring 骨永存

三、解剖成像要点

（一）关注要点
- 后颅底在出生时基本上已骨化，但后颅底的骨缝是颅底骨缝中最后闭合的
- 后颅底与颈动脉间隙和腮腺间隙关系密切

（二）推荐的影像学检查方法
- 边缘增强的骨算法重建 CT，采用较宽的宽窗（＞2000HU）
- 采用冠状面观察正常舌下神经管和颈静脉孔区的"双鹰"表现

（三）影像学易犯的错误
- 注意岩尖不对称的空气和（或）脂肪
- 注意磁共振流空现象形成的颈静脉孔假性病变
- 注意别把未闭合的软骨 / 缝误诊为假性骨折

后颅底示意图

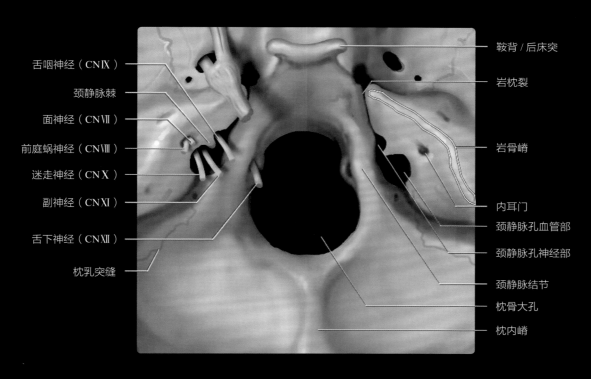

舌咽神经（CN Ⅸ）

颈静脉棘

面神经（CN Ⅶ）

前庭蜗神经（CN Ⅷ）

迷走神经（CN Ⅹ）

副神经（CN Ⅺ）

舌下神经（CN Ⅻ）

枕乳突缝

鞍背 / 后床突

岩枕裂

岩骨嵴

内耳门

颈静脉孔血管部

颈静脉孔神经部

颈静脉结节

枕骨大孔

枕内嵴

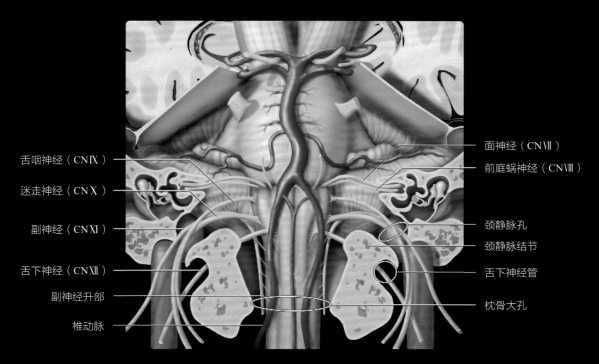

舌咽神经（CN Ⅸ）

迷走神经（CN Ⅹ）

副神经（CN Ⅺ）

舌下神经（CN Ⅻ）

副神经升部

椎动脉

面神经（CN Ⅶ）

前庭蜗神经（CN Ⅷ）

颈静脉孔

颈静脉结节

舌下神经管

枕骨大孔

上 后颅底上面观示意图，左侧显示神经结构，右侧显示骨性标志，后颅底前界内侧为斜坡，外侧为岩骨嵴。主要孔道包括枕骨大孔、内耳门、颈静脉孔和舌下神经管。颈静脉孔与前方的岩枕裂相连。**下** 后颅底冠状面示意图前面观，显示舌下神经管区域呈典型的双鹰状形态。颈静脉结节（鹰头和鹰嘴）将内下方的舌下神经管与颈静脉孔分开。舌下神经位于舌下神经管内，而 CN Ⅸ～CN Ⅺ经颈静脉孔出颅

主要硬脑膜静脉窦的示意图与 MRI 静脉造影

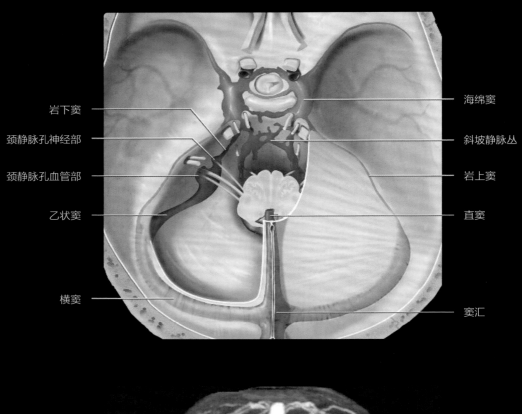

岩下窦

颈静脉孔神经部

颈静脉孔血管部

乙状窦

横窦

海绵窦

斜坡静脉丛

岩上窦

直窦

窦汇

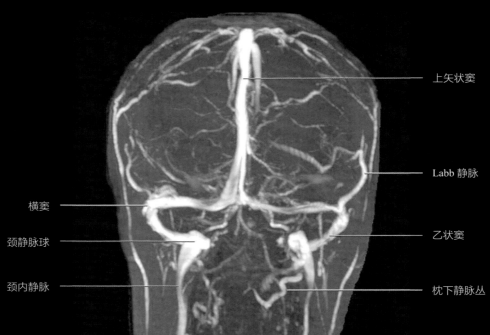

横窦

颈静脉球

颈内静脉

上矢状窦

Labb 静脉

乙状窦

枕下静脉丛

上 主要的硬脑膜静脉窦和颈静脉孔上面观示意图，中脑、脑桥及左半侧小脑幕已被去掉，横窦位于枕骨壁，乙状窦位于颞骨内侧壁。颈静脉孔的两部分也可显示，前方的神经部内有舌咽神经（CNⅨ）穿行，血管部内有迷走神经（CNⅩ）和副神经（CNⅪ）穿行。 **下** 冠状面 MRI 静脉造影显示横窦内血液通过乙状窦进入颈静脉球，颈静脉球与下方颈动脉间隙的颈内静脉相连。横窦略微不对称是正常的

轴位 CT 骨窗（一）

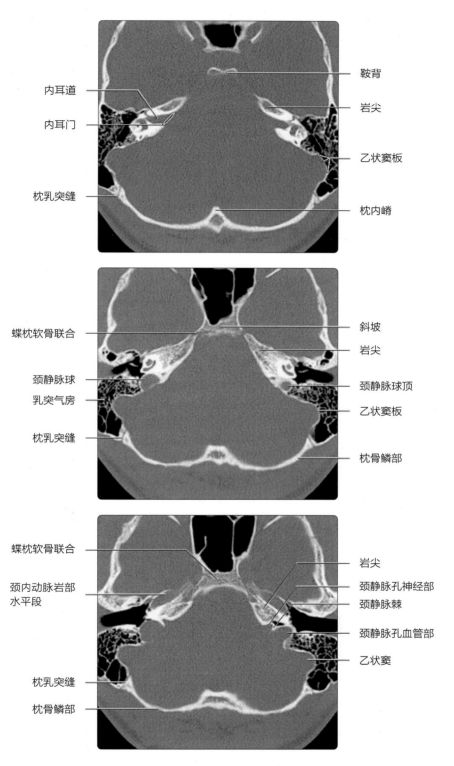

内耳道

内耳门

枕乳突缝

鞍背

岩尖

乙状窦板

枕内嵴

蝶枕软骨联合

颈静脉球

乳突气房

枕乳突缝

斜坡

岩尖

颈静脉球顶

乙状窦板

枕骨鳞部

蝶枕软骨联合

颈内动脉岩部
水平段

枕乳突缝

枕骨鳞部

岩尖

颈静脉孔神经部

颈静脉棘

颈静脉孔血管部

乙状窦

上 由上至下 9 幅轴位 CT 骨窗图像中的第 1 幅，显示鞍背和颞骨岩部为后颅底的前缘。骨性枕内嵴位于后方中线处，为小脑镰附着处。内耳门是后颅底最上方的孔，走行 CNⅦ和 CNⅧ。**中** 耳蜗中周水平层面，斜坡和颞骨岩部将颅后窝与颅中窝完全分开。位于外侧的乙状窦板将乳突气房与乙状窦分开，可见双侧颈静脉球。**下** 颈静脉孔中部水平层面可见前内侧较小的神经部（CNⅨ、Jacobsen 神经、岩下窦）和较大的血管部（颈静脉球、Arnold 神经、CNⅩ和 CNⅪ）

轴位 CT 骨窗（二）

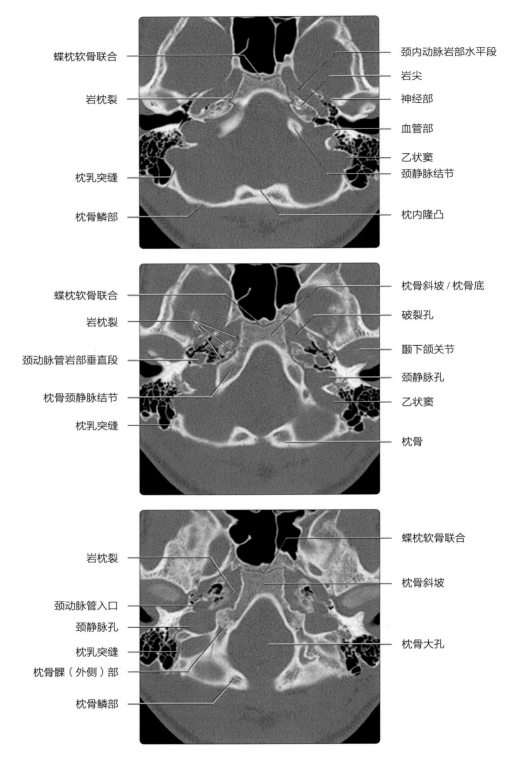

蝶枕软骨联合

岩枕裂

枕乳突缝

枕骨鳞部

颈内动脉岩部水平段

岩尖

神经部

血管部

乙状窦

颈静脉结节

枕内隆凸

蝶枕软骨联合

岩枕裂

颈动脉管岩部垂直段

枕骨颈静脉结节

枕乳突缝

枕骨斜坡 / 枕骨底

破裂孔

颞下颌关节

颈静脉孔

乙状窦

枕骨

岩枕裂

颈动脉管入口

颈静脉孔

枕乳突缝

枕骨髁（外侧）部

枕骨鳞部

蝶枕软骨联合

枕骨斜坡

枕骨大孔

上 后颅底图像显示在同一层面的蝶枕软骨联合、岩枕裂和枕乳突缝，此青少年的蝶枕软骨联合还未融合。**中** 斜坡颈静脉结节层面图像几乎完全由枕骨前部构成，斜坡的上 1/3 位于蝶枕软骨联合上方，是蝶骨的一部分。**下** 斜坡下部（蝶枕软骨联合下方）层面由枕骨构成，岩枕裂将颞骨与枕骨分开，枕乳突缝将乳突窦与枕骨鳞部分开

轴位 CT 骨窗（三）

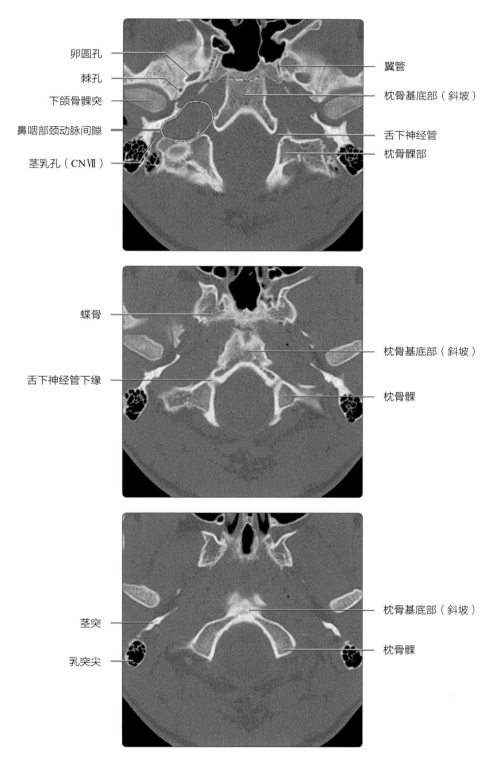

卵圆孔
棘孔
下颌骨髁突
鼻咽部颈动脉间隙
茎乳孔（CN Ⅶ）

翼管
枕骨基底部（斜坡）
舌下神经管
枕骨髁部

蝶骨
舌下神经管下缘

枕骨基底部（斜坡）
枕骨髁

茎突
乳突尖

枕骨基底部（斜坡）
枕骨髁

上 舌下神经管和茎乳孔层面，舌下神经管只有舌下神经穿行，当舌下神经出舌下神经管后，直接进入鼻咽部颈动脉间隙，与舌咽神经（CN Ⅸ）、迷走神经（CN Ⅹ）和副神经（CN Ⅺ）并行。中 舌下神经管下缘在枕骨基底部（斜坡）和枕骨髁部之间走行，枕骨髁部的下表面是枕骨髁。下 枕骨髁层面显示枕骨底（斜坡）和枕骨髁部之间连接处的最下方。枕骨髁在寰椎（C₁椎体）侧块上方支撑颅骨

冠状面 CT 骨窗（一）

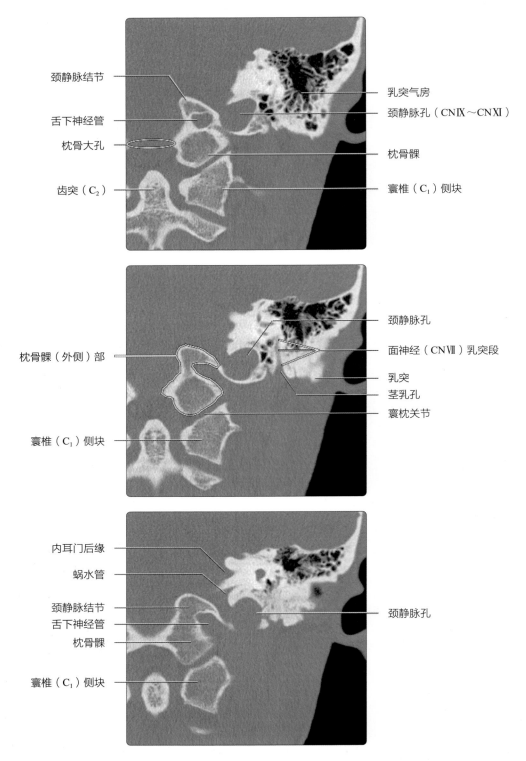

颈静脉结节
舌下神经管
枕骨大孔
齿突（C_2）

乳突气房
颈静脉孔（CNⅨ～CNⅪ）
枕骨髁
寰椎（C_1）侧块

枕骨髁（外侧）部

寰椎（C_1）侧块

颈静脉孔
面神经（CNⅦ）乳突段
乳突
茎乳孔
寰枕关节

内耳门后缘
蜗水管
颈静脉结节
舌下神经管
枕骨髁
寰椎（C_1）侧块

颈静脉孔

上 左侧后颅底由后至前 6 幅冠状面 CT 骨窗图像中的第 1 幅，舌下神经管穿过枕骨髁（外侧）部，在双侧后颅底均显示的冠状面上，这一区域称为"双鹰"，鹰的头和嘴是颈静脉结节。**中** 颞骨内面神经管乳突（降）段层面，用线勾画出了枕骨髁部。**下** 典型的后颅底"鹰"状表现，颈静脉结节的"鹰嘴"将颈静脉孔与舌下神经管分开，舌下神经管的病变累及"鹰嘴"的下表面，而颈静脉孔病变累及"鹰嘴"的外表面

冠状面 CT 骨窗（二）

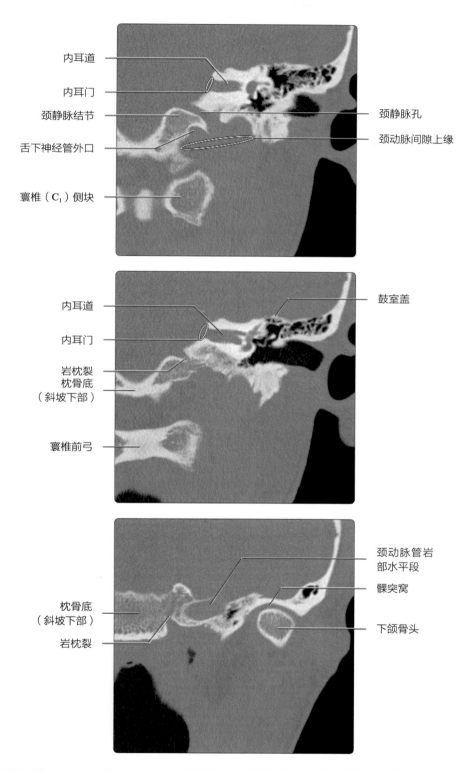

上 左侧颅底和颞骨图像，可见舌下神经管和颈静脉孔都"汇入"颈动脉间隙上部，因此，颈动脉间隙上部内含 CN Ⅸ～CN Ⅻ 和颈内静脉。**中** 内耳道中部层面，可见岩枕裂将枕骨底部与颞骨分开。**下** 颞下颌关节髁突窝层面，岩枕裂位于枕骨底和颞骨之间，枕骨底是枕骨的一个较大的四边形部分，从枕骨大孔的前缘向前上方延伸至蝶骨－斜坡的 2/3 处

上图标注：
- 内耳道
- 内耳门
- 颈静脉结节
- 舌下神经管外口
- 寰椎（C₁）侧块
- 颈静脉孔
- 颈动脉间隙上缘

中图标注：
- 内耳道
- 内耳门
- 岩枕裂
- 枕骨底（斜坡下部）
- 寰椎前弓
- 鼓室盖

下图标注：
- 枕骨底（斜坡下部）
- 岩枕裂
- 颈动脉管岩部水平段
- 髁突窝
- 下颌骨头

轴位脂肪抑制增强后 T_1WI

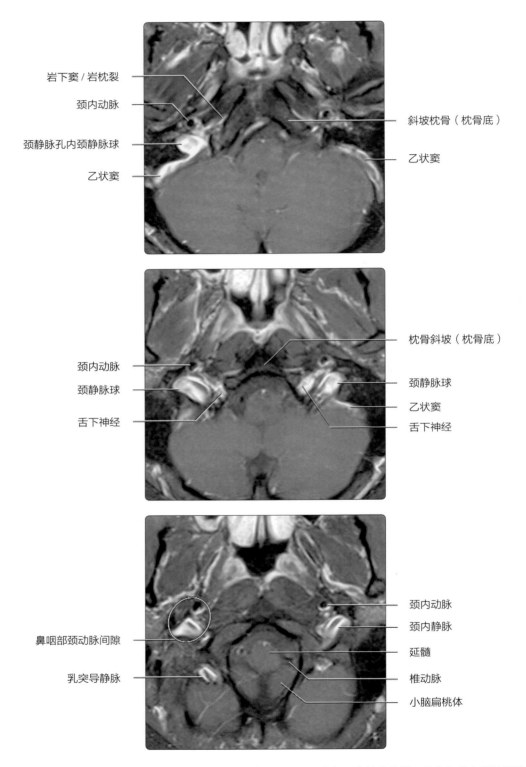

岩下窦 / 岩枕裂
颈内动脉
颈静脉孔内颈静脉球
乙状窦

斜坡枕骨（枕骨底）
乙状窦

颈内动脉
颈静脉球
舌下神经

枕骨斜坡（枕骨底）
颈静脉球
乙状窦
舌下神经

鼻咽部颈动脉间隙
乳突导静脉

颈内动脉
颈内静脉
延髓
椎动脉
小脑扁桃体

上 后颅底增强后轴位脂肪抑制 T_1WI 由上至下 3 幅图像中的第 1 幅，可见右侧强化的高信号乙状窦与前内侧的颈静脉球相连。
中 舌下神经管水平层面，舌下神经为线性低信号，周围环绕着强化的高信号枕骨基底部静脉丛。双侧颈静脉球的复杂信号不要误诊为病变。**下** 枕骨大孔水平层面，可见颈动脉间隙内的颈内静脉、颈内动脉、椎动脉、延髓和小脑扁桃体下部

冠状面增强后 T_1WI

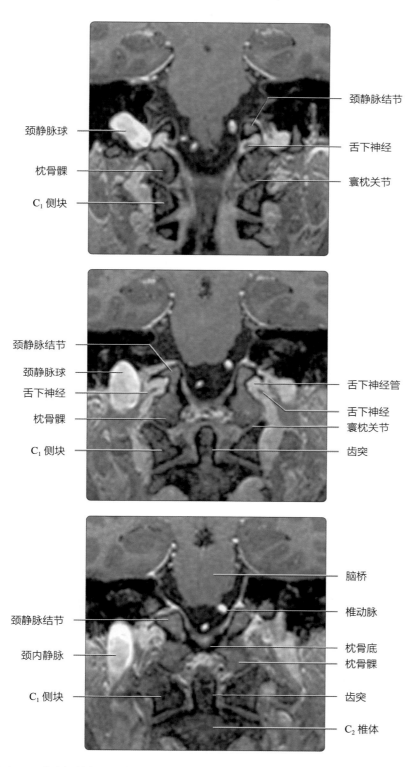

颈静脉球

枕骨髁

C_1 侧块

颈静脉结节

舌下神经

寰枕关节

颈静脉结节

颈静脉球

舌下神经

枕骨髁

C_1 侧块

舌下神经管

舌下神经

寰枕关节

齿突

脑桥

椎动脉

枕骨底

枕骨髁

齿突

C_2 椎体

颈静脉结节

颈内静脉

C_1 侧块

上 后颅底冠状面增强后 T_1WI 脂肪抑制由后至前 3 幅图像中的第 1 幅，显示颈静脉孔内的颈静脉球。低信号的舌下神经位于"鹰头"下方舌下神经管内，舌下神经周围为高信号的枕骨基底部静脉丛。**中** 可见经典的"双鹰头"（颈静脉结节），并可见舌下神经从舌下神经管穿出，与本例一样，颈静脉球的大小通常不对称。**下** 颈静脉结节前部与枕骨底下部相连接，颈静脉球向下与颈内静脉相连，颈内静脉位于鼻咽部颈动脉间隙内

颞骨解剖
Temporal Bone Anatomy

张玲玉　于文玲　**译**　鲜军舫　**校**

一、术语

（一）缩略语
- 颞骨（T 骨）

（二）定义
- 颞骨：位于中、颅后窝后外侧底壁的成对骨，由岩锥和乳突复合体组成

二、影像解剖

（一）概述
- 颞骨由 5 部分组成
  - 鳞部：形成颅中窝的外侧壁
  - 乳突部：颞骨后外侧气化的部分
  - 岩部：颞骨内侧锥形部分，内含内耳（inner ear, IE）、内耳道（internal auditory canal, IAC）和岩尖（petrous apex, PA）
  - 鼓部：形成骨性外耳道（external auditory canal, EAC）的 U 形骨
  - 茎突部：出生后形成茎突

（二）内容物
- 外耳道
  - 内侧为鼓骨，外侧为纤维软骨
  - 内侧缘为鼓膜（tympanic membrane, TM）
  - 淋巴引流到腮腺淋巴结
- 中耳（middle ear, ME）——乳突
  - 鼓室上隐窝（上鼓室）：在鼓室盾板尖和面神经鼓室段连线以上的中耳鼓室腔
    - 鼓室盖：中耳腔的顶壁
    - Prussak 间隙：即外侧鼓室上隐窝
  - 中鼓室：中耳固有部分
    - 后壁：3 个重要结构，面神经隐窝、锥隆起、鼓室窦
    - 内壁：外半规管（semicircular canal, SCC）、面神经鼓室段、卵圆窗和圆窗
  - 下鼓室：位于中耳鼓室底壁的浅槽
  - 乳突窦：4 个重要结构
    - 窦入口：连接上鼓室和乳突窦
    - 乳突窦：位于中央的大乳突气房
    - Körner 隔：岩鳞缝的一部分，向后外侧走行，穿过乳突气房
    - 乳突盖：乳突气房的顶壁
- 内耳（IE）内容物
  - 骨迷路：包绕耳蜗、前庭和半规管的骨质
  - 外淋巴间隙
    - 外淋巴间隙包括以下区域：椭圆囊和球囊周围的前庭、膜半规管周围的半规管、耳蜗鼓阶和前庭阶内的外淋巴间隙。
    - 外淋巴：将含内淋巴的膜迷路结构泡在骨迷路内的液体
  - 膜迷路 / 内淋巴间隙
    - 包括前庭（椭圆囊和球囊）、膜半规管、耳蜗中阶（蜗管）、内淋巴管和内淋巴囊

- 内淋巴：膜迷路结构内的液体
  - 耳蜗：约 2.5 周，内含蜗轴及 3 个螺旋形的腔室（鼓阶、前庭阶和耳蜗中阶）
  - 半规管（SCC）：上、外和后半规管
    - 前半规管：向上凸，在颞骨岩锥顶端、前半规管之上的骨性突起，称为弓状隆起
    - 外半规管：凸向中耳鼓室，面神经鼓室段位于其下方
    - 后半规管：凸向后方，与岩骨嵴平行
- 岩尖
  - 位于内耳的前内侧
  - 气化或未气化（骨髓）
- 颞骨内面神经
  - 面神经分段：内耳道段、迷路段、鼓室段和乳突段
  - 膝状神经节：前膝
  - 后膝：鼓室段向下延续为乳突段的转弯处
  - 茎乳孔：面神经经此出颅
- 颈内动脉岩骨段：C_2 段
  - 颈内动脉：颞骨内垂直段和水平段
  - 垂直段：上升至耳蜗下方的颈内动脉膝部
  - 水平段：向前内走行，然后转为向上走行，延续为颈内动脉海绵窦前段和海绵窦段
- 颞骨的肌肉
  - 鼓膜张肌
    - 有声音衰减的作用，损伤时会导致听觉过敏
    - 神经支配：三叉神经下颌支的分支
    - 位置：中鼓室前内壁
    - 附着：肌腱止于锤骨
  - 镫骨肌
    - 有声音衰减的作用，损伤时会导致听觉过敏
    - 神经支配：面神经
    - 位置：肌腹在锥隆起内
    - 附着：肌腱止于镫骨头

三、解剖成像要点

关注要点
- 颞骨病变分析和诊断的最佳方法
  - 将病变定位在以下一个具体的部位：外耳道、中耳 – 乳突、内耳、岩尖或颞骨内面神经
    - 创建基于具体部位的鉴别诊断表格，然后结合影像表现进行鉴别诊断

四、胚胎学

（一）胚胎发育问题
- 外耳道发育自第 1 鳃沟
- 中耳鼓室发育自第 1 鳃囊
- 听小骨主要由第 1 和第 2 鳃弓形成
- 内淋巴系统发育自听泡
- 外淋巴间隙及听软骨囊发育自周围间充质

（二）临床实践意义
- 在非综合征性外耳道闭锁中，内耳不受累，因为内耳是由听囊移行形成，与外耳道 – 中耳的形成无关

外耳和中耳示意图

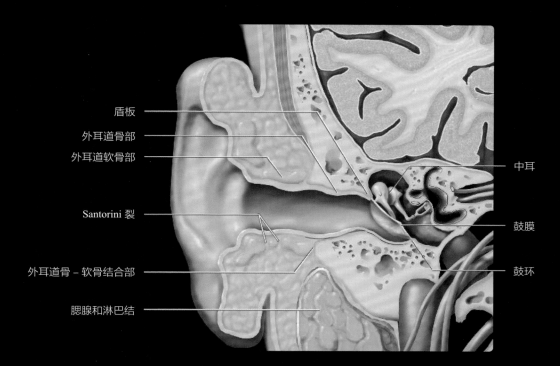

盾板
外耳道骨部
外耳道软骨部

Santorini 裂

外耳道骨 – 软骨结合部

腮腺和淋巴结

中耳

鼓膜

鼓环

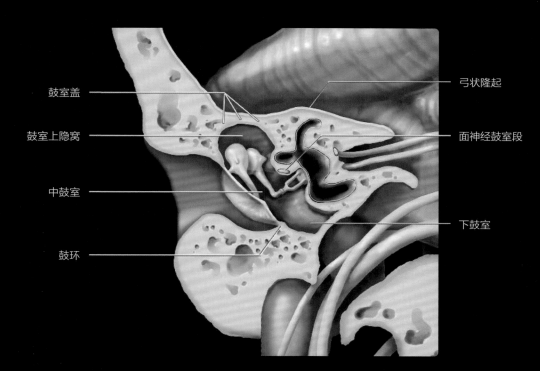

鼓室盖

鼓室上隐窝

中鼓室

鼓环

弓状隆起

面神经鼓室段

下鼓室

上 外耳和中耳冠状面示意图，外耳道（EAC）由外侧的软骨部和内侧的骨部组成，外耳道感染可通过 Santorini 裂（外耳道软骨内的裂隙）向内下浸润到颅底及相关间隙，外耳和外耳道的淋巴引流到腮腺淋巴结链。外耳道的内缘是鼓膜，附着在鼓室盾板和鼓环。**下** 中耳冠状面示意图，分为三个部分：鼓室上隐窝、中鼓室和下鼓室，鼓室上隐窝（黄色）指在鼓室盾板尖和面神经鼓室段连线以上的中耳腔，顶壁是鼓室盖，该连线以下至鼓环与耳蜗鼓岬基底部连线之间的部分为中鼓室，后面这条连线以下的部分为下鼓室（橙色）

面神经和脑神经示意图

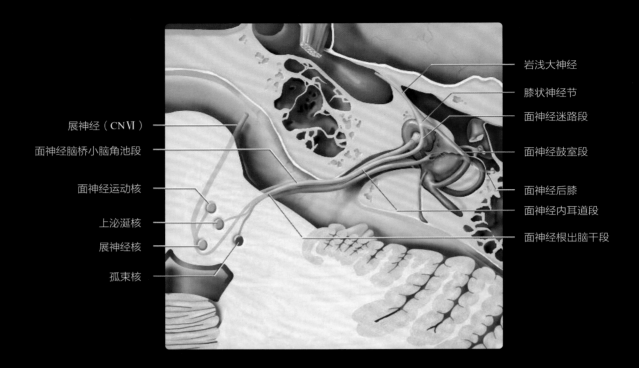

展神经（CNⅥ）
面神经脑桥小脑角池段
面神经运动核
上泌涎核
展神经核
孤束核

岩浅大神经
膝状神经节
面神经迷路段
面神经鼓室段
面神经后膝
面神经内耳道段
面神经根出脑干段

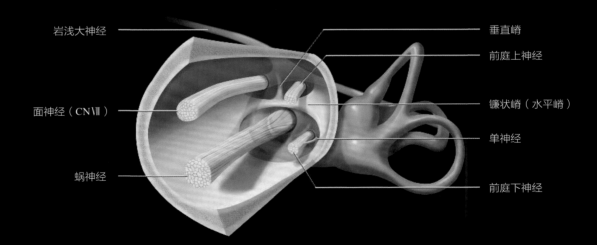

岩浅大神经
面神经（CNⅦ）
蜗神经

垂直嵴
前庭上神经
镰状嵴（水平嵴）
单神经
前庭下神经

上 从脑干核团到颞骨后膝段的面神经轴位示意图，面神经运动核发出神经纤维绕展神经核走行，延续为脑桥 - 延髓交界处的神经根出脑干段。上泌涎核发出刺激分泌的副交感神经纤维至泪腺、下颌下腺和舌下腺。孤束核接收舌前 2/3 的味觉信息。
下 内耳道底部脑神经之间关系的示意图，显示镰状嵴将下方的蜗神经、前庭下神经与上方的面神经、前庭上神经分开，同时可见垂直嵴将面神经与前庭上神经分开

膜迷路和颈内动脉岩段示意图

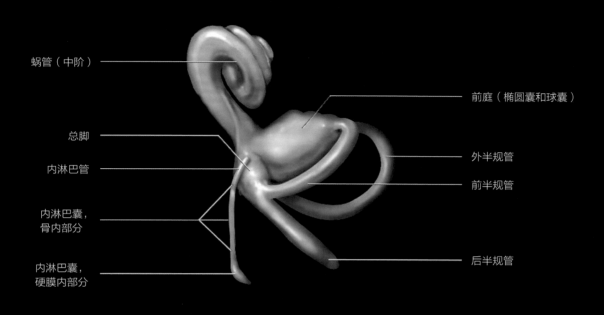

蜗管（中阶）

前庭（椭圆囊和球囊）

总脚

内淋巴管

外半规管

前半规管

内淋巴囊，
骨内部分

内淋巴囊，
硬膜内部分

后半规管

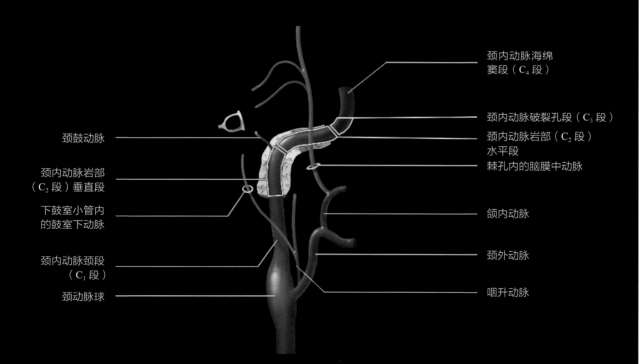

颈鼓动脉

颈内动脉海绵
窦段（C₄段）

颈内动脉破裂孔段（C₃段）

颈内动脉岩部（C₂段）
水平段

棘孔内的脑膜中动脉

颈内动脉岩部
（C₂段）垂直段

下鼓室小管内
的鼓室下动脉

颌内动脉

颈内动脉颈段
（C₁段）

颈外动脉

颈动脉球

咽升动脉

上 膜迷路上面观示意图，膜迷路中的重要结构包括约 2.5 周的耳蜗、前半规管和后半规管汇合处（总脚），以及内淋巴管和内淋巴囊，内淋巴管有骨内部分和硬膜内部分。**下** 重点显示颈内动脉岩部的示意图，颈内动脉颈段进入颅底的颈内动脉管后移行为颈内动脉岩部的垂直段（颈内动脉 C₂ 段的亚段），然后转向前内侧成为颈内动脉岩部的水平段，位于破裂孔上方的颈内动脉颅内段称为破裂孔段（颈内动脉 C₃ 段），鼓室下动脉自咽升动脉发出并穿过下鼓室小管，脑膜中动脉自颌内动脉发出并穿过棘孔

轴位 CT 骨窗（一）

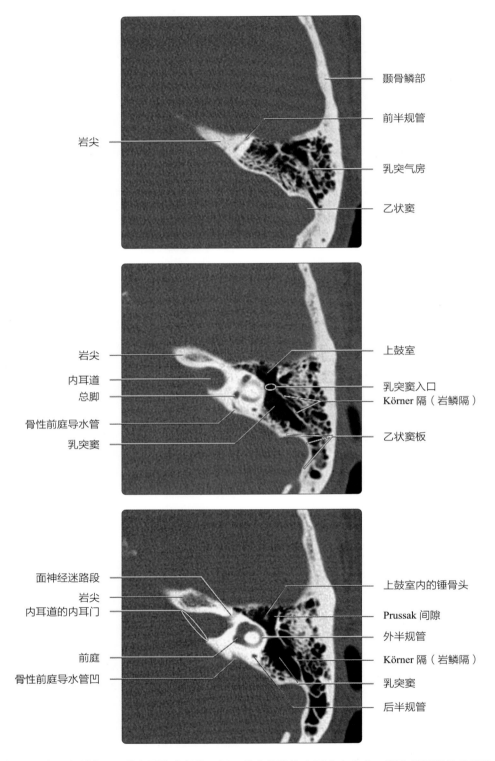

颞骨鳞部

前半规管

乳突气房

乙状窦

岩尖

岩尖

内耳道

总脚

骨性前庭导水管

乳突窦

上鼓室

乳突窦入口

Körner 隔（岩鳞隔）

乙状窦板

面神经迷路段

岩尖

内耳道的内耳门

前庭

骨性前庭导水管凹

上鼓室内的锤骨头

Prussak 间隙

外半规管

Körner 隔（岩鳞隔）

乳突窦

后半规管

上 左侧颞骨由上至下 12 幅轴位 CT 骨窗图像中的第 1 幅，前半规管从内耳突向上方，覆盖其顶部的骨质称为弓状隆起。**中** 内耳道上部层面，窦入口将上鼓室和乳突窦连通，Körner 隔将乳突窦与乳突气房鳞部分开。**下** 外半规管层面显示内耳门（通向内耳道的开口）特别清楚，颞骨后壁的骨性前庭导水管凹为内淋巴囊硬膜内部分的所在区域，Prussak 间隙是上鼓室的一部分，位于听小骨外侧

轴位 CT 骨窗（二）

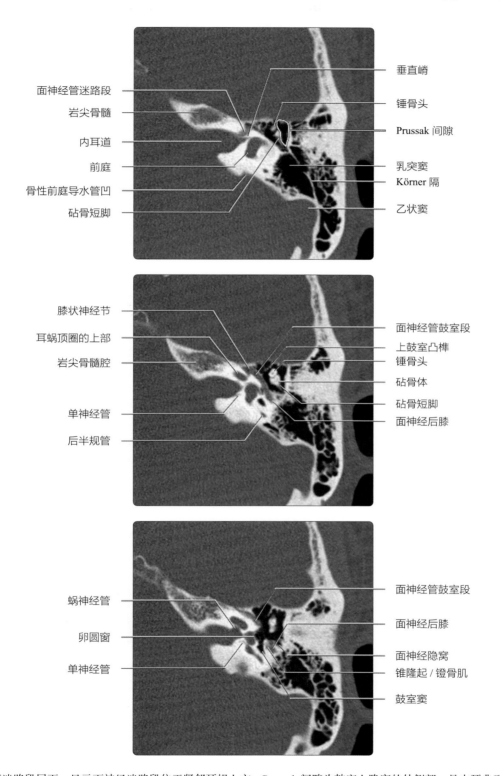

面神经管迷路段
岩尖骨髓
内耳道
前庭
骨性前庭导水管凹
砧骨短脚

垂直嵴
锤骨头
Prussak 间隙
乳突窦
Körner 隔
乙状窦

膝状神经节
耳蜗顶圈的上部
岩尖骨髓腔
单神经管
后半规管

面神经管鼓室段
上鼓室凸榫
锤骨头
砧骨体
砧骨短脚
面神经后膝

蜗神经管
卵圆窗
单神经管

面神经管鼓室段
面神经后膝
面神经隐窝
锥隆起 / 镫骨肌
鼓室窦

上 面神经管迷路段层面，显示面神经迷路段位于紧邻耳蜗上方，Prussak 间隙为鼓室上隐窝的外侧部，是中耳典型松弛部胆脂瘤的首发部位。**中** 面神经鼓室段从前内侧膝状神经节到后膝，后者变成乳突段，可见横行穿过上鼓室前部的凸榫。**下** 中耳腔后壁的 3 个重要结构，从内到外依次为鼓室窦、锥隆起和面神经隐窝，同时可见鼓室窦前方的中耳内侧壁上的卵圆窗

轴位 CT 骨窗（三）

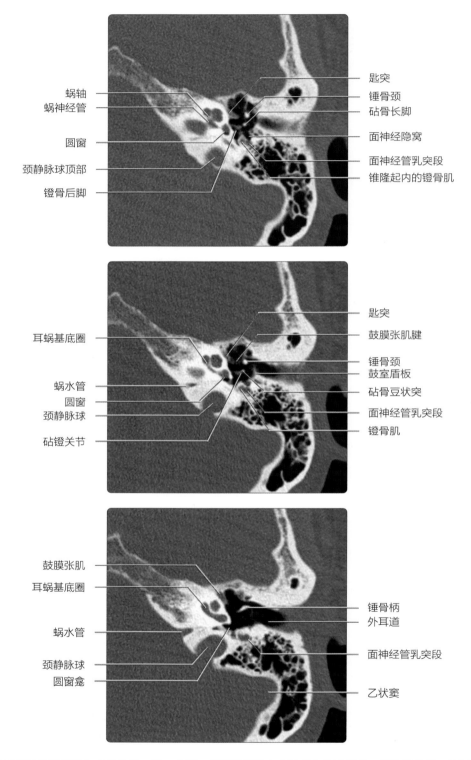

上 蜗神经管层面显示位于鼓岬上方的匙突，是一个环，鼓膜张肌腱在此转弯向外达锤骨，可见镫骨脚。该层面可明确区分锥隆起内的镫骨肌与面神经管乳突段。中 耳蜗中部层面显示匙突和延伸至锤骨的鼓膜张肌腱，并可见砧骨豆状突和镫骨头之间的砧镫关节，还可见位于耳蜗基底圈底部的圆窗。下 中鼓室下部层面显示位于内耳道下方内侧壁的蜗水管，可见锤骨柄

轴位 CT 骨窗（四）

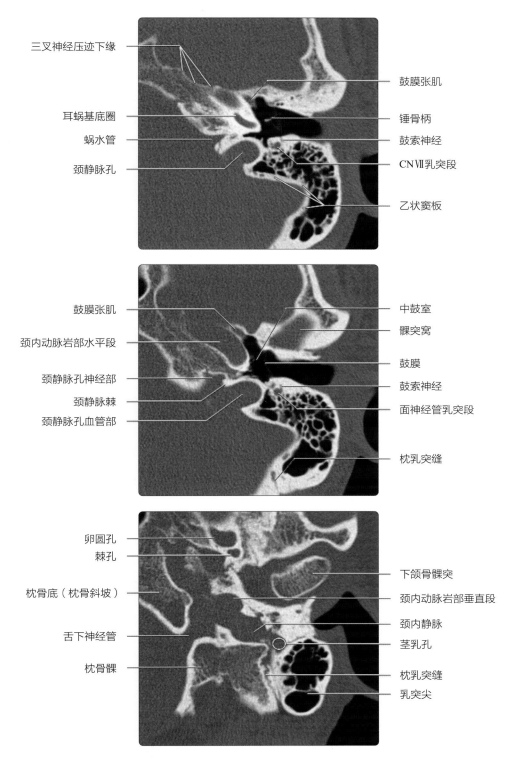

三叉神经压迹下缘
鼓膜张肌
耳蜗基底圈
锤骨柄
蜗水管
鼓索神经
颈静脉孔
CN Ⅶ乳突段
乙状窦板

鼓膜张肌
中鼓室
颈内动脉岩部水平段
髁突窝
颈静脉孔神经部
鼓膜
颈静脉棘
鼓索神经
颈静脉孔血管部
面神经管乳突段
枕乳突缝

卵圆孔
棘孔
下颌骨髁突
枕骨底（枕骨斜坡）
颈内动脉岩部垂直段
颈内静脉
舌下神经管
茎乳孔
枕骨髁
枕乳突缝
乳突尖

上 乙状窦板的正常骨皮质。乙状窦板将乳突气房和乙状窦分隔开，可见位于颞骨内侧壁的蜗水管。**中** 在中鼓室层面，正常鼓膜很薄，几乎看不到。颈内动脉管岩部水平段向前内侧走行到海绵窦。颈静脉孔的神经部和血管部由颈静脉棘分开。**下** 下部层面可见乳突尖，其紧前内侧是茎乳孔，面神经经此出颅，在髁状窝的内侧可见颈内动脉岩部垂直段入口，不要把枕乳突缝误认为骨折线

冠状面 CT 骨窗（一）

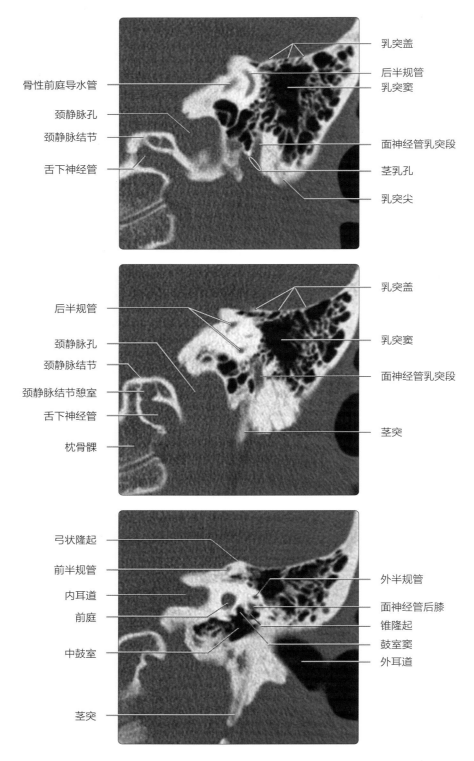

上 左侧颞骨由后至前 12 幅冠状面 CT 骨窗图像的第 1 幅，为最后部层面，可见乳突尖保护了茎乳孔和面神经管乳突段远端，乳突窦在 10 岁前长入起保护作用的区域。**中** 面神经乳管突段中部，"鹰嘴"是颈静脉结节的一部分，将颈静脉孔和舌下神经管分隔开。**下** 在中鼓室后部层面可见 3 个重要的后壁结构，从内到外依次为鼓室窦、锥隆起和面神经隐窝，面神经管后膝在面神经隐窝的深处，可见镫骨肌，表现为锥隆起内的小圆形软组织密度影

冠状面 CT 骨窗（二）

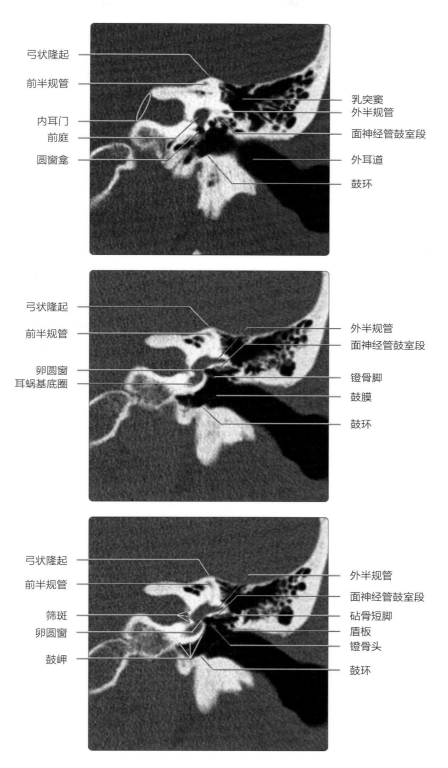

弓状隆起
前半规管
内耳门
前庭
圆窗龛

乳突窦
外半规管
面神经管鼓室段
外耳道
鼓环

弓状隆起
前半规管
卵圆窗
耳蜗基底圈

外半规管
面神经管鼓室段
镫骨脚
鼓膜
鼓环

弓状隆起
前半规管
筛斑
卵圆窗
鼓岬

外半规管
面神经管鼓室段
砧骨短脚
盾板
镫骨头
鼓环

上 面神经管鼓室段后部位于外半规管的下方，圆窗龛是从中鼓室内侧突向圆窗膜的小的含气区域。**中** 在卵圆窗龛层面可见耳蜗基底圈，鼓膜如果正常，几乎看不到，但其下方附着处即鼓环，是分隔外耳和中耳的实用解剖标志。**下** 砧骨短脚向后突至乳突窦入口。可见鼓膜两端附着处：上方的盾板和下方的鼓环。鼓岬向外突入到中鼓室，鼓室球瘤常发生在此处

冠状面 CT 骨窗（三）

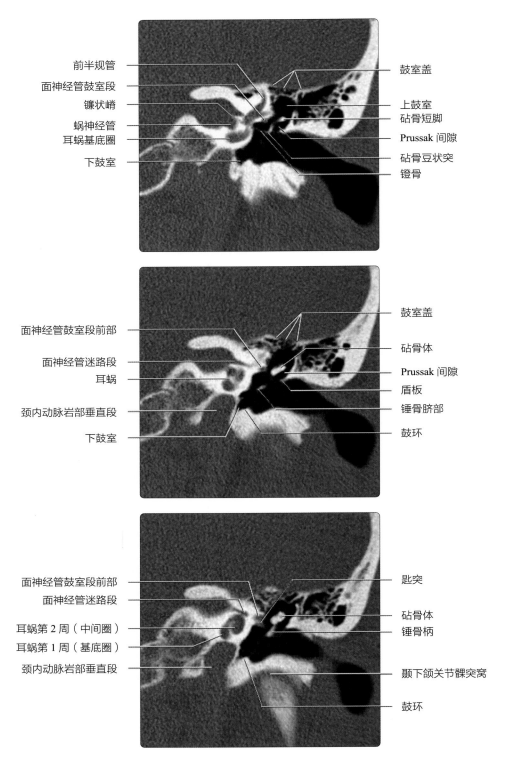

前半规管 — 鼓室盖
面神经管鼓室段 — 上鼓室
镰状嵴 — 砧骨短脚
蜗神经管 — Prussak 间隙
耳蜗基底圈 — 砧骨豆状突
下鼓室 — 镫骨

面神经管鼓室段前部 — 鼓室盖
面神经管迷路段 — 砧骨体
耳蜗 — Prussak 间隙
颈内动脉岩部垂直段 — 盾板
下鼓室 — 锤骨脐部
— 鼓环

面神经管鼓室段前部 — 匙突
面神经管迷路段 — 砧骨体
耳蜗第 2 周（中间圈）— 锤骨柄
耳蜗第 1 周（基底圈）
颈内动脉岩部垂直段 — 颞下颌关节髁突窝
— 鼓环

上 中鼓室中部层面显示上鼓室上部，砧骨长脚和短脚形成 Prussak 间隙的内缘，上鼓室外壁形成 Prussak 间隙的外缘，松弛部胆脂瘤累及中耳腔，最先发生在 Prussak 间隙。**中** 鼓室盖为上鼓室的上壁，其厚度的变异较大。耳蜗上方可见面神经管从内耳道底部出来后形成的面神经管迷路段。**下** 可见三个关键结构：面神经管迷路段、面神经管鼓室段前部和匙突。鼓膜张肌腱从匙突转弯后向外走行，附着于锤骨

冠状面 CT 骨窗（四）

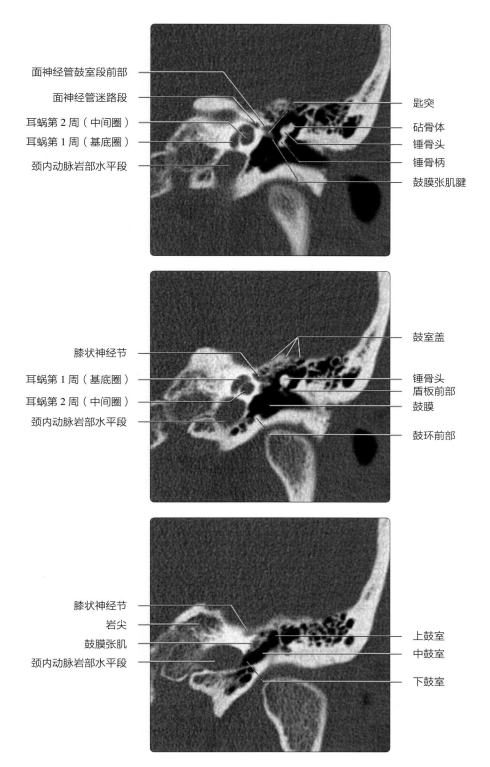

面神经管鼓室段前部
面神经管迷路段
耳蜗第 2 周（中间圈）
耳蜗第 1 周（基底圈）
颈内动脉岩部水平段

匙突
砧骨体
锤骨头
锤骨柄
鼓膜张肌腱

膝状神经节
耳蜗第 1 周（基底圈）
耳蜗第 2 周（中间圈）
颈内动脉岩部水平段

鼓室盖
锤骨头
盾板前部
鼓膜
鼓环前部

膝状神经节
岩尖
鼓膜张肌
颈内动脉岩部水平段

上鼓室
中鼓室
下鼓室

上 耳蜗上方同时可见面神经管迷路段和鼓室段前部，匙突和鼓膜张肌腱同时可见。耳蜗下方可见颈内动脉岩部水平段。
中 鼓室盖较厚，边界清楚。耳蜗外上方可见膝状窝中的膝状神经节，下方可见颈内动脉岩部水平段，可见鼓室盾板和鼓环，两者之间为薄的鼓膜。**下** 中耳腔最前部层面看不到听小骨，可见膝状窝内的膝状神经节和鼓膜张肌。颈内动脉岩部水平段向前内侧走行

斜矢状面 T₂WI

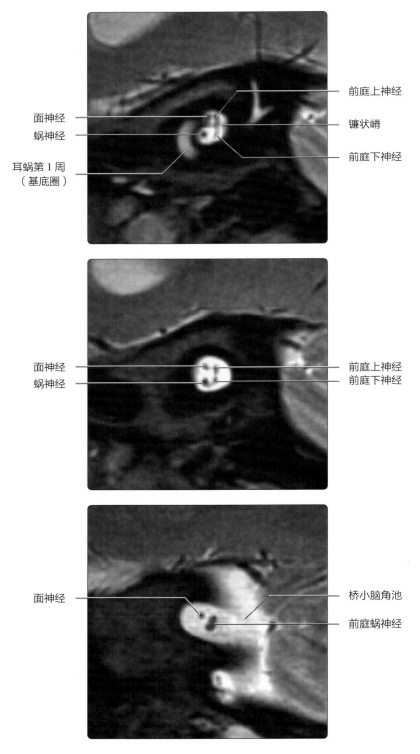

面神经
蜗神经
耳蜗第 1 周
（基底圈）

前庭上神经
镰状嵴
前庭下神经

面神经
蜗神经

前庭上神经
前庭下神经

面神经

桥小脑角池
前庭蜗神经

上 内耳道高分辨率斜矢状面 T₂WI 由外至内 3 幅图像中的第 1 幅，显示面神经位于前上方，蜗神经位于前下方。内耳道底图像可见镰状嵴，表现为模糊的低信号线，将面神经、前庭上神经与蜗神经、前庭下神经分开。**中** 内耳道中部层面可见 4 条单独的神经，前上方的面神经常比前下方的蜗神经细。如图中所示，前庭上神经和前庭下神经常有连接纤维连接。**下** 在内耳门水平，前庭蜗神经呈"棒球接球手的手套"表现，面神经像"手套里的球"

轴位 T₂WI（一）

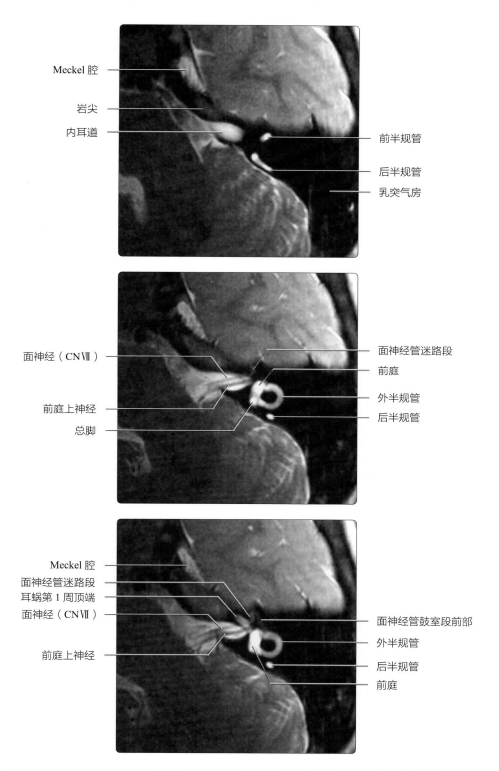

Meckel 腔 — 前半规管

岩尖 — 后半规管

内耳道 — 乳突气房

面神经（CN Ⅶ） — 面神经管迷路段

前庭上神经 — 前庭

总脚 — 外半规管

后半规管

Meckel 腔 — 面神经管鼓室段前部

面神经管迷路段

耳蜗第 1 周顶端 — 外半规管

面神经（CN Ⅶ） — 后半规管

前庭上神经 — 前庭

上 左侧颞骨由上至下 6 幅高分辨率轴位薄层 T₂WI 图像中的第 1 幅，显示内耳道的上部和半规管。**中** 在内耳道上部层面，面神经在前面，与前庭上神经平行。在低信号的骨迷路中，膜迷路内的液体呈高信号。**下** 面神经管迷路段和鼓室段前部。由于它们周围没有被脑脊液包绕（内耳道中的面神经有脑脊液包绕），因此显示较难

轴位 T₂WI（二）

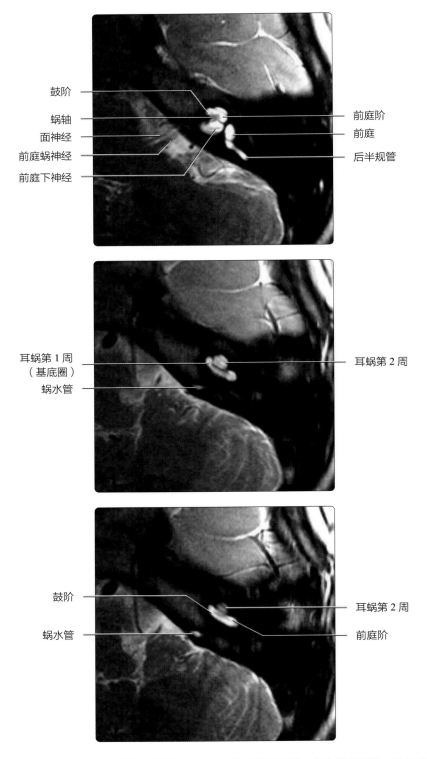

鼓阶 — 前庭阶
蜗轴 — 前庭
面神经 — 后半规管
前庭蜗神经
前庭下神经

耳蜗第 1 周
（基底圈） — 耳蜗第 2 周
蜗水管

鼓阶 — 耳蜗第 2 周
蜗水管 — 前庭阶

上 蜗神经管层面可见轴为位于耳蜗中心的等信号结构。可见两个较大的耳蜗腔，前方是前庭阶，后方是鼓阶，中阶一般无法显示。**中** 耳蜗第 1 周和第 2 周，耳蜗内的骨螺旋板表现为耳蜗膜迷路液体内的纤细低信号线状影。**下** 蜗水管是内耳道下方颞骨内壁的管状结构，该结构没有明确的功能

冠状面 T₂WI

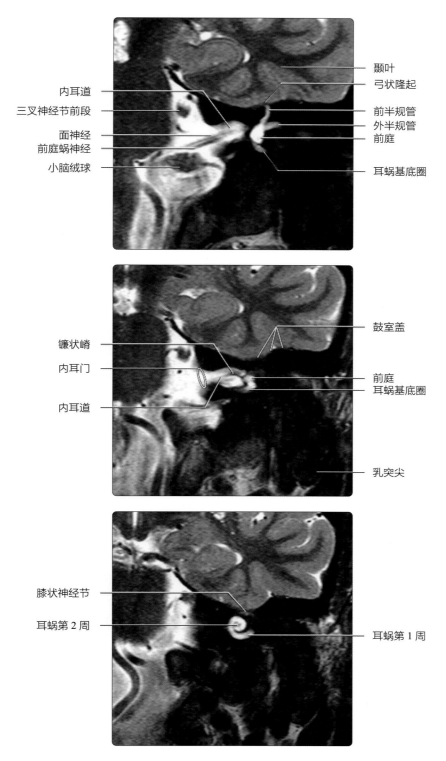

内耳道
三叉神经节前段
面神经
前庭蜗神经
小脑绒球

颞叶
弓状隆起
前半规管
外半规管
前庭
耳蜗基底圈

镰状嵴
内耳门
内耳道

鼓室盖
前庭
耳蜗基底圈

乳突尖

膝状神经节
耳蜗第 2 周

耳蜗第 1 周

上 左耳冠状面 T₂WI 由后至前 3 幅图像中的第 1 幅，内耳膜迷路表现为高信号的液体，可见前庭及相邻的前半规管和外半规管。中 内耳道层面可见内耳道底部较长的镰状嵴，此表现不常见。图中标注了鼓室盖的区域，但是由于气体和骨质在 MRI 上均为低信号，所以在中耳看不到明确的标志。下 耳蜗层面可见蜗牛状的耳蜗，内有第 1 周和第 2 周，膝状神经节在耳蜗外上方，可勉强看见。再次指出，中耳结构无法显示

颞骨斜位重建解剖
Temporal Bone Oblique Reformation Anatomy

张玲玉　于文玲　**译**　鲜军舫　**校**

一、术语

（一）缩略语

- 斜长轴位（longitudinal oblique view，LOV）
- 斜短轴位（transverse oblique view，TOV）

（二）同义词

- Stenver 位（LOV）
- Pöschl 位（TOV）

（三）定义

- 斜长轴位：平行于岩锥长轴的重建图像
  - 垂直于前半规管前后脚之间连线
- 斜短轴位：垂直于斜长轴位的重建图像序列
  - 平行于前半规管前后脚之间连线

二、影像解剖

（一）概述

- 多层螺旋 CT 获得的轴位图像是标准的颞骨 CT 图像
  - 冠状面重建是颞骨影像另一个标准断面
  - 可根据临床需要选择重建斜长轴位或斜短轴位
- 许多颞骨正常结构在轴位或冠状面显示不佳
  - 面神经管、耳蜗、圆窗、骨性前庭导水管、前半规管、后半规管和蜗神经管等是典型例子
  - 轴位、冠状面加上斜长轴位和斜短轴位重建作为标准的 4 个断面图像可很好地显示这些结构
    - 斜长轴位和斜短轴位 CT 重建图像为显示这些结构的唯一的或有帮助的方法

（二）斜长轴位显示较好的微细解剖结构

- 耳蜗第 1 周、圆窗龛和圆窗膜
  - 由于能够评估人工耳蜗电极能否通过圆窗或耳蜗基底圈顺利进入，因此，这是人工耳蜗植入术前计划非常有用的断面
    - 对判断有无迷路骨化非常重要
- 面神经管断面：膝状神经窝、鼓室段、后膝和乳突段
  - 有助于评估面神经鼓室段可能发生损伤的区域
    - 外伤或胆脂瘤引起的损伤

（三）斜短轴位显示较好的微细解剖结构

- 骨性前庭导水管
  - 正常情况下，前庭导水管的宽度不应大于后半规管
    - 轴位 CT 上前庭导水管扩大的诊断标准：前庭导水管外口与半规管总脚连线中点处径线＞1mm；前庭导水管外口缘处＞2mm
    - 前庭导水管扩大具有出现综合征的可能性

- 与轴位 CT 图像相比，斜短轴位更容易显示前庭导水管从外口到总脚的全貌
- 显示"两窗"（卵圆窗和圆窗）的断面
  - 清楚显示卵圆窗膜和圆窗膜
  - 当考虑卵圆窗闭锁或圆窗闭锁时，该断面有助于确诊
  - 此断面也有助于评估人工耳蜗植入的圆窗入路
- 显示前半规管或弓状隆起的断面
  - 在大多数情况下，冠状面 CT 可诊断前半规管裂
  - 斜短轴位显示前半规管有助于诊断和指导手术方式

三、解剖成像要点

（一）推荐的影像学检查方法

- 斜位图像显示的结构
  - 斜长轴位显示最佳的结构
    - 耳蜗圈
    - 面神经管：鼓室段、后膝和乳突段
    - 锤砧关节
    - 镫骨脚"双点征"
    - 乳突引流通道
  - 斜短轴位显示最佳的结构
    - 骨性前庭导水管
    - "两窗"：卵圆窗和圆窗
    - 前半规管和弓状隆起
    - 面神经管迷路段
    - 蜗神经管

（二）影像学检查方法

- 重建斜长轴位和斜短轴位易学易会
  - 第一步：在采集的轴位图像上，画出平行于前半规管的线
  - 第二步：从该线到每侧 20mm 范围，重建 0.75mm 层厚的斜短轴位图像
  - 第三步：斜长轴位图像重建线垂直于斜短轴位
  - 第四步：重建 0.75mm 层厚的斜长轴位图像，需完全覆盖岩锥

（三）影像学易犯的错误

- 前半规管的三维解剖结构复杂，如果不熟悉，在观察斜长轴位或斜短轴位等断面时，容易误判

斜长轴位和斜短轴位重建

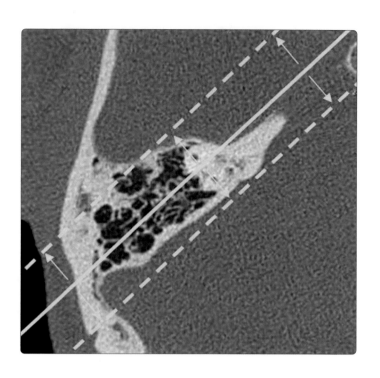

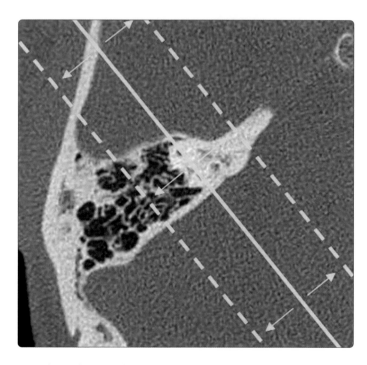

上 对于不熟悉颞骨解剖的人，重建可重复的颞骨斜长轴位（Stenver 位）是一个挑战。滑动轴位图像至前半规管水平，经前半规管画一直线，然后采用垂直于此线的重建基线获得斜长轴位图像，重建范围覆盖大部分岩锥，如图所示。**下** 对于不熟悉颞骨解剖的人，重建可重复的颞骨斜短轴位（Pöschl 位）也是一个挑战。滑动轴位图像至前半规管水平，经前半规管画一直线，然后采用平行于此线的重建基线获得斜短轴位图像，重建范围向外要覆盖中耳结构

斜长轴位重建（一）

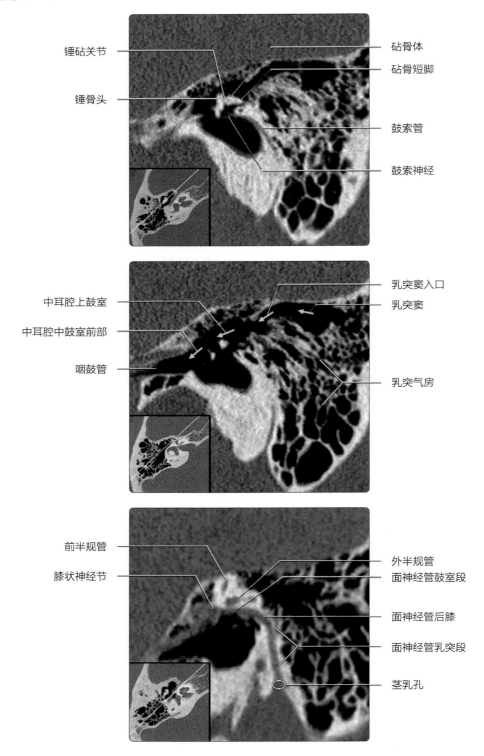

锤砧关节

锤骨头

中耳腔上鼓室

中耳腔中鼓室前部

咽鼓管

前半规管

膝状神经节

砧骨体

砧骨短脚

鼓索管

鼓索神经

乳突窦入口

乳突窦

乳突气房

外半规管

面神经管鼓室段

面神经管后膝

面神经管乳突段

茎乳孔

上 右耳斜长轴位 CT 骨窗由外至内 6 幅图像中的第 1 幅，可见锤骨头和砧骨体之间的锤砧关节、鼓索神经管（从面神经乳突段向前上方上行）和中耳腔中的鼓索神经。**中** 偏内侧的 6 幅图像中的第 2 幅显示了乳突的正常引流途径（箭），正常情况下，乳突黏膜表面产生的液体进入乳突窦，然后通过窦入口进入中耳腔，再通过最终共同通路咽鼓管离开中耳腔。**下** 标准的斜长轴位重建图像可完整显示面神经管鼓室段，膝状神经节、鼓室段、后膝、乳突段和茎乳孔均可在此图像显示。面神经管鼓室段在外半规管下方走行

斜长轴位重建（二）

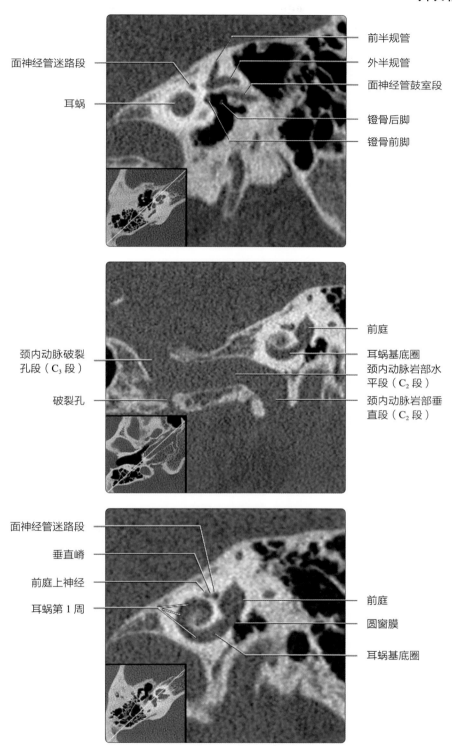

前半规管
外半规管
面神经管鼓室段
镫骨后脚
镫骨前脚
面神经管迷路段
耳蜗

前庭
耳蜗基底圈
颈内动脉岩部水平段（C₂ 段）
颈内动脉岩部垂直段（C₂ 段）
颈内动脉破裂孔段（C₃ 段）
破裂孔

面神经管迷路段
垂直嵴
前庭上神经
耳蜗第 1 周
前庭
圆窗膜
耳蜗基底圈

上 右耳斜长轴位由外至内 6 幅图像中的第 4 幅显示镫骨脚，为其在卵圆窗与镫骨底板相连前的层面，对显示听小骨异常患者的镫骨情况有很大帮助。中 更偏内的颈内动脉岩部水平段斜长轴位显示颈内动脉岩部的垂直段和水平段（C₂ 段）及破裂孔段（颈内动脉 C₃ 段近端），同时还显示了耳蜗基底圈。下 6 幅斜长轴位图像中的最内侧图像显示耳蜗第 1 周的全貌，在前庭和耳蜗第 1 周顶之间的圆形管为前庭上神经管和面神经管迷路段。该图像有助于人工耳蜗植入评估

斜短轴位重建（一）

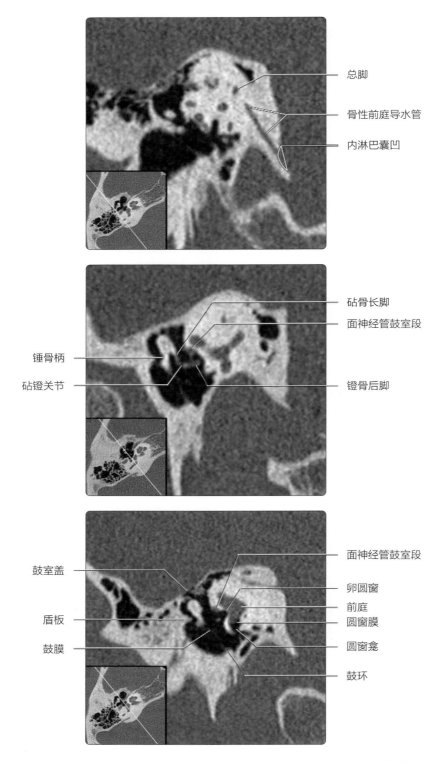

上 右耳斜短轴位 CT 骨窗由后外至前内（到岩尖方向）6 幅图像中的第 1 幅，显示骨性前庭导水管，从内淋巴囊凹向内耳的总脚走行。**中** 沿镫骨后脚走行方向重建的斜短轴位图像可清楚显示砧镫关节及砧骨长脚和锤骨柄。**下** 通过卵圆窗轴位（见插图）重建获得的斜短轴位图像，即"两窗"图像，可同时显示卵圆窗、圆窗龛和圆窗膜。在人工耳蜗植入术前评估时，手术医生可通过该层面评估人工耳蜗植入电极能否顺利经过圆窗龛进入耳蜗基底圈，确保成功率

斜短轴位重建（二）

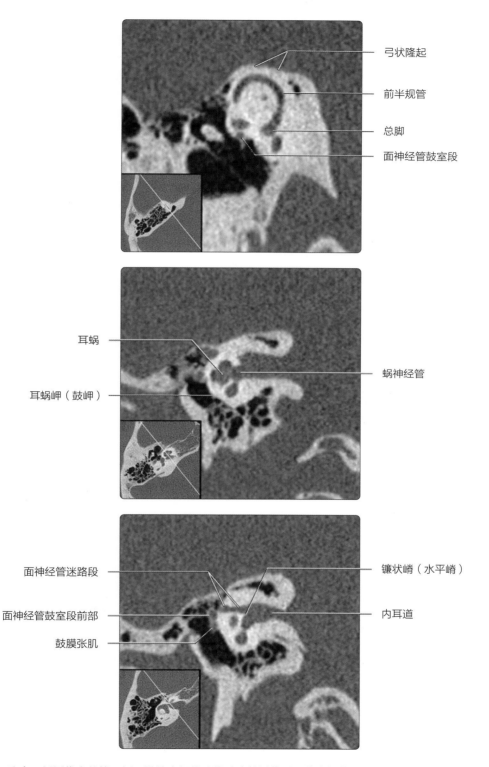

弓状隆起

前半规管

总脚

面神经管鼓室段

耳蜗

蜗神经管

耳蜗岬（鼓岬）

面神经管迷路段

镰状嵴（水平嵴）

面神经管鼓室段前部

内耳道

鼓膜张肌

上 斜短轴位 CT 重建 6 幅图像中的第 4 幅，沿前半规管连线重建的图像可见前半规管的全貌及其上方的骨隆起（弓状隆起），对评估前半规管裂的范围非常有用。**中** 沿蜗轴线重建的斜短轴位图像可清晰显示连接内耳道底和耳蜗的蜗神经管的长度和径线，对影像上确诊先天性内耳病变"孤立耳蜗"（耳蜗和内耳道无连接，因此没有蜗神经）非常重要。**下** 斜短轴位 CT 重建的 6 幅图像中的最前内侧图像，沿着面神经管迷路段重建，对多角度观察面神经管及判断有无异常帮助很大

外耳道解剖
External Auditory Canal Anatomy

张玲玉　于文玲　译　鲜军舫　校

一、术语

（一）缩略语
- 外耳道（EAC）
- 颞下颌关节（temporomandibular joint，TMJ）

（二）定义
- 外耳：由耳郭及外耳道软骨部和骨部组成

二、影像解剖

（一）概述
- 外耳
  - 耳郭
    - 外耳的可见部分
    - 主要组成部分：耳轮、对耳轮、耳屏、对耳屏、耳甲、耳垂和外耳道外口
  - 外耳道
    - 外耳道的外 1/3 由纤维软骨形成
    - 外耳道的内 2/3 由皮质骨形成
      □ 外耳道前壁、下壁、后壁的下部由颞骨鼓部形成
      □ 外耳道后壁和顶壁由颞骨鳞部形成
    - 外耳道软骨部和骨部均被覆皮肤
      □ 皮肤与角化复层鳞状上皮延续
      □ 外耳道皮肤易患皮肤的常见病变，包括感染和肿瘤（鳞状细胞癌、基底细胞癌）

（二）范围
- 外耳道范围是从外侧的外耳道口到鼓膜
- 长 2～3cm，直径 7～10mm
- 正常外耳道有 2 个相对狭窄部位
  - 外耳道峡部（外耳道软骨部与骨部结合处）
  - 外耳道内端，近鼓膜处
- 骨性外耳道的内侧边界
  - 鼓膜形成外耳道的内壁，将外耳道和中耳固有腔分开
    - 鼓膜为半透明状薄膜，分为 2 个部分
      □ 紧张部形成鼓膜的大部分，相对紧，中央部分（鼓膜脐）向内凹陷，为锤骨头的附着处
      □ 松弛部形成鼓膜上部的一小部分区域，附着在盾板上
  - 盾板是相对锐利的骨性突起，与外耳道顶壁内侧部延续，在外耳道顶壁和中耳腔外侧壁结合处形成
    - 盾板紧内侧为 Prussak 间隙（中耳腔内小的间隙）
    - 鼓膜松弛部上方附着在盾板上
    - 起源于鼓膜松弛部的获得性胆脂瘤常侵蚀盾板
  - 鼓环是附着在外耳道内侧缘的鼓沟（沿外耳道底走行的狭窄骨性隆起）上的纤维软骨环，鼓膜的附着点，环的前部和上部不完整

（三）解剖关系
- 外耳道的解剖关系
  - 前方：颞下颌关节
    - 骨性外耳道前壁也是颞下颌窝的后壁
  - 后方：乳突蜂房
  - 上方：外上方的乳突蜂房
  - 下方：腮腺间隙
  - 内侧：中耳腔

（四）内容物
- 外耳道外侧软骨部
  - 软骨部外侧部分，皮肤较厚，含有皮脂腺、耵聍腺和毛囊
  - 环形的纤维软骨是耳甲软骨的延续，支撑和维持外耳道的通畅
  - Santorini 裂
    - 外耳道纤维软骨部前壁多个垂直走行的小裂隙，外耳道的柔韧性更大
    - 常规 CT 或 MRI 不能显示
    - 感染从外耳道蔓延到腮腺间隙和其他邻近颈部深间隙的裂隙
    - 一些恶性外耳道炎经此途径扩散到邻近颞下间隙和颅底
- 外耳道内侧骨部
  - U 形鼓骨形成骨性外耳道
  - 后壁与乳突复合体共壁
  - 前壁与颞下颌关节窝共壁
  - 内侧缘为鼓膜，其上方附着于盾板，下方附着于鼓环
  - 外耳道骨部内侧的皮肤相对较薄，缺乏明显的皮下组织，并紧紧地贴附于其下面的骨质
  - 外耳道内侧的皮肤与鼓膜的外层相延续
- 外耳的感觉神经支配
  - 感觉由 4 条脑神经和 2 条上部颈神经支配
    - 神经分布重叠较多，范围不明确
  - CN V_3 支配耳屏、耳轮脚、外耳道的前上壁、邻近的鼓膜和颞下颌关节
  - CN Ⅶ：支配外耳道的后下部和邻近的鼓膜
  - CN Ⅸ：支配内耳和鼓膜的内面
  - CN Ⅹ：支配内耳、鼓膜的内表和耳甲（耳道旁的凹陷）
  - C_2 和 C_3：支配耳前和耳后的皮肤
    - 也支配耳郭和耳垂内、外侧的皮肤
- 外耳的动脉血供
  - 耳后动脉发出的耳支
    - 耳动脉在耳后上行，供应耳郭软骨
  - 颞浅动脉发出的耳前动脉支
    - 耳前动脉供应耳郭的前部、耳垂和一部分外耳道

- ○ 枕动脉发出的耳支
  - 耳动脉分支供应耳甲后部
- 外耳的淋巴引流
  - ○ 耳前及耳后淋巴结
  - ○ 腮腺淋巴结

三、解剖成像要点

（一）关注要点

- 有助于确定外耳道内缘的两个骨性结构
  - ○ 外耳道内侧壁的 2 个骨性结构为盾板和鼓环
    - 在颞骨冠状面 CT 图像上，正常的鼓膜几乎看不到
    - 鼓膜的骨附着点一般能看到
    - 鼓膜的上方附着点是盾板
    - 鼓膜的下方附着点是鼓环
- 可使外耳道感染蔓延到邻近的面深部间隙的外耳道软骨部结构
  - ○ Santorini 裂（外耳道外侧部底壁的多个软骨裂隙）使得外耳道感染易于蔓延到邻近的面深部间隙
    - 这些裂隙可增加外耳道的柔韧性，但有此负效应
- 如果皮肤恶性肿瘤（鳞状细胞癌、黑色素瘤）累及外耳或邻近头皮，淋巴转移最先出现的部位
  - ○ 耳前及耳后淋巴结（临床表现较明显）和腮腺内淋巴结（临床表现可能不明显）
  - ○ 外耳道 CT 骨窗无法显示腮腺淋巴结
    - 需要软组织算法重建的图像观察腮腺和邻近软组织
- 原发性耳痛（疼痛起源来自于耳本身）最常见的原因
  - ○ 中耳乳突炎、胆脂瘤和耳道内卡塞的异物
- "牵涉性耳痛"的定义
  - ○ 牵涉性耳痛，是指耳痛的原因不在耳内，而是源自远离耳的部位
    - 50% 的耳痛是牵涉性痛
    - 牵涉性耳痛时（支配双耳的复杂感觉神经与支配头颈的脑神经的一般感觉传导通路有交叉），中枢神经系统病变位置很难准确定位
- 牵涉性耳痛最常见的原因
  - ○ 累及 CN V、CN Ⅶ、CN Ⅸ、CN Ⅹ 和 C_2、C_3 颈神经感觉神经网的任何病变都有可能引起牵涉性耳痛
  - ○ 主要包括鼻、鼻窦、咽和口腔，包括下颌骨和上颌骨

（二）推荐的影像学检查方法

- 轴位、冠状面和矢状面高分辨 CT 骨窗是评估颞骨（包括外耳道内侧的骨性部分）完整性的最佳方法
- 全面评估颞骨 / 颅底病变的多断面高分辨率 MRI 序列：不用脂肪抑制的平扫 T_1WI、采用脂肪抑制的增强后 T_1WI 和 STIR
  - ○ 扫描范围应包括颞下颌关节、腮腺、鼻咽部颈动脉间隙、斜坡和斜坡前区域

（三）影像学检查方法

- 多断面高分辨率 CT 图像为先天性外耳畸形（耳郭 / 外耳道闭锁）患者术前评估的路程图
- 对外耳道或颞骨外侧肿物
  - ○ CT 和 MRI 评估颞骨及其周围结构侵袭性肿瘤（皮肤或腮腺）是互补的
  - ○ 采用脂肪抑制的增强后 T_1WI 显示肿瘤范围最佳
    - 乳突侵犯
    - 颞下颌关节受累
    - 骨髓腔浸润
    - 面神经周围肿瘤播散
  - ○ 颈部 CT 软组织窗（颈部增强扫描）评估局部淋巴结转移
- 恶性外耳道炎和颅底骨髓炎
  - ○ 感染可播散至外耳道以外的舌骨上颈部间隙内软组织，延伸至斜坡前软组织
  - ○ 需要 MRI 评估岩尖和斜坡骨髓情况
- 牵涉性耳痛
  - ○ CT 增强扫描评估咽黏膜病变最佳
  - ○ 扫描范围从颅底至下咽

（四）影像学易犯的错误

- 外耳道肿瘤和侵袭性感染的临床和影像学表现常有重叠
  - ○ 需要活检和细菌培养来明确该区域侵袭性病变的诊断
- CT 很难鉴别外耳道附近的纤维软骨和软组织（包括腮腺组织）与邻近的侵袭性肿瘤，因此，肿瘤范围的判断可能会过度

耳郭和外耳道正常解剖

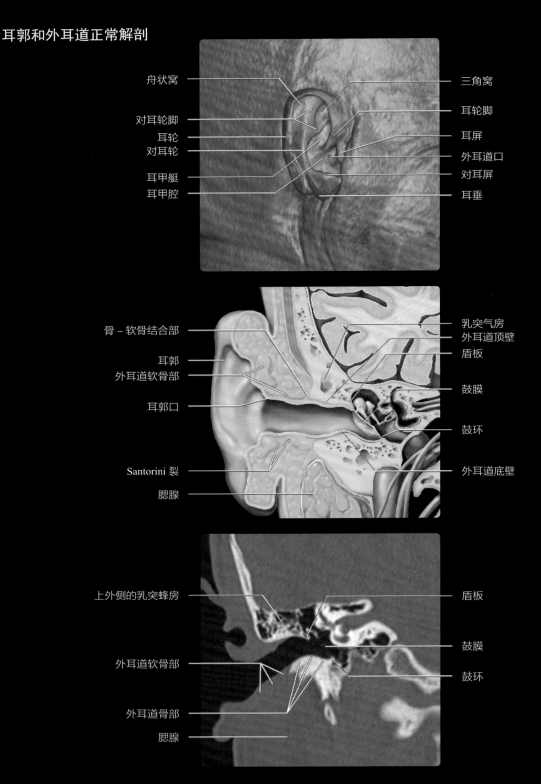

舟状窝

对耳轮脚
耳轮
对耳轮
耳甲艇
耳甲腔

三角窝
耳轮脚
耳屏
外耳道口
对耳屏
耳垂

骨 – 软骨结合部
耳郭
外耳道软骨部
耳郭口

Santorini 裂
腮腺

乳突气房
外耳道顶壁
盾板
鼓膜
鼓环
外耳道底壁

上外侧的乳突蜂房

外耳道软骨部

外耳道骨部
腮腺

盾板
鼓膜
鼓环

上 患者右耳 3D 表面重建图像，显示正常外耳的表面解剖。周围的褶皱称为耳轮，其内侧较小的褶皱称为对耳轮。已命名的凹陷包括三角窝、舟状窝，以及由耳甲艇和耳甲腔组成的耳甲。**中** 外耳和中耳的冠状示意图，外耳道由外侧的软骨部和内侧的骨部组成。外耳道的感染可通过 Santorini 裂（外耳道软骨内的裂隙）向内下方蔓延到颅底和相关间隙。外耳和外耳道的淋巴引流常到达腮腺淋巴结链。外耳道的内侧缘是鼓膜，附着于盾板和鼓环。**下** 右侧外耳冠状面 CT 骨窗显示外耳道内侧壁为几乎看不到的鼓膜，其上方附着于盾板，下方附着于鼓环。外耳道软骨部下方紧邻腮腺，骨性外耳道上壁紧邻上外侧的乳突蜂房。如果较大的胆脂瘤进入上外侧的乳突气房，可侵犯骨性外耳道顶壁

正常外耳道轴位 CT

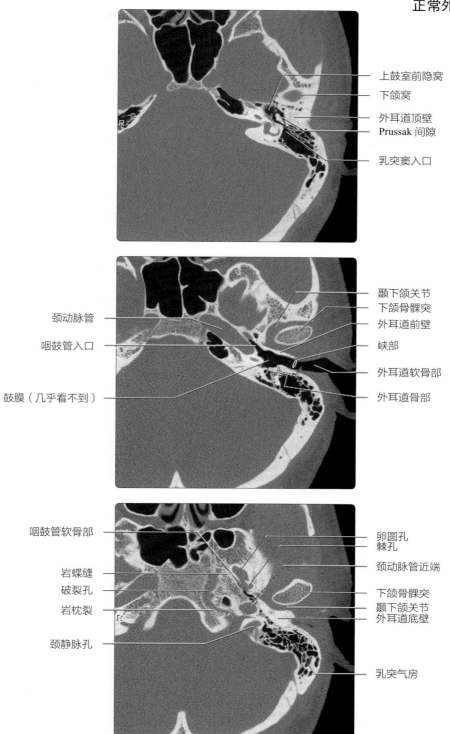

上鼓室前隐窝
下颌窝
外耳道顶壁
Prussak 间隙
乳突窦入口

颞下颌关节
下颌骨髁突
外耳道前壁
峡部
外耳道软骨部
外耳道骨部

颈动脉管
咽鼓管入口

鼓膜（几乎看不到）

咽鼓管软骨部

岩蝶缝
破裂孔
岩枕裂

颈静脉孔

卵圆孔
棘孔
颈动脉管近端

下颌骨髁突
颞下颌关节
外耳道底壁

乳突气房

上 外耳道顶壁轴位 CT 骨窗显示顶壁致密的皮质骨，为颞骨鳞部的一部分。顶壁的内侧缘和鼓室盾板形成中耳腔外侧壁的一部分。Prussak 间隙是听小骨和中耳外侧壁之间的小的外侧隐窝。尽管此层面为外耳道的上缘，但下颌窝开始出现。**中** 外耳道轴位 CT 骨窗，外耳道外侧 1/3 是软骨部，内侧 2/3 是骨部，骨部 - 软骨部交界处轻度狭窄，称为峡部。本例轴位显示外耳道有明显的弯曲。鼓膜（在本例中几乎看不到）将外耳道与中耳分开。外耳道的前壁是相对较薄的皮质骨，形成下颌窝的后壁。**下** 轴位 CT 骨窗显示外耳道底（由颞骨鼓部的皮质骨形成）与颞骨下部结构和颞下颌关节（TMJ）之间的关系

外耳道矢状面 CT

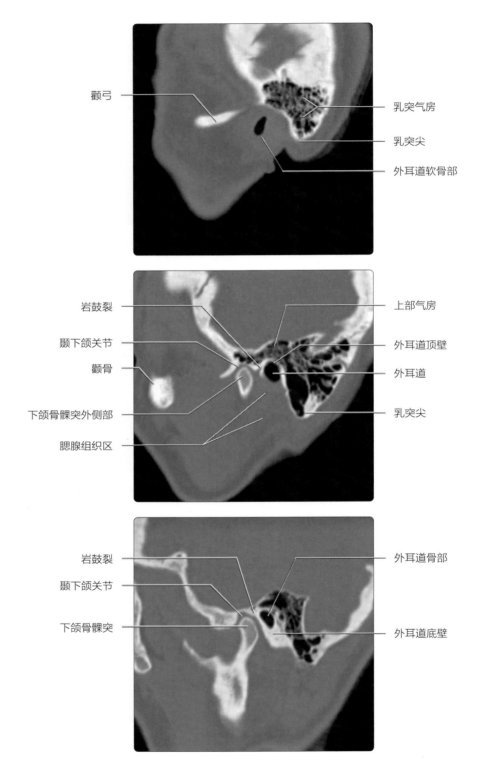

颧弓

乳突气房

乳突尖

外耳道软骨部

岩鼓裂

上部气房

颞下颌关节

外耳道顶壁

颧骨

外耳道

下颌骨髁突外侧部

乳突尖

腮腺组织区

岩鼓裂

外耳道骨部

颞下颌关节

下颌骨髁突

外耳道底壁

上 外耳道外侧部矢状面 CT，显示外耳道软骨部向外走行时，其角度向前。骨窗很难明确腮腺与外耳道软骨部下缘的关系。
中 外耳道软骨部－骨部交界处的外耳道和颞下颌关节矢状面 CT 骨窗。下 外耳道和颞下颌关节矢状面 CT 骨窗，显示鼓骨呈
U 形，后缘为鼓室乳突缝／乳突气房，前缘为岩鼓裂和颞下颌关节。下颌骨受到击打时，骨性外耳道容易发生骨折

外耳道矢状面 MRI

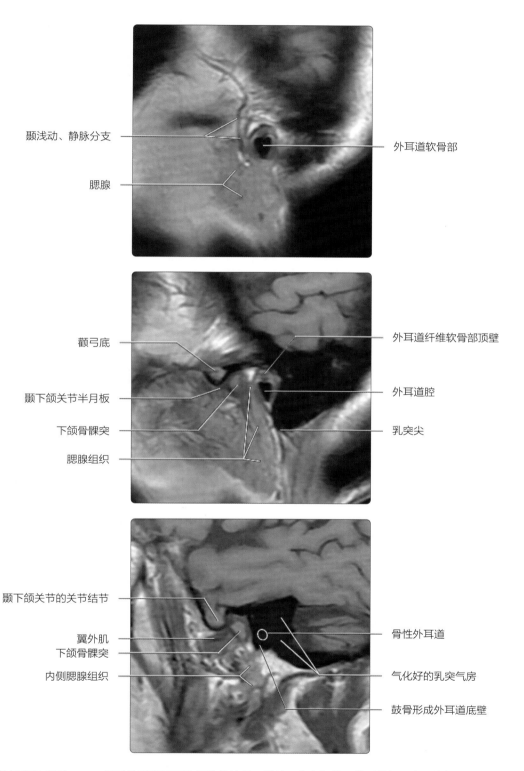

颞浅动、静脉分支 — 外耳道软骨部

腮腺

颧弓底 — 外耳道纤维软骨部顶壁

颞下颌关节半月板 — 外耳道腔

下颌骨髁突 — 乳突尖

腮腺组织

颞下颌关节的关节结节 — 骨性外耳道

翼外肌

下颌骨髁突 — 气化好的乳突气房

内侧腮腺组织

鼓骨形成外耳道底壁

上 外耳道外侧部矢状面 T_1WI，显示外耳道周围的纤维软骨环，通畅、内含气体。外耳道与腮腺上缘邻近，因此，很难鉴别外耳道皮肤侵袭性恶性肿瘤与腮腺侵袭性恶性肿瘤。 中 外耳道软骨部-骨部交界处颞下颌关节矢状面 T_1WI，显示外耳道与颞下颌关节、乳突蜂房和腮腺组织内上部关系密切。 下 颞下颌关节矢状面 T_1WI，外耳道很难与周围的乳突气房和鼓骨皮质形成的低信号区分。在骨性外耳道底壁下方仍能显示一些腮腺组织

中耳－乳突解剖
Middle Ear-Mastoid Anatomy

张玲玉　于文玲　译　鲜军舫　校

一、术语

（一）缩略语

- 中耳（ME）
- 颞骨（T 骨）
- 鼓膜（TM）
- 面神经（CNⅦ）

（二）定义

- 中耳
  - 外耳和内耳之间的空腔，有 6 个面，内含 3 个听小骨、2 块肌肉和咽鼓管开口
- 听小骨
  - 人体中 3 个最小的骨（锤骨、砧骨和镫骨），位于中耳内，放大声音的震动，将声音从鼓膜传递到卵圆窗

二、影像解剖

（一）解剖关系

- 中耳（鼓室）位于颞骨内的外耳和内耳之间

（二）内容物

- 中耳分区
  - 鼓室上隐窝（上鼓室）：鼓室的上部
    - 鼓室盖（"鼓室顶壁"）：位于上鼓室和颅中窝硬脑膜之间较薄的骨性顶壁
    - Prussak 间隙：鼓室上隐窝外侧的最下部分
    - 上鼓室前隐窝：上鼓室凸榫前内侧的鼓室上隐窝，内壁为面神经管鼓室段的前部
    - 乳突窦入口（"空腔的入口"）：连接中耳的上鼓室和乳突窦
    - 与中鼓室的分界线为从盾板尖端到面神经管鼓室段的水平连线
  - 中鼓室：鼓室的中部
    - 内壁包括面神经管鼓室段、卵圆窗、圆窗和耳蜗岬（鼓岬）
    - 与下鼓室分界线为鼓环和鼓岬底的水平连线
    - 后壁和邻近间隙称为后鼓室
  - 下鼓室：鼓室的下部
    - 中耳腔底壁上的浅槽
  - 后鼓室和后壁
    - 从内到外包括 3 个明显的结构
      - 鼓室窦、锥隆起和面神经隐窝（常称为面隐窝）
    - 鼓室窦
      - 鼓室后壁向后膨出的部分，位于锥隆起、镫骨肌

和面神经的内侧，后半规管和前庭的外侧
- 在锥隆起、镫骨肌和 CNⅦ 的内侧
- 在后半规管和前庭的外侧
- 由于有面神经和镫骨肌，手术显露后鼓室内侧区域很困难，是残留病变（胆脂瘤）的部位
    - 锥隆起
      - 小的锥形骨丘，内有镫骨肌肌腹
      - 锥底朝后，锥尖朝前
      - 锥隆起位于鼓室窦的紧外侧，面神经隐窝和面神经管乳突段近端的内侧
      - 锥隆起下方是极小的锥下间隙
    - 面神经隐窝
      - 内侧界是面神经管后膝和乳突段近端
      - 外侧界是鼓环的后部
- 中耳肌肉
  - 鼓膜张肌和镫骨肌为横纹肌，两者协同作用，减弱听小骨的声音振动
  - 鼓膜张肌
    - 起自咽鼓管软骨缘，从中耳前壁内骨性鼓膜张肌管中穿过，与骨性咽鼓管平行
    - 冠状面 CT 上，位于 CNⅦ 鼓室段前部的前下方
    - 肌腱经由匙突转弯向外走行于中耳腔，附着在锤骨颈
    - 经过耳神经节，由下颌神经（CNⅤ₃）分支支配
    - 长约 2.5cm
  - 镫骨肌
    - 肌腹位于锥隆起底部，CNⅦ 乳突段上段的紧内侧
    - 肌腱从锥隆起尖出来，附着在镫骨头或后脚
    - 由 CNⅦ 乳突段的运动分支支配
    - 长约 6mm
- 中耳的听小骨
  - 锤骨
    - 位置：上鼓室和中鼓室的前部
    - 组成：锤骨头、锤骨颈、外侧突、前突和锤骨柄
    - 韧带和肌腱：锤骨上韧带、锤骨前韧带和锤骨外侧韧带；鼓膜张肌腱
  - 砧骨
    - 位置：上鼓室和中鼓室的后部
    - 组成：砧骨体、短脚、长脚和豆状突
    - 韧带：砧骨后韧带
  - 镫骨
    - 位置：中鼓室的内侧部
    - 组成：镫骨头、前脚、后脚和底板
    - 肌腱：镫骨肌腱

- 镫骨微细结构：源自第二鳃弓的镫骨部分，镫骨头、脚和底板的鼓室部分
  - 镫骨底板的前庭部分和环状韧带源自耳囊
- 鼓膜
  - 分隔外耳和中耳
  - 上 1/3 是松弛部，下 2/3 是紧张部
  - 锤骨脐和外侧突嵌在鼓膜内
  - 鼓膜的 3 层结构
    - 外层与外耳道皮肤相延续：外胚层
    - 内层与中耳黏膜相延续：内胚层
    - 中间纤维层：中胚层
  - 上方附着点：盾板
  - 下方附着点：鼓环
    - 是分隔下鼓室（位于内侧）与外耳道内下部（位于外侧）的标志
- 内壁的解剖关系
  - 外半规管
    - 每侧内耳中的 3 个不同骨性半规管之一，其内容纳相应的膜半规管
    - 从前庭发出，水平走行，突向外侧，在上鼓室内侧壁形成明显的骨嵴
    - 容易受到中耳病变（胆脂瘤）的侵蚀而发生迷路瘘
  - 面神经管（鼓室段）
    - 面神经管鼓室段是覆盖面神经鼓室段的骨管
    - 始于膝状神经节，向后走行，在匙突上方走行
    - 平行于外半规管，在外半规管下方、卵圆窗上方走行
    - 后部在锥隆起的上外侧，延续为第 2 膝
    - 面神经管鼓室段局部缺损是正常变异，见于 20%～25% 的成年人，最常发生在卵圆窗的正上方
  - 耳蜗岬（鼓岬）
    - 源于鼓室内壁中间轻微的圆形隆起，凸向中鼓室
    - 由耳蜗基底圈最外侧的骨壁形成
    - 位于卵圆窗的前下方，圆窗龛的前方
  - 卵圆窗龛
    - 卵圆窗：中耳和前庭之间的开口，被覆卵圆窗膜
    - 镫骨底板覆盖于卵圆窗上，周围为环状韧带附着
    - 镫骨在卵圆窗来回进出，引起邻近外淋巴的振动，声波通过前庭阶传播
    - 面神经管鼓室段形成卵圆窗龛的顶
    - 包括镫骨底板和镫骨本身周围的微小间隙
  - 圆窗龛
    - 圆窗：耳蜗鼓阶在鼓室内壁后部的小开口

- 位于鼓室内壁囊袋状小隐窝（圆窗龛）内，鼓岬的正后方
  - 圆窗膜将鼓阶和中耳鼓室分开
  - 声波从耳蜗传到圆窗膜

三、解剖成像要点

关注要点

- 中鼓室后壁上的 3 个重要结构
  - 从内到外：鼓室窦、锥隆起和面隐窝
  - 鼓室窦是常规乳突根治术的盲点，是复发性胆脂瘤的好发部位
  - 锥隆起内包含镫骨肌腹，在 CN Ⅶ 乳突段的紧内侧
  - 面神经隐窝后方有 CN Ⅶ 乳突段
- 当声音很大时，哪两个肌腱可以稳定听小骨的运动，每个肌肉的神经支配及其听小骨附着点是什么
  - 鼓膜张肌腱
    - 鼓膜张肌由 CN V_3 支配
    - 鼓膜张肌腱附着于锤骨体
  - 镫骨肌腱
    - 镫骨肌由 CN Ⅶ 乳突段的运动支支配
    - 镫骨肌腱附着于镫骨轮轴或砧镫关节区

四、胚胎学

（一）胚胎发育问题

- 外耳道由第 1 鳃沟形成
- 中耳由第 1 鳃囊形成
- 听小骨由第 1、第 2 鳃弓形成
  - 第 1 鳃弓：锤骨头、锤骨颈、锤骨体和砧骨短脚
  - 第 2 鳃弓：锤骨柄、砧骨长脚、砧骨豆状突和镫骨微结构

（二）临床实践意义

- 外耳道闭锁是第 1 鳃器和第 2 鳃器病变
- 听小骨旋转和畸形为影像学表现的一部分
- 外耳道闭锁可伴有或不伴有卵圆窗闭锁

冠状面示意图

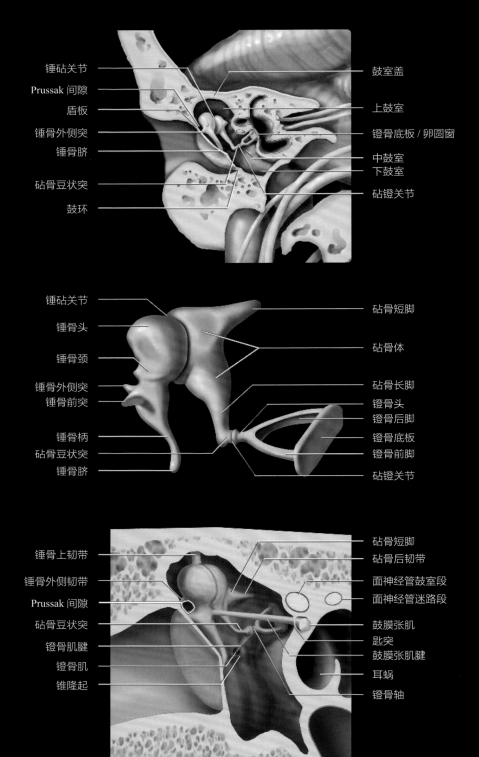

锤砧关节
Prussak 间隙
盾板
锤骨外侧突
锤骨脐
砧骨豆状突
鼓环

鼓室盖
上鼓室
镫骨底板 / 卵圆窗
中鼓室
下鼓室
砧镫关节

锤砧关节
锤骨头
锤骨颈
锤骨外侧突
锤骨前突
锤骨柄
砧骨豆状突
锤骨脐

砧骨短脚
砧骨体
砧骨长脚
镫骨头
镫骨后脚
镫骨底板
镫骨前脚
砧镫关节

锤骨上韧带
锤骨外侧韧带
Prussak 间隙
砧骨豆状突
镫骨肌腱
镫骨肌
锥隆起

砧骨短脚
砧骨后韧带
面神经管鼓室段
面神经管迷路段
鼓膜张肌
匙突
鼓膜张肌腱
耳蜗
镫骨轴

上 右颞骨冠状面示意图显示从鼓膜到卵圆窗的传导链，鼓膜上方附着于鼓室盾板，下方附着于鼓环，听小骨之间的两个关节是锤砧关节和砧镫关节。**中** 右侧中耳听小骨前面观示意图，锤骨位于前外侧，包括锤骨头、锤骨颈、锤骨柄、外侧突和前突，砧骨包括较大的体、短脚、长脚和豆状突，镫骨包括镫骨头、镫骨脚和底板。**下** 冠状示意图重点显示了中耳内的韧带和肌腱，鼓膜张肌腱在匙突处呈 90°，穿过中耳腔，附着于锤骨体的内侧。镫骨肌腱从锥隆起处出来，附着在镫骨轴区。4 条听小骨韧带包括上、外、前（未显示）锤骨韧带和砧骨韧带

中耳：内壁和外壁

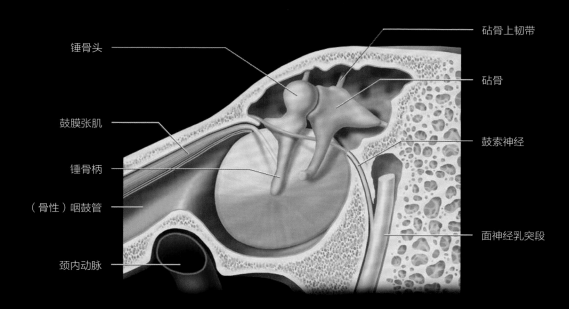

锤骨头

鼓膜张肌

锤骨柄

（骨性）咽鼓管

颈内动脉

砧骨上韧带

砧骨

鼓索神经

面神经乳突段

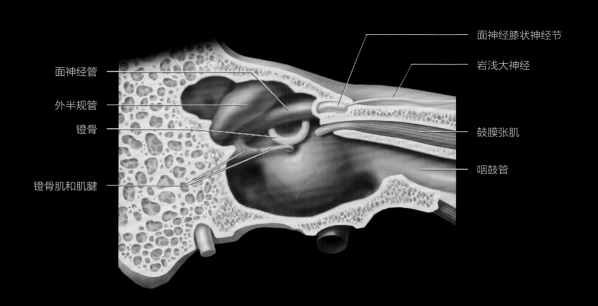

面神经管

外半规管

镫骨

镫骨肌和肌腱

面神经膝状神经节

岩浅大神经

鼓膜张肌

咽鼓管

上 中耳腔外壁内面观，鼓膜是中耳腔外壁的主要结构，中央部分附着于锤骨柄，鼓索神经从面神经乳突段发出，先在颞骨内上行，然后沿鼓膜的内侧缘走行。 **下** 中耳腔内壁结构示意图，面神经管被覆一层薄薄的上皮细胞膜和骨质，在卵形窗上方走行。镫骨附着于卵圆窗。内壁的主要特征是凸入中耳腔的鼓岬，其后下方为圆窗龛

轴位 CT 骨窗（一）

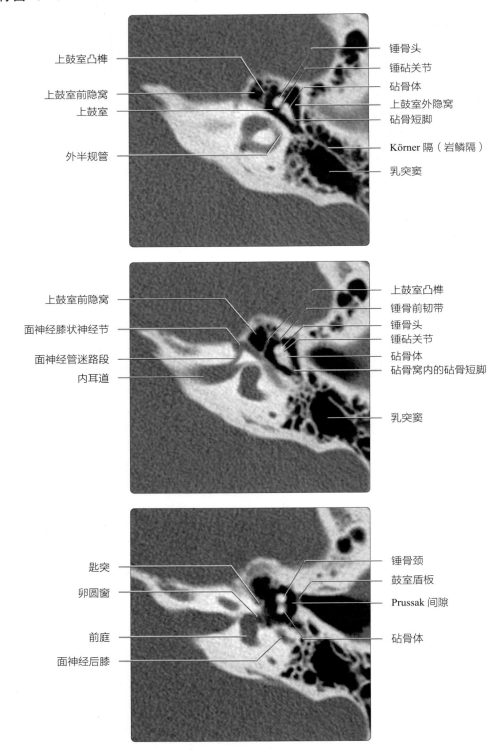

上鼓室凸榫

上鼓室前隐窝

上鼓室

外半规管

锤骨头

锤砧关节

砧骨体

上鼓室外隐窝

砧骨短脚

Körner 隔（岩鳞隔）

乳突窦

上鼓室前隐窝

面神经膝状神经节

面神经管迷路段

内耳道

上鼓室凸榫

锤骨前韧带

锤骨头

锤砧关节

砧骨体

砧骨窝内的砧骨短脚

乳突窦

匙突

卵圆窗

前庭

面神经后膝

锤骨颈

鼓室盾板

Prussak 间隙

砧骨体

上 左耳轴位 CT 骨窗放大图像，由上至下 6 幅中的第 1 幅，显示锤砧关节层面的锤骨头、砧骨体及锤砧关节。上鼓室外隐窝位于听小骨的外侧，砧骨短脚指向乳突窦入口，Körner 隔（岩鳞隔）将外侧的乳突蜂房与乳突窦分开。**中** 膝状神经节层面，可看到上鼓室前隐窝，外侧缘为上鼓室凸榫，内侧缘为面神经鼓室段前部，累及该区域的疾病可能导致面神经麻痹。手术切除骨性凸榫也可能导致面神经麻痹。**下** 卵圆窗层面，显示中鼓室上部的锤骨颈和砧骨体，经过面神经后膝，鼓室段延续为乳突段

轴位 CT 骨窗（二）

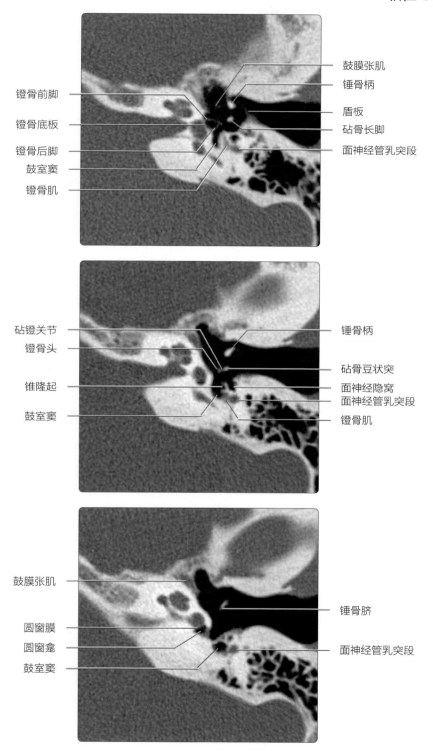

镫骨前脚　　鼓膜张肌
　　　　　　锤骨柄
镫骨底板
　　　　　　盾板
镫骨后脚　　砧骨长脚
鼓室窦　　　面神经管乳突段
镫骨肌

砧镫关节　　锤骨柄
镫骨头
　　　　　　砧骨豆状突
锥隆起　　　面神经隐窝
　　　　　　面神经管乳突段
鼓室窦　　　镫骨肌

鼓膜张肌
　　　　　　锤骨脐
圆窗膜
圆窗龛　　　面神经管乳突段
鼓室窦

上 镫骨前、后脚及两者之间的镫骨底板/卵圆窗。鼓膜张肌腱从匙突到锤骨柄，鼓室后壁可见镫骨肌和面神经管乳突段。
中 清晰显示后鼓室的骨崤和隐窝，从内到外依次为鼓室窦、锥隆起和面神经隐窝，其后方可见镫骨肌和面神经管乳突段，还可见砧镫关节的砧骨豆状突和镫骨头。**下** 锤骨柄的下端是锤骨脐，在圆窗膜层面，可见面神经管乳突段，镫骨肌看不到

冠状面 CT 骨窗（一）

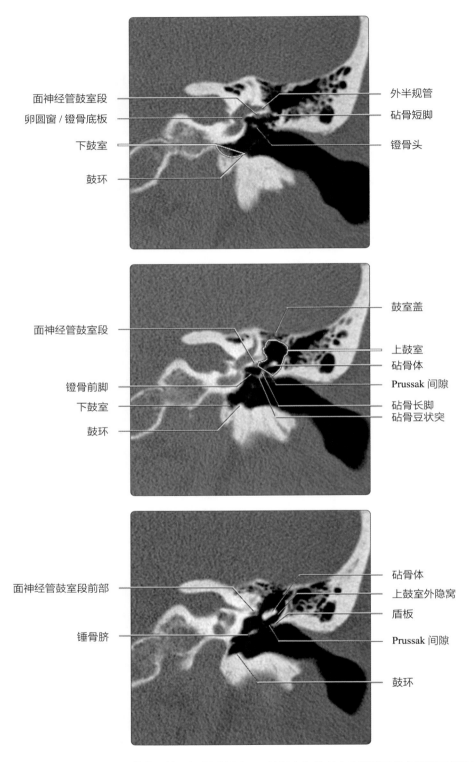

面神经管鼓室段 — 外半规管
卵圆窗 / 镫骨底板 — 砧骨短脚
下鼓室 — 镫骨头
鼓环

面神经管鼓室段 — 鼓室盖
镫骨前脚 — 上鼓室
下鼓室 — 砧骨体
鼓环 — Prussak 间隙
砧骨长脚
砧骨豆状突

面神经管鼓室段前部 — 砧骨体
上鼓室外隐窝
盾板
锤骨脐 — Prussak 间隙
鼓环

上 左耳冠状面 CT 骨窗，由后至前 6 幅图像中的第 1 幅卵圆窗层面，鼓岬底与鼓环尖连线以下的中耳腔下部为下鼓室。**中** 卵圆窗前部层面可见砧骨体、长脚和豆状突，面神经管鼓室段与鼓室盾板连线以上的中耳腔为上鼓室，其顶部是鼓室盖，外侧是 Prussak 间隙。**下** 砧骨体和锤骨脐在同一层面，附着在上方的鼓室盾板与下方的鼓环上的鼓膜几乎看不到，鼓室盾板尖与面神经管鼓室段连线以上的中耳腔为上鼓室

冠状面 CT 骨窗（二）

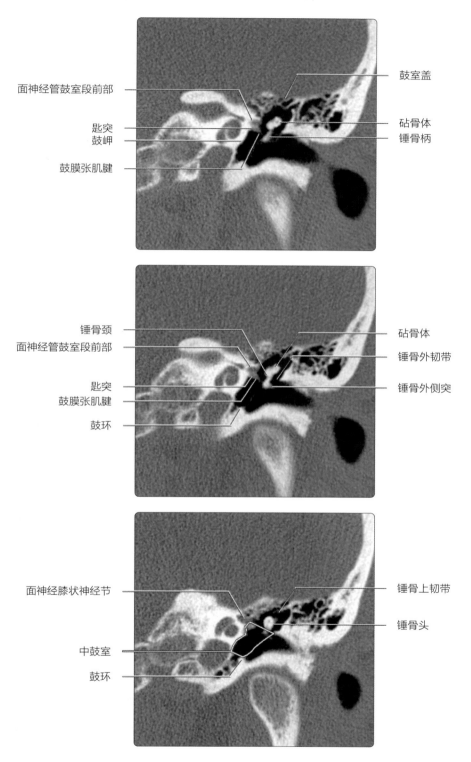

面神经管鼓室段前部

鼓室盖

匙突
鼓岬

砧骨体
锤骨柄

鼓膜张肌腱

锤骨颈
面神经管鼓室段前部

砧骨体

匙突
鼓膜张肌腱

锤骨外韧带

锤骨外侧突

鼓环

面神经膝状神经节

锤骨上韧带

中鼓室

锤骨头

鼓环

上 鼓室前部层面，可见鼓膜张肌腱在匙突处 90° 转弯，然后向外走行附着在锤骨柄。**中** 锤骨外侧突和脐均附着在鼓膜内侧面，鼓膜张肌腱附着在锤骨柄内侧面。**下** 上鼓室前部可见锤骨头，面神经管鼓室段和鼓室盾板尖连线与鼓环尖和鼓岬下缘连线之间的中耳腔为中鼓室

内耳解剖
Inner Ear Anatomy

张玲玉　于文玲　译　鲜军舫　校

一、术语

定义

- 内耳包括耳蜗、前庭、半规管与其内相互连接的内淋巴和外淋巴腔，以及周围的骨性耳囊
- 内耳内有感受声音的感觉神经结构（耳蜗）和空间定向和平衡的机械刺激感受器（前庭和半规管）

二、影像解剖

（一）概述

- 内耳
  - 内耳复杂且其内部间隙相互交通，也称迷路
  - 内耳大体表现为结构复杂的骨性管腔（骨迷路），其内主要为液体
  - 内部液体间隙进一步分为不同功能的腔：膜迷路和外淋巴迷路
- 骨迷路
  - 实质上是耳囊和其内的骨性结构
  - 围绕和形成耳蜗、前庭和半规管的致密软骨化骨
  - 体内最硬的骨，呈三层排列；含有改良软骨岛和矿物质含量较高
- 膜迷路
  - 由相互交通的薄壁囊状和管状结构组成，内含内淋巴
  - 内耳内声音（耳蜗）和平衡（前庭和半规管）神经感受器的特定位置
  - 耳蜗内，膜迷路为中央管道，称为中阶（蜗管），内含 Corti 螺旋器
  - 前庭内，膜迷路为囊状部分：椭圆囊和球囊
    - 椭圆囊和球囊内有机械刺激感受器的局灶性区域（囊斑），内含感受加速度和重力的毛细胞
  - 每个半规管内，膜迷路由管状腔组成，称为膜半规管
    - 每个膜半规管都有一个膨大区域（壶腹），内含壶腹嵴
    - 壶腹嵴是另外一种机械刺激感受器，含有毛细胞，能够感受各个方向的角加速度
  - 内淋巴管和内淋巴囊是膜迷路向后延伸的部分
    - 内淋巴管起自后半规管和前半规管交界处的总脚，沿后面岩嵴向后延续为内淋巴囊硬膜内结构
  - 内淋巴是膜迷路内的功能性液体，将感觉上皮泡在其内，而且还供应其营养
- 外淋巴迷路
  - 膜迷路和骨迷路内骨膜之间充满液体的间隙

- 外淋巴由脑脊液样液体组成
- 耳蜗含有两个不同的外淋巴迷路管：鼓阶和前庭阶
- 前庭内含外淋巴迷路的外淋巴池，为椭圆囊和球囊周围含有外淋巴的圆形区域
- 半规管内也可见较薄的外淋巴间隙
- 外淋巴迷路也包括窗前裂、窗后窝和耳周管

（二）内容物

- 耳蜗
  - 负责听力的内耳部分
  - 源于希腊单词 "kokhlos"，意思是陆地蜗牛
  - 实质上是螺旋状（蜗牛状）排列的、内有分隔的骨管，围绕蜗轴（位于中央带孔的骨性结构）旋转约 2.5 周
  - 基底圈凸向中耳腔内侧壁，形成鼓岬
  - 基底圈和前庭融合
  - 蜗轴
    - 由海绵状骨组成的耳蜗中心骨轴，呈锥形
    - 蜗轴基底部最宽，约 4mm
    - 基底部朝向内耳道，内有蜗神经的分支穿行
    - 蜗神经纤维穿过蜗轴，分支延伸至螺旋板
  - 骨螺旋板
    - 从蜗轴向外伸出的薄骨板，围绕蜗轴呈螺旋状分布，从耳蜗底一直到耳蜗顶
    - 提供支持功能，蜗神经纤维有序地分布到每个耳蜗节段
    - 蜗神经的神经纤维（传入和传出纤维）沿螺旋板内侧面延伸
    - 薄骨板向外逐渐变薄，外侧缘与基底膜内侧相连
    - 基底膜在骨螺旋板外侧附着于耳囊内缘的螺旋韧带
    - 基底膜和骨板一起构成两个腔的分隔：中阶和后部的鼓阶
    - 高分辨率 CT 和 MRI 能清楚显示骨螺旋板
  - 螺旋神经节
    - 螺旋神经节是许多初级感觉神经元聚集形成，是声音信息传递到大脑的重要结构
    - 细胞位于蜗轴，呈螺旋状排列，与螺旋板基底部平行
    - 由双极细胞组成
    - 每个细胞体发出周围突和中枢突，周围突伸入到 Corti 器，中央突投射到听神经
  - 耳蜗的 3 个螺旋状腔
    - 中阶（蜗管）

- 通过前庭（Reissner）膜与前部的前庭阶分开
- 通过基底膜与后部的鼓阶分开
- 内含 Corti 器（听觉器官）和内淋巴
- 为 3 个腔中最小的，常规影像不能显示
  - 前庭阶
    - 耳蜗内前部的腔，内含外淋巴
    - 在内耳的后内侧，前庭阶经过基底圈进入前庭的外淋巴间隙
    - 镫骨的声音振动传递到卵圆窗，进入前庭
    - 声波通过前庭阶的外淋巴到达耳蜗顶
    - 在耳蜗顶，前庭阶通过小开口（蜗孔）和鼓阶相通
  - 鼓阶
    - 耳蜗内后部的腔，内含外淋巴
    - 通过鼓阶，声波从耳蜗顶传回到圆窗
    - 圆窗是由圆窗膜覆盖的开口，长 2～3mm，宽约 1.5mm
    - 鼓阶是人工耳蜗植入电极应放置的位置
  - 蜗神经管
    - 内耳道底到耳蜗基底部的开口
- 前庭
  - 前庭膜迷路周围有外淋巴套管
  - 椭圆囊和球囊是前庭膜迷路的主要组成部分
  - 半规管起源于前庭的上缘、后缘和外缘
- 半规管
  - 每个骨性半规管包含外层外淋巴套管和膜半规管
  - 前半规管：骨性顶盖是弓状隆起
    - 弓下动脉在前半规管弓的下方走行，供应内耳
    - 在 5 岁以下儿童，动脉周围为硬脑膜和脑脊液（弓下小管）包绕，5 岁时消失
    - 成年人的动脉管称为岩乳管
  - 后半规管：上、后半规管在总脚汇合
    - 前庭导水管在总脚与前庭内耳相连
  - 外半规管：向外凸入中耳腔
- 内淋巴管和内淋巴囊
  - 位于骨性前庭导水管内
    - 前庭导水管连接总脚和内淋巴囊凹（颞骨后壁的杯状凹陷区域）
    - 骨性前庭导水管正常直径：中点处＜1mm，外口处＜2mm（前庭导水管在内淋巴囊凹的开口）
  - 内淋巴管和内淋巴囊沿内耳后壁从前庭总脚向后外侧延伸到内淋巴囊凹
    - 内淋巴管与内淋巴囊的移行处根据管壁细胞结构改

变确定（影像上看不到）
  - 内淋巴管较短，为与总脚相连的近段部分
  - 内淋巴囊较长，包括骨内部分和硬膜内（内淋巴囊四区）部分
- 内耳神经
  - 蜗神经：接收来自 Corti 器传入信息的双极螺旋神经节形成听觉传入纤维，合并形成蜗神经
  - 前庭上神经：来自椭圆囊、前半规管和外半规管的平衡传入纤维，在前庭上神经节处合并形成前庭上神经
  - 前庭下神经：来自球囊和后半规管的平衡传入纤维，在前庭下神经节处合并形成前庭下神经

三、解剖成像要点

（一）关注要点

- 描述听觉产生的过程
  - 外耳收集并放大声音
  - 鼓膜把声音传导至听小骨
  - 镫骨运动：液体波经卵圆窗通过前庭传导到耳蜗隐窝
  - 耳蜗隐窝内的液体波传导到耳蜗前庭阶（呈上升的螺旋状）
  - 液体波（声波）进入前庭阶的外淋巴，然后经前庭膜传导到中阶内淋巴
  - 基底膜移位刺激 Corti 器内的毛细胞受体
  - 毛细胞运动产生的电位转换为蜗神经的动作电位
    - 高频声音在耳蜗底转换
    - 低频声音在耳蜗顶转换

（二）推荐的影像学检查方法

- 颞骨 CT：评估耳蜗病变的骨改变
  - 耳硬化症、骨化性迷路炎、复杂内耳发育不良的细微骨改变
- 颞骨 MRI：评估膜迷路病变
  - 增强 T_1WI：迷路炎和迷路内神经鞘瘤
  - 高分辨 T_2WI：人工耳蜗植入患者的蜗神经直径

四、临床意义

临床重要性

- 由于将液体运动转化为电能，耳蜗是产生听觉的主要结构
- 任何累及蜗神经核、蜗神经或耳蜗的疾病都可导致感觉神经性耳聋

内耳示意图

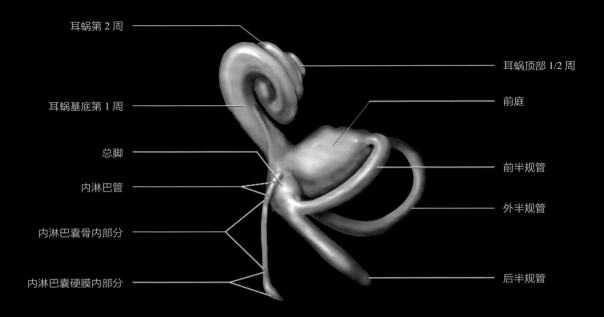

耳蜗第 2 周

耳蜗顶部 1/2 周

耳蜗基底第 1 周

前庭

总脚

前半规管

内淋巴管

外半规管

内淋巴囊骨内部分

内淋巴囊硬膜内部分

后半规管

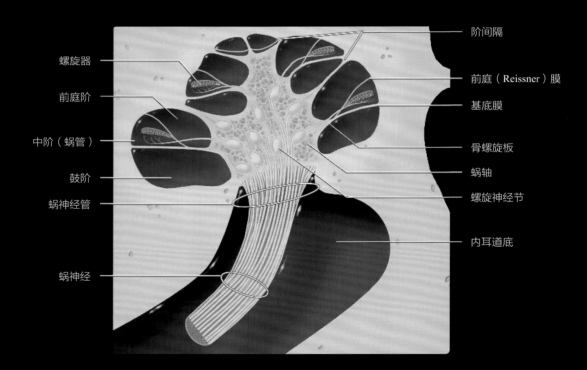

螺旋器

阶间隔

前庭阶

前庭（Reissner）膜

中阶（蜗管）

基底膜

鼓阶

骨螺旋板

蜗神经管

蜗轴

螺旋神经节

内耳道底

蜗神经

上 内耳液体间隙示意图上面观。含内淋巴的结构包括前庭椭圆囊和球囊、半规管、耳蜗中阶、内淋巴管和内淋巴囊。含外淋巴的区域包括前庭内椭圆囊和球囊周围（位于膜半规管和半规管壁之间）、前庭导水管内的内淋巴管周围，以及鼓阶和前庭阶内。总脚是内淋巴管进入中央膜迷路的位置。**下** 耳蜗轴位示意图显示 3 个腔：中阶、前庭阶和鼓阶。蜗轴内螺旋神经节的双极细胞将远端螺旋器神经纤维和近端神经纤维的信号传导到蜗神经。蜗神经穿过蜗神经管进入内耳道底

轴位 T₂WI

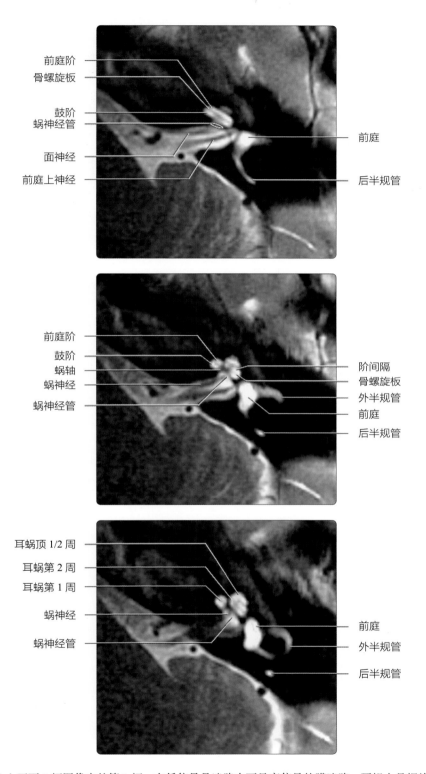

前庭阶
骨螺旋板
鼓阶
蜗神经管
面神经
前庭上神经

前庭
后半规管

前庭阶
鼓阶
蜗轴
蜗神经
蜗神经管

阶间隔
骨螺旋板
外半规管
前庭
后半规管

耳蜗顶 1/2 周
耳蜗第 2 周
耳蜗第 1 周
蜗神经
蜗神经管

前庭
外半规管
后半规管

上 内耳轴位 T₂WI 由上至下 3 幅图像中的第 1 幅，在低信号骨迷路内可见高信号的膜迷路，耳蜗由骨螺旋板分为前面的前庭阶和后面的鼓阶，前庭阶和鼓阶的横径相等。中 耳蜗中部层面，蜗神经位于内耳道的前下方，从内耳道底经充满脑脊液的蜗神经管进入耳蜗，蜗轴表现为耳蜗底中等信号的结构。下 耳蜗第 1 周、第 2 周和顶部的 1/2 周，也显示了向蜗轴走行的蜗神经管中的蜗神经

斜长轴位和斜短轴位 CT 重建图像

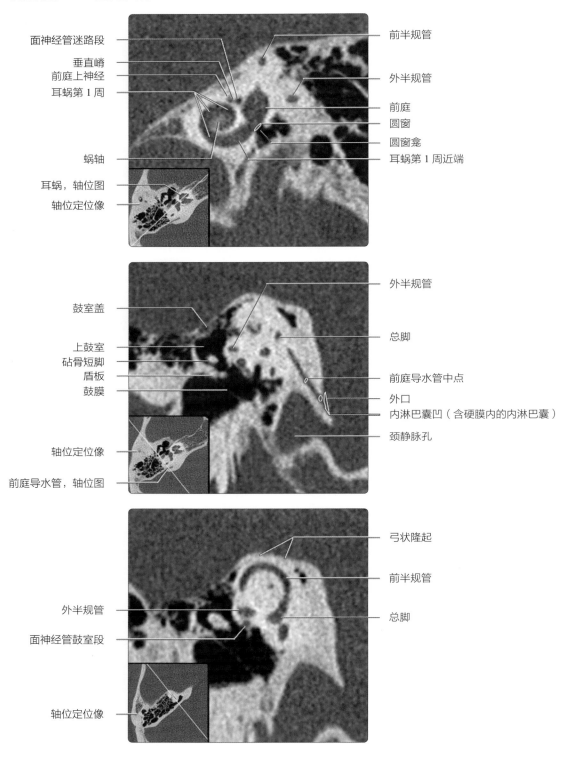

面神经管迷路段

垂直嵴
前庭上神经
耳蜗第 1 周

蜗轴

耳蜗，轴位图
轴位定位像

前半规管

外半规管

前庭
圆窗
圆窗龛
耳蜗第 1 周近端

鼓室盖

上鼓室
砧骨短脚
盾板
鼓膜

轴位定位像

前庭导水管，轴位图

外半规管

总脚

前庭导水管中点
外口
内淋巴囊凹（含硬膜内的内淋巴囊）

颈静脉孔

外半规管

面神经管鼓室段

轴位定位像

弓状隆起

前半规管

总脚

上 斜长轴位 CT 骨窗显示耳蜗第 1 周的整体。在前庭与耳蜗第 1 周顶之间的凹口内，可见前庭上神经管和面神经管迷路段，此断面有助于人工耳蜗植入的评估。中 右耳斜短轴位 CT 骨窗可见骨性前庭导水管：从内淋巴囊凹（颞骨后壁的骨性杯状结构，为硬脑膜内的内淋巴囊所在处）到内耳中央的总脚。正常前庭导水管在中点处＜1mm，在外口处＜2mm。下 沿前半规管重建的斜短轴位 CT 骨窗（1mm）示前半规管的全貌及其上方骨性隆起（弓状隆起），当存在前半规管裂时，此断面对显示前半规管裂的范围非常有用

轴位 CT 骨窗（一）

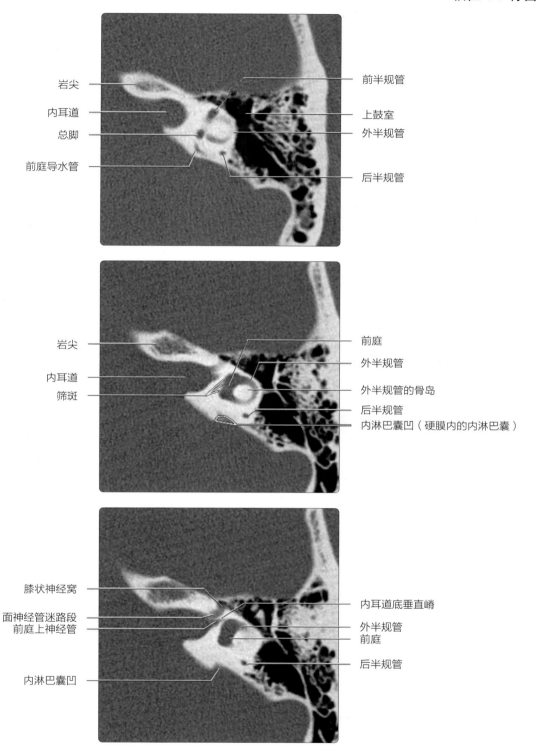

岩尖 — 前半规管
内耳道 — 上鼓室
总脚 — 外半规管
前庭导水管 — 后半规管

岩尖 — 前庭
内耳道 — 外半规管
筛斑 — 外半规管的骨岛
后半规管
内淋巴囊凹（硬膜内的内淋巴囊）

膝状神经窝 — 内耳道底垂直嵴
面神经管迷路段 — 外半规管
前庭上神经管 — 前庭
内淋巴囊凹 — 后半规管

上 左侧颞骨轴位 CT，由上至下 6 幅图像，外半规管层面显示骨性前庭导水管转弯前行，在总脚处与中央的内耳连接。**中** 外半规管层面，显示颞骨后壁的骨性前庭导水管内淋巴囊凹，内为硬膜内的内淋巴囊，CT 骨窗显示骨迷路，而 MRI 显示膜迷路结构。**下** 轴位 CT 骨窗显示穿过前庭筛斑的前庭上神经管，其前方为内耳道底垂直嵴和面神经管迷路段，此解剖学特征是鉴别面神经神经鞘瘤和前庭上神经鞘瘤的关键，对手术鉴别这两种肿瘤非常重要

轴位 CT 骨窗（二）

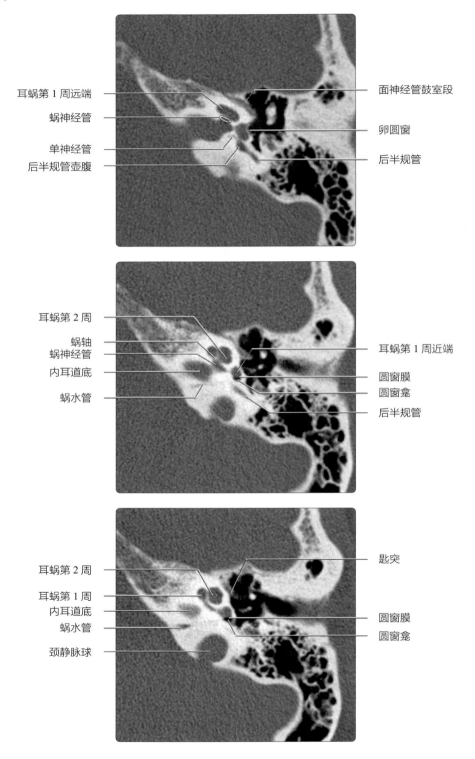

耳蜗第 1 周远端
蜗神经管
单神经管
后半规管壶腹

面神经管鼓室段
卵圆窗
后半规管

耳蜗第 2 周
蜗轴
蜗神经管
内耳道底
蜗水管

耳蜗第 1 周近端
圆窗膜
圆窗龛
后半规管

耳蜗第 2 周
耳蜗第 1 周
内耳道底
蜗水管
颈静脉球

匙突
圆窗膜
圆窗龛

上 耳蜗第 1 周远端轴位 CT 骨窗显示蜗神经管连接耳蜗与内耳道底，也可见单神经管从内耳道后壁发出，并将内耳道底与后半规管壶腹相连。 中 圆窗层面轴位 CT 骨窗显示蜗水管近端的走行并与耳蜗第 1 周近端相连，蜗水管内含外淋巴，连接蛛网膜下腔和耳蜗鼓阶。蜗水管有可能为退化残余，其没有相关的有意义的功能。 下 内耳道底轴位 CT 骨窗，显示耳蜗第 1 周近端的 1/2，耳蜗第 1 周和含气的圆窗龛之间为圆窗膜。蜗水管近端位于颞骨后壁，在颈静脉球的前内侧

解剖 – 病理对照

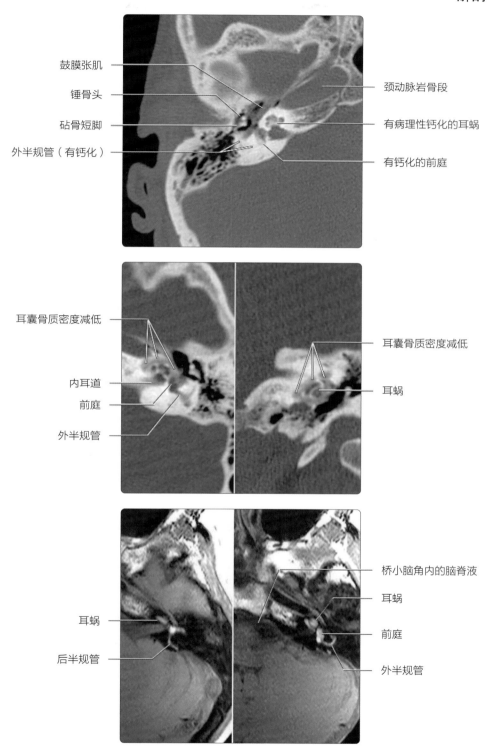

鼓膜张肌

锤骨头

砧骨短脚

外半规管（有钙化）

颈动脉岩骨段

有病理性钙化的耳蜗

有钙化的前庭

耳囊骨质密度减低

内耳道

前庭

外半规管

耳囊骨质密度减低

耳蜗

耳蜗

后半规管

桥小脑角内的脑脊液

耳蜗

前庭

外半规管

上 骨化性迷路炎患者颞骨轴位高分辨 CT 扫描，既往有脑膜炎病史、继发耳聋，可见耳蜗、前庭和半规管内有与钙化密度相当的高密度影。内耳的严重感染形成肉芽组织，后来发生纤维化，最后进展为骨化和重度听力损失。中 有双侧混合性听力损失的 50 岁窗后型耳硬化症女性患者，轴位和冠状面 CT 图像显示严重窗后型耳硬化症，耳囊广泛骨质密度减低，内耳腔未受累。下 一位左耳突聋患者的左侧颞骨连续轴位 T_1WI 图像，显示膜迷路内弥漫高信号，平扫 T_1WI 呈高信号和症状突发符合迷路出血。一般来说，膜迷路内的液体在各个序列上均应与脑脊液的信号一致

岩尖解剖
Petrous Apex Anatomy

张玲玉　于文玲　**译**　鲜军舫　**校**

一、术语

（一）缩略语

- 岩尖（PA）、颈内动脉（ICA）、岩枕裂（petrooccipital fissure，POF）

（二）定义

- 岩骨：颞骨的内侧部分，呈锥形
  - 包含内耳、内耳道、面神经管迷路段和前膝及岩尖
- 岩尖：在内耳和内耳道前内侧的岩骨部分

二、影像解剖

（一）概述

- 岩尖是颞骨岩部的内侧突出部分，呈锥形
- 由于其独特的位置，岩尖与一些重要的解剖结构密切相关，包括岩枕裂、斜坡、Meckel 腔、海绵窦和颈静脉孔
- CT 或 MRI 上的正常影像表现取决于岩尖内骨髓腔和气化蜂房的情况
- 岩尖骨和骨髓
  - 大多数情况下，岩尖由边缘皮质骨和内含骨髓的松质骨（包含骨小梁）组成
  - 由于骨髓内存在脂肪，岩尖骨髓 MRI 信号特征为 T_1WI 呈高信号
  - 骨髓信号异常与多种原因有关，从良性（红骨髓转化）到恶性（骨髓瘤、转移瘤）病变
- 岩尖气化
  - 内衬上皮的气化蜂房与乳突气房内侧部分相通时出现，发生率为 9%～30%
  - 气化范围变异很大，5% 表现为双侧不对称
  - 岩尖气房的好发病变与乳突处相似，包括阻塞、密度增高、炎症和感染

（二）范围

- 岩尖是岩骨的解剖亚单位，位于内耳的前内侧
- 岩尖呈三棱锥形，有 3 个面，尖向内侧指向中颅底
- 底为岩尖与岩骨外侧部分的连接处，并与颞骨鳞部和乳突部融合
- 岩尖的上缘有一个狭窄的嵴（岩嵴），从尖端延伸到岩骨外侧
- 岩嵴由两个斜面（三棱锥的两面）即前斜面和后斜面融合而成
- 前斜面构成颅中窝后壁
- 后斜面构成颅后窝的前壁
- 第三面（下面）基本上呈水平走行，构成了颅底的一部分，在颅底外表面下面观图像上显示最佳

（三）解剖关系

- 颈动脉管岩骨段
  - 颈内动脉进入岩骨底（成为岩骨段）
  - 颈内动脉垂直走行约 8mm，然后在耳蜗水平转为水平走行（后膝），在颈动脉管内向前内侧走行到达岩尖
  - 颈内动脉经不规则骨性开口（位于覆盖破裂孔的水平软骨层上方）出颅内颈动脉管，然后转为上行（前膝），成为短的破裂孔段
  - 在颈动脉管内，交感神经纤维沿颈内动脉外周走行
  - 颈内动脉岩骨段发出两条小动脉：颈鼓动脉和翼管动脉
- 破裂孔
  - 破裂孔为骨性岩尖和斜坡之间的间隙
  - 在干燥的颅骨标本中，颅底外表面显示最佳，表现为不规则的四边形或三角形间隙，向上与颅内相通，因此称为"孔"
  - 活体上，破裂孔不是开放的，而是在颅外下缘覆盖着水平分布的纤维软骨板，为颈内动脉破裂孔段的底壁
  - 在轴位图像上，破裂孔位于岩枕裂的前内侧、翼管的后方
  - 为鼻咽病变向中颅底和颅内播散的重要途径
- 咽鼓管
  - 从中耳腔向内并沿着颞骨鳞部和岩尖的前外下方延伸走行的管道
  - 管道为双管，是两个上下排列的平行半管，由一层薄骨板（肌咽鼓管隔或匙突）分隔
  - 上方半管内走行鼓膜张肌
  - 下方半管形成咽鼓管骨性部分的后部
  - 鼓膜张肌和咽鼓管向前内侧走行，穿过蝶骨大翼与岩尖前缘之间的小间隙（岩蝶裂），从中耳到达鼻咽部
  - 当咽鼓管穿过岩蝶裂时，位于棘孔内侧、卵圆孔后方和颈内动脉岩部水平段的正前方
  - 在此处，咽鼓管从中耳的骨管转变为软骨管，延伸到鼻咽的咽鼓管圆枕
  - 在影像学上，前方的软骨部常呈塌陷状，仅表现为软组织密度或信号，偶尔其内可见气体或液体
- 岩枕裂
  - 是颞骨岩部和枕骨底之间的斜行连接处
  - 融入破裂孔后部
  - 临床意义：大多数颅底软骨肉瘤的起源部位
- 三叉神经和 Meckel 腔

- 三叉神经压迹：在岩尖尖端附近，岩骨嵴前上方的浅沟
- 三叉神经孔是一个小开口，下方是岩尖部三叉神经压迹，上方是小脑幕附着处和沿岩骨嵴走行的岩上窦
- 三叉神经由三叉神经孔进入 Meckel 腔，其为蛛网膜从颅后窝向前延伸到颅中窝内侧而形成的脑池
- Meckel 腔大小不一，内有三叉神经节
- 外侧壁相对较厚，由 2 层硬脑膜组成
- Meckel 腔位于海绵窦的后下方
- Dorello 管和展神经
  - 在岩尖尖端的内上方附近，有一将岩尖和斜坡分开的小裂隙
  - Gruber 岩蝶韧带是从岩尖尖端穿过至后床突底的小韧带，在小裂隙上方形成了桥或顶壁
  - 该裂隙或间隙称为 Dorello 管，在海绵窦后部和岩窦的汇合处含有静脉组织
  - 展神经从桥前池经 Dorello 管进入海绵窦
  - 展神经麻痹和眼肌麻痹是岩尖肿物最常见的症状
- 岩舌韧带
  - 从岩尖延伸到蝶骨舌
  - 岩舌韧带围绕颈内动脉破裂孔段的后壁和外壁
  - 该韧带呈矢状走行，位于 Meckel 腔内三叉神经节的内侧
  - 是重要的手术标志，即颈内动脉破裂孔段移行为海绵窦段的标志点
  - 也标志着海绵窦的后下缘
- 海绵窦
  - 海绵窦、岩上窦和岩下窦在岩尖斜坡交界处汇合
  - 海绵窦顶缘部分是由岩床硬脑膜反折确定
    - 前岩床反折：小脑幕缘从前床突向前延伸到岩尖，形成海绵窦顶的外缘
    - 后岩床反折从后床突延伸到岩尖
    - 床突间反折从前床突延伸到后床突
    - 这些硬脑膜反折形成海绵窦顶中央部分的三角，即动眼神经三角，动眼神经和脑池从此处穿过
  - 海绵窦外壁从眶上裂延伸至岩尖，位于三叉神经压迹的紧内侧
    - 三叉神经第 1 支和第 2 支嵌于海绵窦外壁内
    - 海绵窦外壁的后下部分与岩舌韧带上缘相延续
- 鼻咽
  - 鼻咽黏膜和咽上缩肌通过咽颅底筋膜固定于颅底
  - 咽颅底筋膜附着于斜坡、岩尖下部、岩枕裂和破裂孔
  - 咽鼓管从颅底穿经筋膜与咽上缩肌内的裂隙（Morgagni 孔），止于鼻咽侧壁咽鼓管圆枕
  - 腭帆提肌起源于岩尖的下表面，也穿过 Morgagni 孔
  - 鼻咽肿瘤和感染可经咽鼓管、Morgagni 孔、卵圆孔或直接侵犯扩散至颅底
  - 破裂孔也是鼻咽病变侵犯颅底和海绵窦的潜在途径
- 颈静脉孔
  - 岩骨外下部形成颈静脉孔的外缘
- 内耳道
  - 位于岩尖后外缘的狭窄通道
  - 其内走行面神经和前庭蜗神经
- 岩浅大神经
  - 从膝状神经节发出，经面神经裂孔进入硬膜外间隙，沿岩尖前面走行
  - 副交感神经纤维加入来自颈内动脉的交感神经纤维，在翼管内形成翼管神经

三、解剖成像要点

（一）推荐的影像学检查方法

- 颞骨 CT 对于显示岩尖骨质破坏和不对称气化（正常变异）非常有帮助
- CTA 有助于评估颈内动脉岩骨段
- 颅底 T_1WI 平扫、未抑脂的增强扫描和抑脂的增强扫描可全面评估软组织、骨髓腔、海绵窦和脑神经

（二）影像学诊断误区

- MRI 图像上，骨髓不对称和岩尖气化蜂房内分泌液潴留可能会被误认为病变
  - CT 有助于明确诊断骨髓不对称
  - CT 和 MRI 图像上，气化蜂房内分泌液潴留不会出现骨小梁破坏或膨胀性改变

正常岩尖解剖

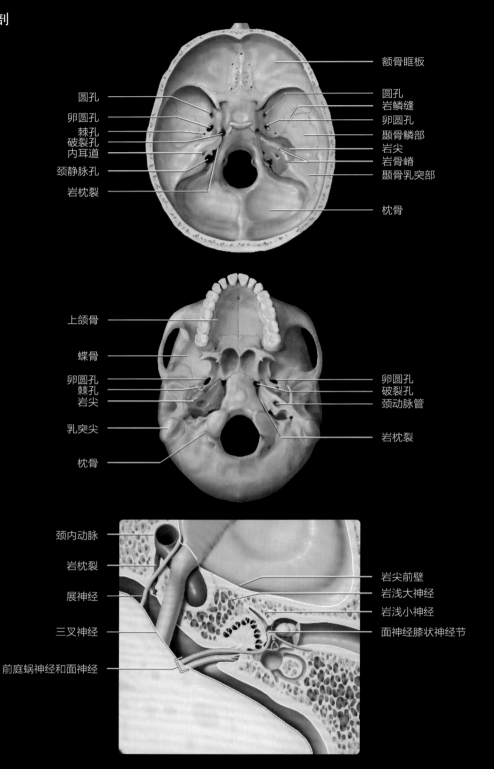

额骨眶板

圆孔

圆孔
岩鳞缝
卵圆孔
颞骨鳞部
岩尖
岩骨嵴
颞骨乳突部

卵圆孔
棘孔
破裂孔
内耳道
颈静脉孔
岩枕裂

枕骨

上颌骨

蝶骨

卵圆孔
棘孔
岩尖

卵圆孔
破裂孔
颈动脉管

乳突尖

枕骨

岩枕裂

颈内动脉

岩枕裂

岩尖前壁
岩浅大神经
岩浅小神经

展神经

三叉神经

面神经膝状神经节

前庭蜗神经和面神经

上 颅底上面观示意图。蓝色为岩尖，是颞骨向内延伸的锥形部分。岩骨嵴由前斜面和后斜面汇合形成，前斜面形成颅中窝后缘，后斜面形成颅后窝前缘。可见岩尖和蝶骨、破裂孔、颈静脉孔和斜坡的关系。**中** 颅底的外面 / 颅外示意图，显示岩尖的下表面（蓝色）。可见岩尖与不规则、斜行走行的岩枕裂的关系，岩枕裂将岩尖和枕骨分开。破裂孔是岩尖和斜坡之间的裂隙，在干燥的颅骨标本中是与颅内相通的开口，而在活体，此开口为纤维软骨覆盖。**下** 轴位示意图显示在岩骨嵴下面的岩尖部分，颈内动脉岩骨段位于前缘。展神经和三叉神经在近岩尖内侧端的前上缘走行，内耳道和内耳位于后缘。岩浅大神经含从面神经膝状神经节发出的副交感神经纤维，穿过面神经裂孔，沿岩尖的硬膜表面走行至翼管

岩尖正常解剖：轴位 CT（一）

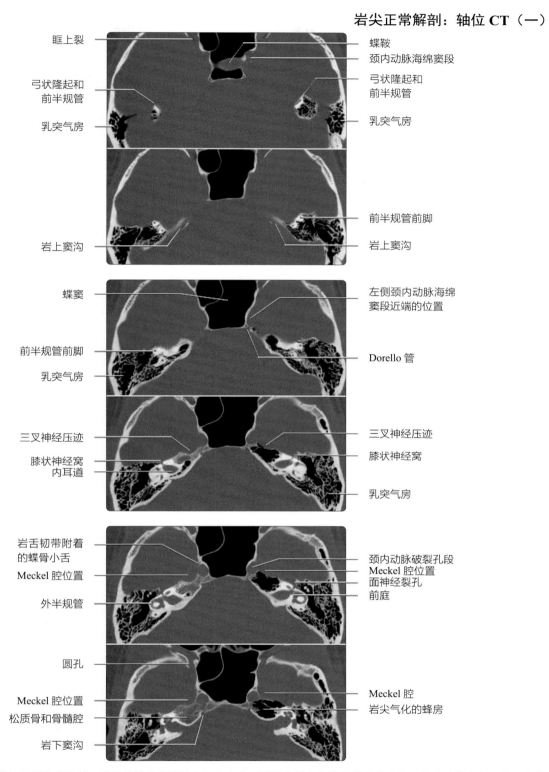

眶上裂

弓状隆起和
前半规管

乳突气房

岩上窦沟

蝶窦

前半规管前脚

乳突气房

三叉神经压迹

膝状神经窝
内耳道

岩舌韧带附着
的蝶骨小舌

Meckel 腔位置

外半规管

圆孔

Meckel 腔位置

松质骨和骨髓腔

岩下窦沟

蝶鞍
颈内动脉海绵窦段

弓状隆起和
前半规管

乳突气房

前半规管前脚

岩上窦沟

左侧颈内动脉海绵
窦段近端的位置

Dorello 管

三叉神经压迹

膝状神经窝

乳突气房

颈内动脉破裂孔段
Meckel 腔位置
面神经裂孔
前庭

Meckel 腔
岩尖气化的蜂房

上 轴位 CT 图像显示颅底岩骨嵴，前半规管从内耳前庭向上突出，覆盖在其上方的骨形成小隆起，称为弓状隆起。岩上窦位于岩骨嵴小脑幕附着处的沟内。**中** 颞骨上部轴位 CT 显示双侧乳突气房广泛气化，延伸到双侧岩尖，但不对称。在岩骨－斜坡交界区的上面，有一小“管”，即 Dorello 管，外下壁为岩尖，内下壁为斜坡，上壁为岩蝶韧带（Gruber 韧带）。展神经从桥前池出来，经 Dorello 管进入海绵窦。在偏下层面，左侧岩尖气化，含气，而右侧岩尖大部分为松质骨和骨髓。**下** 内耳层面轴位 CT 图像显示双侧岩尖气化不对称，可见岩尖与内侧颈内动脉破裂孔段的关系及其与 Meckel 腔的关系。面神经裂孔是从膝状神经节到岩尖前面的一个小开口，其内走行岩浅大神经

岩尖正常解剖：轴位 CT（二）

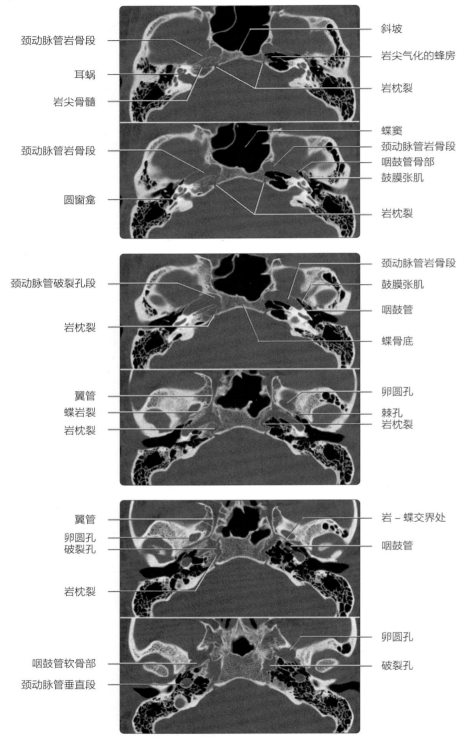

颈动脉管岩骨段

耳蜗

岩尖骨髓

颈动脉管岩骨段

圆窗龛

斜坡

岩尖气化的蜂房

岩枕裂

蝶窦

颈动脉管岩骨段

咽鼓管骨部

鼓膜张肌

岩枕裂

颈动脉管破裂孔段

岩枕裂

翼管

蝶岩裂

岩枕裂

颈动脉管岩骨段

鼓膜张肌

咽鼓管

蝶骨底

卵圆孔

棘孔

岩枕裂

翼管

卵圆孔

破裂孔

岩枕裂

岩 – 蝶交界处

咽鼓管

咽鼓管软骨部

颈动脉管垂直段

卵圆孔

破裂孔

上 岩尖轴位 CT 由上至下的图像，可见双侧岩枕裂，在此层面，大多为融合实性部分，后方有一个岩下窦走行的小沟。颈动脉岩骨段的前膝向上移行为破裂孔段，前膝与蝶窦关系密切。**中** 颞骨轴位 CT 的偏下方图像，显示双侧岩尖气化不对称。水平走行的颈动脉管从外到内斜行穿过岩骨，内侧开口正好位于破裂孔上方。**下** 中颅底轴位 CT 岩尖下方层面显示漏斗形翼管，穿过蝶骨，从 Meckel 腔到翼腭窝，其内走行翼管神经。岩枕裂软骨部分向前与软骨充填的破裂孔融合。破裂孔是由软骨覆盖的骨性裂隙，该软骨板构成颈动脉管内侧部的底壁，颈动脉岩骨水平段到达此点后转向上行，此较短的垂直段称为破裂孔段

正常岩尖：增强后 CT

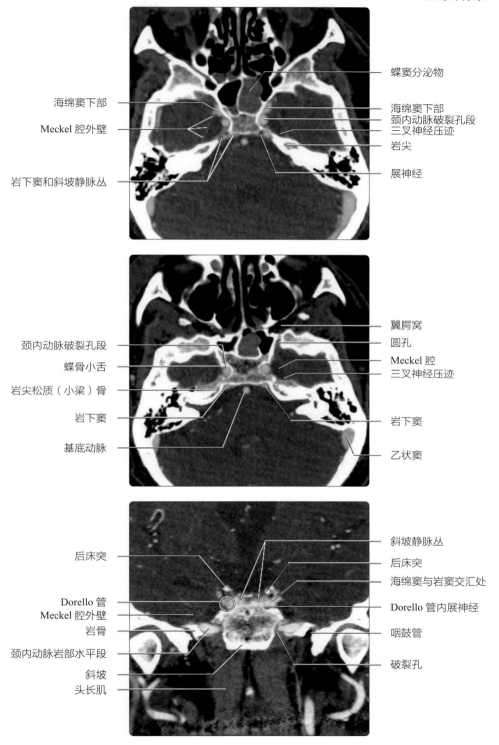

海绵窦下部

Meckel 腔外壁

岩下窦和斜坡静脉丛

蝶窦分泌物

海绵窦下部
颈内动脉破裂孔段
三叉神经压迹
岩尖

展神经

颈内动脉破裂孔段

蝶骨小舌

岩尖松质（小梁）骨

岩下窦

基底动脉

翼腭窝
圆孔
Meckel 腔
三叉神经压迹

岩下窦

乙状窦

后床突

Dorello 管
Meckel 腔外壁
岩骨
颈内动脉岩部水平段
斜坡
头长肌

斜坡静脉丛
后床突
海绵窦与岩窦交汇处
Dorello 管内展神经
咽鼓管
破裂孔

上 CTA 轴位原始图像可见双侧颈内动脉（破裂孔段）内对比剂充盈，同时可见双侧海绵窦和岩下窦内充盈对比剂，展神经穿过双侧 Dorello 管内的静脉丛进入海绵窦。**中** 颅底轴位 CTA 显示颈内动脉破裂孔段与三叉神经压迹和 Meckel 腔下部的关系，双侧颈内动脉和基底动脉可见对比剂充填，双侧岩下窦内也可见对比剂充填，本例双侧岩尖均未气化。**下** 斜坡冠状面 CT 增强扫描显示 Meckel 腔与颈内动脉岩部水平段远端的关系，展神经穿过 Dorello 管，表现为在海绵窦和岩窦交汇区强化的静脉丛内未强化充盈缺损影。破裂孔是位于岩尖下部尖端与斜坡之间颅底下方的三角形开口，覆盖此裂隙的软骨呈水平走行，形成了颈内动脉破裂孔段的底壁

正常岩尖：T₁WI（鞘内注射钆剂后 T₁WI）

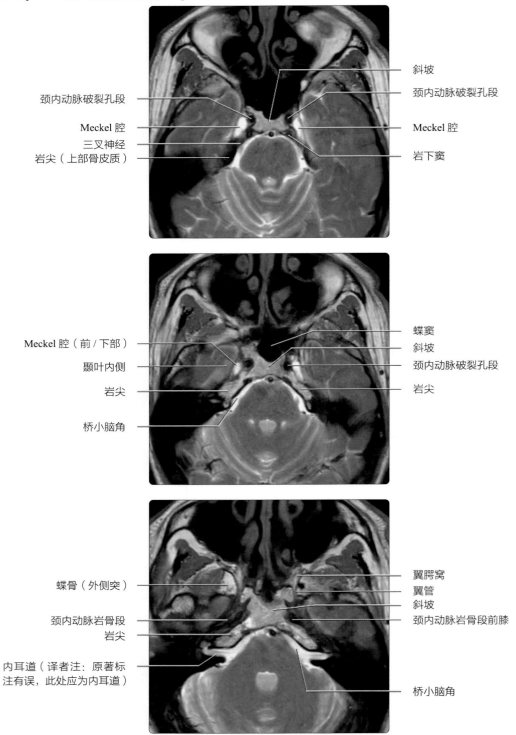

颈内动脉破裂孔段
Meckel 腔
三叉神经
岩尖（上部骨皮质）

斜坡
颈内动脉破裂孔段
Meckel 腔
岩下窦

Meckel 腔（前 / 下部）
颞叶内侧
岩尖
桥小脑角

蝶窦
斜坡
颈内动脉破裂孔段
岩尖

蝶骨（外侧突）
颈内动脉岩骨段
岩尖
内耳道（译者注：原著标注有误，此处应为内耳道）

翼腭窝
翼管
斜坡
颈内动脉岩骨段前膝
桥小脑角

上 患者在鞘内注射钆剂（超说明书用药）后行 MRI 脑池造影的轴位 T₁WI，由于脑脊液间隙内有钆对比剂，呈高信号，包括桥前池和 Meckel 腔。在此层面，三叉神经沿着三叉神经压迹穿过岩尖的上部皮质缘。斜坡上部（蝶骨底）骨髓内含脂肪，呈高信号。在该序列图像上，正常静脉结构无强化，呈低信号。**中** 此层面为上图的下方层面，岩尖骨髓内有脂肪，呈高信号，并与斜坡骨髓高信号相连续。**下** 内耳道轴位图像显示内耳道脑脊液间隙呈高信号，是鞘内注射钆剂形成的。颈内动脉岩骨段部分显示，呈低信号流空影。翼管内含有脂肪和翼管神经，向前与翼腭窝相连

解剖 - 病理对照：软骨肉瘤

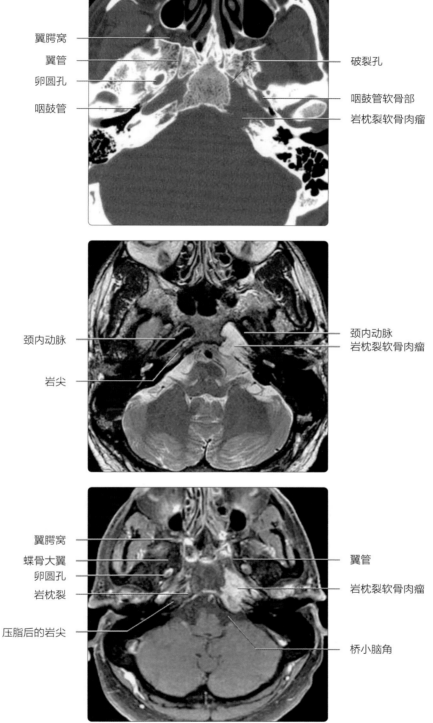

翼腭窝

翼管

卵圆孔

咽鼓管

破裂孔

咽鼓管软骨部

岩枕裂软骨肉瘤

颈内动脉

岩尖

颈内动脉

岩枕裂软骨肉瘤

翼腭窝

蝶骨大翼

卵圆孔

岩枕裂

压脂后的岩尖

翼管

岩枕裂软骨肉瘤

桥小脑角

上 岩枕裂软骨肉瘤，岩尖轴位 CT 骨窗显示累及左侧岩尖的溶骨性骨质破坏病变，病变内侧累及岩枕裂，是此例软骨肉瘤的诊断线索。虽然一些软骨肉瘤会出现软骨样基质钙化，但该部位的许多病变主要表现为溶骨性骨质破坏，无软骨基质钙化。**中** 中颅底轴位 T_2WI 显示起源于岩枕裂有分叶的高信号病变，该例为病理证实的软骨肉瘤。病变将颈内动脉岩骨段向前外侧推压移位。虽然在 T_2WI 上，病变似乎呈囊性高信号影，与脑脊液信号相似，但实际上为实性，增强后明显强化。**下** 轴位脂肪抑制增强后 T_1WI 可抑制脂肪高信号，更好地显示发生在骨髓内强化的病变。此例软骨肉瘤表现为岩枕裂和岩尖区明显强化的病变，呈膨胀性生长，导致骨质破坏，肿瘤取代了骨髓

桥小脑角 – 内耳道解剖
CPA-IAC Anatomy

张玲玉　于文玲　译　鲜军舫　校

一、术语

（一）缩略语
- 桥小脑角（cerebellopontine angle，CPA）、内耳道（IAC）
- 前庭上神经（Superior vestibular nerve，SVN）、前庭下神经（inferior vestibular nerve，IVN）
- 小脑前下动脉（Anterior inferior cerebellar artery，AICA）

（二）定义
- 桥小脑角 – 内耳道池：桥小脑角和内耳道内的脑脊液间隙内含 CN Ⅶ、CN Ⅷ和小脑前下动脉襻
- 内耳道底：内耳道池外侧充填脑脊液的部分，内含 CN Ⅶ、前庭上神经、前庭下神经和蜗神经的远端部分
- 蜗神经管：连接内耳道底和耳蜗的骨性开口
- 内耳门：内耳道内侧部较大的开口，连接内耳道和桥小脑角池

二、影像解剖

内容物
- 前庭蜗神经（CN Ⅷ）：桥小脑角 – 内耳道池
  - 组成
    - 前庭（平衡）部分和耳蜗（听觉）部分
  - CN Ⅷ的蜗神经部分
    - 从螺旋神经节发出，形成听觉轴突
    - 蜗神经走行于内耳道前 1/4
    - 在内耳门处与前庭上神经和前庭下神经汇合，成为内耳道池内的前庭蜗神经束
    - 跨过桥小脑角池，成为后部神经束，在脑桥延髓连接处进入脑干
    - 进入脑干后分为 2 支，与耳蜗背侧核和耳蜗腹侧核形成突触
  - CN Ⅶ及 CN Ⅷ在内耳道池内的位置
    - CN Ⅶ在前上，蜗神经在前下
    - 在内耳道内，前庭上神经位于后上，前庭下神经位于后下；内耳道内的前庭神经节称为 Scarpa 神经节
- 桥小脑角 – 内耳道池内面神经（CN Ⅶ）
  - 在脑桥延髓交界处的神经根出口区出脑
  - 在桥小脑角池，走行在前庭蜗神经前方
  - 位于内耳道池的前上方
- 小脑前下动脉襻
  - 由基底动脉发出，上行进入内耳道
  - 在内耳道内延续为内听动脉
  - 在高分辨率 T₂WI 上与脑神经相似
  - 内听动脉发出 3 个分支供应内耳
- 桥小脑角池内的其他结构
  - 桥小脑角池后内侧的小脑绒球
  - 脉络丛可从第四脑室经 Luschka 孔进入桥小脑角池
- 内耳道池内的其他结构
  - 镰状嵴（水平嵴）：自内耳道底伸出的水平走行的骨性突起
  - 垂直嵴：内耳道底上部的垂直骨嵴
  - 蜗神经管：蜗神经在此出内耳道至耳蜗
  - 筛斑：内耳道和内耳前庭之间的有小孔的骨质

三、解剖成像要点

（一）关注要点
- 耳蜗内的 3 个腔
  - 鼓阶（后方）、中间阶和前庭阶（前方）
  - 常规成像不能显示中间阶

（二）影像学检查方法
- CN Ⅷ的蜗神经部分
  - 为前庭蜗神经影像学检查的主要目的
  - CT 骨窗用于外伤、耳硬化症和 Paget 病
  - MRI 用于诊断前庭神经鞘瘤和评估其他感觉神经性耳聋患者
- 单纯单侧感觉神经性耳聋的 MRI 成像方法
  - MRI 筛查方法为桥小脑角 – 内耳道薄层高分辨率 T₂WI
- 复杂感音神经性耳聋（单侧感音神经性耳聋 + 其他症状）的 MRI 成像方法
  - 全脑和颅后窝扫描序列
  - 首先行全脑轴位 T₂-FLAIR 扫描
  - 最后扫描序列为颅后窝和桥小脑角 – 内耳道轴位和冠状面薄层增强 T₁WI

（三）影像学易犯的错误
- 桥小脑角 – 内耳道的正常变异
  - 当正常结构出现不寻常的增粗时，会不利于放射科医生评估桥小脑角 – 内耳道
  - 高分辨率 T₂WI 上小脑前下动脉襻的流空信号
    - 在增强 T₁WI 上，不会明显强化
    - 在增强 T₁WI 上，内耳道内轻度强化影可能误认为小前庭神经鞘瘤
  - 在增强 T₁WI 上，内耳道壁骨髓间隙病灶可与内耳道肿瘤混淆
    - 确定病灶位置与内耳道池的关系
    - 可能需要行颞骨 CT 骨窗来判断此正常变异

四、临床意义

功能障碍
- 桥小脑角 – 内耳道病变最常见的表现为感音神经性耳聋
  - 单纯性单侧感音神经性耳聋：患者表现为单侧感觉神经性耳聋，无其他症状
  - 复杂感觉神经性耳聋：除单侧感觉神经性耳聋外，还有其他症状
    - 包括其他脑神经病、锥体束征和头痛等症状
- 蜗神经病变
  - 感觉神经性耳聋和耳鸣是主要症状
- 桥小脑角 – 内耳道内面神经病变
  - 周围性面神经病
    - 流泪、镫骨肌反射、舌前 2/3 味觉丧失，以及患侧面部表情肌瘫痪
    - 桥小脑角 – 内耳道内病变很少累及面神经
    - 如果排除了桥小脑角 – 内耳道和面神经病变，要考虑不是源于前庭神经的神经鞘瘤的原因，如面神经鞘瘤或转移性疾病

桥小脑角 – 内耳道示意图

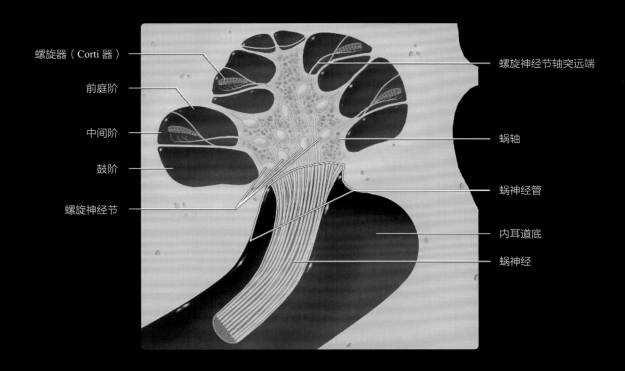

螺旋器（Corti 器）

前庭阶

中间阶

鼓阶

螺旋神经节

螺旋神经节轴突远端

蜗轴

蜗神经管

内耳道底

蜗神经

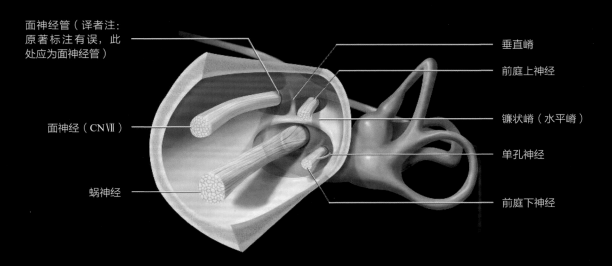

面神经管（译者注：原著标注有误，此处应为面神经管）

面神经（CN Ⅶ）

蜗神经

垂直嵴

前庭上神经

镰状嵴（水平嵴）

单孔神经

前庭下神经

上 放大的耳蜗轴位示意图显示蜗轴、蜗神经管和内耳道底的蜗神经。螺旋神经节细胞是双极细胞，轴突近端组成蜗神经，远端纤维分布到 Corti 器。现在常规应用的高分辨率 CT 和 MRI 显示鼓阶和前庭阶，但不能显示中间阶。**下** 示意图显示内耳道基底部。镰状嵴将下方的蜗神经和前庭下神经与上方的面神经和前庭上神经分开，而垂直嵴将面神经和前庭上神经分开。内耳道斜矢状面高分辨 T_2WI 对于准备进行人工耳蜗植入的患者非常关键，评估蜗神经是否存在，如无蜗神经，人工耳蜗植入效果显著降低

轴位 CT 骨窗

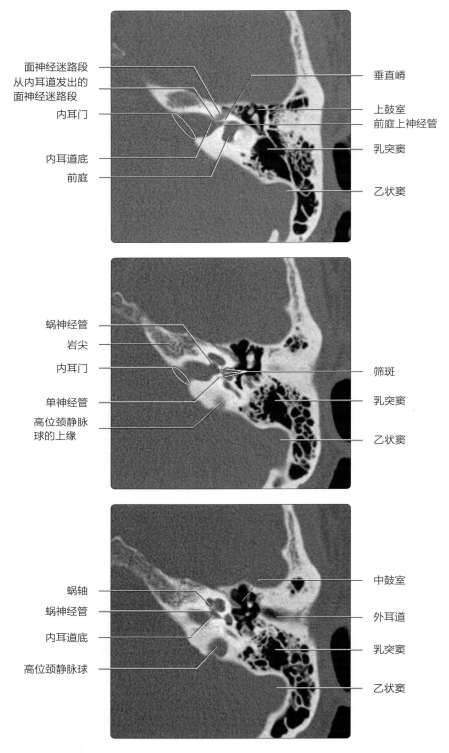

面神经迷路段
从内耳道发出的
面神经迷路段
内耳门
内耳道底
前庭

垂直嵴
上鼓室
前庭上神经管
乳突窦
乙状窦

蜗神经管
岩尖
内耳门
单神经管
高位颈静脉
球的上缘

筛斑
乳突窦
乙状窦

蜗轴
蜗神经管
内耳道底
高位颈静脉球

中鼓室
外耳道
乳突窦
乙状窦

上 左耳内耳道轴位 CT 骨窗由上至下 3 幅图像中的第 1 幅，显示从内耳道底前上方发出的面神经迷路段，也可见垂直嵴将前方的面神经迷路段和后方的前庭上神经管分开。**中** 内耳道底前下部通过蜗神经管与耳蜗相连，蜗神经通过蜗神经管进入蜗轴，内耳道底后外侧骨壁紧邻前庭内侧，前庭神经的多条分支穿过该壁（筛斑）到达前庭和半规管。**下** 蜗轴表现为耳蜗基底部高密度结构，从蜗神经管直接到耳蜗内。在内耳道的后方可见颈静脉球高位，突向上方

矢状面 T$_2$WI

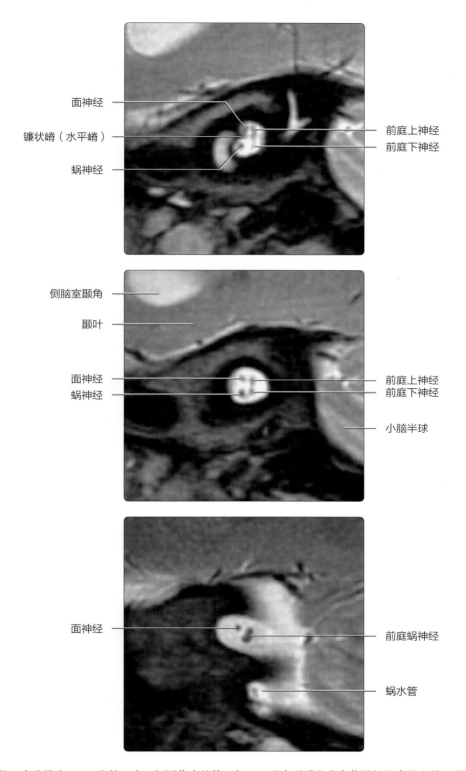

面神经
镰状嵴（水平嵴）
蜗神经
前庭上神经
前庭下神经

侧脑室颞角
颞叶
面神经
蜗神经
前庭上神经
前庭下神经
小脑半球

面神经
前庭蜗神经
蜗水管

上 内耳道斜矢状面高分辨率 T$_2$WI 由外至内 3 幅图像中的第 1 幅，显示内耳道底为高信号的脑脊液充填，其中的水平走行的低信号影为镰状嵴，面神经位于前上方，而蜗神经位于前下方。**中** 内耳道中部图像，清晰显示 4 条分开的神经，正常情况下，前下方的蜗神经略粗于其他 3 条神经。**下** 内耳门层面显示面神经位于前庭蜗神经的正前方，两条神经表现为棒球手接球手套（前庭蜗神经）中的球（面神经），前庭蜗神经包括蜗神经、前庭下神经和前庭上神经

横断面 T₂WI

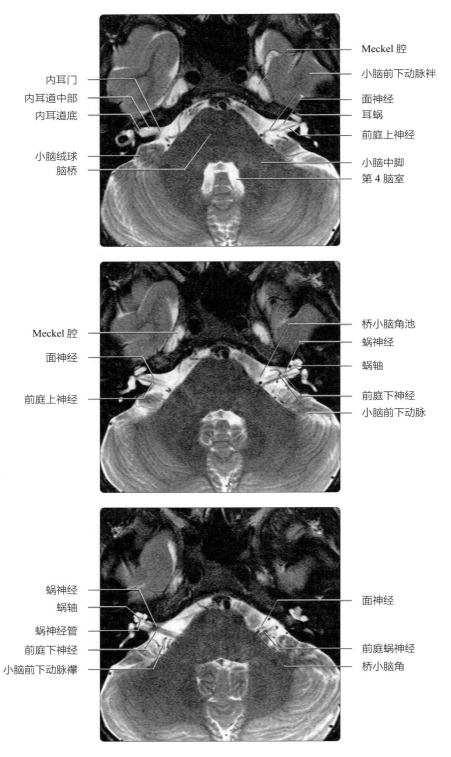

内耳门
内耳道中部
内耳道底

小脑绒球
脑桥

Meckel 腔
小脑前下动脉袢
面神经
耳蜗
前庭上神经
小脑中脚
第 4 脑室

Meckel 腔
面神经

前庭上神经

桥小脑角池
蜗神经
蜗轴
前庭下神经
小脑前下动脉

蜗神经
蜗轴
蜗神经管
前庭下神经
小脑前下动脉襻

面神经

前庭蜗神经
桥小脑角

上 由上至下 3 幅轴位 T₂WI 图像中的第 1 幅，显示右侧内耳门、内耳道中部和内耳道底，左侧小脑前下动脉表现为通过桥小脑角池的环形低信号流空影，还可见左侧内耳道内的面神经和前庭上神经。 **中** 右侧内耳道内的面神经和前庭上神经及左侧内耳道内的蜗神经和前庭下神经。 **下** 右侧内耳道底蜗神经，从蜗神经管出来进入蜗轴，同时可见左侧桥小脑角池内前庭蜗神经于此处出脑干

冠状面 T₂WI

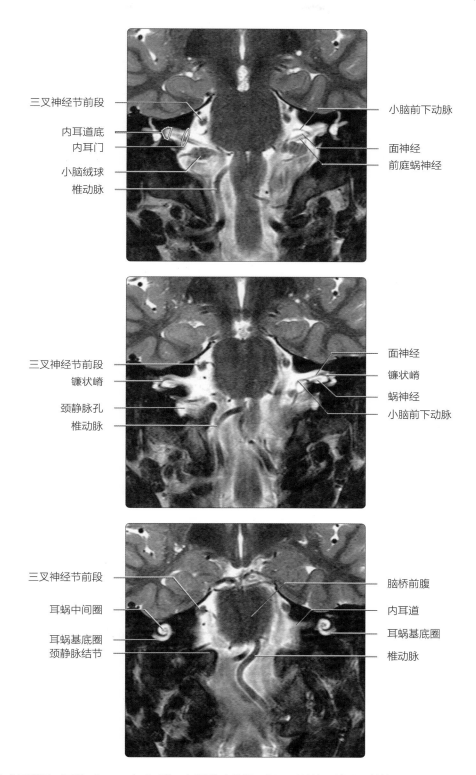

三叉神经节前段
内耳道底
内耳门
小脑绒球
椎动脉
小脑前下动脉
面神经
前庭蜗神经

三叉神经节前段
镰状嵴
颈静脉孔
椎动脉
面神经
镰状嵴
蜗神经
小脑前下动脉

三叉神经节前段
耳蜗中间圈
耳蜗基底圈
颈静脉结节
脑桥前腹
内耳道
耳蜗基底圈
椎动脉

（上）桥小脑角和内耳道层面冠状面 T₂WI 由后至前 3 幅图像中的第 1 幅，可见该区域重要结构，包括三叉神经节前段、小脑前下动脉襻、小脑绒球和椎动脉。（中）内耳道底的镰状嵴，其上方为面神经和前庭上神经，下方为蜗神经和前庭下神经。（下）耳蜗层面可见脑桥前腹，三叉神经节前段位于桥小脑角池的前上方，而颈静脉结节位于前下方

颞下颌关节
Temporomandibular Joint

张玲玉　于文玲　**译**　鲜军舫　**校**

一、术语

定义

● 颞下颌关节（TMJ）：下颌骨和颞骨之间的关节

二、影像解剖

（一）概述

● 具有 2 种功能性运动方式（旋转和平移）的复杂动关节（滑车关节，又名屈戌关节），正常情况下允许 40～50mm 的张口度（最大切牙开度）
  ○ 下关节腔（下颌骨髁突和关节盘之间）内的初始屈戌（旋转）运动负责最大张口度的前 20mm
  ○ 随后，上关节腔（关节盘和下颌窝之间）的滑动（平移）运动负责余下的 20～30 mm 的开口度

（二）内容物

● 颞下颌关节的关节面
  ○ 颞骨鳞部的下表面包括下颌窝和关节结节
    − 下颌窝（关节窝）位于外耳道的前方
    − 关节结节位于下颌窝的前面
  ○ 下颌骨髁突：髁突头和颈，下颌支向后的突起
● 关节盘：椭圆形、哑铃状、双凹面的 I 型胶原纤维板
  ○ 关节盘上表面：具凹凸形态，适合于关节结节和下颌窝；关节盘下表面：呈凹形，适合于髁突头
  ○ 关节盘中间带在前带和后带之间
  ○ 前带：前部附着于关节囊，部分与翼外肌上头融合
  ○ 后带：关节盘后缘分为两层，称为双板区
    − 上部：由疏松的弹性纤维组织组成，附着于下颌窝后部
    − 下部：由致密的纤维组织组成，附着于下颌骨髁突后缘
  ○ 在内侧和外侧，关节盘附着于关节囊和下颌骨髁突的内、外侧
● 颞下颌关节腔：关节盘将关节腔分为上、下两腔
  ○ 上关节腔：在关节盘和颞骨下颌窝之间
    − 容积：正常为 2ml，但病理情况下可增加至 6ml
  ○ 下关节腔：在关节盘和髁突之间，有 2 个明显的隐窝
    − 前隐窝：在髁突头前方
    − 后隐窝：在髁突头后方、关节盘在髁突颈后部后附着处的深处
    − 容量：正常为 1ml，但病理情况下可增加至 2ml
● 颞下颌关节囊和韧带
  ○ 关节囊：漏斗形，从颞骨向下延伸，附着于髁突颈
  ○ 颞下颌关节韧带
    − 颞下颌韧带：外侧韧带，上方附着于颧弓根的关节结节，下方附着于下颌骨髁突颈外表面

− 蝶下颌韧带：内侧韧带，上方附着于蝶棘，下方附着于下颌小舌

（三）颞下颌关节的 MRI 表现

● 关节盘：T_1WI 和 T_2WI 均为低信号
● 关节盘运动
  ○ 开始张口时，下关节旋转
  ○ 口完全张开时，下颌骨髁突向前下方滑动至关节结节
  ○ 关节盘也沿相同方向滑动，直至其后部的弹性纤维附着处拉伸到极限
● 闭口位矢状面 MRI：在闭口位矢状面 MRI 图像上，关节盘在关节间隙前 1/2 呈 S 形
  ○ 相对于下颌骨髁突，低信号关节盘后带与中等信号双板区的交界处位于"12 点钟"位置
  ○ 前带位于关节结节的正下方
● 开口位矢状面 MRI：关节盘呈蝴蝶结状，位于髁突结节前下方、下颌骨髁突的上方

三、解剖成像要点

（一）推荐的影像学检查方法

● 大多数颞下颌关节影像学检查用于颞下颌关节紊乱（关节盘位置异常）或颞下颌关节退行性病变
● MRI 是评估颞下颌关节软组织（特别是关节盘）的最佳检查方法
● 矢状面 MRI 是颞下颌关节影像学检查的主要方法，在大多数情况下取代了关节造影术
  ○ 需要扫描闭口位冠状面 T_1WI、闭口位和开口位矢状面 T_1WI 和 T_2WI；对于评估关节积液，脂肪抑制后 T_2WI 最佳
● CT 骨窗用于评估骨性结构
  ○ 多排螺旋 CT 骨窗轴位扫描，层厚 1mm，行矢状面和冠状面重建
  ○ 关节内紊乱的 Wilkes 分类结合了髁突、关节盘进行性退变的临床和影像学特征

（二）影像学易犯的错误

● 当张口、闭口运动明显受限时，仔细观察关节盘异常
● 观察冠状面图像，评估关节盘的侧方移位

四、临床意义

临床重要性

● 真正的颞下颌关节紊乱是颞下颌关节疼痛或活动受限的部分原因（大多数是由于肌筋膜疼痛）；尽管颞下颌关节肿瘤罕见，但包括发育性和牙源性囊肿或肿瘤以及罕见的恶性肿瘤，如软骨肉瘤

颞下颌关节示意图

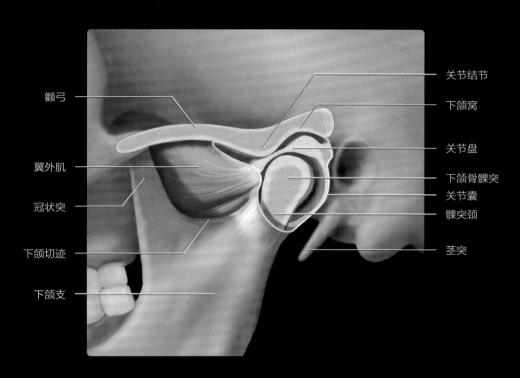

关节结节

下颌窝

关节盘

下颌骨髁突

关节囊

髁突颈

茎突

颧弓

翼外肌

冠状突

下颌切迹

下颌支

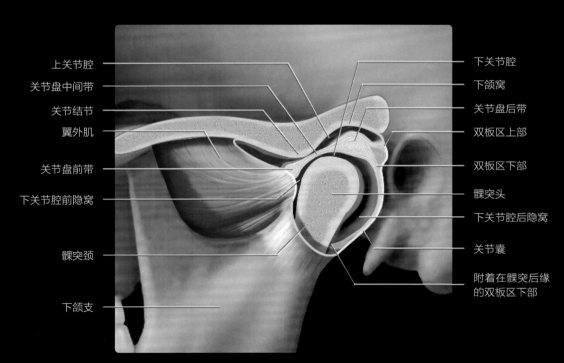

上关节腔

关节盘中间带

关节结节

翼外肌

关节盘前带

下关节腔前隐窝

髁突颈

下颌支

下关节腔

下颌窝

关节盘后带

双板区上部

双板区下部

髁突头

下关节腔后隐窝

关节囊

附着在髁突后缘
的双板区下部

上 侧位示意图显示颞下颌关节处髁突头与颅底的关系，颞下颌关节的主要结构包括下颌骨髁突、关节盘、下颌窝和关节结节。
下 颞下颌关节的侧位放大示意图显示关节盘及其前后带，连接关节盘前、后带的中间较薄部分称为中间带，关节盘将关节分
为上关节腔和下关节腔，前带与翼外肌相连，后带的后缘称为双板区，上柱附着于下颌窝后部，下柱附着于下颌髁突后缘

3D-VRT CT 骨窗

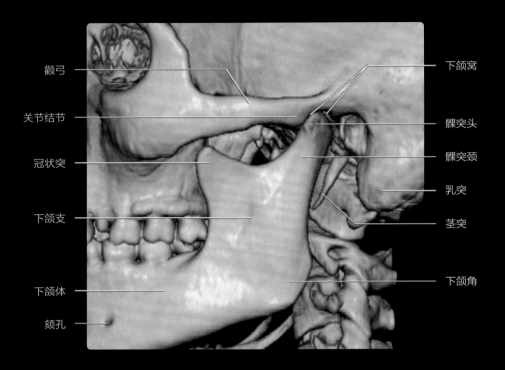

颧弓
关节结节
冠状突
下颌支
下颌体
颏孔

下颌窝
髁突头
髁突颈
乳突
茎突
下颌角

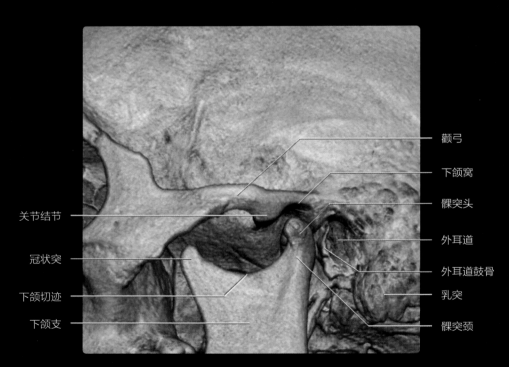

关节结节
冠状突
下颌切迹
下颌支

颧弓
下颌窝
髁突头
外耳道
外耳道鼓骨
乳突
髁突颈

<u>上</u> 颞下颌关节骨性解剖的矢状面 3D-VRT 图像示意图，髁突头位于颧弓后部深处的下颌窝内。在创伤情况下，颧弓在外侧为颞下颌关节提供一定程度的保护。所有下颌骨创伤病例均应对颞下颌关节进行全面评估，以确保没有发生下颌骨髁突脱位。
<u>下</u> 颞下颌关节骨性解剖的矢状面 3D-VRT 图像放大示意图。在闭口位或咬合位时，髁突头位于下颌窝内。开口位（未显示）时，髁突头向前下滑移到关节结节水平。可见髁突头和外耳道鼓骨之间关系密切。向上击打下颌骨很容易导致外耳道骨部骨折

CT 骨窗

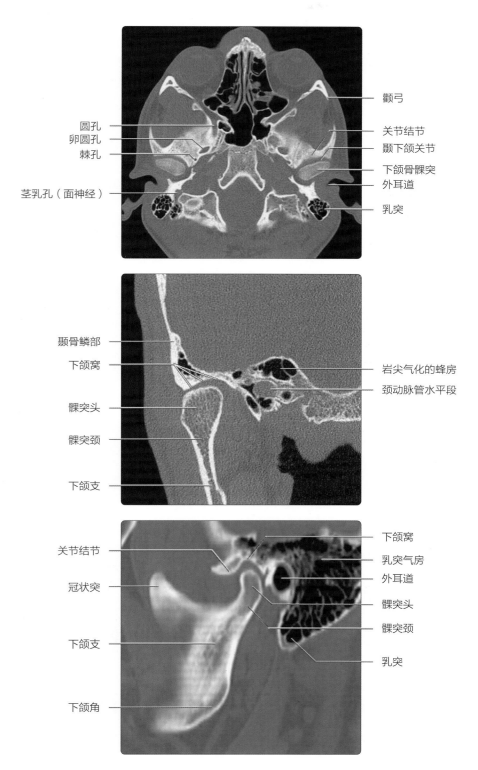

颧弓

圆孔
卵圆孔
棘孔

关节结节
颞下颌关节

茎乳孔（面神经）

下颌骨髁突
外耳道

乳突

颞骨鳞部
下颌窝

岩尖气化的蜂房
颈动脉管水平段

髁突头

髁突颈

下颌支

关节结节

下颌窝

冠状突

乳突气房
外耳道

下颌支

髁突头
髁突颈

下颌角

乳突

上 轴位 CT 骨窗显示颞下颌关节的下颌骨髁突与关节结节的关系，棘孔位于颞下颌关节的前内侧，内有脑膜中动脉走行。在此层面，关节结节为颧弓的后附着点。**中** 右侧颞下颌关节的冠状面 CT 骨窗显示右侧下颌骨髁突和下颌窝的关系。闭口位的冠状面图像显示颈动脉管水平段位于颞下颌关节的内侧，颞下颌关节上方可见不同气化程度的颞骨气房。**下** 矢状面 CT 骨窗重建图像显示颞下颌关节的骨性解剖关系，在正常情况下的闭口位时，下颌骨髁突位于下颌窝内

矢状面 T₁WI

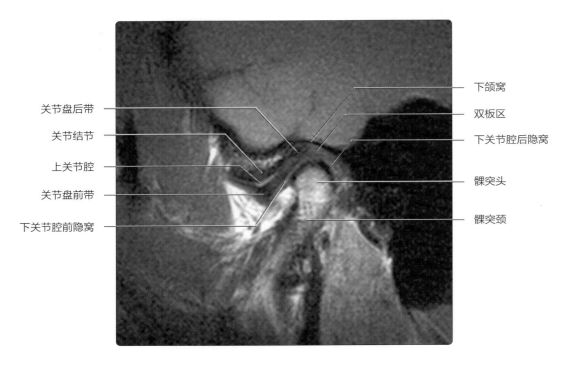

关节盘后带

关节结节

上关节腔

关节盘前带

下关节腔前隐窝

下颌窝

双板区

下关节腔后隐窝

髁突头

髁突颈

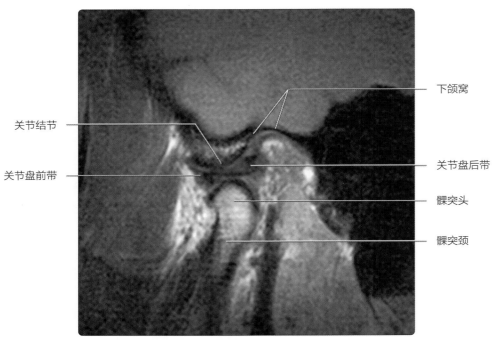

关节结节

关节盘前带

下颌窝

关节盘后带

髁突头

髁突颈

上 闭口位矢状面 T₁WI 显示髁突头位于下颌窝内，低信号的关节盘呈 S 形，位于关节间隙的前 1/2。在闭口位时，相对于髁突头，低信号的关节盘后带与中等信号双板区的交界处常位于 "12 点钟" 位置。**下** 开口位矢状面 T₁WI，髁突头向前下方滑移到关节结节的下方，关节盘移到关节结节和下颌骨髁突之间的位置，呈蝴蝶结状。关节盘和下颌骨髁突必须完成这种前移，颞下颌关节才能正常发挥功能，当关节盘无法完成这种前移时，就会出现颞下颌关节紊乱（由医学博士 J.Fuentes 提供）

矢状面 T₂WI

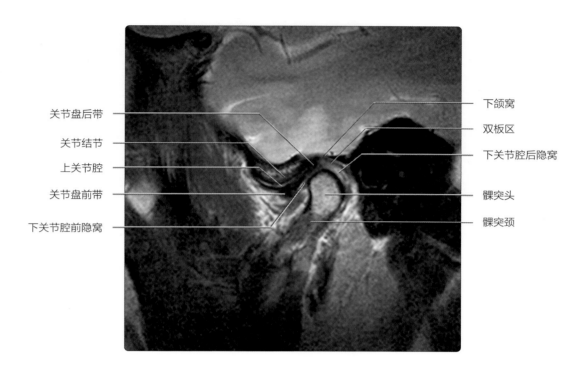

关节盘后带　　　　　　　　　　下颌窝
关节结节　　　　　　　　　　　双板区
上关节腔　　　　　　　　　　　下关节腔后隐窝
关节盘前带　　　　　　　　　　髁突头
下关节腔前隐窝　　　　　　　　髁突颈

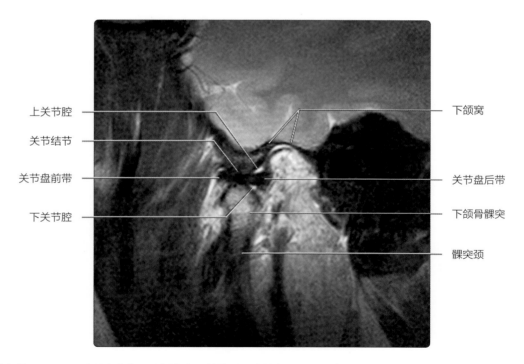

上关节腔　　　　　　　　　　　下颌窝
关节结节
关节盘前带　　　　　　　　　　关节盘后带
下关节腔　　　　　　　　　　　下颌骨髁突
　　　　　　　　　　　　　　　髁突颈

上 闭口位矢状面 T₂WI 显示髁突头位于下颌窝内，低信号的关节盘呈 S 形，位于关节间隙的前 1/2。在闭口位时，相对于髁突头，低信号的关节盘后带与中等信号双板区的交界处常位于"12 点钟"位置。**下** 开口位矢状面 T₂WI 显示髁突头向前下方滑移到关节结节的下方，关节盘也移到关节结节和下颌骨髁突之间的位置，呈蝴蝶结状。关节盘和下颌骨髁突必须完成这种前下方移动，颞下颌关节才能正常发挥功能（由医学博士 J.Fuentes 提供）

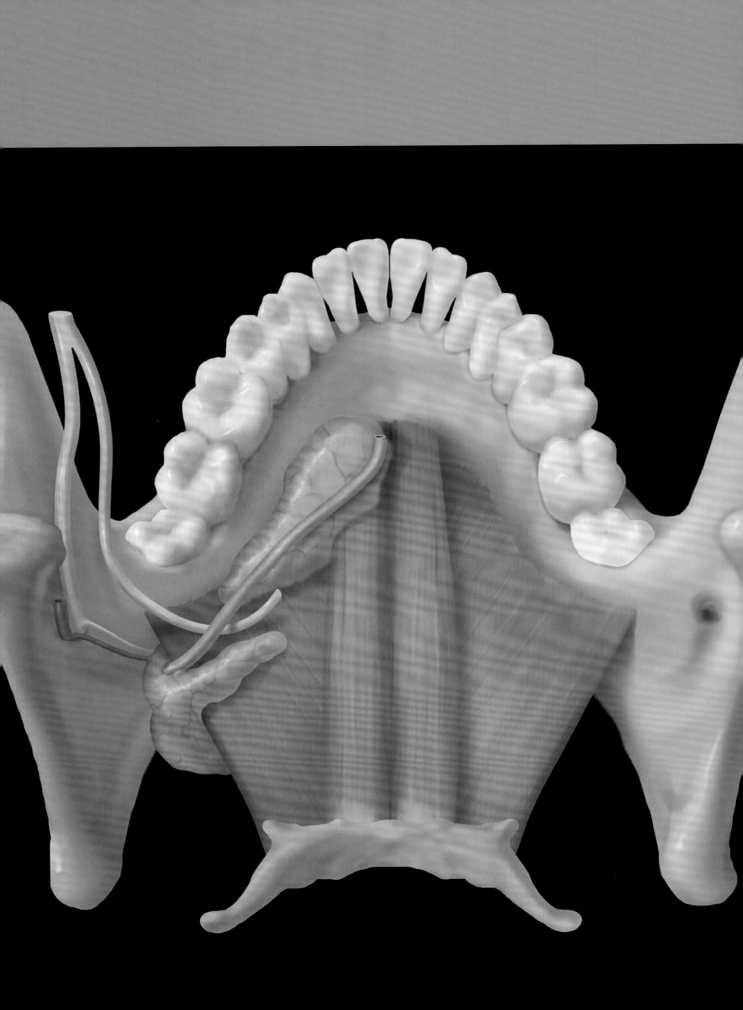

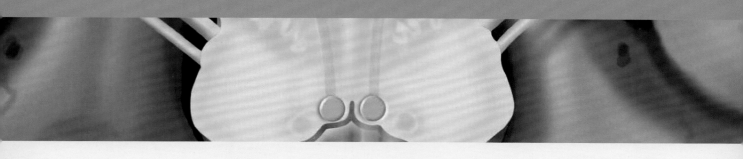

第二篇
脑神经
Cranial Nerves

脑神经概述
Cranial Nerves Overview

苏亚萍　于文玲　**译**　鲜军舫　**校**

一、术语

缩略语

- 嗅神经：CN Ⅰ
- 视神经：CN Ⅱ
- 动眼神经：CN Ⅲ
- 滑车神经：CN Ⅳ
- 三叉神经：CN Ⅴ
- 展神经：CN Ⅵ
- 面神经：CN Ⅶ
- 前庭蜗神经：CN Ⅷ
- 舌咽神经：CN Ⅸ
- 迷走神经：CN Ⅹ
- 副神经：CN Ⅺ
- 舌下神经：CN Ⅻ

二、影像解剖

概述

- 基于脑干起源区域的脑神经分组
  - 间脑：CN Ⅱ
  - 中脑：CN Ⅲ 和 CN Ⅳ
  - 脑桥：CN Ⅴ、CN Ⅵ、CN Ⅶ 和 CN Ⅷ
  - 延髓：CN Ⅸ、CN Ⅹ、CN Ⅺ 和 CN Ⅻ

三、解剖成像要点

（一）推荐的影像学检查方法

- MRI 是单一或复杂脑神经病变的最佳影像检查方法
  - 唯一的例外是迷走神经远端病变，需要对左侧主肺动脉窗进行影像学检查
    - 采用 CT 增强扫描较好，因为其受呼吸、吞咽和咳嗽运动的影响较小
- 如果病变位于颅底、鼻窦或下颌骨等骨性区域，强烈建议行 CT 骨窗扫描，提供骨性解剖和病变相关的补充信息
  - 如果有完整的 T_1WI、T_2WI 和增强后 T_1WI，则无须 CT 增强扫描

（二）影像学检查方法

- 脑神经并不止于颅底
- 必须对受累脑神经的全程进行影像学检查
  - CN Ⅰ、CN Ⅱ、CN Ⅲ、CN Ⅳ 和 CN Ⅵ：包括专门的眼眶扫描序列
  - CN Ⅴ：如果 CN Ⅴ₃ 受累，则包括整个面部，一直到下颌骨下部
  - CN Ⅶ：包括桥小脑角、颞骨和腮腺间隙
  - CN Ⅷ：包括桥小脑角 – 内耳道和内耳
  - CN Ⅸ～CN Ⅻ：包括基底池、颅底、鼻咽部颈动脉间隙
    - CN Ⅹ：为全面评估喉返神经病灶，需从颈动脉间隙到左侧的主肺动脉窗、右侧的颈胸交界处
    - CN Ⅻ：扫描要达舌骨，包括远端颈襻，因为其上升至舌下间隙

（三）影像学易犯的错误

- 放射科医生忘记对与受累脑神经相关的颅外结构进行成像检查

四、临床意义

临床重要性

- 脑神经及功能
  - 嗅神经（CNI）
    - 嗅觉
  - 视神经（CN Ⅱ）
    - 视觉
  - 动眼神经（CN Ⅲ）
    - 除外直肌及上斜肌外，支配所有眼外肌运动
    - 副交感神经支配睫状肌和瞳孔括约肌
  - 滑车神经（CN Ⅳ）
    - 支配上斜肌运动
  - 三叉神经（CN Ⅴ）
    - 支配咀嚼肌、二腹肌前腹、下颌舌骨肌、鼓膜张肌和腭肌的运动（V_3）
    - 支配前额和鼻（V_1）、脸颊和颏（V_3）表面的感觉
    - 支配鼻、鼻窦、脑膜的表面和鼓膜外表面（耳颞神经）感觉
  - 展神经（CN Ⅵ）
    - 支配外直肌的运动
  - 面神经（CN Ⅶ）
    - 支配面部表情肌的运动
    - 支配镫骨肌的运动
    - 副交感神经支配泪腺、下颌下腺、舌下腺
    - 支配舌前 2/3 的味觉（鼓索神经）
    - 支配耳周皮肤、鼓膜外表面的一般感觉
  - 前庭蜗神经（CN Ⅷ）
    - 听觉和平衡觉
  - 舌咽神经（CN Ⅸ）
    - 支配茎突咽肌运动
    - 副交感神经支配腮腺
    - 内脏感觉神经支配颈动脉体
    - 舌后 1/3 的味觉
    - 支配舌后 1/3 和鼓膜内表面的一般感觉
  - 迷走神经（CN Ⅹ）
    - 支配咽肌和喉肌的运动
    - 副交感神经支配咽、喉、胸和腹部内脏
    - 支配咽、喉和内脏的内脏感觉
    - 支配外耳周围小范围的一般感觉
  - 副神经（CN Ⅺ）
    - 支配胸锁乳突肌及斜方肌的运动
  - 舌下神经（CN Ⅻ）
    - 支配除舌腭肌以外的舌内肌及舌外肌的运动

脑神经示意图（一）

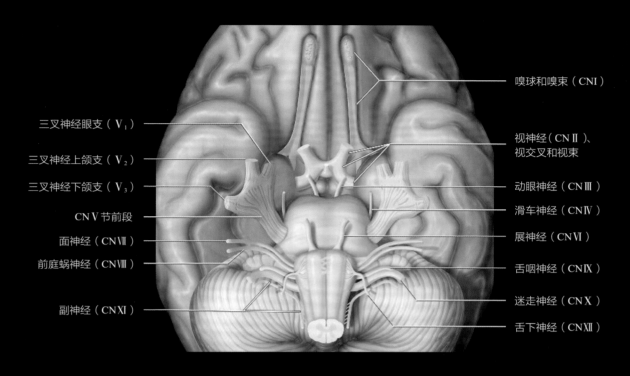

三叉神经眼支（V₁）
三叉神经上颌支（V₂）
三叉神经下颌支（V₃）
CN V 节前段
面神经（CN VII）
前庭蜗神经（CN VIII）
副神经（CN XI）

嗅球和嗅束（CN I）
视神经（CN II）、视交叉和视束
动眼神经（CN III）
滑车神经（CN IV）
展神经（CN VI）
舌咽神经（CN IX）
迷走神经（CN X）
舌下神经（CN XII）

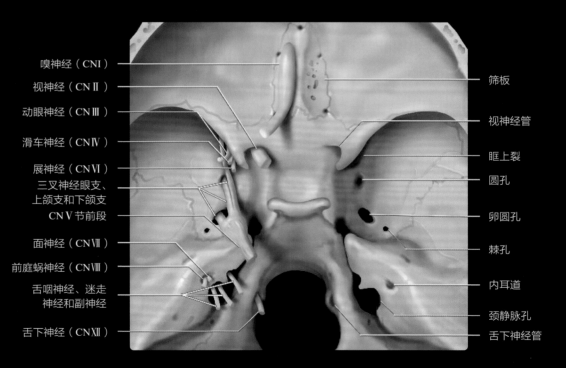

嗅神经（CN I）
视神经（CN II）
动眼神经（CN III）
滑车神经（CN IV）
展神经（CN VI）
三叉神经眼支、上颌支和下颌支
CN V 节前段
面神经（CN VII）
前庭蜗神经（CN VIII）
舌咽神经、迷走神经和副神经
舌下神经（CN XII）

筛板
视神经管
眶上裂
圆孔
卵圆孔
棘孔
内耳道
颈静脉孔
舌下神经管

上 脑干下面观示意图，显示所有的脑神经；CN III～CN IV 与中脑相关，CN V～CN VIII 与脑桥相关，CN IX～CN XII 从延髓的不同面发出。**下** 颅底上面观示意图，右侧显示颅底孔道，左侧显示相关的脑神经。CN I 的终末支通过筛骨筛板上的许多开口出颅，CN II 通过视神经管出颅，CN III、CN IV、CN VI 和 CN V₁ 均通过眶上裂出颅，CN V₂ 通过圆孔出颅，CN V₃ 通过卵圆孔出颅，CN VII 和 CN VIII 位于内耳道，CN IX～CN XI 位于颈静脉孔。最后，CN XII 通过舌下神经管离开基底池

脑神经示意图（二）

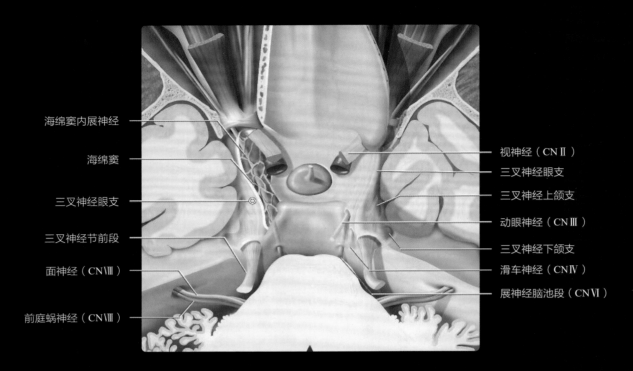

海绵窦内展神经
海绵窦
三叉神经眼支
三叉神经节前段
面神经（CN Ⅷ）
前庭蜗神经（CN Ⅷ）

视神经（CN Ⅱ）
三叉神经眼支
三叉神经上颌支
动眼神经（CN Ⅲ）
三叉神经下颌支
滑车神经（CN Ⅳ）
展神经脑池段（CN Ⅵ）

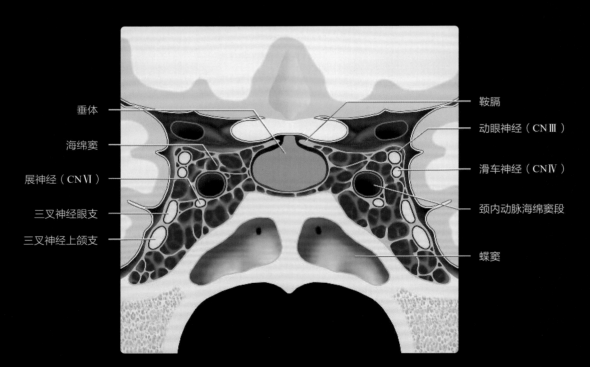

垂体
海绵窦
展神经（CN Ⅵ）
三叉神经眼支
三叉神经上颌支

鞍膈
动眼神经（CN Ⅲ）
滑车神经（CN Ⅳ）
颈内动脉海绵窦段
蝶窦

上 桥前池和海绵窦区域轴位上面观示意图，三叉神经节前段位于桥前池外侧，通过三叉神经孔进入 Meckel 腔。CN Ⅲ、CN Ⅳ 和 CN Ⅳ 穿过硬脑膜进入海绵窦，只有展神经位于海绵窦的静脉窦内，而动眼神经和滑车神经在海绵窦壁内走行。**下** 海绵窦冠状面后面观示意图，展神经是唯一一完全走行于海绵窦内的脑神经，动眼神经和滑车神经进入海绵窦顶壁，动眼神经在含脑脊液的管状脑池中走行很短距离后进入海绵窦外侧壁，滑车神经立即埋入海绵窦外侧壁内，三叉神经眼支和三叉神经上颌支位于海绵窦的外侧壁，而三叉神经下颌支则完全绕过了海绵窦。交感神经也沿着颈内动脉海绵窦段走行

脑神经示意图（三）

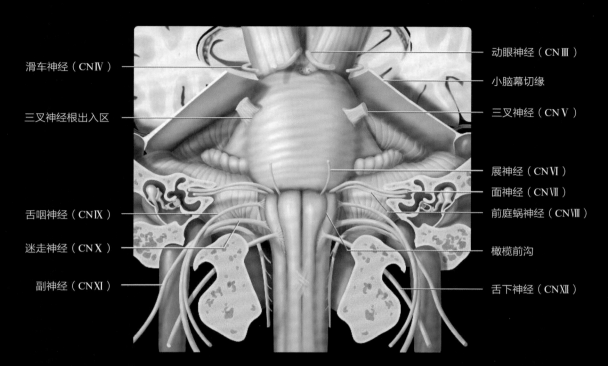

滑车神经（CNⅣ）

三叉神经根出入区

舌咽神经（CNⅨ）

迷走神经（CNⅩ）

副神经（CNⅪ）

动眼神经（CNⅢ）

小脑幕切缘

三叉神经（CNⅤ）

展神经（CNⅥ）

面神经（CNⅦ）

前庭蜗神经（CNⅧ）

橄榄前沟

舌下神经（CNⅫ）

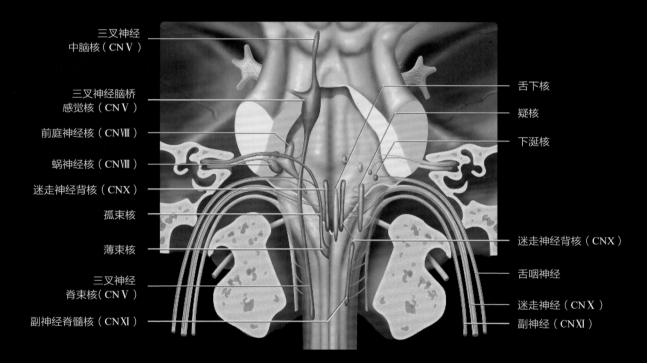

三叉神经
中脑核（CNⅤ）

三叉神经脑桥
感觉核（CNⅤ）

前庭神经核（CNⅧ）

蜗神经核（CNⅧ）

迷走神经背核（CNⅩ）

孤束核

薄束核

三叉神经
脊束核（CNⅤ）

副神经脊髓核（CNⅪ）

舌下核

疑核

下涎核

迷走神经背核（CNⅩ）

舌咽神经

迷走神经（CNⅩ）

副神经（CNⅪ）

上 脑干及发出的脑神经正面观示意图，动眼神经从中脑出来后进入脚间池，滑车神经在小脑幕边缘沿中脑外侧绕行，展神经在脑桥 - 延髓交界处出脑，面神经和前庭蜗神经从桥小脑角出脑干。在下方，CNⅨ～CNⅪ在橄榄后沟内从延髓外侧出来，舌下神经由橄榄前沟出脑。 下 脑干后面观示意图，重点显示下部脑神经核，右侧是传出纤维，左侧是与脑干核团连接的传入纤维。主要显示为舌咽神经和副神经提供自主运动纤维的疑核，经舌咽神经向腮腺提供分泌运动纤维的下涎核，为迷走神经提供不自主运动和感觉纤维的背侧运动核；接受来自面神经和舌咽神经味觉的孤束核

轴位 CT 骨窗（一）

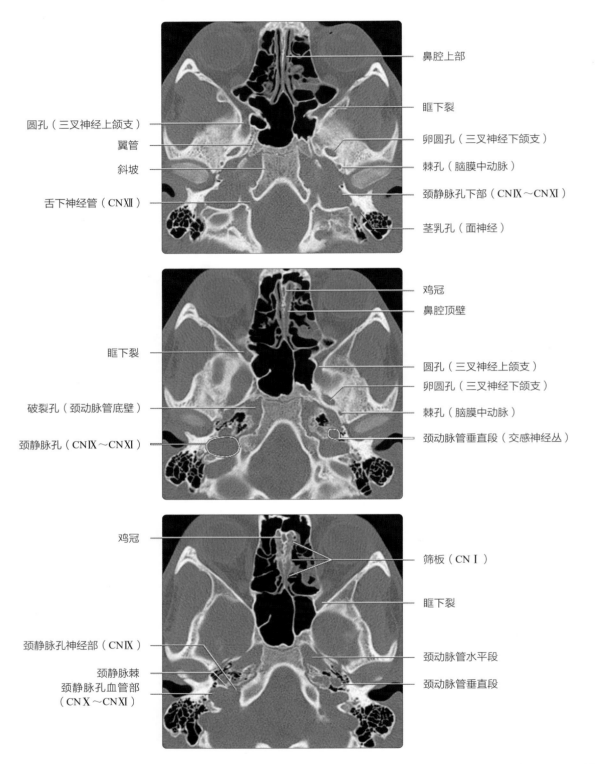

圆孔（三叉神经上颌支）
翼管
斜坡
舌下神经管（CN XII）

鼻腔上部
眶下裂
卵圆孔（三叉神经下颌支）
棘孔（脑膜中动脉）
颈静脉孔下部（CN IX～CN XI）
茎乳孔（面神经）

眶下裂
破裂孔（颈动脉管底壁）
颈静脉孔（CN IX～CN XI）

鸡冠
鼻腔顶壁
圆孔（三叉神经上颌支）
卵圆孔（三叉神经下颌支）
棘孔（脑膜中动脉）
颈动脉管垂直段（交感神经丛）

鸡冠
颈静脉孔神经部（CN IX）
颈静脉棘
颈静脉孔血管部
（CN X～CN XI）

筛板（CN I）
眶下裂
颈动脉管水平段
颈动脉管垂直段

▲上 颅底轴位 CT 骨窗由下至上连续 6 幅图像中的第 1 幅，显示蝶骨的孔，包括圆孔（三叉神经上颌支）和卵圆孔（三叉神经下颌支），斜后方可见双侧枕骨内的舌下神经管。▲中 颈静脉孔下部层面，在颈静脉孔的前方也可见颈动脉管垂直段的入口。颈静脉孔在此层面呈卵圆形。颈动脉管岩部水平段前内侧的底壁称为破裂孔。▲下 筛板层面显示颈静脉棘将颈静脉孔分为前方的神经部（舌咽神经、Jacobsen 神经和岩下窦）和后外方的血管部（迷走神经、副神经、Arnold 神经和颈静脉球）

轴位 CT 骨窗（二）

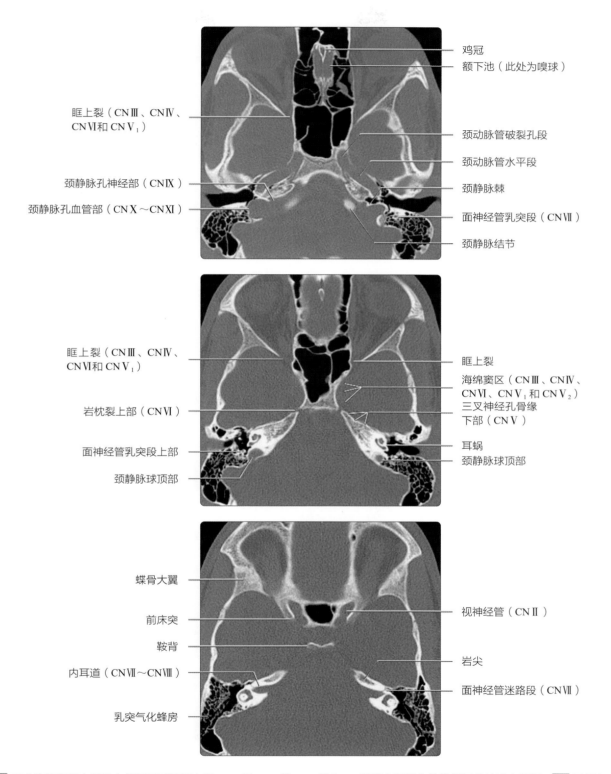

鸡冠

额下池（此处为嗅球）

眶上裂（CN Ⅲ、CN Ⅳ、CN Ⅵ 和 CN Ⅴ₁）

颈动脉管破裂孔段

颈动脉管水平段

颈静脉孔神经部（CN Ⅸ）

颈静脉棘

颈静脉孔血管部（CN Ⅹ～CN Ⅺ）

面神经管乳突段（CN Ⅶ）

颈静脉结节

眶上裂（CN Ⅲ、CN Ⅳ、CN Ⅵ 和 CN Ⅴ₁）

眶上裂

海绵窦区（CN Ⅲ、CN Ⅳ、CN Ⅵ、CN Ⅴ₁ 和 CN Ⅴ₂）

三叉神经孔骨缘下部（CN Ⅴ）

岩枕裂上部（CN Ⅵ）

面神经管乳突段上部

耳蜗

颈静脉球顶部

颈静脉球顶部

蝶骨大翼

前床突

视神经管（CN Ⅱ）

鞍背

内耳道（CN Ⅶ～CN Ⅷ）

岩尖

乳突气化蜂房

面神经管迷路段（CN Ⅶ）

上 颈动脉管岩部水平段中部层面可见眶上裂，CN Ⅲ、CN Ⅳ、CN Ⅵ 和 CN Ⅴ 眼支及眼上静脉都经此处进入眼眶。**中** 耳蜗和岩尖上部层面可见岩枕裂，大致是展神经穿过硬脑膜离开桥前池进入海绵窦的位置。在骨窗 CT 上，海绵窦区只能大致估计。还可见三叉神经孔的下缘。**下** 在最上部 CT 图像上可见内耳道，面神经（CN Ⅶ）和前庭蜗神经（CN Ⅷ）在内耳道内走行。视神经（CN Ⅱ）经前床突内侧的视神经管进入眼眶

轴位 T₂WI（一）

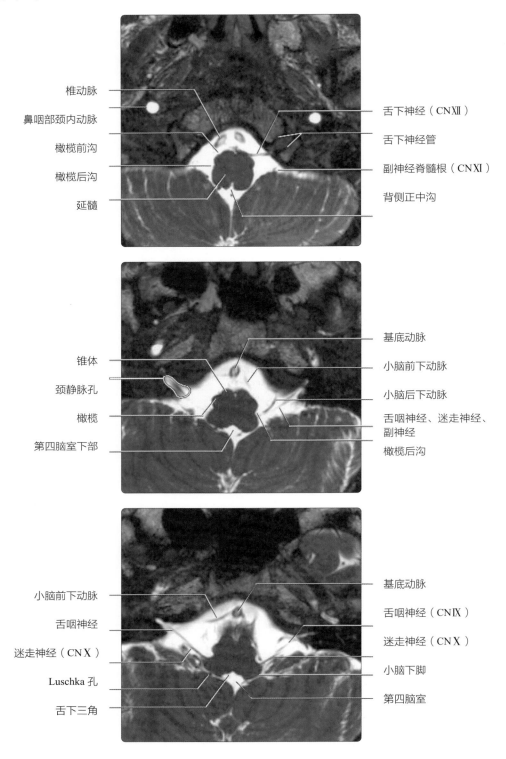

椎动脉
鼻咽部颈内动脉
橄榄前沟
橄榄后沟
延髓

舌下神经（CN Ⅻ）
舌下神经管
副神经脊髓根（CN Ⅺ）
背侧正中沟

锥体
颈静脉孔
橄榄
第四脑室下部

基底动脉
小脑前下动脉
小脑后下动脉
舌咽神经、迷走神经、副神经
橄榄后沟

小脑前下动脉
舌咽神经
迷走神经（CN Ⅹ）
Luschka 孔
舌下三角

基底动脉
舌咽神经（CN Ⅸ）
迷走神经（CN Ⅹ）
小脑下脚
第四脑室

上 轴位 T₂WI 由下至上 12 幅图像中的第 1 幅，显示左侧舌下神经从延髓的橄榄前沟出来。副神经脊髓根（CN Ⅺ）通过枕骨大孔后在脑干外侧上行，与副神经颅根汇合，然后通过颈静脉孔出颅。**中** 舌咽神经（CN Ⅸ）、迷走神经（CN Ⅹ）和副神经（CN Ⅺ）颅（球）根在橄榄后沟内从橄榄后方的脑干外侧发出，并通过颈静脉孔出颅底。不要将小脑后下动脉或前下动脉与脑神经混淆。**下** 舌下神经核（CN Ⅻ）在第四脑室底部形成一个特征性突起，称为舌下三角。在基底池中，很难区分舌咽神经和迷走神经

轴位 T₂WI（二）

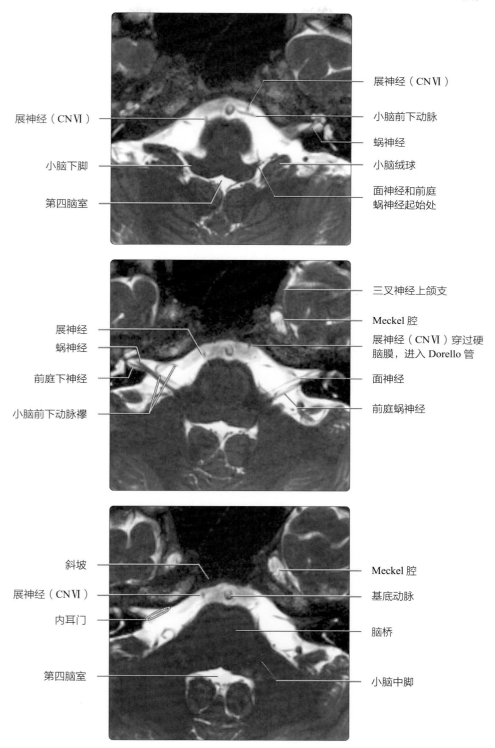

展神经（CN Ⅵ）

展神经（CN Ⅵ）
小脑前下动脉
蜗神经
小脑绒球
面神经和前庭蜗神经起始处

小脑下脚
第四脑室

三叉神经上颌支
Meckel 腔
展神经（CN Ⅵ）穿过硬脑膜，进入 Dorello 管
面神经
前庭蜗神经

展神经
蜗神经
前庭下神经
小脑前下动脉襻

斜坡
展神经（CN Ⅵ）
内耳门
第四脑室

Meckel 腔
基底动脉
脑桥
小脑中脚

上 展神经（CN Ⅵ）在锥体上方脑桥延髓交界处从脑干前部发出上行，经桥前池到斜坡。蜗神经核位于小脑下脚（绳状体）的外侧表面。中 面神经和前庭蜗神经在脑桥延髓交界处从脑干外侧发出，进入桥小脑角池，在桥小脑角池内，面神经位于前庭蜗神经的前方。注意患者左侧展神经穿透硬脑膜进入 Dorello 管，该管为硬脑膜间通道，在基底静脉丛内沿斜坡背侧在海绵窦内走行。下 Meckel 腔由硬脑膜反折形成，内衬蛛网膜，含有脑脊液。Gasserian 神经节（三叉神经节）呈半月形，位于 Meckel 腔的前下方

轴位 T₂WI（三）

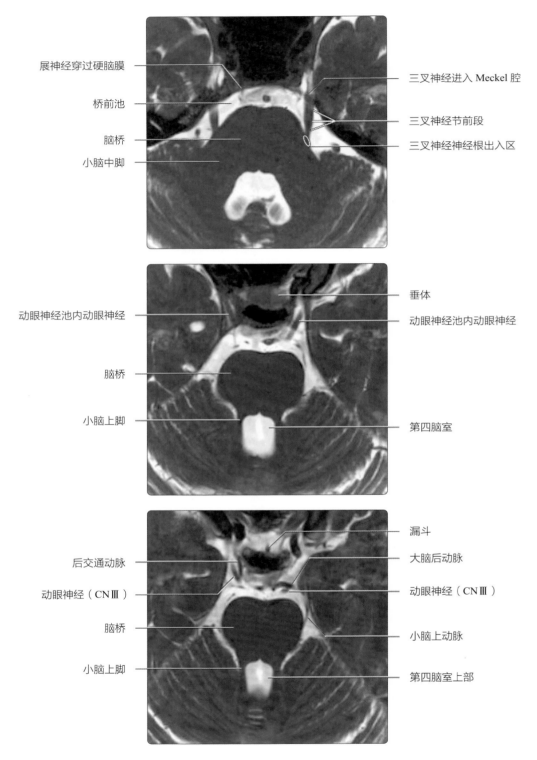

展神经穿过硬脑膜

桥前池

脑桥

小脑中脚

三叉神经进入 Meckel 腔

三叉神经节前段

三叉神经神经根出入区

垂体

动眼神经池内动眼神经

动眼神经池内动眼神经

脑桥

小脑上脚

第四脑室

漏斗

后交通动脉

大脑后动脉

动眼神经（CN Ⅲ）

动眼神经（CN Ⅲ）

脑桥

小脑上动脉

小脑上脚

第四脑室上部

上 三叉神经在脑桥外侧神经根出入区发出。节前段向前走行，穿过桥前池、越过岩尖，通过三叉神经孔（Meckel 腔入口）进入 Meckel 腔。**中** 可见动眼神经（CN Ⅲ）进入海绵窦顶部，并为高信号脑脊液包绕，此区域称为动眼神经池。动眼神经向前外侧走行，于前床突附近进入海绵窦外侧壁。**下** 脑桥上部层面，可见重要血管和动眼神经之间的关系：动眼神经在大脑后动脉和小脑上动脉之间穿行，动眼神经在鞍上池内向前走行，与后交通动脉相邻，后交通动脉瘤可能压迫动眼神经

轴位 T₂WI（四）

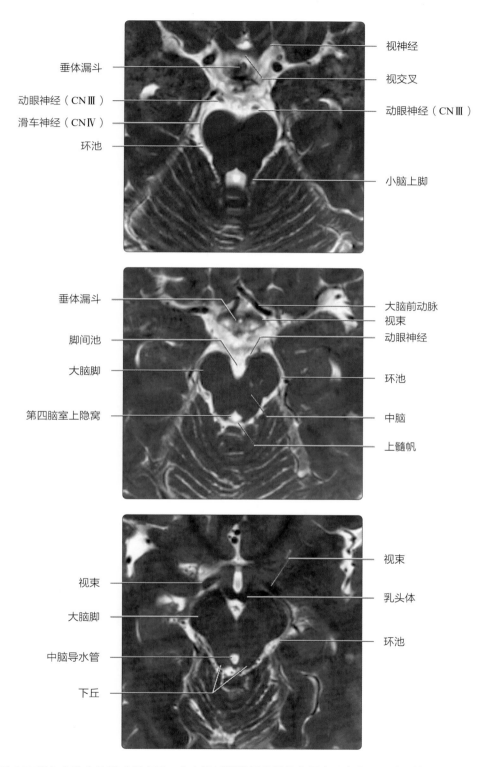

上 前方视神经（CN Ⅱ）在鞍上池形成视交叉。来自视网膜鼻侧的纤维在视交叉内交叉。动眼神经在鞍上池内前行到达海绵窦。**中** 患者左侧动眼神经沿大脑脚内侧出脑干，进入脚间池。滑车神经（CN Ⅳ）在上髓帆交叉，然后在下丘下方，从中脑背侧出脑，进入四叠体池，在小脑幕下方环池内围绕着脑干走行，并在大脑后动脉和小脑上动脉之间穿过。**下** 视束连接外侧膝状体和视交叉。此处只能看到一部分视束

冠状面 T₂WI（一）

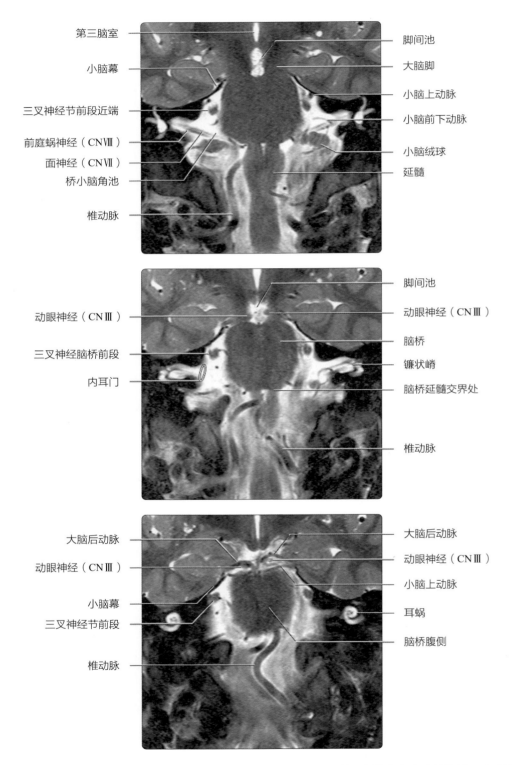

第三脑室
小脑幕
三叉神经节前段近端
前庭蜗神经（CN Ⅷ）
面神经（CN Ⅶ）
桥小脑角池
椎动脉

脚间池
大脑脚
小脑上动脉
小脑前下动脉
小脑绒球
延髓

动眼神经（CN Ⅲ）
三叉神经脑桥前段
内耳门

脚间池
动眼神经（CN Ⅲ）
脑桥
镰状嵴
脑桥延髓交界处
椎动脉

大脑后动脉
动眼神经（CN Ⅲ）
小脑幕
三叉神经节前段
椎动脉

大脑后动脉
动眼神经（CN Ⅲ）
小脑上动脉
耳蜗
脑桥腹侧

上 脑干、脑池及脑神经冠状面 T₂WI 由后至前 6 幅图像中的第 1 幅，可见三叉神经节前段起自脑桥外侧，还可见面神经和前庭蜗神经穿过桥小脑角池进入内耳道。**中** 动眼神经从大脑脚内侧发出进入脚间池，基底池脑神经未显示，脑桥和延髓之间的移行处称为脑桥延髓交界处。**下** 此图显示动眼神经在上方大脑后动脉和下方小脑上动脉之间穿过，三叉神经节前段的远端走行比较稳定，进入三叉神经孔，然后到达 Meckel 腔

冠状面 T₂WI（二）

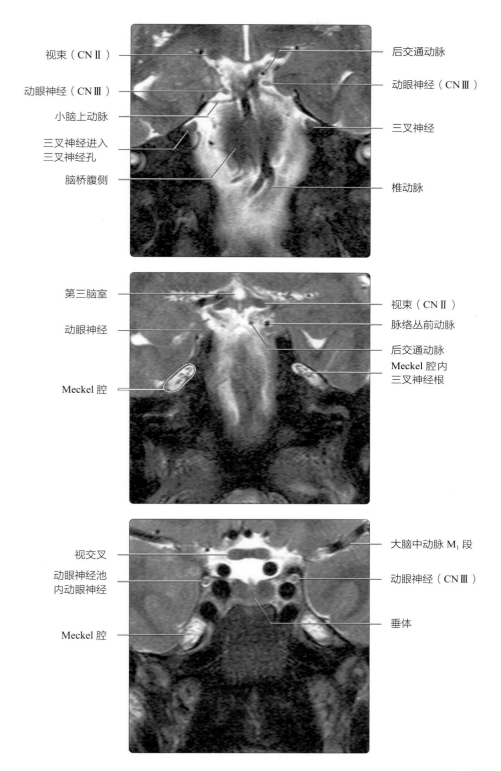

视束（CN Ⅱ）

动眼神经（CN Ⅲ）

小脑上动脉

三叉神经进入
三叉神经孔

脑桥腹侧

后交通动脉

动眼神经（CN Ⅲ）

三叉神经

椎动脉

第三脑室

动眼神经

Meckel 腔

视束（CN Ⅱ）

脉络丛前动脉

后交通动脉

Meckel 腔内
三叉神经根

视交叉

动眼神经池
内动眼神经

Meckel 腔

大脑中动脉 M₁ 段

动眼神经（CN Ⅲ）

垂体

上 显示上方后交通动脉和下方小脑上动脉之间的动眼神经，可见三叉神经进入 Meckel 腔的三叉神经孔。**中** 可见视束向视交叉汇合，较粗的左侧脉络丛前动脉在鞍上池后外侧部走行，在 Meckel 腔内可见三叉神经节前纤维，Meckel 腔由硬脑膜反折形成，内衬蛛网膜，含有脑脊液，并与桥前池自由交通。**下** 最前面的冠状面 T₂WI 图像，垂体位于视交叉下方，动眼神经在动眼神经池内进入海绵窦，动眼神经周围的高信号环是脑脊液

嗅神经（CNⅠ）
CNI (Olfactory Nerve)

苏亚萍　于文玲　**译**　鲜军舫　**校**

一、术语

（一）缩略语
- 嗅神经：CNⅠ

（二）同义词
- 第Ⅰ对脑神经

（三）定义
- CNⅠ：嗅觉的内脏传入脑神经

二、影像解剖学

（一）概述
- 嗅神经分段
  - 鼻穹窿嗅上皮的受体神经元
  - 穿过筛板的跨筛骨段
  - 颅内嗅球、嗅束和嗅皮层

（二）鼻上皮段
- 假复层柱状上皮（约 $2cm^2$），常分布于每侧鼻腔的顶壁、相邻的鼻中隔和鼻腔外侧壁，包括上鼻甲
  - 近期研究显示分布范围更为广泛，可达中鼻甲及鼻中隔的中、后部
- 上皮内含有双极嗅觉受体细胞
  - 周围突（或树突）充当嗅觉感受器，每个神经元表达 $400 \sim 500$ 种气味感受器中的一种类型
- 嗅腺（Bowman 腺）分泌黏液，溶解吸入的气味（气味分子）

（三）跨筛骨段
- 数百个受体细胞的中枢突（或轴突）集合成无髓鞘的神经束（嗅丝），与称为嗅鞘细胞的特异性胶质细胞交织在一起
  - 嗅丝是真正的嗅神经
  - 每侧鼻腔约 20 条嗅丝穿过筛板，与嗅球神经元形成突触

（四）颅内嗅球和嗅束
- 嗅球和嗅束是脑的延伸，不是神经，但过去称之为第Ⅰ对脑神经
- 嗅球［平均体积（125 ± 17）mm^3］在额叶内侧腹面，与筛板紧密相连
  - 组织学上，嗅球包含 6 层细胞，呈同心圆状排列
  - 嗅丝内的轴突来自表达同一类型气味受体的受体细胞，汇聚到嗅球突触球层内的球形"嗅小球"，在那里与嗅球深层二级神经元（僧帽细胞和丛状细胞）的突起形成突触
    - 短轴突和颗粒细胞调节二级神经元
  - 僧帽细胞和丛状细胞的轴突融合形成外侧嗅束
- 嗅束（平均长度 $28 \sim 30mm$）在前穿质处分为 3 支至内侧、中间和外侧嗅纹，中间嗅纹在此终止
  - 这 3 支分叉形成嗅三角
  - 前嗅核由沿嗅束的一些神经元形成
  - 嗅结节位于嗅纹分支的正后方，与前穿质融合

（五）颅内中枢通路
- 连接较为复杂，在人类中未完全阐明
- 嗅皮层
  - 接收嗅球输入的皮层区
  - 由几个解剖区组成：梨状皮层、嗅结节、前嗅核、杏仁核前皮质核、杏仁核周围皮层和内嗅皮层前部
- 外侧嗅纹
  - 由嗅束的大部分纤维形成
  - 经过岛叶边缘，到达钩回前方的梨状皮层（以前称为前梨状皮层），然后到达杏仁核内表面
  - 梨状皮层投射到眶额皮层、丘脑（丘脑背内侧核）、下丘脑、杏仁核和海马结构
- 内侧嗅纹
  - 大多数终止于 Broca 旁嗅区（胼胝体下回前方的内侧面），一些终止于胼胝体下回和前穿质
  - 前连合中很少有纤维向对侧走行
- 内侧前脑束
  - 由基底嗅区、杏仁核周区和隔核的纤维形成
  - 有些纤维终止于下丘脑核
  - 大多数纤维进入脑干的自主神经区域（网状结构、涎核和迷走神经背核）
  - 在人类影像学研究中，嗅结节位于钩回和内侧前脑束之间。

三、解剖成像要点

（一）推荐的影像学检查方法
- 嗅觉障碍影像检查取决于临床情况
  - 鼻窦 CT 冠状面重建通常用于术后嗅觉缺失、头部创伤或鼻窦手术
  - 脑部和鼻腔磁共振成像，用于疑似神经退行性疾病（阿尔茨海默病、帕金森病）、神经系统症状、幻嗅、性腺功能减退或终生嗅觉缺失

（二）影像学易犯的错误
- 鼻窦冠状面 CT 包括鼻穹窿和筛板，但对颅内病变不敏感
- 记得在评估时要包括颞叶内侧

四、临床意义

临床重要性
- CNⅠ功能障碍导致单侧嗅觉缺失
- 嗅神经母细胞瘤起源于嗅觉上皮
- 嗅鞘细胞可发生神经鞘瘤
- 头部创伤可能导致嗅觉缺失：筛板骨折或剪切力；前颞叶损伤
- 涉及嗅觉网络的癫痫发作会产生"钩回发作"，出现幻嗅、口舌不自觉运动和意识障碍
- 嗅球体积减小见于头部外伤、慢性鼻窦炎、阿尔茨海默病、多发性硬化和精神分裂症患者

嗅神经示意图

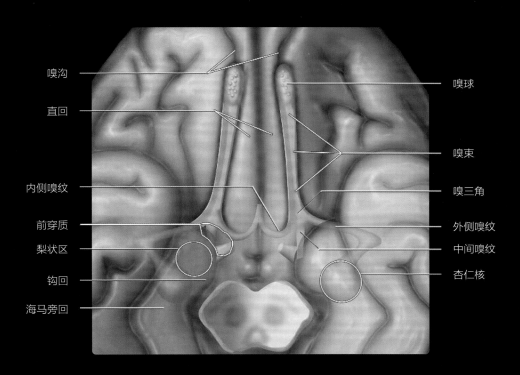

嗅沟
直回
内侧嗅纹
前穿质
梨状区
钩回
海马旁回

嗅球
嗅束
嗅三角
外侧嗅纹
中间嗅纹
杏仁核

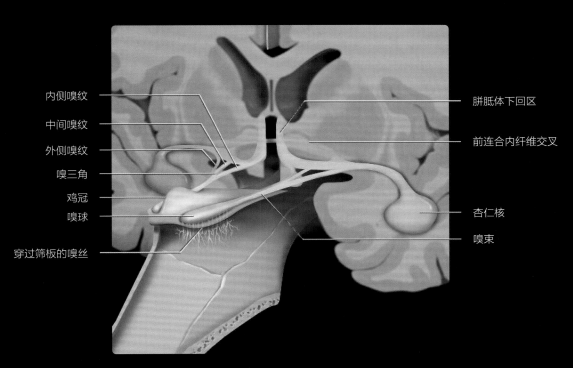

内侧嗅纹
中间嗅纹
外侧嗅纹
嗅三角
鸡冠
嗅球
穿过筛板的嗅丝

胼胝体下回区
前连合内纤维交叉
杏仁核
嗅束

上 嗅觉系统下面观示意图，显示从嗅球到嗅三角的嗅束走行。在嗅三角，纤维分为外侧嗅纹、中间嗅纹和内侧嗅纹，大部分纤维经外侧嗅纹到梨状区和杏仁核，内侧嗅纹中的一些纤维通过前连合与对侧嗅束相连，大多数中间嗅纹纤维终止于前穿质。
下 嗅觉系统前外侧斜面观示意图，显示嗅上皮内双极嗅细胞中枢突穿过筛板形成嗅丝（每侧约 20 个），并与嗅球中的二级神经元连接。嗅三角分为外侧嗅纹、中间嗅纹和内侧嗅纹

冠状面 CT 平扫

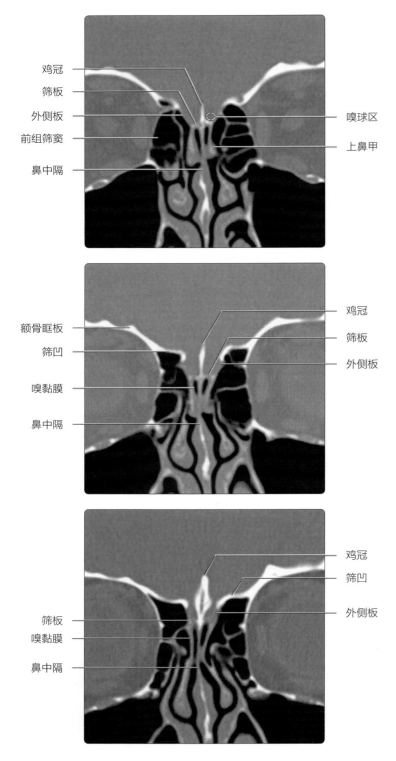

鸡冠
筛板
外侧板
前组筛窦
鼻中隔

嗅球区
上鼻甲

额骨眶板
筛凹
嗅黏膜
鼻中隔

鸡冠
筛板
外侧板

筛板
嗅黏膜
鼻中隔

鸡冠
筛凹
外侧板

上 颅前窝冠状面 CT 骨窗由后至前 3 幅中的第 1 幅，嗅上皮位于鼻腔顶壁，向外下延伸至上鼻甲，向内下延伸至鼻中隔。嗅神经穿过筛板上的小孔。嗅球位于筛板正上方。**中** 筛骨形成颅前窝的内侧底壁，由筛板和鸡冠组成。带孔的筛板位置低于额骨眶板。筛凹是额骨眶板的最内侧部分，将筛迷路与颅前窝分开。**下** 筛板前部位于鸡冠前部的底部

冠状面 T₂WI

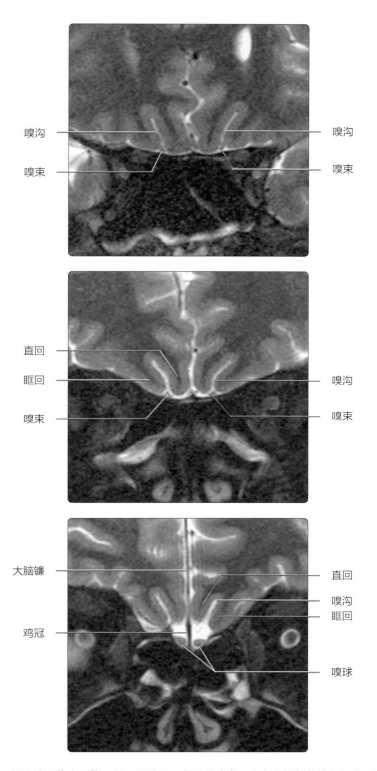

嗅沟 — 嗅沟

嗅束 — 嗅束

直回 —

眶回 — 嗅沟

嗅束 — 嗅束

大脑镰 — 直回

嗅沟

眶回

鸡冠 —

嗅球

上 冠状面 T₂WI 由后至前 3 幅连续图像中的第 1 幅，显示了三角形的嗅束，由中央投射的轴突组成，位于嗅沟内。**中** 嗅沟很容易识别，将内侧的直回与外侧的眶回分开，仍可见位于嗅沟底部的嗅束。**下** 筛板前部的图像显示嗅球，是嗅束上部扩大形成，位于筛板颅面中线两侧。嗅神经起源于鼻腔顶壁的嗅上皮，通过带孔的筛板，止于嗅球

视神经（CN II）
CNII (Optic Nerve)

苏亚萍　于文玲　译　鲜军舫　校

一、术语

（一）缩略语
- 视神经：CN II

（二）同义词
- 第 II 对脑神经

（三）定义
- 视觉传导通路由视神经、视交叉和视交叉后结构组成

二、影像解剖

（一）概述
- 视神经不是真正的脑神经，而是脑的延伸
  - 是视网膜神经节细胞轴突的集合
  - 由少突胶质细胞形成髓鞘，而不是像真正脑神经那样由施万细胞形成髓鞘
  - 周围环绕脑膜
  - 从视神经到视皮层，神经纤维都是按视网膜定位顺序排列的
- 视神经分为 4 段
  - 眼内段、眶内段、管内段和颅内段
- 视神经的部分纤维在视交叉内交叉
  - 来自每侧视网膜内侧部分的轴突交叉到对侧，加入来自对侧视网膜外侧部分的轴突
- 交叉后结构：视束、外侧膝状体、视辐射和视皮层

（二）视路
- 视神经眼内段
  - 长 1mm
  - 称为筛板的巩膜区为神经节细胞轴突出眼球处
- 视神经眶内段
  - 长 20～30mm
  - 位于眼眶肌锥内间隙的从眼球后部向后内侧延伸至眶尖的部分
  - 视神经较视交叉到眼球的实际距离长，是眼球能够运动的基础
  - 同大脑一样被覆 3 层脑膜
    - 外层硬脑膜、中层蛛网膜和内层软脑膜
    - 蛛网膜和软脑膜之间的蛛网膜下腔含有脑脊液，与鞍上池脑脊液相连续
    - 颅内压的波动可通过视神经鞘复合体脑脊液传导
  - 视网膜中央动脉
    - 眼动脉的第 1 分支
    - 在眼球后方约 1cm 处与伴行静脉一起进入视神经，再进入视网膜
- 视神经管内段
  - 位于骨性视神经管内，长 4～9mm
  - 眼动脉位于视神经下方
  - 视神经硬脑膜与眶骨膜融合

- 视神经颅内段
  - 从视神经管到视交叉，长约 10mm
  - 被覆软脑膜，为鞍上池内脑脊液包绕
  - 眼动脉走行在视神经外下方
- 视交叉
  - 水平方向走行的鞍上池内的 X 形结构
  - 构成第三脑室底的一部分，位于前方视神经隐窝和后方漏斗隐窝之间
  - 漏斗的正前方（垂体柄）、鞍膈上方
  - 视交叉在前面变为双侧视神经
  - 在视交叉神经中，来自视网膜内侧 1/2 的纤维交叉到对侧
  - 视交叉在后面变为双侧视束
  - 视束的内侧纤维在视交叉内交叉，连接双侧外侧膝状体（Gudden 连合）
- 视束
  - 为视交叉向后的延伸
  - 纤维向后外侧走行，绕过大脑脚，分为内侧束和外侧束
    - 外侧束（大部分纤维）止于丘脑外侧膝状体
    - 内侧束经内侧膝状体至上丘深部的顶盖前核
- 视辐射和视皮层
  - 外侧膝状体的轴突形成视辐射（膝距束）
  - 从外侧膝状体呈扇形散开，以宽大纤维束的形式延伸至距状裂
    - 最初在内囊后肢和基底节后方，在外侧通过
    - 围绕侧脑室向后延伸，从颞叶后部和顶叶通过
    - 终止于枕叶内侧面的距状皮层（初级视皮质）

三、解剖成像要点

（一）推荐的影像学检查方法
- CT 是颅底和视神经管骨性结构的最佳检查方法
- MRI 用于显示视神经、视交叉和视交叉后结构
  - 轴位和冠状面薄层 T_2WI、T_1WI 和增强后 T_1WI

（二）影像学易犯的错误
- 眼眶 CT 可显示 MRI 不能显示的轻微钙化的视神经鞘脑膜瘤

四、临床意义

临床重要性
- 病变定位
  - 视神经病变：单眼视力丧失
  - 视交叉病变：双眼颞侧偏盲（双眼颞侧视野缺损）
  - 交叉后病变：双眼同向性偏盲（病变对侧的视力丧失）
- 颅内压升高沿视神经鞘复合体的蛛网膜下腔传导
  - 临床表现为视盘水肿
  - 影像学检查显示后巩膜变平、眶内段视神经纤曲延长及视神经周围蛛网膜下腔扩大

视神经示意图（一）

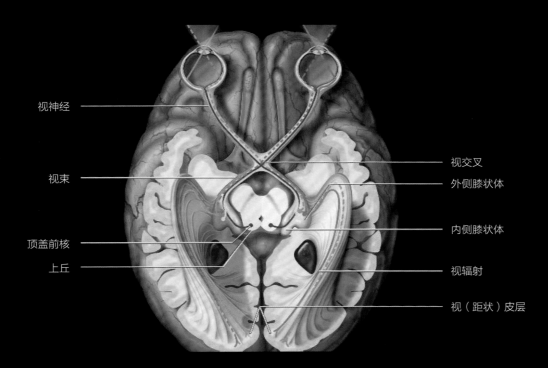

视神经

视束

顶盖前核

上丘

视交叉

外侧膝状体

内侧膝状体

视辐射

视（距状）皮层

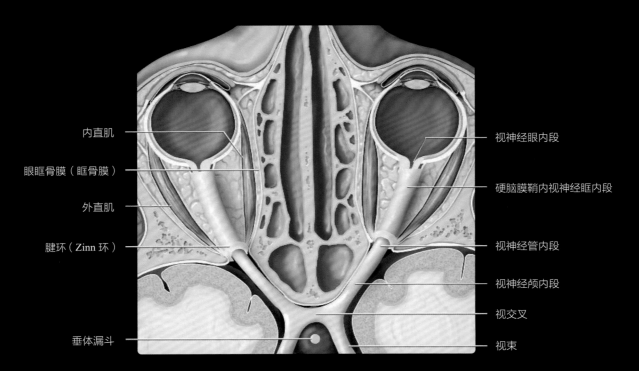

内直肌

眼眶骨膜（眶骨膜）

外直肌

腱环（Zinn 环）

垂体漏斗

视神经眼内段

硬脑膜鞘内视神经眶内段

视神经管内段

视神经颅内段

视交叉

视束

上 视路轴位示意图显示视网膜内侧纤维在视交叉处交叉，来自双眼视网膜左侧 1/2 的纤维在左侧视束中走行，双眼视网膜右侧 1/2 的纤维在右侧视束中走行（分别为紫色和绿色）。大多数视网膜神经纤维终止于外侧膝状体，外侧膝状体内突触神经元细胞体发出视辐射，延伸至视皮层。一些参与视反射的视网膜神经纤维（蓝色）绕过外侧膝状体，终止于顶盖前核。视束内侧纤维在视交叉处交叉连接双侧外侧膝状体（黄色）。**下** 眼眶轴位示意图显示视神经的 4 段（眼内段、眶内段、管内段和颅内段）。在总腱环处，眶内段的硬脑膜鞘与眶骨膜相连续

视神经示意图（二）

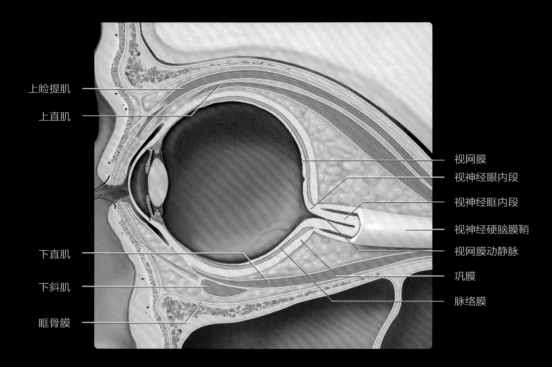

上睑提肌
上直肌

下直肌
下斜肌
眶骨膜

视网膜
视神经眼内段
视神经眶内段
视神经硬脑膜膜鞘
视网膜动静脉
巩膜
脉络膜

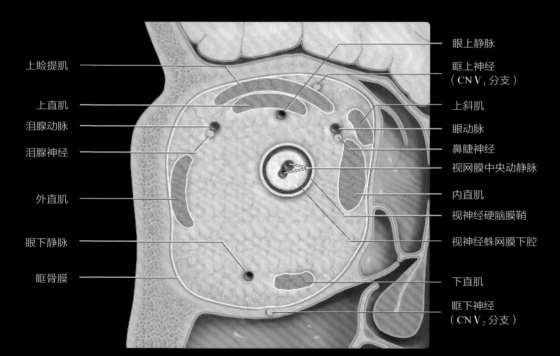

上睑提肌
上直肌
泪腺动脉
泪腺神经
外直肌
眼下静脉
眶骨膜

眼上静脉
眶上神经
（CN V₁ 分支）
上斜肌
眼动脉
鼻睫神经
视网膜中央动静脉
内直肌
视神经硬脑膜膜鞘
视神经蛛网膜下腔
下直肌
眶下神经
（CN V₂ 分支）

上 眼眶斜矢状面示意图显示视神经眶内段硬脑膜膜鞘与巩膜相延续，在总腱环处，视神经硬脑膜膜鞘与眶骨膜相延续（图中未显示）。视网膜中央动脉和静脉进入视神经眶内段的远端，供应视网膜。**下** 视神经远端冠状面示意图显示视神经为蛛网膜和硬脑膜包绕，视神经蛛网膜下腔与大脑蛛网膜下腔相延续。视网膜中央动脉和静脉穿过视神经眶内段远端的硬脑膜，在视神经中央走行，一直到视网膜

轴位 STIR

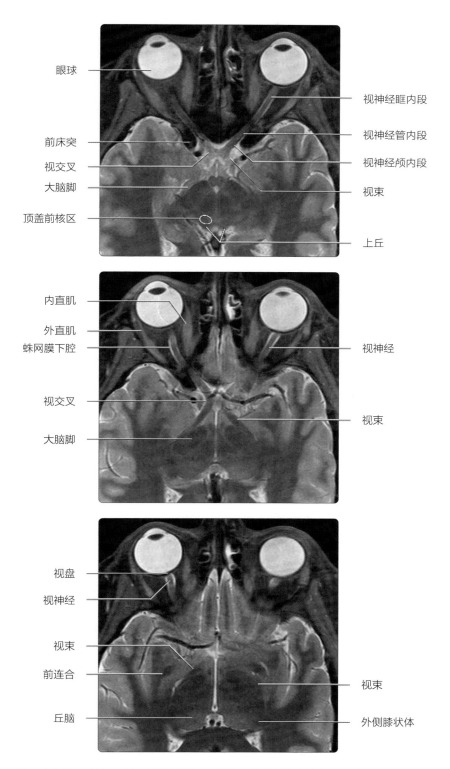

眼球

视神经眶内段

前床突

视神经管内段

视交叉

视神经颅内段

大脑脚

视束

顶盖前核区

上丘

内直肌

外直肌

蛛网膜下腔

视神经

视交叉

视束

大脑脚

视盘

视神经

视束

前连合

视束

丘脑

外侧膝状体

上 轴位 STIR 由下至上 3 幅图像中的第 1 幅，显示视神经眶内段、管内段和颅内段。眶内段在肌锥内间隙从眼球后部后内侧延伸到眶尖，管内段从骨性视神经管穿过，颅内段从视神经管到视交叉，长约 10mm。**中** 含有脑脊液的蛛网膜下腔包围视神经，并与鞍上池的蛛网膜下腔相延续，视交叉位于鞍上池内。视束向后延伸，绕着大脑脚走行，到达外侧膝状体。**下** 大部分来自视束的纤维终止于丘脑后下部的外侧膝状体，源自外侧膝状体的传出轴突形成视辐射，延伸至距状皮层

冠状面 T₁WI

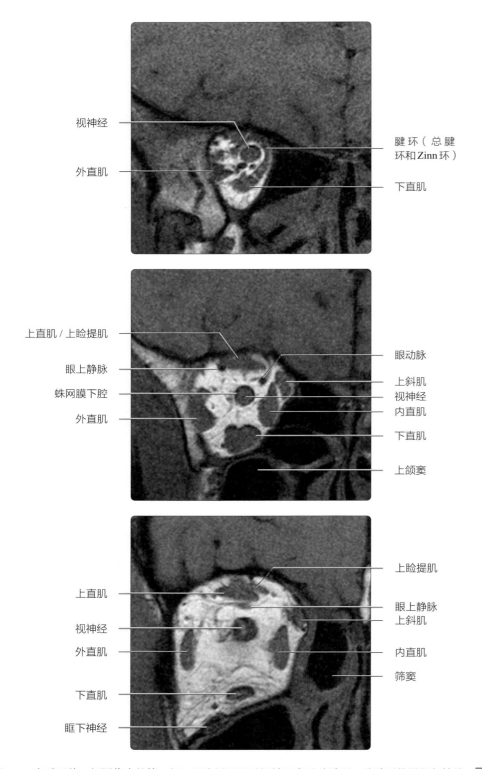

视神经

外直肌

腱环（总腱环和 Zinn 环）

下直肌

上直肌 / 上睑提肌

眼上静脉

蛛网膜下腔

外直肌

眼动脉

上斜肌

视神经

内直肌

下直肌

上颌窦

上直肌

视神经

外直肌

下直肌

眶下神经

上睑提肌

眼上静脉

上斜肌

内直肌

筛窦

上 眼眶冠状面 T₁WI 由后至前 3 幅图像中的第 1 幅，眶尖层面显示视神经穿过总腱环，总腱环是眼肌起始处。**中** 可见外上方的眼上静脉和内上方的眼动脉。蛛网膜下腔表现为包绕视神经的黑色细线，在眼眶常规 T₁WI 上一般不能显示。**下** 眼球紧邻后方层面，可清晰显示所有眼外肌。即使是高分辨率 MRI 图像，也很难区分上睑提肌和上直肌

冠状面 T₂WI（一）

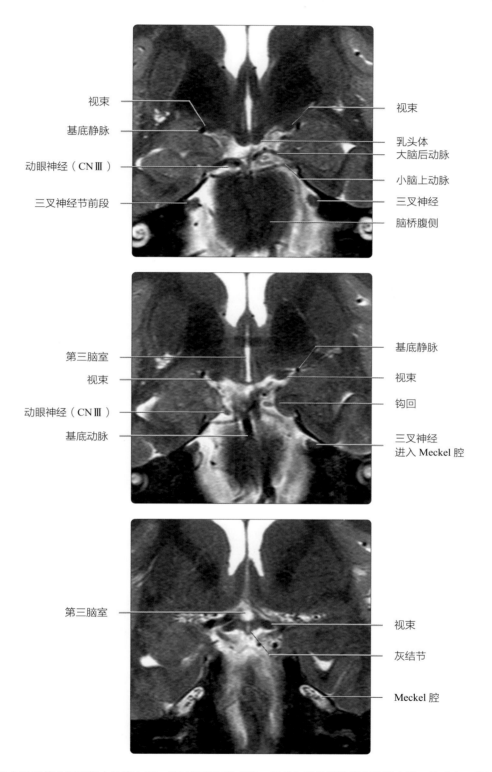

视束
基底静脉
动眼神经（CNⅢ）
三叉神经节前段

视束
乳头体
大脑后动脉
小脑上动脉
三叉神经
脑桥腹侧

第三脑室
视束
动眼神经（CNⅢ）
基底动脉

基底静脉
视束
钩回
三叉神经
进入 Meckel 腔

第三脑室

视束
灰结节
Meckel 腔

上 冠状面 T₂WI 由后至前 6 幅图像中的第 1 幅，显示视束和视交叉，视束向后外侧绕着大脑脚走行，最后止于外侧膝状体（外侧束）和上丘的顶盖前核（内侧束）。**中** 视束穿过鞍上池后部到环池，与基底静脉（Rosenthal 静脉）位置较近。**下** 视交叉后部层面，视束表现为视交叉向后延伸，内有来自双侧视网膜同侧 1/2 的纤维。灰结节通向漏斗（垂体柄）。第三脑室紧邻视交叉后部上方

冠状面 T₂WI（二）

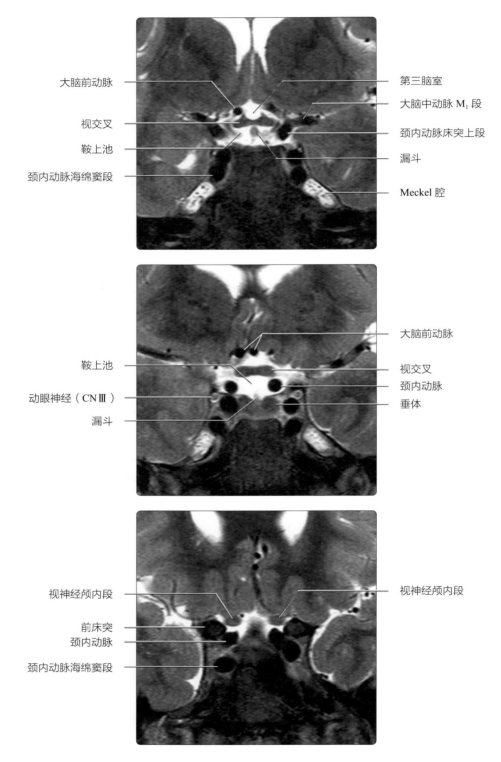

大脑前动脉	第三脑室
视交叉	大脑中动脉 M₁ 段
鞍上池	颈内动脉床突上段
颈内动脉海绵窦段	漏斗
	Meckel 腔

鞍上池	大脑前动脉
动眼神经（CN Ⅲ）	视交叉
漏斗	颈内动脉
	垂体

视神经颅内段	视神经颅内段
前床突	
颈内动脉	
颈内动脉海绵窦段	

上 可见视交叉构成了第三脑室底壁的一部分，位于视隐窝（前部）和漏斗隐窝（后部）之间，紧临漏斗（垂体柄）前方。**中** 视交叉表现为鞍上池内水平方向走行的 X 形结构，来自双侧视网膜内侧半的神经纤维在此交叉后，继续走行至外侧膝状体。视交叉的交叉纤维中断导致双眼颞侧偏盲。**下** 可见视神经颅内段。从前方视神经管到后方视交叉，长度约为 10mm，此处神经被覆软脑膜，鞍上池内白色脑脊液信号影包绕神经

轴位及斜矢状面 T_1WI

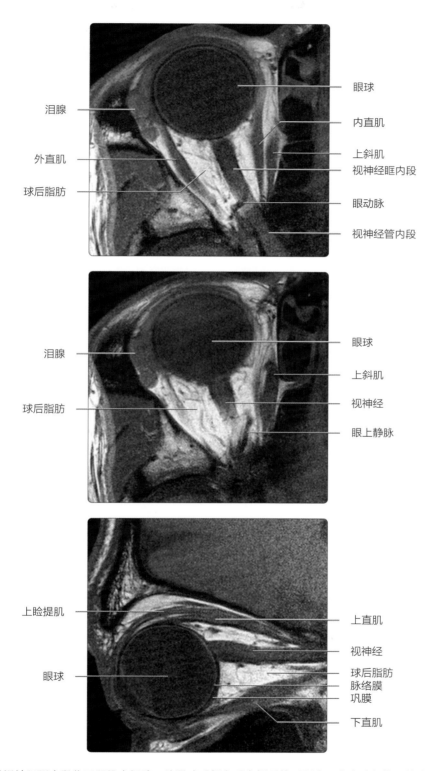

泪腺

外直肌

球后脂肪

眼球

内直肌

上斜肌

视神经眶内段

眼动脉

视神经管内段

泪腺

球后脂肪

眼球

上斜肌

视神经

眼上静脉

上睑提肌

眼球

上直肌

视神经

球后脂肪

脉络膜

巩膜

下直肌

上 轴位 T_1WI 显示视神经眶内段位于肌锥内间隙，从眼球后部向后内侧延伸至眶尖，为脂肪包绕，管内段从骨性视神经管穿过。**中** 轴位 T_1WI 显示视神经在眼球的起始处，视网膜的神经纤维汇合在一起，形成视神经，然后通过筛板（巩膜较薄、有孔的部分）从眼球出来。在眼眶上部，泪腺位于外上方的泪腺窝。**下** 视神经斜矢状面 T_1WI 显示视神经眶内段。眼球巩膜呈低信号，而葡萄膜中含色素的脉络膜因黑色素的短 T_1 效应呈高信号

动眼神经（CNⅢ）
CNIII (Oculomotor Nerve)

苏亚萍　于文玲　译　鲜军舫　校

一、术语

（一）缩略语

- 动眼神经（CNⅢ；CN3）
- 动眼神经核复合体（culomotor nuclear complex，ONC）
- 眼外肌（extraocular muscle，EOM）
- 内侧纵束（medial longitudinal fasciculus，MLF）
- 动眼神经副核（Edinger-Westphal nucleus，EWn，E-W核）
- 眶上裂（superior orbital fissure，SOF）

（二）同义词

- 第Ⅲ对脑神经

（三）定义

- CNⅢ：是支配除外直肌（CNⅥ）和上斜肌（CNⅣ）以外所有眼外肌的运动神经，支配瞳孔括约肌和睫状肌的副交感运动神经

二、影像解剖

（一）概述

- 单纯运动性脑神经，含有一般躯体运动纤维和一般内脏运动纤维（副交感神经）
- 通过一般躯体运动神经支配除上斜肌和外直肌以外的所有眼外肌
- 通过副交感神经支配瞳孔括约肌和睫状肌
- 起自于中脑后部动眼神经核复合体
- 可分为7段：中脑内段、脚间池段、岩床段、三角段、海绵窦段、眶上裂段、眶内段

（二）动眼神经复合体

- 位于上丘水平中脑后部旁中线处的成对动眼神经核
- 部分位于中脑导水管前面（腹侧）的导水管周围灰质内
- 动眼神经核复合体细胞结构复杂，包括多个运动核和副交感核
- 包含内直肌、下直肌、上直肌、下斜肌和上睑提肌的运动神经元
- 运动神经元被分成亚群，通常称为核
- 运动细胞核排列为2个旁中线簇或堆，称为柱或躯体运动柱
- 每个中线旁躯体运动柱由4个相对不同的神经核组成，发出轴突至眼外肌
  - 腹侧核：同侧内直肌
  - 中央核：对侧上直肌和同侧下斜肌
  - 背外侧核：同侧内直肌
  - 背内侧核：同侧下直肌
- 成对躯体运动柱的下方是单个中线运动核：中央尾侧核

- 中央尾侧核包含上睑提肌运动神经元，可能发出交叉和不交叉的轴突
- 动眼神经副核（EWn）
  - 比传统认知更复杂
    - 灵长类和人类差异大，解剖还不是很清楚
    - 由于EWn一词在临床上用于两组不同的神经元，包含不同细胞类型和提供不同功能，使用不一致，所以其命名不够清楚
      - 第一组：节前副交感神经部分（EWpg）
      - 第二组：非节前中央投射部分（EWcp）
  - 副交感神经部分（EWnp）
    - 发出副交感运动神经纤维到瞳孔括约肌和睫状肌
    - 在人类，节前副交感神经元位于近中线处躯体运动柱的后内侧，但未形成致密或明确的核团
  - 中央投射部分（EWncp）
    - 位于躯体运动柱的后内侧，在躯体运动柱和EWpg副交感神经元之间
    - 形成致密而明确的细胞核
    - 由投射到脑干、脊髓和前脑区的肽能神经元组成
    - 与眼功能无明确关系；可能对进食行为、应激反应、成瘾和疼痛发挥作用
- Perlia核
  - 中脑中线附近主要运动核内侧的小线状核
  - 功能不明确，可能对眼球会聚发挥功能
  - 可发出部分运动纤维到上直肌
- 动眼神经核复合体和中脑内神经的供血动脉是一组小的穿动脉，起自小脑上动脉和大脑后动脉起始处附近的基底动脉末端

（三）中脑内段

- 位于中脑内，从动眼神经核复合体出来，延伸至脚间池
- 动眼神经的神经束向前走行，至少部分穿过内侧纵束、红核、黑质和大脑脚内侧
- 动眼神经束沿后－前方向会聚
- 出中脑进入脚间池

（四）脚间池段

- 每侧动眼神经均从大脑脚内侧出中脑，进入脚间窝外侧部
- 每根神经都起源于微小的细神经根，然后立即汇合成单一的神经根并延伸
- 脑池段从神经发出点沿大脑脚内侧延伸，经脚间池、桥前池至岩床皱褶后部，即动眼神经三角的后缘
- 在上面的大脑后动脉和下面的小脑上动脉之间穿过
- 走行于后交通动脉下方及小脑幕游离缘内侧
- 脑池段直径约2.1mm
- 从位置分布来看，瞳孔纤维位于CNⅢ脑池部的表面

（五）岩床段

- 位于脑池段和三角段之间
- 后界为岩床皱褶后部，前界为海绵窦顶部动眼神经孔（开口）
- 动眼神经三角为岩床段的底壁

（六）三角段

- 岩床段止于动眼神经孔（在此处神经穿过海绵窦顶），靠近动眼神经三角中心
- 动眼神经池为充满脑脊液的蛛网膜和硬脑膜袖管，自动眼神经孔开始，延伸约 6mm
- 动眼神经三角段进入海绵窦顶壁外上方后，在动眼神经池内走行
- 三角段止于动眼神经并入海绵窦外侧纤维壁处
- 手术时可见脑池段和三角段为无血管的间隙，在海绵窦手术时可用于松动神经

（七）海绵窦段

- 紧邻前床突尖端紧下方并入海绵窦外侧硬脑膜壁
- 海绵窦外侧壁由两层组成
  - 表层致密，由硬脑膜形成
  - 深层为骨内膜层，覆盖走行于外侧壁的神经
- CNⅢ海绵窦段延伸通过前床突，为眶上裂起始处
- 颈动脉–动眼神经膜：沿前床突下缘走行的硬脑膜层，向内侧延伸形成近端硬脑膜环，将前床突下缘与 CNⅢ海绵窦段分开，绕过颈内动脉向内侧延伸
- CNⅢ位于海绵窦内所有脑神经的最上方
- CNⅢ位于颈内动脉海绵窦段的外上方
- 该段长约 14mm

（八）眶上裂段

- CNⅢ通过眶上裂内侧后，沿视柱外侧缘走行
- 动眼神经眶上裂段分成上、下两支
- 长约 6mm
- 眶上裂段从前床突延伸到眶上裂的动眼神经孔

（九）眶内段

- CNⅢ 的上、下支经眶上裂进入眼眶，穿过腱环（Zinn 环）
- Zinn 环将眶上裂分为外侧部和内侧部，内侧部称为动眼神经孔
- 上支支配上睑提肌和上直肌
- 下支支配下直肌、内直肌和下斜肌
- 副交感神经节前纤维与下支一起走行到眼眶睫状神经节
  - 副交感神经节后纤维延续为睫状短神经，与视神经一起走行进入眼球
  - 在眼球内，睫状短神经分布到睫状体和虹膜
  - 控制瞳孔括约肌功能和通过睫状肌自动调焦

三、解剖成像要点

（一）推荐的影像学检查方法

- CT 骨窗是显示颅底和骨性孔道的最佳方法
- MRI 用于显示脑内段、脑池段和海绵窦段
  - 轴位及冠状面薄层高分辨率 T_2WI 序列
    - 具有高对比度和高空间分辨率，可显示为脑脊液包绕的 CNⅢ脑池段

（二）影像学要点

- CNⅢ核复合体和脑内段不能直接显示
  - 找到中脑导水管周围灰质来定位
- 辨别基底动脉远端及分支，从而找到 CNⅢ脑池段的可靠标志，其在上方大脑后动脉和下方小脑上动脉之间穿过

（三）影像学易犯的错误

- MRI 和 MRA 阴性不能完全排除后交通动脉瘤
  - 推荐 CTA 或常规插管血管造影排除动脉瘤

四、临床意义

临床重要性

- 颞叶钩回疝将 CNⅢ推压在岩床韧带上
- 外伤时，脑干受冲击向下移位，可拉伸岩床韧带上方的 CNⅢ
- CNⅢ易受大脑后动脉的动脉瘤压迫
- CNⅢ神经病变分为单纯性（单独受累）和复杂性（伴有其他脑神经 CNⅣ和 CNⅥ受累）
  - 单纯性 CNⅢ病变伴有瞳孔受累
    - 必须排除由大脑后动脉的动脉瘤引起的情况
    - 副交感神经纤维分布于外周
  - 不伴瞳孔受累的单纯性 CNⅢ病变
    - 推测微血管梗死累及神经中心部分供血血管，位于周围的瞳孔纤维相对不受累

动眼神经示意图

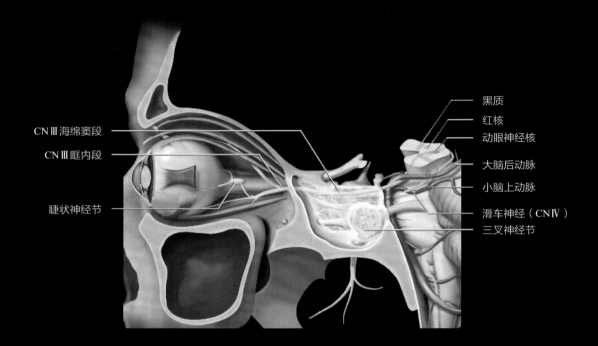

CN Ⅲ 海绵窦段
CN Ⅲ 眶内段
睫状神经节

黑质
红核
动眼神经核
大脑后动脉
小脑上动脉
滑车神经（CNⅣ）
三叉神经节

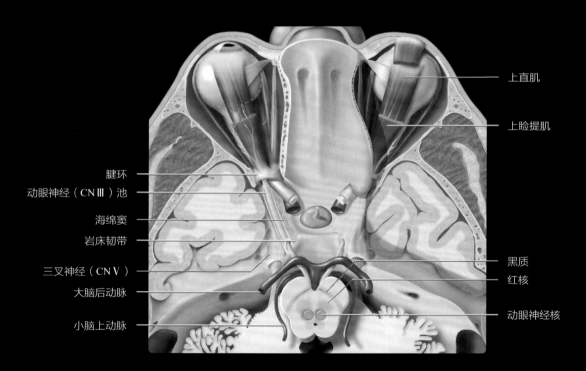

上直肌
上睑提肌

腱环
动眼神经（CNⅢ）池
海绵窦
岩床韧带
三叉神经（CNⅤ）
大脑后动脉
小脑上动脉

黑质
红核
动眼神经核

上 矢状面示意图显示从脑干前部发出的动眼神经。在滑车神经内侧从小脑上动脉和大脑后动脉之间穿过，进入海绵窦。CN Ⅲ 是经过海绵窦的最上方的神经。进入眼眶后分为上支和下支。节前副交感神经纤维随下支走行汇入睫状神经节。**下** 轴位示意图清楚地显示 CN Ⅲ 起源于动眼神经核复合体，穿过红核和黑质的内侧部，然后进入桥前池。穿过海绵窦（周围为充满脑脊液的动眼神经池包绕），然后经眶上裂进入眼眶，分为上、下支，并穿过腱环（Zinn 环）

轴位 T₂WI

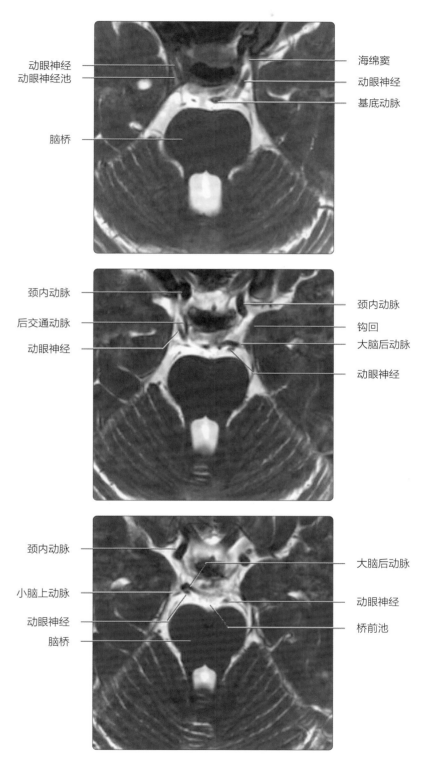

上方图像标注：
- 动眼神经
- 动眼神经池
- 脑桥
- 海绵窦
- 动眼神经
- 基底动脉

中间图像标注：
- 颈内动脉
- 后交通动脉
- 动眼神经
- 颈内动脉
- 钩回
- 大脑后动脉
- 动眼神经

下方图像标注：
- 颈内动脉
- 小脑上动脉
- 动眼神经
- 脑桥
- 大脑后动脉
- 动眼神经
- 桥前池

上 轴位 T₂WI 由下至上 6 幅图像中的第 1 幅，显示动眼神经进入海绵窦后顶部的动眼神经池，可见高信号脑脊液包绕神经，从这里开始，动眼神经向前走行在滑车神经上方的海绵窦外侧壁内，经眶上裂进入眼眶。**中** 动眼神经在后交通动脉外下方和颞叶钩回内侧向前走行穿过桥前池。左侧动眼神经在大脑后动脉下方走行。**下** 出脑干后，动眼神经向前朝海绵窦走行，穿过脚间池和桥前池，并在大脑后动脉和小脑上动脉之间通过

轴位 T₂WI 和 T₁WI

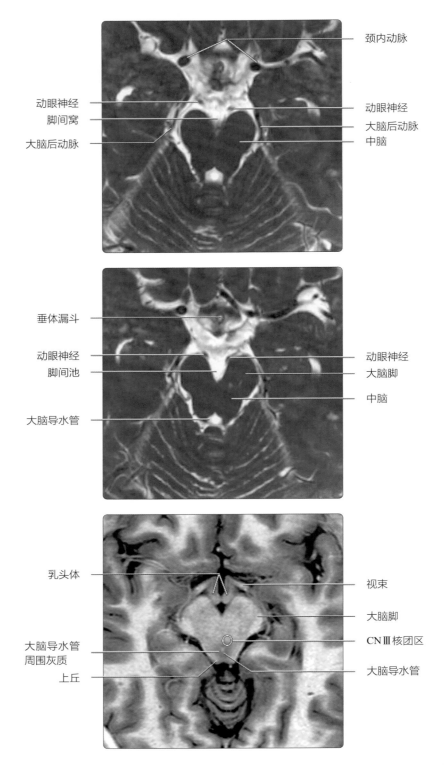

颈内动脉

动眼神经
脚间窝
大脑后动脉

动眼神经
大脑后动脉
中脑

垂体漏斗

动眼神经
脚间池

大脑导水管

动眼神经
大脑脚

中脑

乳头体

视束

大脑脚

CN Ⅲ 核团区

大脑导水管
周围灰质
上丘

大脑导水管

上 显示双侧动眼神经走行穿过脚间池。**中** 动眼神经从大脑脚内侧表面出中脑，进入脚间池，在大脑后动脉下方继续向前走行。**下** 脑干轴位反转恢复 T₁WI 上丘层面，成对的动眼神经核复合体不能直接看见，但因部分包埋在上丘水平大脑导水管前方的导水管周围灰质中，所以可通过这些标记推断其位置。左侧标出了动眼神经核的大致位置

冠状面 T₂WI（一）

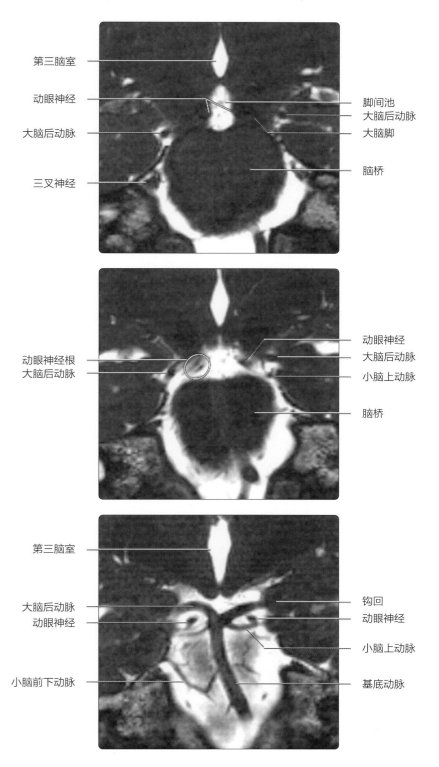

第三脑室

动眼神经

大脑后动脉

三叉神经

脚间池
大脑后动脉
大脑脚

脑桥

动眼神经根
大脑后动脉

动眼神经
大脑后动脉
小脑上动脉

脑桥

第三脑室

大脑后动脉
动眼神经

小脑前下动脉

钩回
动眼神经

小脑上动脉

基底动脉

上 冠状面 T₂WI 由后至前 6 幅图像中的第 1 幅，显示从大脑脚内侧表面出中脑、进入脚间池的双侧动眼神经最近端。**中** 如图所示（圆圈），动眼神经通常从中脑发出多条神经根，随后融合形成一条神经干。**下** 动眼神经在上面的大脑后动脉和下面的小脑上动脉之间穿行，动眼神经与钩回紧邻，在发生钩回疝时容易受损。其与后交通动脉、大脑后动脉和小脑上动脉紧邻，容易受动脉瘤影响导致损伤

冠状面 T₂WI（二）

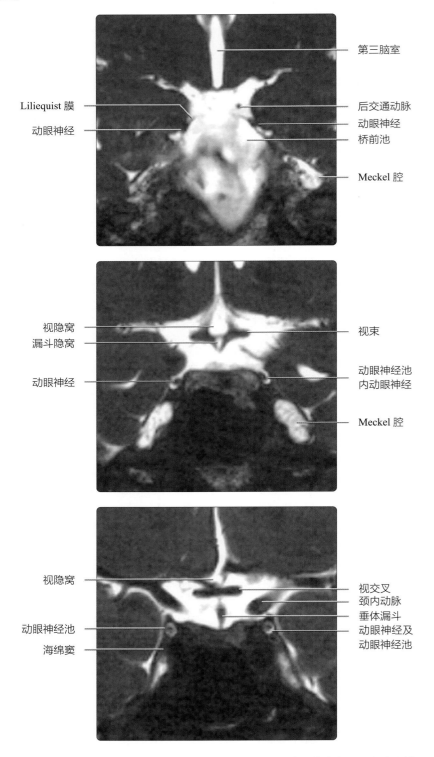

第三脑室

后交通动脉

动眼神经

桥前池

Meckel 腔

Liliequist 膜

动眼神经

视隐窝

漏斗隐窝

动眼神经

视束

动眼神经池
内动眼神经

Meckel 腔

视隐窝

视交叉

颈内动脉

垂体漏斗

动眼神经及
动眼神经池

动眼神经池

海绵窦

上 动眼神经通过脚间池向海绵窦走行，与后交通动脉关系密切。后交通动脉的动脉瘤可压迫动眼神经。Liliequist 膜的外侧缘附着于动眼神经周围的蛛网膜鞘。**中** 在进入海绵窦顶壁时，动眼神经跨过岩床韧带，位于小脑幕游离缘的内侧和稍下方。**下** 一小段动眼神经为硬脑膜和蛛网膜袖包绕，在海绵窦外侧壁顶部形成动眼神经池。动眼神经在海绵窦外侧壁内滑车神经上方向前走行，经眶上裂进入眼眶

临床 – 影像对照

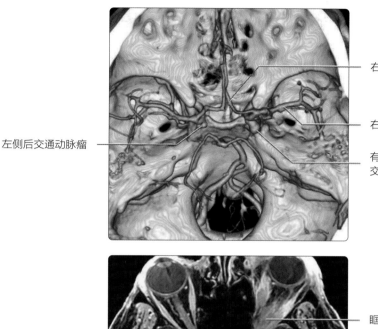

右侧大脑前动脉

右侧大脑中动脉

左侧后交通动脉瘤

有症状的右侧后交通动脉瘤

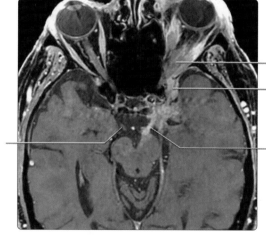

眶尖区强化的肿瘤

肿瘤经眶上裂沿神经周围蔓延

对侧正常的 CNⅢ

沿 CNⅢ 周围扩散的肿瘤

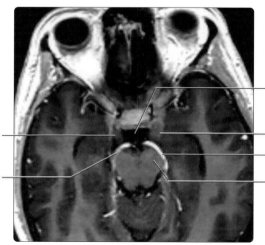

桥前池及脚间池

右侧 CNⅢ 增粗并强化

左侧 CNⅢ 增粗并强化

大脑后动脉

大脑后动脉

左侧大脑脚中部

上 新发右侧动眼神经麻痹患者的 CTA 三维重建，显示起源于双侧后交通动脉的动脉瘤，右侧动脉瘤大于左侧，起源于后交通动脉起源动脉瘤通常引起动眼神经麻痹并伴有瞳孔功能障碍。**中** 左侧前额鳞状细胞癌病史的中年男性患者，出现眼眶进展性病变，肿瘤沿神经周围扩散至眶上裂及海绵窦，当肿瘤从海绵窦沿神经逆行扩散时，脚间池层面的轴位增强图像显示 CNⅢ 脑池段异常增厚和强化。**下** 急性淋巴细胞性白血病并浸润包括双侧动眼神经在内的多条脑神经患者的轴位增强 MRI，显示脑池段神经增粗并异常强化，左侧比右侧重。可见大脑后动脉近端从 CNⅢ 内侧走行，在神经上方通过到达枕叶

滑车神经（CN Ⅳ）
CNIV (Trochlear Nerve)

苏亚萍　于文玲　译　鲜军舫　校

一、术语

（一）缩略语
- 滑车神经：CN Ⅳ

（二）同义词
- 第Ⅳ对脑神经

（三）定义
- CN Ⅳ：支配上斜肌的眼运动神经

二、影像解剖

（一）概述
- CN Ⅳ是支配上斜肌的单纯运动神经（一般躯体运动神经）
- 分段：中脑内段、脑池段、小脑幕段、海绵窦段和颅外段

（二）滑车神经核
- 成对的神经核，位于中脑旁中线区、大脑导水管腹侧、内侧纵束的背侧
- 位于下丘水平动眼神经核复合体的下方

（三）中脑内段
- 滑车神经束在大脑导水管周围的后下方走行
  - 神经纤维在上髓帆内交叉
  - 关键概念：每侧上斜肌由起源于对侧滑车神经核的同侧 CN Ⅳ 支配
- 紧邻下丘下方，CN Ⅳ从中脑背侧发出，是唯一从脑干背侧发出的脑神经

（四）脑池段
- CN Ⅳ在四叠体池和环池内，向前外侧走行
- 在蛛网膜下腔内，为脑脊液包绕
- 在环池内，从上面的大脑后动脉和下面的小脑上动脉之间穿过，位于 CN Ⅲ 的正外下方

（五）小脑幕段
- CN Ⅳ沿小脑幕游离缘下表面向前进入小脑幕沟
- CN Ⅳ从小脑幕沟穿过动眼神经三角后缘附近的硬脑膜，沿小脑幕外后侧游离缘走行
- 此段是指 CN Ⅳ从进入小脑幕沟处延伸至前岩床皱襞，并在此进入海绵窦

（六）海绵窦段
- CN Ⅳ在动眼神经三角后外侧顶部进入海绵窦顶壁
- CN Ⅳ在外侧壁内走行，位于 CN Ⅲ 下方、CN Ⅴ₁ 上方

（七）颅外段
- CN Ⅳ与 CN Ⅲ、CN Ⅵ一起经眶上裂进入眼眶
- 从上方越过 CN Ⅲ，在眼眶内侧走行
- 在 Zinn 环上方通过（CN Ⅲ 和 CN Ⅵ 从 Zinn 环内通过）
- 支配上斜肌的运动

三、解剖成像要点

（一）推荐的影像学检查方法
- CT 显示颅底和骨性孔道最佳
- 高分辨率 MRI 是显示脑干内、脑池、海绵窦和眶内段的最佳影像学检查方法
- 任何影像学方法或序列都无法显示眶内段

（二）影像学要点
- 不能直接显示 CN Ⅳ核和脑干内段
  - 在高分辨率 MRI 上，通过显示和辨别下丘水平的大脑导水管和导水管周围灰质推断出神经核的位置
- 显示 CN Ⅳ脑干内、脑池和海绵窦段的 MRI 方案
  - 轴位和冠状面薄层高分辨率 T_2WI 和增强后 T_1WI
    - 冠状面扫描范围：从第四脑室至眼球前部；轴位扫描范围：眶顶（间脑）至上颌窦顶（延髓）

（三）影像学易犯的错误
- 即使采用最好的 MRI 方法，也很难显示正常的 CN Ⅳ
- 放射科医生读片时，需仔细观察 CN Ⅳ走行区的解剖标志点
  - 中脑→小脑幕缘→海绵窦→眶上裂→眼眶肌锥外间隙

（四）正常测量
- CN Ⅳ是最细的脑神经（0.75～1.0mm）
- CN Ⅳ在颅内走行最长（约 7.5cm）

四、临床意义

（一）临床重要性
- CN Ⅳ神经病变分为单纯性和复杂性
  - 单纯 CN Ⅳ病变（孤立性）
    - 为最常见类型；通常继发于外伤
    - 小脑幕游离缘或源自大脑后动脉、小脑上动脉的动脉瘤导致的脑池段损伤
    - 上髓帆挫伤
  - 复杂性 CN Ⅳ神经病变（合并其他脑神经损伤，CN Ⅲ ± CN Ⅵ）
    - 脑干卒中或肿瘤
    - 海绵窦血栓形成，肿瘤
    - 眼眶肿瘤

（二）临床表现
- 上斜肌麻痹导致患眼外旋（向外旋转）
- 外旋是继发于下斜肌的无拮抗运动
- 主诉：复视、向下凝视不能或不全、头部倾斜时颈部疼痛
- 体格检查：头部代偿性向健侧倾斜

滑车神经示意图

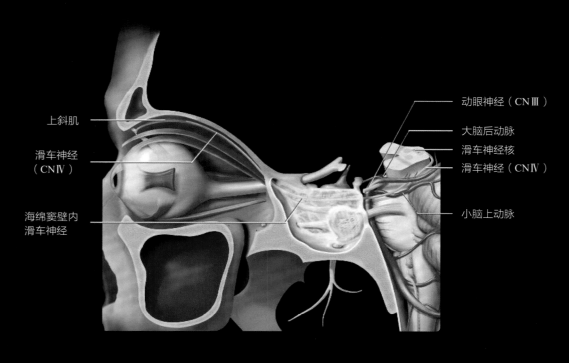

上斜肌

滑车神经
（CNⅣ）

海绵窦壁内
滑车神经

动眼神经（CNⅢ）

大脑后动脉

滑车神经核

滑车神经（CNⅣ）

小脑上动脉

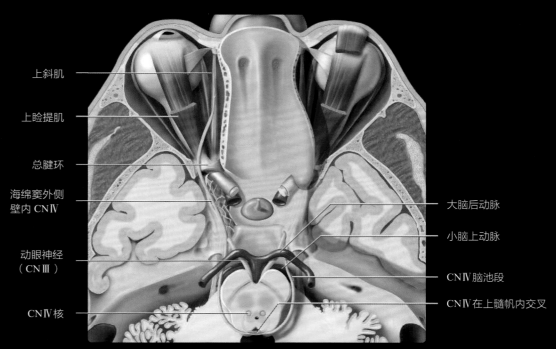

上斜肌

上睑提肌

总腱环

海绵窦外侧
壁内 CNⅣ

动眼神经
（CNⅢ）

CNⅣ核

大脑后动脉

小脑上动脉

CNⅣ脑池段

CNⅣ在上髓帆内交叉

上 矢状面示意图显示滑车神经核发出神经纤维，形成对侧滑车神经。从脑干背侧出来后，CNⅣ在大脑后动脉和小脑上动脉之间走行于动眼神经外侧。经过较长的脑池段后，CNⅣ进入海绵窦，走行于CNⅢ的下外侧和三叉神经眼支（CNⅤ₁）的上方。
下 轴位示意图显示滑车神经起自滑车神经核，在上髓帆内交叉。CNⅣ在大脑后动脉和小脑上动脉之间走行于动眼神经外侧，继续向外下方走行，与CNⅢ一起通过海绵窦，从上方越过CNⅢ、在Zinn环上方进入眼眶，然后在上睑提肌上方向内走行，支配上斜肌

轴位 T₂WI

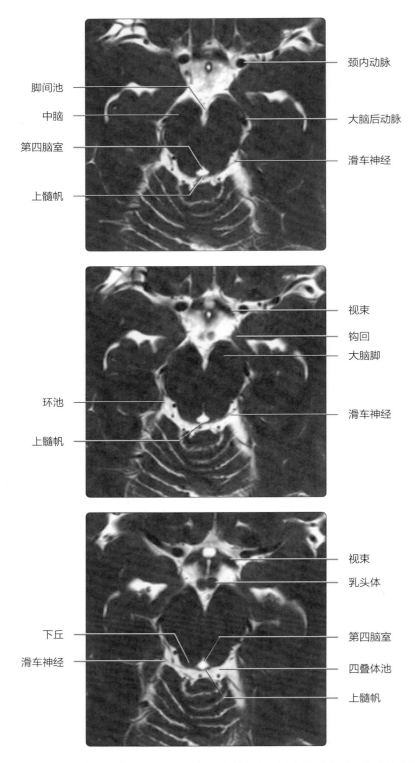

脚间池 — 颈内动脉

中脑 — 大脑后动脉

第四脑室 — 滑车神经

上髓帆

视束

钩回

大脑脚

环池 — 滑车神经

上髓帆

视束

乳头体

下丘 — 第四脑室

滑车神经 — 四叠体池

上髓帆

上 中脑轴位 T₂WI 由下至上 3 幅图像中的第 1 幅，显示左侧滑车神经在环池内绕过脑干，然后在小脑幕下向前走行，双侧滑车神经在上髓帆内交叉，神经核发出的神经纤维交叉后形成对侧 CNⅣ。**中** 滑车神经（CNⅣ）是最细的脑神经（直径 0.75～1.00mm），通常不能显示。此外，滑车神经容易与环池内的一些小动脉和静脉相混淆。**下** 滑车神经在上髓帆内交叉后，在下丘下方从脑干背侧出脑，进入四叠体池。滑车神经是唯一从脑干背侧发出的脑神经

冠状 T₂WI

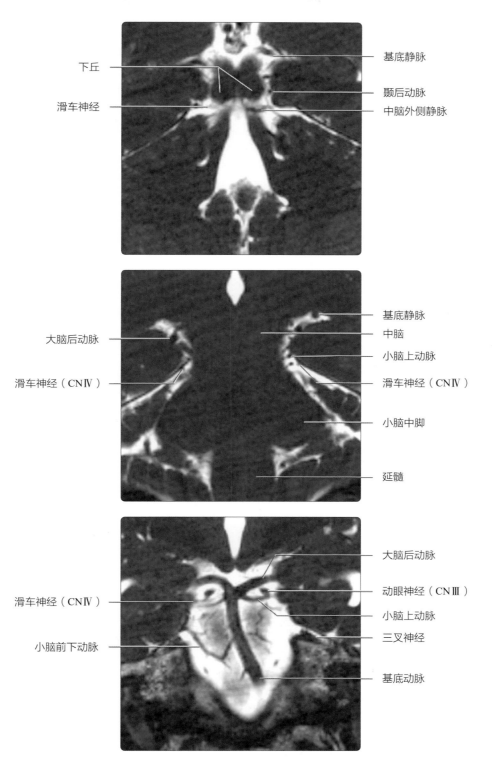

下丘

滑车神经

基底静脉

颞后动脉

中脑外侧静脉

大脑后动脉

滑车神经（CNⅣ）

基底静脉

中脑

小脑上动脉

滑车神经（CNⅣ）

小脑中脚

延髓

滑车神经（CNⅣ）

小脑前下动脉

大脑后动脉

动眼神经（CNⅢ）

小脑上动脉

三叉神经

基底动脉

上 脑干冠状面 T₂WI 由后至前 3 幅图像中的第 1 幅，显示右侧滑车神经在下丘下方从脑干背侧发出，为多根独立的神经根进入四叠体池，左侧滑车神经由于中脑外侧静脉的原因而显示不清。**中** 双侧滑车神经在小脑幕游离缘下方环池内向前走行，只有非常清晰的薄层高分辨率 T₂WI 图像才有机会在这个位置显示 CNⅣ。**下** 在基底动脉水平，左侧滑车神经未显示，但右侧滑车神经可见，位于动眼神经的外下方。两条神经都在大脑后动脉和小脑上动脉之间穿行

149

三叉神经（CN Ⅴ）
CN Ⅴ (Trigeminal Nerve)

苏亚萍　于文玲　译　鲜军舫　校

一、术语

（一）缩略语
- 三叉神经：CN Ⅴ
- 三叉神经眼支：CN Ⅴ₁
- 三叉神经上颌支：CN Ⅴ₂
- 三叉神经下颌支：CN Ⅴ₃

（二）定义
- CN Ⅴ：是头面部最大的感觉性脑神经，咀嚼肌的运动神经

二、影像解剖

（一）概述
- 混合神经（感觉和运动神经）
- 分为 4 段：脑内段、脑池段、硬膜间段和颅外段

（二）脑内段
- 脑干和上颈髓内 4 个神经核（3 个感觉核、1 个运动核）
  - CN Ⅴ 中脑核
    - 从脑桥向上到下丘水平的细长细胞柱
    - 位于第四脑室上部 / 导水管前方，靠近中央灰质外侧缘
    - 面部本体感觉（牙齿、硬腭和颞下颌关节）的传入纤维
    - 镰状的中脑束下行至运动核，传送控制咀嚼和咬合力的脉冲
  - CN Ⅴ 感觉主核
    - 神经核位于三叉神经传入根的外侧
    - 支配面部触觉
  - CN Ⅴ 运动核
    - 位于感觉主核前内侧的卵圆形细胞柱
    - 支配咀嚼肌（翼内 / 外肌、咬肌、颞肌）、腭帆张肌 / 鼓膜张肌、下颌舌骨肌和二腹肌前腹
  - CN Ⅴ 脊束核
    - 从脑桥感觉主核根部延伸至上颈髓（在 C₂～C₄ 水平）
    - 传送面部痛觉和温度觉

（三）脑池（节前）段
- 2 个根：较细的为运动根，较粗的为感觉根
- 从脑桥外侧的三叉神经根入脑干区（root entry zone，REZ）发出
- 经桥前池向前上方走行
- 在颞骨岩尖通过小脑幕下方进入颅中窝
- 通过称为三叉神经孔的硬脑膜开口进入 Meckel 腔

（四）硬膜间段
- Meckel 腔由硬脑膜层形成，内衬蛛网膜
  - 充满脑脊液的腔（90%），与桥前池相延续
- 在三叉神经腔，软脑膜覆盖三叉神经
- 节前 CN Ⅴ 止于三叉神经节
  - 三叉神经节位于 Meckel 腔的下部
  - 三叉神经节的同义词：Gasserian 神经节或半月神经节

（五）CN Ⅴ 的（节后）分支
- 眼神经
  - 在海绵窦外侧壁滑车神经的下方走行
  - 经眶上裂出颅
  - 进入眼眶，分为泪腺神经、额神经、鼻睫神经
    - 支配头皮、前额、鼻和眼球的感觉神经
- 上颌神经
  - 在海绵窦外侧壁 CN Ⅴ₁ 的下方走行
  - 经圆孔出颅
  - 穿过翼腭窝顶壁，在上颌骨背面向外侧走行，经眶下裂进入眶内
  - 在眶底延续为眶下神经
  - 通过眶下孔出眼眶
    - 支配颊部和上牙齿的感觉神经
- 下颌神经
  - 不经过海绵窦
  - 直接从 Meckel 腔出颅，向下经卵圆孔进入咀嚼肌间隙
  - 含有运动和感觉神经纤维；运动根绕过三叉神经节，经卵圆孔出颅加入 V₃
  - CN Ⅴ₃ 主干发出脑膜支和翼内神经，后者发出未换元运动根到支配腭帆张肌和鼓膜张肌的耳神经节（otic ganglion，OG）
  - 主干分为较细的前支（发出咬肌支、2 根颞深支、翼外运动支和颊神经感觉支）和较粗的后支
  - 耳颞神经（经耳神经节支配腮腺分泌运动）起自后支近端的 2 个神经根
  - 后支又分为终末支：下牙槽神经（后方）和舌神经（前方）
    - 下颌舌骨肌神经（支配二腹肌前腹和下颌舌骨肌的运动神经）在进入下颌骨前起自下牙槽神经，包含 V₃ 后支的所有运动神经纤维

三、解剖成像要点

推荐的影像学检查方法
- CT 显示颅底和骨性孔道最佳
- 三维 T₂WI 用于显示脑内段、脑池段和硬膜内段
- 显示颅外全程采用脂肪抑制增强后 T₁WI

四、临床意义

临床重要性
- 感觉症状：面部疼痛、烧灼或麻木
- 运动（仅 V₃）异常：咀嚼无力
  - V₃ 近端损伤会在 6 周～3 个月内导致咀嚼肌萎缩
  - V₃ 远端损伤（下颌舌骨肌神经发出位置以上）仅影响二腹肌和下颌舌骨肌前腹
- 三叉神经痛
  - V₂～V₃ 支配区尖锐的、难以忍受的疼痛

三叉神经示意图

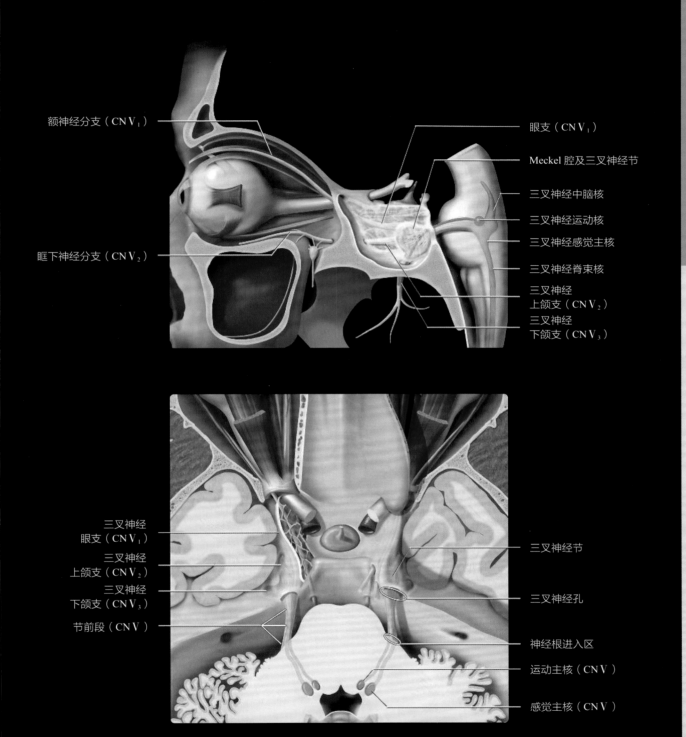

额神经分支（CN V₁）

眶下神经分支（CN V₂）

眼支（CN V₁）

Meckel 腔及三叉神经节

三叉神经中脑核

三叉神经运动核

三叉神经感觉主核

三叉神经脊束核

三叉神经
上颌支（CN V₂）

三叉神经
下颌支（CN V₃）

三叉神经
眼支（CN V₁）

三叉神经
上颌支（CN V₂）

三叉神经
下颌支（CN V₃）

节前段（CN V）

三叉神经节

三叉神经孔

神经根进入区

运动主核（CN V）

感觉主核（CN V）

上 矢状面示意图显示三叉神经（CN V）的 4 个神经核。从上至下依次为中脑内的中脑核、脑桥的运动核、感觉主核，以及从脑桥下部延伸到上颈髓的脊束核。CN V 的运动根仅沿下颌支发出神经纤维。**下** 轴位示意图显示 CN V 从脑桥神经核（感觉主核和运动核）到 3 个主要分支（CN V₁、CN V₂ 和 CN V₃）的行程，可见在神经根进入区从脑桥外侧发出的较粗的节前段，然后通过三叉神经孔进入 Meckel 腔变成三叉神经节。在神经根进入区，血管袢压迫神经根是三叉神经痛最常见的原因

冠状面示意图

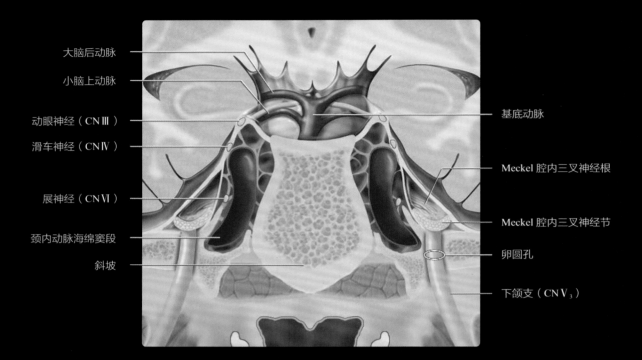

大脑后动脉
小脑上动脉
动眼神经（CN Ⅲ）
滑车神经（CN Ⅳ）
展神经（CN Ⅵ）
颈内动脉海绵窦段
斜坡

基底动脉
Meckel 腔内三叉神经根
Meckel 腔内三叉神经节
卵圆孔
下颌支（CN V₃）

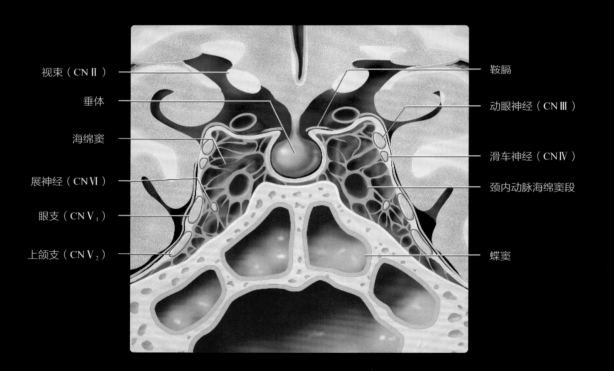

视束（CN Ⅱ）
垂体
海绵窦
展神经（CN Ⅵ）
眼支（CN V₁）
上颌支（CN V₂）

鞍膈
动眼神经（CN Ⅲ）
滑车神经（CN Ⅳ）
颈内动脉海绵窦段
蝶窦

上 冠状面示意图显示三叉神经下颌支（CN V₃），不进入海绵窦，而是直接从 Meckel 腔发出，向下经卵圆孔进入鼻咽咀嚼肌间隙。Meckel 腔实际上是桥前池外侧部向前延伸形成的一较小的腔，内含三叉神经根和三叉神经节。CN V₃ 包含三叉神经的运动纤维。 **下** 海绵窦冠状面示意图显示海绵窦外侧壁内的 CN V₂ 位于 CN V₁ 的紧下方，CN V₁ 像 CN Ⅲ 和 CN Ⅳ 一样位于海绵窦外侧壁，唯一位于海绵窦内的脑神经是展神经（CN Ⅵ）

矢状面示意图

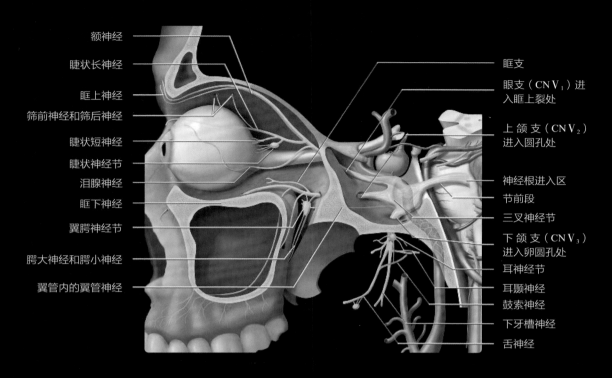

额神经
睫状长神经
眶上神经
筛前神经和筛后神经
睫状短神经
睫状神经节
泪腺神经
眶下神经
翼腭神经节
腭大神经和腭小神经
翼管内的翼管神经

眶支
眼支（CN Ⅴ₁）进入眶上裂处
上颌支（CN Ⅴ₂）进入圆孔处
神经根进入区
节前段
三叉神经节
下颌支（CN Ⅴ₃）进入卵圆孔处
耳神经节
耳颞神经
鼓索神经
下牙槽神经
舌神经

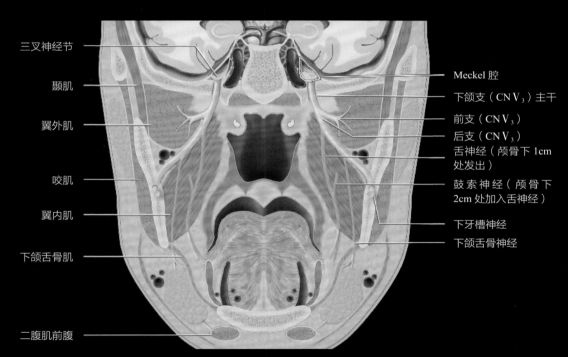

三叉神经节
颞肌
翼外肌
咬肌
翼内肌
下颌舌骨肌
二腹肌前腹

Meckel 腔
下颌支（CN Ⅴ₃）主干
前支（CN Ⅴ₃）
后支（CN Ⅴ₃）
舌神经（颅骨下 1cm 处发出）
鼓索神经（颅骨下 2cm 处加入舌神经）
下牙槽神经
下颌舌骨神经

上 矢状面示意图显示 CN Ⅴ 主要分支及出颅孔道。眼支经眶上裂进入眼眶，分为额神经、鼻睫神经和泪腺神经。上颌支经圆孔出颅。下颌支经卵圆孔出颅。耳神经节（OG）位于颅底下方 CN Ⅴ₃ 和腭帆张肌之间。来自延髓下涎核的节前副交感神经通过岩小神经到耳神经节，交感神经根来自脑膜中动脉神经丛。到腮腺的节后分泌运动纤维（内脏运动纤维）加入耳颞神经（Ⅴ₃分支）。**下** 冠状面示意图显示 CN Ⅴ₃ 经卵圆孔出颅，未进入海绵窦。主干发出脑膜支和翼内神经，很快分为较细的前支（发出其他咀嚼肌分支和颊部感觉分支）和较粗的后支，后支发出耳颞神经、下牙槽神经（发出下颌舌骨神经）和舌神经

轴位 CT 骨窗

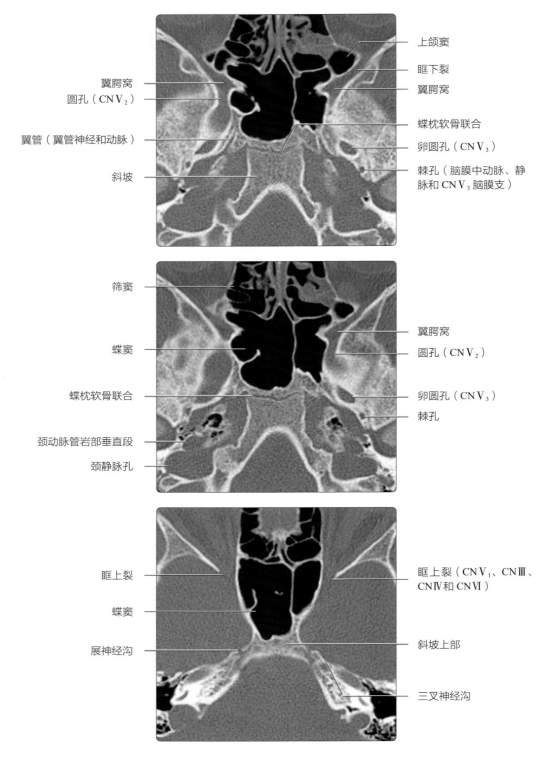

翼腭窝
圆孔（CN V₂）

翼管（翼管神经和动脉）

斜坡

上颌窦
眶下裂
翼腭窝

蝶枕软骨联合
卵圆孔（CN V₃）

棘孔（脑膜中动脉、静脉和 CN V₃ 脑膜支）

筛窦

蝶窦

蝶枕软骨联合

颈动脉管岩部垂直段

颈静脉孔

翼腭窝
圆孔（CN V₂）

卵圆孔（CN V₃）
棘孔

眶上裂

蝶窦

展神经沟

眶上裂（CN V₁、CN Ⅲ、CN Ⅳ 和 CN Ⅵ）

斜坡上部

三叉神经沟

上 中颅底轴位 CT 骨窗由下至上 3 幅图像中的第 1 幅。CN V₂ 经圆孔出颅，进入翼腭窝上缘。CN V₃ 经卵圆孔进入咀嚼间隙，发出运动神经支配咀嚼肌，发出感觉分支，包括下牙槽神经、舌神经和耳颞神经。**中** 患者左侧的卵圆孔（CN V₃）和圆孔（CN V₂）显示清晰，左侧圆孔开口于翼腭窝上方。**下** 颅内 CN V 的眼支经眶上裂到眼眶。通过眶上裂的其他结构包括动眼神经（CN Ⅲ）、滑车神经（CN Ⅳ）、展神经（CN Ⅵ）和眼上静脉

冠状面 T₂WI

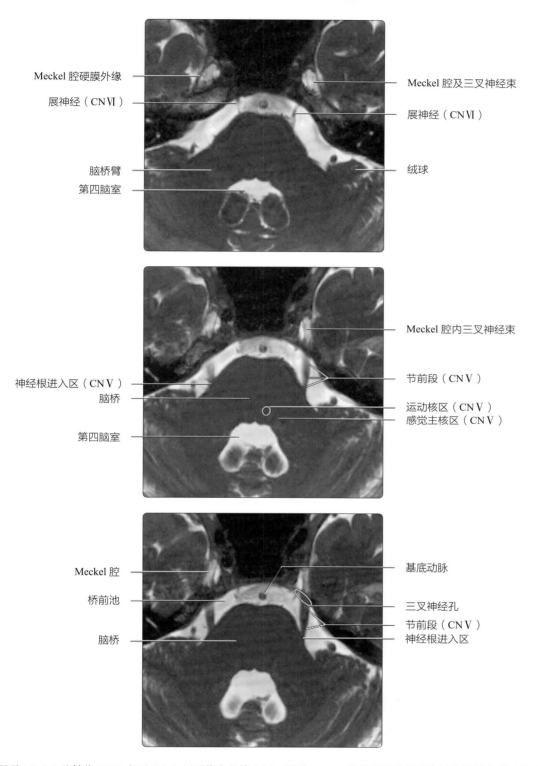

Meckel 腔硬膜外缘 — / — Meckel 腔及三叉神经束

展神经（CN Ⅵ） — / — 展神经（CN Ⅵ）

脑桥臂 — / — 绒球
第四脑室

Meckel 腔内三叉神经束

神经根进入区（CN Ⅴ） — / — 节前段（CN Ⅴ）
脑桥
运动核区（CN Ⅴ）
感觉主核区（CN Ⅴ）
第四脑室

Meckel 腔 — / — 基底动脉
桥前池 — / — 三叉神经孔
节前段（CN Ⅴ）
脑桥 — / — 神经根进入区

上 CN Ⅴ及 Meckel 腔轴位 T₂WI 由下至上 3 幅图像中的第 1 幅，可见 Meckel 腔外侧壁及顶壁为低信号硬脑膜层形成，右侧展神经穿透硬脑膜进入 Dorello 管。Meckel 腔内可见脑脊液及 CN Ⅴ束。**中** Meckel 腔内可见 CN Ⅴ的节前束，Meckel 腔是一个桥前池外侧突出形成的内衬蛛网膜的硬脑膜憩室，内含脑脊液、三叉神经束和三叉神经节。可见 CN Ⅴ感觉主核和运动核的大致位置。**下** 可见 CN Ⅴ节前段从脑桥外侧神经根进入区一直到 Meckel 腔三叉神经孔

轴位增强后 T₁WI

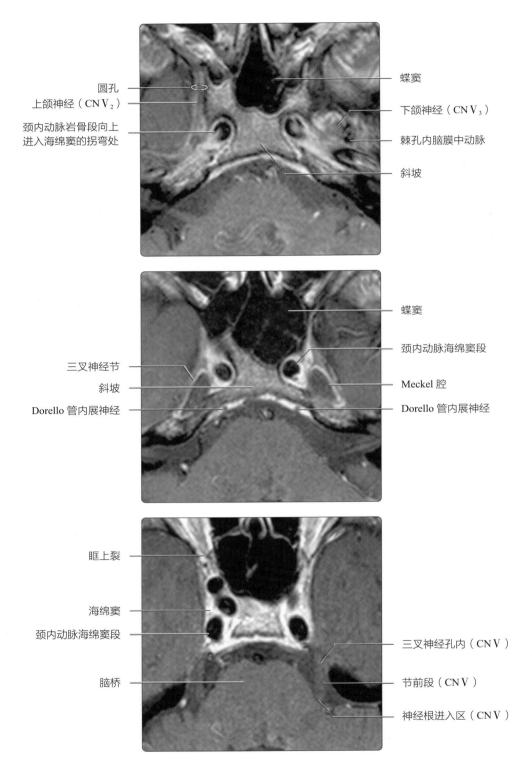

圆孔
上颌神经（CN V₂）
颈内动脉岩骨段向上
进入海绵窦的拐弯处

蝶窦
下颌神经（CN V₃）
棘孔内脑膜中动脉
斜坡

三叉神经节
斜坡
Dorello 管内展神经

蝶窦
颈内动脉海绵窦段
Meckel 腔
Dorello 管内展神经

眶上裂
海绵窦
颈内动脉海绵窦段
脑桥

三叉神经孔内（CN V）
节前段（CN V）
神经根进入区（CN V）

上 中颅底轴位脂肪抑制增强后 T₁WI 由下至上 3 幅图像中的第 1 幅，显示右侧上颌神经（CN V₂）向前穿过圆孔，左侧下颌神经（CN V₃）向下穿过卵圆孔。两条神经周围均围绕着强化的静脉，与颅外静脉系统相交通。**中** 上方层面图像显示卵圆形充满脑脊液的 Meckel 腔。三叉神经节是 Meckel 腔前下部的线样结构，缺乏血 - 神经屏障，因此可正常强化。**下** CN V 的节前段起源于神经根进入区的脑桥外侧。右侧海绵窦内颈内动脉纡曲

冠状面 T₂WI

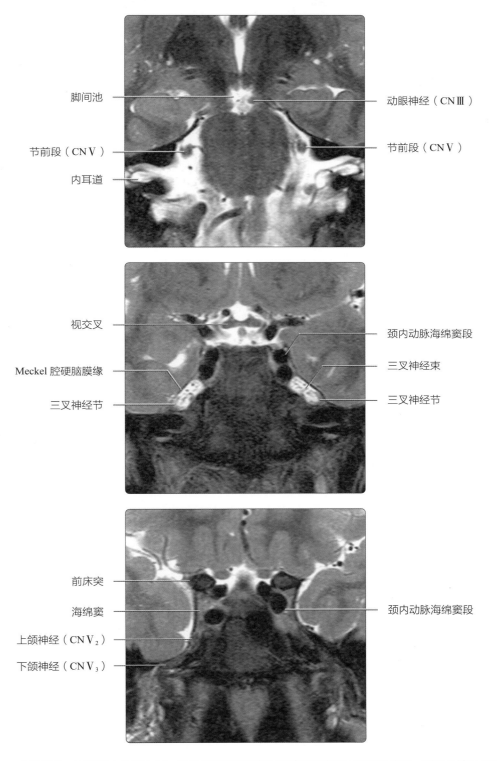

脚间池 —— 动眼神经（CN Ⅲ）

节前段（CN V）—— 节前段（CN V）

内耳道

视交叉 —— 颈内动脉海绵窦段

Meckel 腔硬脑膜缘 —— 三叉神经束

三叉神经节 —— 三叉神经节

前床突

海绵窦 —— 颈内动脉海绵窦段

上颌神经（CN V₂）

下颌神经（CN V₃）

上 冠状面 T₂WI 由后至前 3 幅图像中的第 1 幅，显示卵圆形的高信号脑脊液包绕的 CN V 节前段，刚刚从神经根进入区脑桥外侧发出。中 经 Meckel 腔的前方层面图像，显示三叉神经节前段的三叉神经束。三叉神经节表现为双侧 Meckel 腔底部的半月形结构。下 海绵窦前部层面图像显示上颌神经（CN V₂）在海绵窦外侧壁内向前走行，下颌神经（CN V₃）向下至颅底出颅处（卵圆孔）。

冠状面增强后 T_1WI（一）

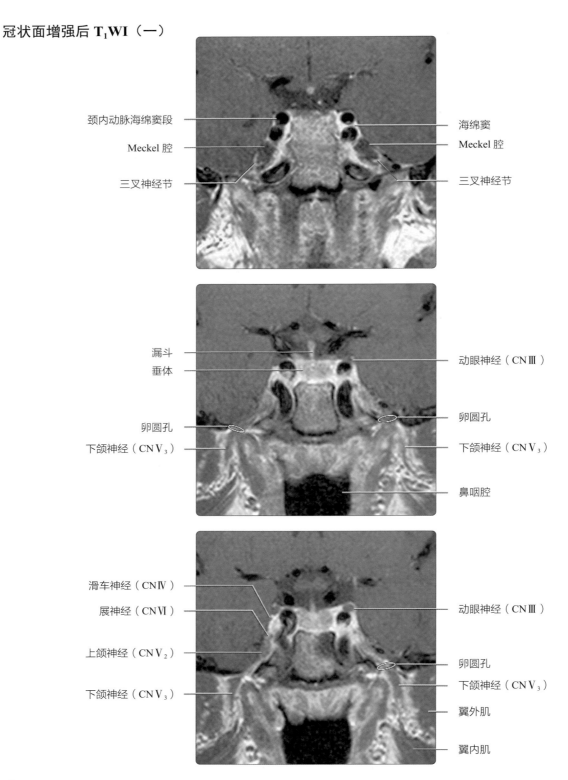

颈内动脉海绵窦段 ——————— 海绵窦

Meckel 腔 ——————— Meckel 腔

三叉神经节 ——————— 三叉神经节

漏斗 ——————— 动眼神经（CN Ⅲ）

垂体

卵圆孔 ——————— 卵圆孔

下颌神经（CN V₃） ——————— 下颌神经（CN V₃）

——————— 鼻咽腔

滑车神经（CN Ⅳ）

展神经（CN Ⅵ） ——————— 动眼神经（CN Ⅲ）

上颌神经（CN V₂） ——————— 卵圆孔

下颌神经（CN V₃） ——————— 下颌神经（CN V₃）

——————— 翼外肌

——————— 翼内肌

上 海绵窦冠状面增强后 T_1WI 由后至前 6 幅图像中的第 1 幅。三叉神经节表现为 Meckel 腔底的新月形强化区域，三叉神经节增强是因为缺乏血 – 神经屏障。**中** 卵圆孔层面显示下颌神经（CN V₃）出颅，向下走行进入咀嚼肌间隙。**下** 显示左侧卵圆孔和下颌神经。三叉神经的运动支有翼内神经 [也支配腭帆张肌和鼓膜张肌（来自主干）]、咬肌神经、支配颞肌的 2 条颞深神经和翼外神经（来自前支），以及支配下颌舌骨肌和二腹肌前腹的下颌舌骨神经（下牙槽神经的分支，下颌舌骨神经包含了后支的所有运动纤维）。三叉神经的主要感觉分支有脑膜支（来自主干）、颊神经（来自前支）、耳颞神经，以及终末支舌神经和下牙槽神经（后支的分支）

冠状面增强后 T_1WI（二）

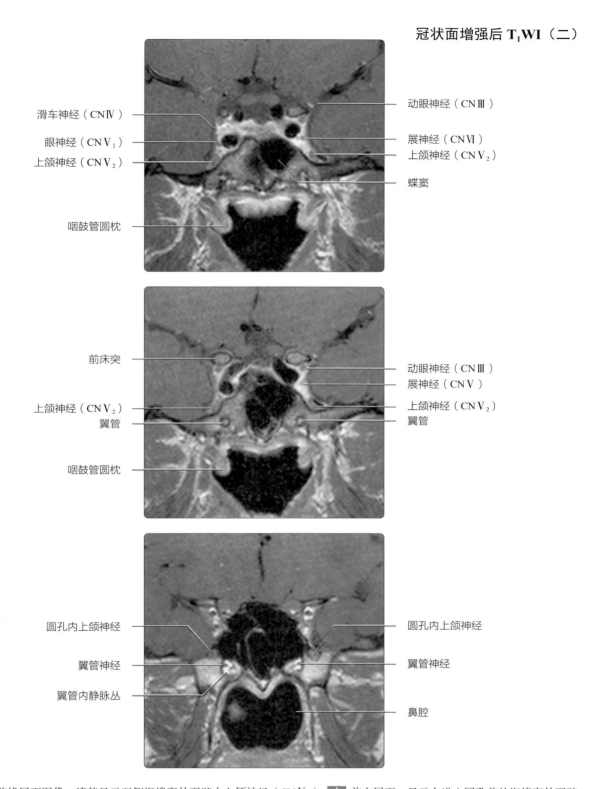

滑车神经（CN IV）
眼神经（CN V₁）
上颌神经（CN V₂）
咽鼓管圆枕
动眼神经（CN III）
展神经（CN VI）
上颌神经（CN V₂）
蝶窦

前床突
上颌神经（CN V₂）
翼管
咽鼓管圆枕
动眼神经（CN III）
展神经（CN V）
上颌神经（CN V₂）
翼管

圆孔内上颌神经
翼管神经
翼管内静脉丛
圆孔内上颌神经
翼管神经
鼻腔

上 垂体前缘层面图像，清楚显示双侧海绵窦外下壁内上颌神经（CN V₂）。**中** 前方层面，显示在进入圆孔前的海绵窦外下壁内的上颌神经，内下方可见翼管。**下** 可见圆孔内的上颌神经，也可见颅外侧的翼管增宽，翼管神经周围为静脉丛。翼管神经包含源于面神经的控制流泪的分泌运动纤维（内脏运动纤维）

矢状面 T₂WI 和轴位 T₁WI

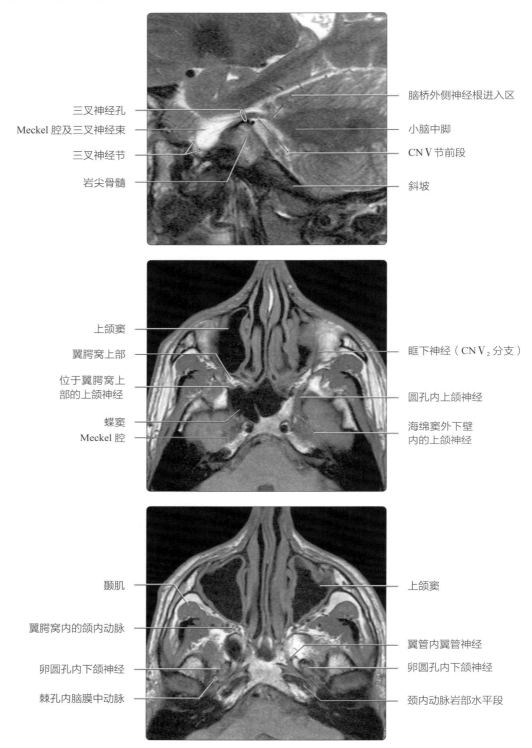

三叉神经孔
Meckel 腔及三叉神经束
三叉神经节
岩尖骨髓

脑桥外侧神经根进入区
小脑中脚
CN V 节前段
斜坡

上颌窦
翼腭窝上部
位于翼腭窝上部的上颌神经
蝶窦
Meckel 腔

眶下神经（CN V₂ 分支）
圆孔内上颌神经
海绵窦外下壁内的上颌神经

颞肌
翼腭窝内的颌内动脉
卵圆孔内下颌神经
棘孔内脑膜中动脉

上颌窦
翼管内翼管神经
卵圆孔内下颌神经
颈内动脉岩部水平段

上 平行于三叉神经近端的矢状面 T₂WI，显示位于脑桥外侧神经根进入区和 Meckel 腔前下部三叉神经节之间的三叉神经节前段。Meckel 腔内的脑脊液通过三叉神经孔与桥前池相交通。**中** 从颅底至下颌体轴位平扫 T₁WI 由上至下 5 幅图像中的第 1 幅，显示左侧圆孔内的上颌神经，然后横行通过翼腭窝的顶部，在上颌骨的后面向外侧走行并经眶下裂进入眶内，在眶底延续为眶下神经，再通过眶下孔出眼眶（未显示）。**下** 颅底卵圆孔层面显示出颅底的下颌神经，翼管和翼管神经连接破裂孔和翼腭窝。翼腭窝内许多黑点是正常颌内动脉的终末分支形成的

轴位 T₁WI

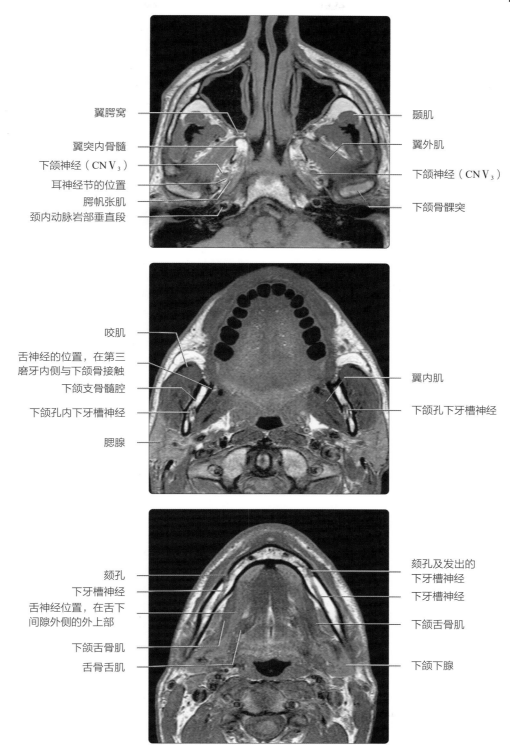

翼腭窝

翼突内骨髓

下颌神经（CN V₃）

耳神经节的位置

腭帆张肌

颈内动脉岩部垂直段

颞肌

翼外肌

下颌神经（CN V₃）

下颌骨髁突

咬肌

舌神经的位置，在第三
磨牙内侧与下颌骨接触

下颌支骨髓腔

下颌孔内下牙槽神经

腮腺

翼内肌

下颌孔下牙槽神经

颏孔

下牙槽神经

舌神经位置，在舌下
间隙外侧的外上部

下颌舌骨肌

舌骨舌肌

颏孔及发出的
下牙槽神经

下牙槽神经

下颌舌骨肌

下颌下腺

上 颅底下方图像显示下颌神经进入咀嚼肌间隙内上部，耳神经节位于颅底下方的 CN V₃ 和腭帆张肌之间。CN V₃ 主干发出脑膜支和至翼内肌的神经，运动神经根到耳神经节，马上分出一根细的前支（发出咬肌神经、2 条至翼外肌的颞深神经等运动支和颊神经感觉支）和一根较粗的后支。耳颞神经起源于后支近段的 2 条神经根，向后走行环绕脑膜中动脉形成单一主干。随后，后支分为下牙槽神经（后方）和舌神经（前方）两根终末支。中 下颌孔层面图像显示下牙槽神经在翼内肌外侧向下走行，进入下颌孔，在进入下颌骨前发出下颌舌骨神经。下 下颌体层面图像显示下牙槽神经的走行

展神经（CN Ⅵ）
CN Ⅵ (Abducens Nerve)
郑　璇　**译**　于文玲　鲜军舫　**校**

一、术语

（一）缩略语
- 展神经：CN6，CN Ⅵ

（二）同义词
- 展神经：第 Ⅵ 对脑神经

（三）定义
- CN Ⅵ：仅支配外直肌的运动神经

二、影像解剖

（一）概述
- CN Ⅵ 为单纯运动神经，神经核位于脑桥，根据解剖分为 5 段

（二）展神经核
- 成对的 CN Ⅵ 核位于脑桥被盖近中线处，紧邻第四脑室的腹侧
- 面神经丘：面神经（CN Ⅶ）轴突环绕展神经核，在第四脑室底部形成凸起
  - 单独面神经丘的病变可导致同侧 CN Ⅵ 和 CN Ⅶ 麻痹

（三）脑内段
- 轴突自同侧 CN Ⅵ 核发出后，通过脑桥被盖部向前下方走行

（四）脑池段
- 自脑干前部近中线处的脑桥和延髓锥体之间的沟（脑桥延髓沟）出脑
- 出来时常为单干，但偶尔也可为复干
- CN Ⅵ 在桥前池内向前上方走行，在枕骨斜坡上部外侧穿过硬脑膜
- 85% 位于小脑前下动脉后部；15% 位于小脑前下动脉前部

（五）硬膜间段
- 自 CN Ⅵ 从后部穿过硬膜内层处，向前延伸至其进入海绵窦处
- 此段常有薄的蛛网膜（偶尔为硬脑膜）套与神经一起
- 穿过硬脑膜后，CN Ⅵ 向上穿过基底静脉丛
  - 基底静脉丛位于斜坡上部背侧，在硬脑膜内、外（骨内膜）层之间；为硬膜间结构
- 神经依旧走行于硬膜间，向上越过岩尖和斜坡的交界处，进入邻近的静脉区域，称为蝶 – 岩斜静脉汇 [或简称岩斜汇或岩斜静脉汇（petroclival venous confluence，PCVC）]
  - PCVC 位于海绵窦后部、基底静脉丛外侧部、岩上窦和岩下窦前部的交界处
- 在这个位置，PCVC 和 CN Ⅵ 的硬膜间段走行于经典的 Dorello 管内
- 经典的 Dorello 管是以岩尖（外下侧）、斜坡（内下侧）和 Gruber 岩蝶韧带（上）围成的区 / 间隙

（六）海绵窦段
- 展神经出 Dorello 管后进入海绵窦，在颈内动脉海绵窦段近端外侧走行
- 展神经是唯一位于海绵窦内的脑神经，在颈内动脉海绵窦段外侧走行
- CN Ⅲ、CN Ⅳ、CN Ⅴ$_1$ 和 CN Ⅴ$_2$ 均位于海绵窦外侧壁内

（七）颅外（眶内）段
- CN Ⅵ 与 CN Ⅲ、CN Ⅳ 一起经眶上裂进入眶内
- 穿过总腱环
- 支配外直肌的运动神经

三、解剖成像要点

（一）推荐的影像学检查方法
- MRI 可显示展神经脑内段、脑池段、硬膜间段和海绵窦段
  - 横断面及冠状面薄层高分辨 T$_2$WI 和增强后 T$_1$WI
    - 采用高对比度和空间分辨率序列可显示脑脊液包绕的脑神经等微小结构
- CT 骨窗显示颅底及其骨性孔道最佳

（二）影像学要点
- 轴位和冠状面 MRI 序列应包括脑干、第四脑室、海绵窦和眼眶
- 不能直接显示展神经核及展神经脑内段
  - 通过在薄层高分辨率 T$_2$WI 识别第四脑室底部的面丘结构来推断 CN Ⅵ 的位置
- 高分辨率 T$_2$WI 常可显示脑池段
- 由于脑脊液内陷进入 Dorello 管近端，可显示 CN Ⅵ 进入 Dorello 管的入口
- 基底静脉丛强化可显示 CN Ⅵ 呈微小、线样的未强化结构

（三）影像学易犯的错误
- 增强后 T$_1$WI 使用脂肪抑制技术，会放大气化良好蝶窦周围的磁敏感伪影
  - 伪影有可能掩盖海绵窦和眶尖的微小病变
  - 如果伪影遮盖了关键的感兴趣区域，重新扫描没有脂肪技术的增强后 T$_1$WI

四、临床意义

临床重要性
- 发生展神经病变时，患侧眼不能外展（向外侧旋转）
- CN Ⅵ 神经病变分为单纯型（孤立性）和复杂型（伴有其他脑神经受累，包括 CN Ⅲ、CN Ⅳ 和 CN Ⅶ）
  - 单纯型 CN Ⅵ 神经病变为最常见的眼运动神经麻痹
  - 下列情况通常表现为复杂型脑神经病变
    - 脑桥病变影响 CN Ⅵ 和 CN Ⅶ
    - 海绵窦、眶上裂病变影响 CN Ⅵ、CN Ⅲ、CN Ⅳ 和 CN Ⅴ$_1$

展神经示意图

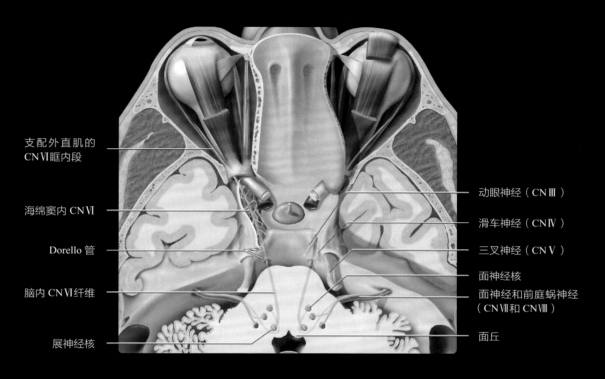

支配外直肌的
CNⅥ眶内段

海绵窦内 CNⅥ

Dorello 管

脑内 CNⅥ纤维

展神经核

动眼神经（CNⅢ）

滑车神经（CNⅣ）

三叉神经（CNⅤ）

面神经核

面神经和前庭蜗神经
（CNⅦ和CNⅧ）

面丘

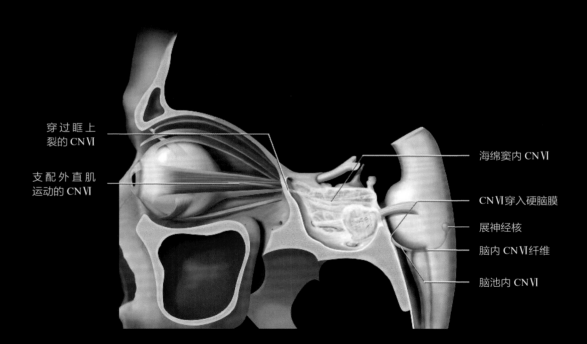

穿过眶上
裂的 CNⅥ

支配外直肌
运动的 CNⅥ

海绵窦内 CNⅥ

CNⅥ穿入硬脑膜

展神经核

脑内 CNⅥ纤维

脑池内 CNⅥ

上 轴位示意图显示展神经从脑桥被盖神经核起始处至外直肌运动终板的全长，追踪神经从神经核发出至延髓脑桥沟前内侧出脑的走行过程，从那里至穿透硬脑膜进入 Dorello 管，然后走行于海绵窦内，最后展神经通过眶上裂和总腱环进入眶内。**下** 矢状面示意图显示从脑桥被盖神经核起始处至外直肌运动终板的展神经，可见脑内 CNⅥ纤维在出延髓脑桥沟之前是向下走行，之后桥前池内 CNⅥ上行穿硬脑膜进入 Dorello 管。海绵窦内 CNⅥ向前穿过眶上裂和总腱环，然后支配眶内的外直肌

轴位 T₂WI 及增强后 T₁WI

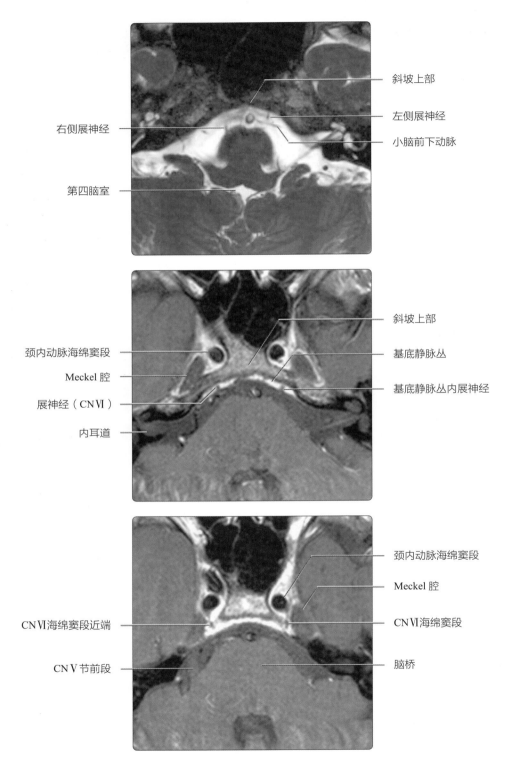

斜坡上部

左侧展神经

小脑前下动脉

右侧展神经

第四脑室

斜坡上部

基底静脉丛

基底静脉丛内展神经

颈内动脉海绵窦段

Meckel 腔

展神经（CN Ⅵ）

内耳道

颈内动脉海绵窦段

Meckel 腔

CN Ⅵ海绵窦段

CN Ⅵ海绵窦段近端

CN Ⅴ节前段

脑桥

上 近内耳道水平轴位 T₂WI 显示展神经桥前池内段的表现，右侧 CN Ⅵ刚出脑桥延髓沟，而左侧 CN Ⅵ正准备穿入硬脑膜，双侧 CN Ⅵ都在桥前池中上行。**中** 轴位增强后 T₁WI 显示位于 Dorello 管内的展神经硬膜间段，周围为明显强化的基底静脉丛。**下** 内耳道紧邻上方轴位增强后 T₁WI，显示展神经穿过上方的基底静脉丛进入海绵窦后缘。在此处，CN Ⅵ在岩蝶韧带下方呈拱形越过岩尖上方进入海绵窦的后上部区域

矢状面 T₂WI

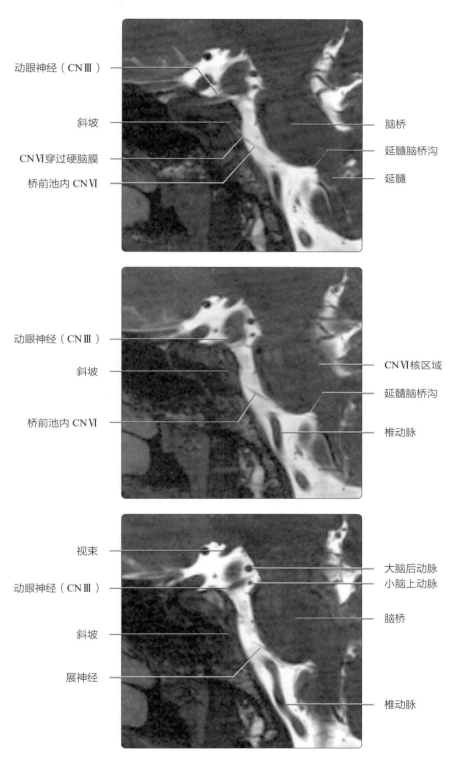

动眼神经（CN Ⅲ）

斜坡

CN Ⅵ穿过硬脑膜

桥前池内 CN Ⅵ

脑桥

延髓脑桥沟

延髓

动眼神经（CN Ⅲ）

斜坡

桥前池内 CN Ⅵ

CN Ⅵ核区域

延髓脑桥沟

椎动脉

视束

动眼神经（CN Ⅲ）

斜坡

展神经

大脑后动脉

小脑上动脉

脑桥

椎动脉

上 矢状面 T₂WI 由外至内 3 幅图像中的第 1 幅，显示展神经穿过桥前池到斜坡，可见展神经穿过硬脑膜进入 Dorello 管，该管位于硬脑膜和骨膜之间，为基底静脉丛包围。**中** 脑干层面图像显示展神经出脑干（延髓脑桥沟）后向前上方走行，一直到穿过硬脑膜进入 Dorello 管处，可见 CN Ⅵ核的大致位置及脑内神经纤维到达延髓脑桥沟的陡峭走行。**下** 脑干和桥前池层面图像显示 CN Ⅵ脑池段近端与脑桥腹侧关系密切。CN Ⅲ走行于大脑后动脉和小脑上动脉之间

面神经（CN Ⅶ）
CN Ⅶ (Facial Nerve)
郑　璇　于文玲　译　鲜军舫　校

一、术语

（一）缩略语
- 面神经：CN7，CN Ⅶ

（二）定义
- CN Ⅶ：是包含到面部表情肌肉的运动神经纤维、泪腺、下颌下腺和舌下腺的副交感神经纤维，以及来源于舌前 2/3 的味觉神经的脑神经

二、影像解剖

（一）概述
- 混合神经：运动、副交感神经和特殊感觉（味觉）
- 2 条神经根：运动和感觉（中间神经）神经根
  - 中间神经在面神经运动神经根和前庭蜗神经之间从脑干外侧出脑，因此而得名
- 3 个神经核和 4 个节段：脑内段、脑池段、颞骨内段和颅外（腮腺）段

（二）神经核和脑内段
- 3 个神经核（1 个运动神经核、2 个感觉神经核）
- 面神经运动核
  - 位于脑桥被盖的腹外侧
  - 传出神经纤维在第四脑室底向背侧环绕 CN Ⅵ 核，形成面丘
  - 神经纤维向前外侧走行，在脑桥延髓交界处从脑干外侧出脑
- 上泌涎核
  - 位于脑桥 CN Ⅶ 运动核外侧
  - 传出的副交感神经纤维在 CN Ⅶ 后方出脑干，加入中间神经
    - 至下颌下腺、舌下腺和泪腺
- 孤束核
  - 舌前 2/3 味觉神经纤维的终点
  - 这些纤维的细胞体在膝状神经节
  - 纤维在中间神经内走行

（三）脑池段
- CN Ⅶ 脑池段有两条神经根
  - 前方为较粗的运动神经根
  - 后方为较细的感觉神经根中间神经
- 从脑干外侧脑桥延髓交界处的神经根出口区发出，进入桥小脑角（cerebellopontine angle，CPA）池
  - CN Ⅷ 在 CN Ⅶ 后方出脑干
- 2 条神经根汇合后，与 CN Ⅷ 一起向前外侧穿过桥小脑角池进入内耳道（internal auditory canal，IAC）

（四）颞骨内段
- CN Ⅶ 在颞骨内进一步分为 4 个节段：内耳道段、迷路段、鼓室段和乳突段
- 内耳道段：从内耳门至内耳道底部；位于镰状嵴前上部
- 迷路段：连接内耳道底部 CN Ⅶ 到膝状神经节（前膝）
- 鼓室段：连接前膝和后膝，在外侧半规管下方走行
- 乳突段：从后膝直接向下至茎乳孔

（五）颅外段
- CN Ⅶ 主干通过茎乳孔出颅底，进入腮腺间隙
- 腮腺段 CN Ⅶ 走行于下颌后静脉外侧
- 在腮腺内分支并向前走行，支配面部表情肌

（六）CN Ⅶ 分支
- 岩浅大神经
  - 起自膝状神经节，向前内侧走行，经面神经裂孔离开颞骨
  - 内含至泪腺的副交感神经纤维
- 镫骨肌神经
  - 起自 CN Ⅶ 乳突段的上段
  - 支配镫骨肌运动
- 鼓索神经
  - 起自面神经乳突段下段
  - 穿过中耳，在颞骨前部出颞骨
  - 含有来自舌前 2/3 的味觉纤维
    - 这些纤维与三叉神经下颌支的舌支伴行
- 到面部表情肌的终末运动分支
  - 从上至下：颞支、颧支、颊支、下颌支、颈支

三、解剖成像要点

（一）推荐的影像学检查方法
- CT 骨窗对 CN Ⅶ 颞骨内段显示最佳
- MRI 可显示 CN Ⅶ 脑内段、脑池段、内耳道段及颅外段
- Bell 麻痹不要常规做影像学检查

（二）影像学要点
- CN Ⅶ 麻痹的 MRI 检查应包括脑干、桥小脑角池、内耳道、颞骨和腮腺

（三）影像学易犯的错误
- 在增强后 T_1WI，CN Ⅶ 迷路段、膝状神经节和鼓室段近端的轻度强化是正常的
  - 继发于神经周围动静脉丛强化
- 对外周性 CN Ⅶ 麻痹，常要检查腮腺

（四）临床要点
- 面神经麻痹可为中枢性或外周性
  - 中枢性：核上损伤可导致对侧面部表情肌麻痹，额部不受累
  - 外周性：脑干神经核以下的 CN Ⅶ 损伤，可导致同侧所有面部表情肌麻痹
    - 如果病变位于膝状神经节的近端，则会影响流泪、声音衰减和味觉
    - 如果 CN Ⅵ 受累，检查脑桥是否存在病变
    - 如果 CN Ⅷ 受累，检查桥小脑角 - 内耳道是否存在病变
    - 如果流泪、声音衰减和味觉受到不同程度的影响，则可能是颞骨病变
    - 如果没有流泪、声音衰减和味觉损伤，提示为颅外 CN Ⅶ 损伤

面神经示意图

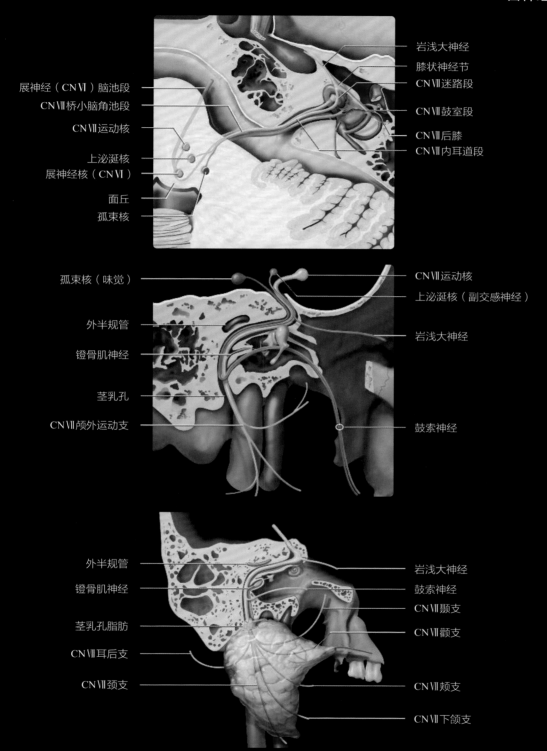

岩浅大神经
膝状神经节
CNⅦ迷路段

展神经（CNⅥ）脑池段
CNⅦ桥小脑角池段
CNⅦ运动核
上泌涎核
展神经核（CNⅥ）
面丘
孤束核

CNⅦ鼓室段
CNⅦ后膝
CNⅦ内耳道段

孤束核（味觉）

CNⅦ运动核
上泌涎核（副交感神经）

外半规管
镫骨肌神经

岩浅大神经

茎乳孔
CNⅦ颅外运动支

鼓索神经

外半规管
镫骨肌神经

岩浅大神经
鼓索神经
CNⅦ颞支
CNⅦ颧支

茎乳孔脂肪
CNⅦ耳后支
CNⅦ颈支

CNⅦ颊支

CNⅦ下颌支

上 轴位示意图显示 CNⅦ核。运动核发出纤维环绕 CNⅥ核后到达脑桥延髓交界处的神经根出口区。上泌涎核发出副交感神经分泌运动纤维至泪腺、下颌下腺和舌下腺。孤束核接收来自舌前 2/3 的味觉信息。**中** 矢状面示意图显示颞骨内的 CNⅦ。运动纤维穿经颞骨，中途发出镫骨肌神经到镫骨肌，经茎乳孔出颅，变为颅外 CNⅦ（完全为运动神经）。来自上泌涎核的副交感神经纤维经岩浅大神经到达泪腺，经鼓索神经到达下颌下腺－舌下腺。舌前 2/3 的味觉纤维来自鼓索神经。**下** 矢状面示意图显示面神经的颅外运动分支

轴位 CT 骨窗（一）

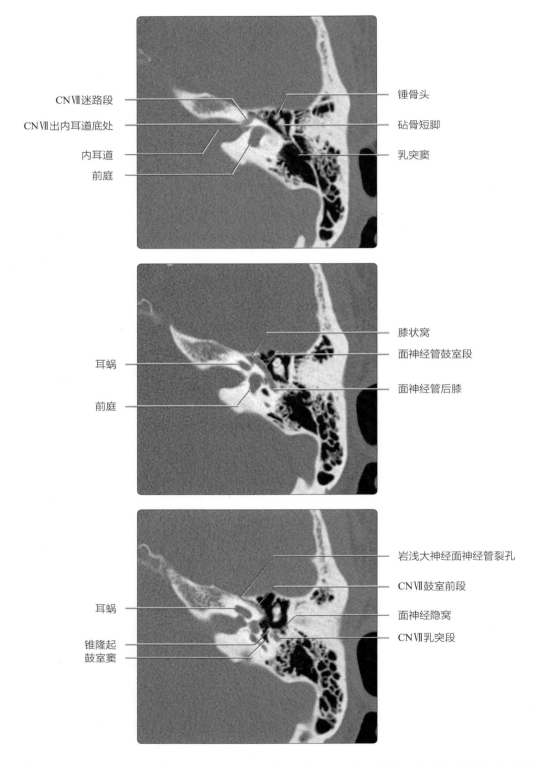

CN Ⅶ 迷路段
CN Ⅶ 出内耳道底处
内耳道
前庭

锤骨头
砧骨短脚
乳突窦

耳蜗
前庭

膝状窝
面神经管鼓室段
面神经管后膝

耳蜗
锥隆起
鼓室窦

岩浅大神经面神经管裂孔
CN Ⅶ 鼓室前段
面神经隐窝
CN Ⅶ 乳突段

上 左侧颞骨轴位 CT 骨窗由上至下 6 幅图像中的第 1 幅，显示面神经管的迷路段为 C 形结构，在耳蜗顶部拱向前外侧。**中** CN Ⅶ 管迷路段终止于膝状窝，面神经管在膝状窝（前膝）处突然转向，鼓室段起自膝状窝，在横断面上向后外侧走行，走行于外半规管下方，然后在后膝部向下旋转 90° 成为乳突段。**下** 卵圆窗水平，乳突段位于面神经隐窝深处，内侧为锥隆起和鼓室窦

轴位 CT 骨窗（二）

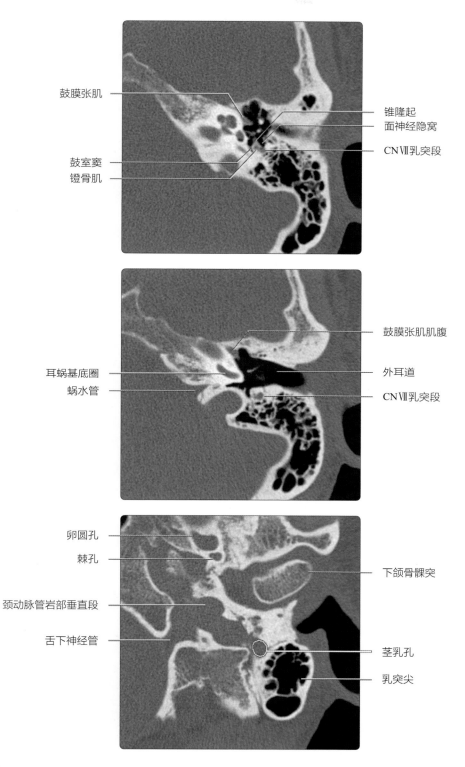

鼓膜张肌

锥隆起
面神经隐窝
CNⅦ乳突段

鼓室窦
镫骨肌

鼓膜张肌肌腹

耳蜗基底圈
蜗水管

外耳道
CNⅦ乳突段

卵圆孔
棘孔

下颌骨髁突

颈动脉管岩部垂直段

舌下神经管

茎乳孔
乳突尖

上 乳突段从后膝至茎乳孔的长度约 13mm，在中耳腔后壁内向下走行，乳突段前方与面神经隐窝相邻，内侧与中耳腔后壁锥隆起内的镫骨肌相邻。**中** 在耳蜗基底圈层面，面神经乳突段仍然可见，近侧镫骨肌神经和远侧鼓索神经均从 CNⅦ乳突段发出。**下** 茎乳孔层面图像。可见茎乳孔的"钟形"结构正好位于乳突尖的前内侧。乳突尖可以保护面神经在离开颅底时免受创伤

冠状面 CT 骨窗（一）

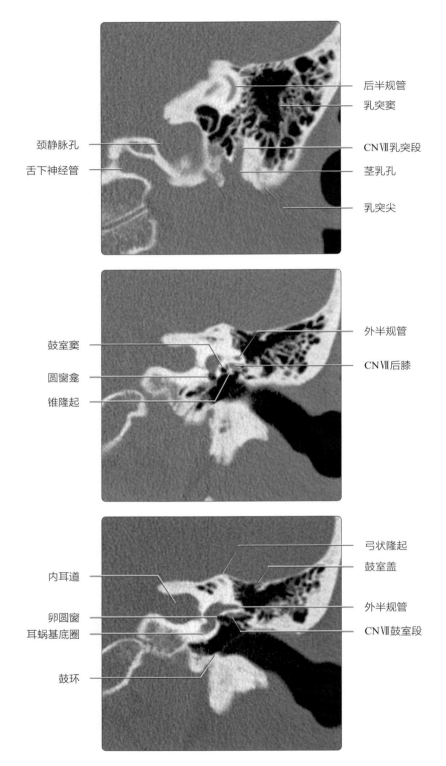

后半规管
乳突窦
CN Ⅶ 乳突段
茎乳孔
乳突尖
颈静脉孔
舌下神经管

外半规管
CN Ⅶ 后膝
鼓室窦
圆窗龛
锥隆起

弓状隆起
鼓室盖
外半规管
CN Ⅶ 鼓室段
内耳道
卵圆窗
耳蜗基底圈
鼓环

上 左侧颞骨冠状面 CT 骨窗由后至前 6 幅图像中的第 1 幅，显示了面神经（CN Ⅶ）乳突段下部和茎乳孔。中 在圆窗层面，面神经后膝正好位于锥隆起的外侧，鼓室窦位于锥隆起的内侧。下 在卵圆窗层面，可见面神经鼓室段走行于外半规管下方，面神经周围有菲薄骨质覆盖（细白线），也可见面神经管相对于卵圆窗上缘的位置，在卵圆窗闭锁的患者，面神经位于卵圆窗龛附近或位于其内

冠状面 CT 骨窗（二）

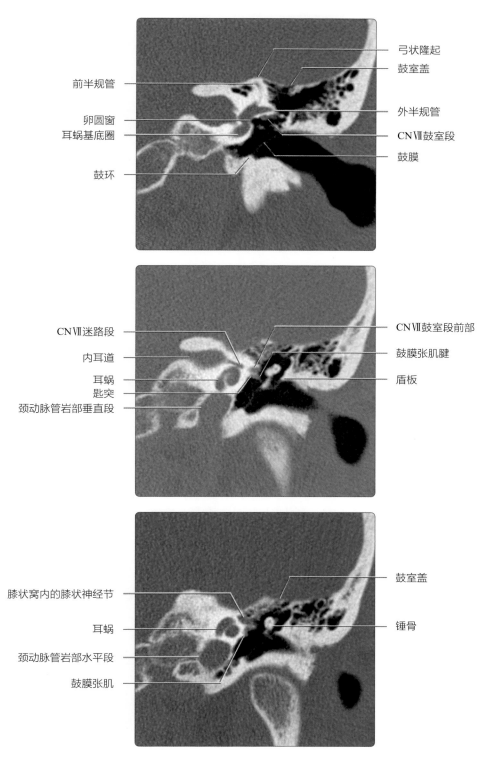

弓状隆起
鼓室盖

前半规管

外半规管
卵圆窗
耳蜗基底圈
CNⅦ鼓室段
鼓膜
鼓环

CNⅦ迷路段
CNⅦ鼓室段前部
内耳道
鼓膜张肌腱
耳蜗
匙突
盾板
颈动脉管岩部垂直段

膝状窝内的膝状神经节
鼓室盖

耳蜗
锤骨
颈动脉管岩部水平段
鼓膜张肌

上 卵圆窗前缘层面，面神经鼓室段位于外半规管下方，面神经周围的薄细骨质（细白线）未显示，该区域面神经管骨质通常不完整。**中** 在中耳腔前部，可见面神经迷路段在耳蜗顶上方出内耳道，也可见面神经鼓室段前部，不要将匙突处鼓膜张肌 - 肌腱与面神经混淆。**下** 在中耳腔的最前部（此处颈动脉管和耳蜗都可见），膝状神经节表现为耳蜗上方的膝状窝内的卵圆形结构

轴位 T₂WI 和 T₁WI

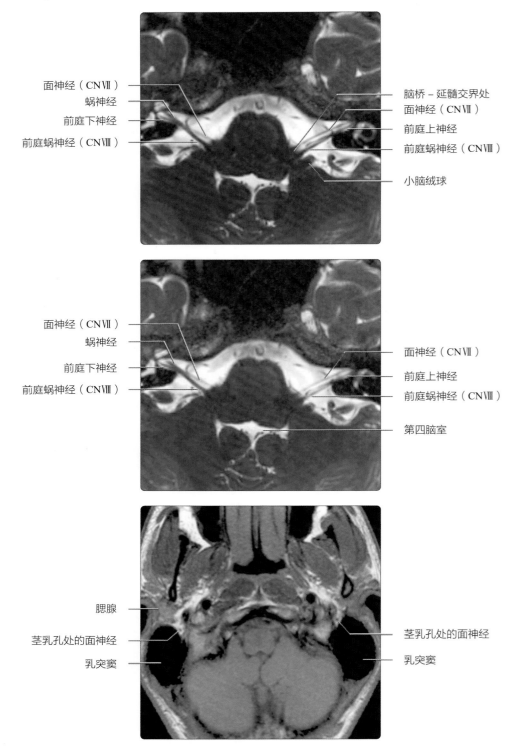

面神经（CN Ⅶ）
蜗神经
前庭下神经
前庭蜗神经（CN Ⅷ）

脑桥 – 延髓交界处
面神经（CN Ⅶ）
前庭上神经
前庭蜗神经（CN Ⅷ）
小脑绒球

面神经（CN Ⅶ）
蜗神经
前庭下神经
前庭蜗神经（CN Ⅷ）

面神经（CN Ⅶ）
前庭上神经
前庭蜗神经（CN Ⅷ）
第四脑室

腮腺
茎乳孔处的面神经
乳突窦

茎乳孔处的面神经
乳突窦

上 桥小脑角池和内耳道轴位高分辨率 T₂WI 两幅图像中的第 1 幅，双侧面神经根出口区位于脑桥 – 延髓交界处前庭蜗神经的前方，在穿过桥小脑角池时，面神经仍位于前庭蜗神经的前方。**中** 患者左侧内耳道上部层面的图像，在整个内耳道内，面神经都位于前庭上神经前方。**下** 茎乳孔层面轴位 T₁WI，在茎乳孔的"钟形"结构中可见低信号的面神经周围为高信号的脂肪包绕，如果腮腺恶性肿瘤出现沿面神经周围侵犯时，该区域的脂肪信号会消失

斜矢状面 T₂WI

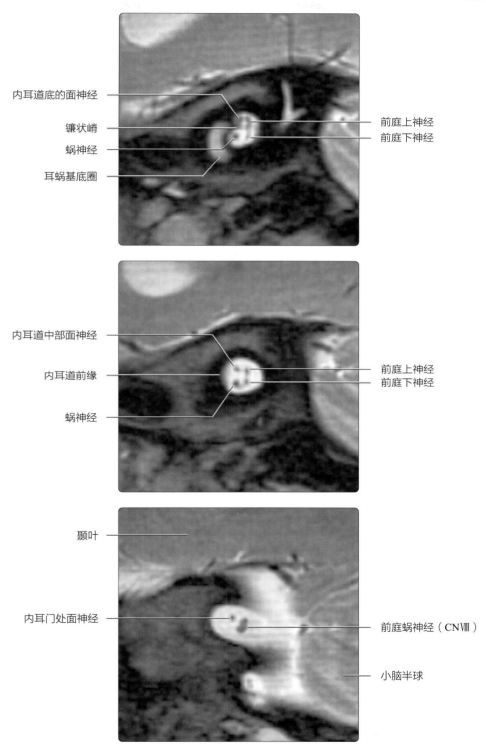

内耳道底的面神经 — 前庭上神经
镰状嵴 — 前庭下神经
蜗神经
耳蜗基底圈

内耳道中部面神经 — 前庭上神经
内耳道前缘 — 前庭下神经
蜗神经

颞叶
内耳门处面神经 — 前庭蜗神经（CNⅧ）
小脑半球

上 斜矢状面 T₂WI 由外至内 3 幅图像中的第 1 幅，显示了正常内耳道底部解剖。水平走行的镰状嵴将内耳道底分为上下两部分。面神经位于前上方，将面神经与前庭上神经分隔开的是一垂直骨性分隔，称为垂直嵴（Bill 嵴），未显示。在镰状嵴下方，前方是较粗的蜗神经，后方是前庭下神经。 **中** 在内耳道中部，4 条神经清晰可见。面神经位于前上方。 **下** 内耳门层面图像，显示面神经和前庭耳蜗神经呈特征性 "棒球接球手的手套接球" 表现，面神经是 "球"，前庭蜗神经是 "棒球接球手的手套"

前庭蜗神经（CN Ⅷ）
CNⅧ (Vestibulocochlear Nerve)

郑　璇　于文玲　译　鲜军舫　校

一、术语

（一）缩略语

- 前庭蜗神经：CNⅧ

（二）同义词

- 第Ⅷ对脑神经

（三）定义

- CNⅧ：听觉和平衡的传入感觉神经

二、影像解剖

（一）概述

- 感觉（特殊感觉传入）神经由两部分组成
  - 前庭部分：平衡
  - 耳蜗部分：听力
- CNⅧ从外周到中心进行描述最好

（二）蜗神经

- 起自耳蜗蜗轴内螺旋神经节的双极神经元
  - 外周纤维传递至耳蜗蜗管（中阶）中的 Corti 器
  - 中枢纤维汇合，成为前庭蜗神经（CNⅧ）的听觉成分，传递到脑干
- 中枢纤维从蜗轴经蜗孔进入内耳道（IAC）
  - 蜗孔为进入内耳道底前下象限的骨性开口
  - 蜗孔最大直径：约 2mm
- 蜗神经在内耳道前下象限从内耳道底走行至内耳门
- 在内耳门附近，蜗神经与前庭上、下神经汇合形成前庭蜗神经（CNⅧ）
- CNⅧ在面神经后方穿过桥小脑角（CPA）池
- CNⅧ在面神经后方于脑桥延髓交界处进入脑干外侧
- 蜗神经纤维分叉形成两支，终止于耳蜗背侧核和腹侧核
- 耳蜗背侧核和腹侧核
  - 蜗神经核位于小脑下脚（绳状体）外表面

（三）前庭神经

- 起自前庭神经节的双极神经元，该神经节位于内耳道底的前庭神经内
  - 影像上看不到前庭神经节
  - 外周纤维传至椭圆囊、球囊和半规管的感觉上皮
    - 穿过内耳道底外壁筛板上的多个孔道
  - 中枢纤维汇合，形成前庭上神经和前庭下神经，向内侧走行至脑干
- 内耳道底
  - 前庭上、下神经由镰状嵴（横嵴）分开
  - 称为"Bill 嵴"（垂直嵴）的垂直骨性结构将前庭上神经与前方的面神经分开
    - 在 CT 或 MRI 图像上看不到垂直嵴
- 前庭上、下神经分别在内耳道的后上和后下象限从内耳道底向内侧走行至内耳门
- 在内耳门附近，前庭上、下神经与蜗神经联合形成前庭蜗神经（CNⅧ）
- 前庭蜗神经在面神经后方穿过桥小脑角池
- 在面神经后方于脑桥 – 延髓交界处进入脑干外侧
- 前庭神经纤维分为升支和降支，主要终止于前庭神经核复合体
- 前庭神经核复合体
  - 4 个神经核（外、上、内和下）
  - 位于脑桥下部第四脑室底部侧隐窝（菱形窝）的下方
  - 前庭核、小脑、脊髓（前庭脊髓束）和控制眼球运动的核团之间的连接复杂

三、解剖成像要点

（一）推荐的影像学检查方法

- 感觉神经性耳聋
  - 疑似耳蜗内病变
    - CT 和 MRI 均有帮助
    - 先天性迷路病变在 MRI 上表现为液体间隙异常，或者在颞骨 CT 上表现为骨迷路形态异常
    - 颞骨 CT 对耳硬化症、Paget 病、骨化性迷路炎或外伤显示较好
    - 只有 MRI 才能显示迷路炎或迷路内肿瘤
  - 疑似 CNⅧ病变（CPA-IAC）
    - 首选 MRI 检查
    - 单侧感觉神经性耳聋患者可用轴位和冠状面薄层高分辨率 T_2WI 序列筛查
    - 增强后 T_1WI 仍然是金标准

（二）影像学要点

- 单侧感觉神经性耳聋
  - 重点关注脑干（小脑下脚）– 桥小脑角 – 内耳道 – 耳蜗
  - 中枢听觉通路（蜗神经核上方的脑内传导通路）很少受损害
- CNⅧ脑池段和内耳道段在高分辨率 T_2WI 上常可显示

（三）影像学易犯的错误

- 注意内耳道内的小病变（≤2mm）
  - 建议影像学随访，可能为一过性表现，不需要手术

四、临床意义

临床重要性

- 单纯前庭神经功能障碍（头晕、眩晕、不平衡）的 MRI 表现常为阴性
- 对导致单侧感觉神经性耳聋患者，在 MRI 发现的病变中，95% 是前庭蜗神经鞘瘤

前庭蜗神经示意图

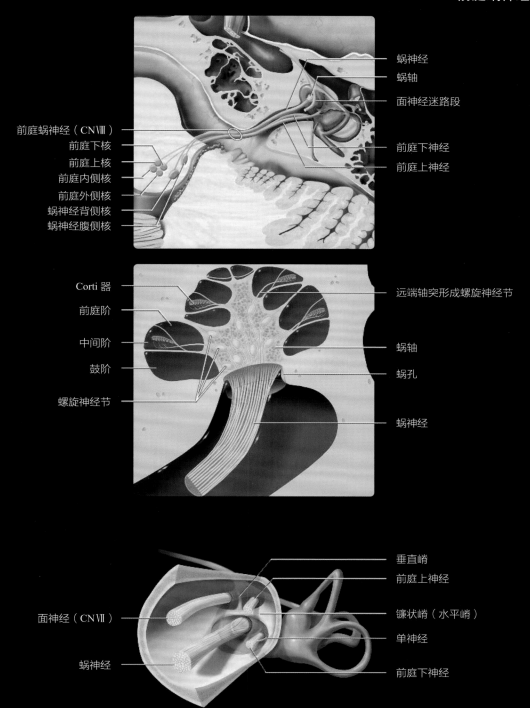

蜗神经
蜗轴
面神经迷路段
前庭下神经
前庭上神经

前庭蜗神经（CNⅧ）
前庭下核
前庭上核
前庭内侧核
前庭外侧核
蜗神经背侧核
蜗神经腹侧核

Corti 器
前庭阶
中间阶
鼓阶
螺旋神经节

远端轴突形成螺旋神经节
蜗轴
蜗孔
蜗神经

面神经（CNⅦ）
蜗神经

垂直嵴
前庭上神经
镰状嵴（水平嵴）
单神经
前庭下神经

上 桥小脑角区（CPA）、内耳道（IAC）和内耳的轴位示意图。CNⅧ的蜗神经部分始于耳蜗蜗轴内螺旋神经节的双极细胞体。中枢神经纤维在蜗神经中走行至小脑下脚的蜗神经背侧核和腹侧核。前庭下神经和前庭上神经起始于前庭神经节的细胞体，从此处向中枢走行至四个前庭核。**中** 耳蜗、蜗轴和蜗神经放大的轴位示意图，蜗轴内的双极螺旋神经节细胞发出远端纤维至Corti 器，近端轴突构成蜗神经。**下** 内耳道底示意图，镰状嵴将下方的蜗神经和前庭下神经与上方的面神经和前庭上神经分开，也可见垂直嵴将面神经与前庭上神经分开

轴位及冠状面 CT 骨窗

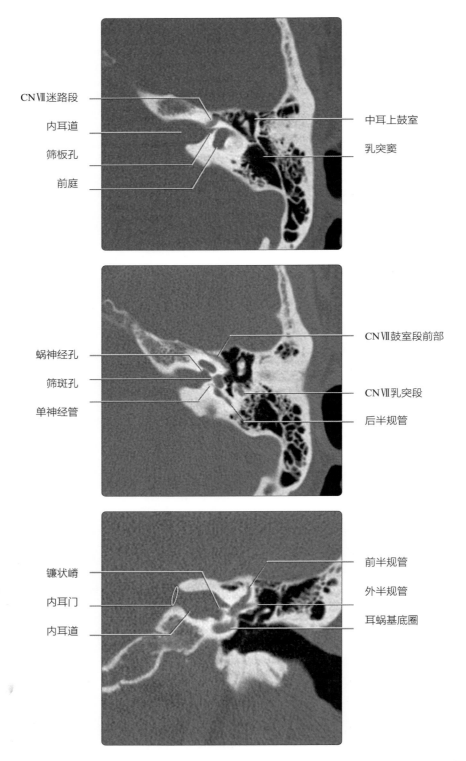

CN Ⅶ迷路段
内耳道
筛板孔
前庭

中耳上鼓室
乳突窦

蜗神经孔
筛斑孔
单神经管

CN Ⅶ鼓室段前部
CN Ⅶ乳突段
后半规管

镰状嵴
内耳门
内耳道

前半规管
外半规管
耳蜗基底圈

上 内耳道上部层面的轴位 CT 骨窗，显示呈 C 形的面神经迷路段和前庭上神经的主管穿过筛板进入前庭。中 内耳道下部层面的轴位 CT 骨窗，显示前外侧的蜗神经孔，通过此孔，蜗神经从蜗轴进入内耳道，也可显示筛板孔，通过此孔，前庭下神经到达前庭，还可见较细的单神经管。下 内耳道层面的冠状面骨窗 CT，显示水平走行的镰状嵴将内耳道底分为上下两部分。面神经和前庭上神经在镰状嵴上方走行，蜗神经和前庭下神经在镰状嵴下方走行。内耳门是内耳道的一个骨性孔道

横断面 T₂WI

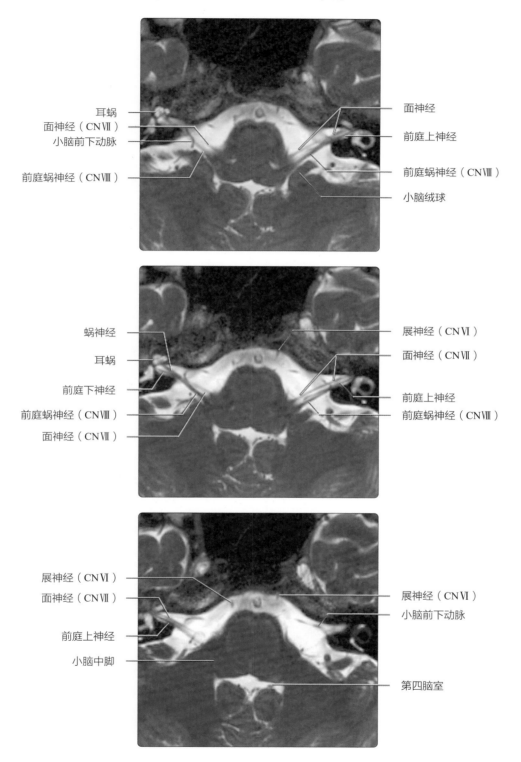

上 桥小脑角池和内耳道轴位 T₂WI 由下至上 3 幅图像中的第 1 幅。左侧内耳道上部断面，显示内耳道底前方的面神经和后方的前庭上神经。中 前庭蜗神经在面神经后方从脑干脑桥 - 延髓交界处发出，在整个桥小脑角 / 内耳道走行过程中均位于后方。在患者右侧内耳道底内，蜗神经位于前庭下神经的前方。在患者左侧内耳道底上部层面，可见面神经位于前方，前庭上神经位于后方。下 患者右侧内耳道上部层面，显示前庭上神经位于面神经的后方

冠状面 T_2WI

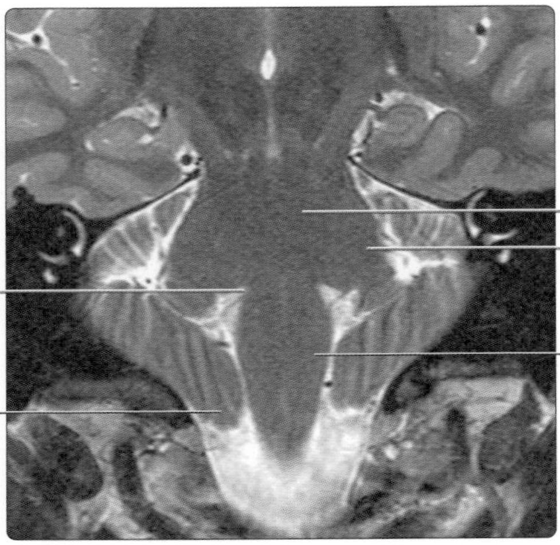
脑桥
桥臂
脑桥－延髓交界处
延髓
小脑扁桃体

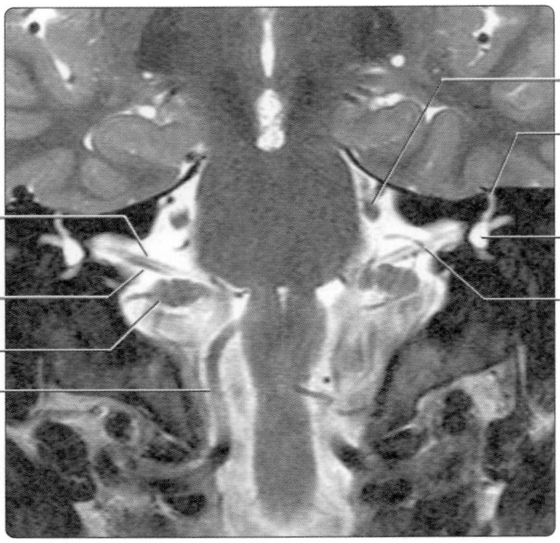
三叉神经
前半规管
面神经（CNⅦ）
前庭
前庭蜗神经（CNⅧ）
小脑前下动脉
小脑绒球
椎动脉

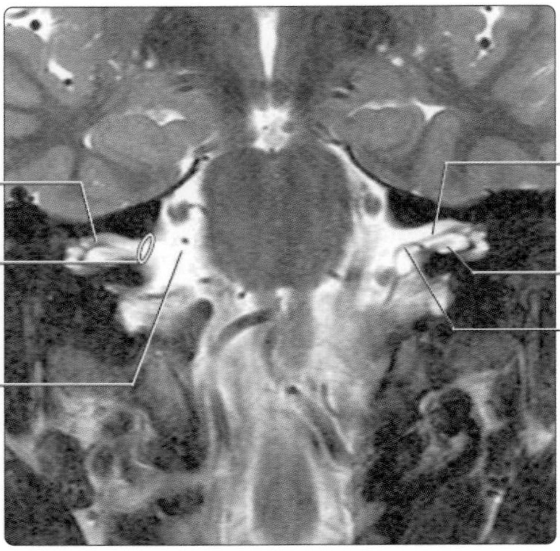
镰状嵴
面神经（CNⅦ）
内耳门
蜗神经
小脑前下动脉
桥小脑角池

上 冠状面 T_2WI 由后至前 3 幅图像中的第 1 幅。前庭蜗神经在脑桥－延髓交界处于面神经后方从脑干发出。中 面神经和前庭蜗神经通过桥小脑角进入内耳道，在桥小脑角和内耳道内，面神经位于前庭蜗神经的前上方。可见 CNⅧ从脑桥延髓交界处发出后进入内耳道时，都有一定程度的向上方走行。下 内耳道底层面可见水平镰状嵴将内耳道底分为上下两部分。在此层面，面神经位于镰状嵴上方，蜗神经位于镰状嵴下方。小脑前下动脉环是桥小脑角和内耳道区中持续存在的正常解剖结构

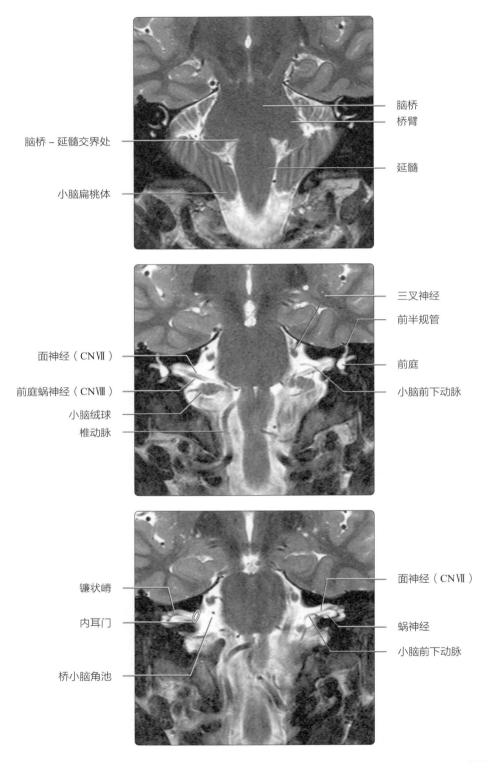

斜矢状面 T₂WI

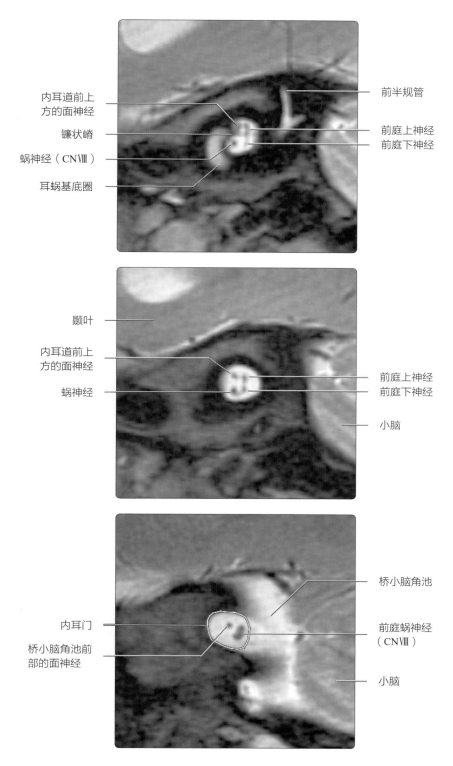

内耳道前上方的面神经

镰状嵴

蜗神经（CNⅧ）

耳蜗基底圈

前半规管

前庭上神经
前庭下神经

颞叶

内耳道前上方的面神经

蜗神经

前庭上神经
前庭下神经

小脑

内耳门

桥小脑角池前部的面神经

桥小脑角池

前庭蜗神经（CNⅧ）

小脑

上 内耳道斜矢状面 T₂WI 由外至内连续 3 幅图像中的第 1 幅。内耳道底层面显示水平走行的镰状嵴将内耳道底分为上下两部分。面神经位于前上方，通过称为"垂直嵴"的垂直骨性分隔与前庭上神经分开，"垂直嵴"即使在高分辨率图像上也无法显示。镰状嵴下方是位于前部的蜗神经和位于后部的前庭下神经。**中** 内耳道中部可见四条独立的神经。**下** 在内耳门层面，前庭上、下神经与蜗神经汇合形成 C 形的前庭蜗神经，面神经在穿过桥小脑角池时仍然是单独走行的

舌咽神经（CN IX）
CN IX (Glossopharyngeal Nerve)

郑 璇 于文玲 译 鲜军舫 校

一、术语

（一）缩略语
- 舌咽神经：CN9，CN IX

（二）同义词
- 第 IX 对脑神经

（三）定义
- 功能复杂的混合神经
  - 舌后 1/3 的味觉和感觉
  - 中耳和咽部的感觉神经
  - 腮腺副交感神经
  - 支配茎突咽肌的运动
  - 颈动脉体 / 窦的内脏感觉

二、影像解剖

（一）概述
- 4 段：脑内段、脑池段、颅底段和颅外段

（二）脑内段
- 舌咽神经核位于延髓中上部
  - 茎突咽肌的运动纤维起自疑核
  - 来自鼓膜、软腭、舌根和咽部的感觉纤维终止于 CN V 脊束核
  - 舌后 1/3 的味觉纤维终止于孤束核
  - 腮腺的副交感神经纤维起源于下泌涎核

（三）脑池段
- 在橄榄后沟，神经根从延髓外侧出脑，3～5 根小神经根汇合形成脑池段，紧邻迷走神经上方
- 从延髓到颈静脉孔，神经平均长度为 14～18mm
- 移行区位于距延髓或三叉神经根入脑干区（REZ）1.1～1.8mm 处
  - 移行区是中枢髓鞘和周围髓鞘之间的区域，对机械刺激敏感性较高，与神经血管压迫症状有关
  - 神经根出入区是神经的一部分，包括移行区、中枢髓鞘根部和邻近的脑干表面
  - 神经血管压迫引起的舌咽神经痛 95% 发生在神经根出入区近端，与移行区的近端位置重叠
- 与迷走神经和副神经的延髓部分一起向前外侧穿过基底池
- 通过舌咽神经孔进入颈静脉孔的神经部

（四）颅底段
- 穿经神经部前部
  - 与岩下窦伴行
  - CN X 和 CN XI 位于颈静脉孔血管部后部
  - CN IX 的上、下感觉神经节位于颈静脉孔内

（五）颅外段
- 出颅后进入前方的鼻咽颈动脉间隙
- 走行于颈内动脉外侧，支配茎突咽肌，并形成颈动脉窦支

- 发出分支至咽神经丛，终支为扁桃体支和舌支

（六）颅外分支
- 鼓室支（Jacobson 神经）
  - 来自中耳的感觉神经及通过岩小神经和耳神经节控制腮腺分泌的副交感神经
  - 起自颈静脉孔的下神经节
  - 经下鼓室小管至下鼓室
    - 迷走颈内动脉经此管进入鼓室
  - 在鼓岬上形成鼓室丛
    - 与该神经相关的鼓室球体形成鼓室球瘤
- 茎突咽肌支
- 颈动脉窦支
  - 为颈动脉窦 / 体提供内脏感觉纤维
  - 将颈动脉窦机械感受器和颈动脉体化学感受器所感受的刺激传导到延髓
- 咽支
  - 支配口咽后部和软腭的感觉（咽神经丛）
- 舌支
  - 支配舌后部 1/3 的感觉和味觉

三、解剖成像要点

（一）推荐的影像学检查方法
- MRI 是首选的影像学检查方法
  - 对颅底、脑膜、脑池和脑干病变显示的敏感性很高
  - 序列应包括轴位和冠状面 T_2WI、未使用脂肪抑制的 T_1WI 及采用脂肪抑制的增强后 T_1WI
- CT 骨窗作为复杂颅底病变的补充

（二）影像学要点
- 影像学检查范围从脑桥延髓交界处到舌骨
- CN IX 神经核和脑内段不能直接显示
  - 通过识别位于橄榄后沟后方的延髓上部来推断其位置
  - 脑池段在常规 MRI 图像中不一定总能显示
    - 薄层高分辨率 T_2WI 常可显示 CN IX～CN XI 神经复合体的脑池段
    - 骨算法重建 CT 用于显示颈静脉孔神经部的骨质解剖
- 颅外段不能显示

（三）影像学易犯的错误
- 记住对颅底外的整个 CN IX 颅外段走行区进行影像学检查

四、临床意义

临床重要性
- 由延髓、基底池、颈静脉孔或鼻咽颈动脉间隙疾病引起的复合性 CN IX～CN XI 神经病变（Vernet 综合征）
  - 单发的 CN IX 神经病变极其罕见
- 舌咽神经痛大多数为小脑后下动脉或小脑前下动脉压迫所致（小脑后下动脉压迫引起的更多）；少数来自外伤、肿瘤、感染、多发性硬化或茎突过长（Eagle 综合征）

舌咽神经示意图

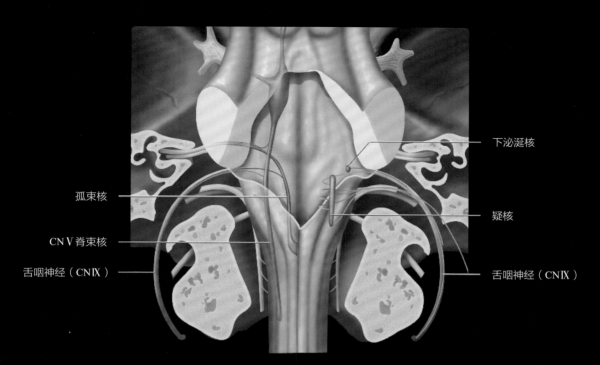

下泌涎核

孤束核

疑核

CNV脊束核

舌咽神经（CNIX）

舌咽神经（CNIX）

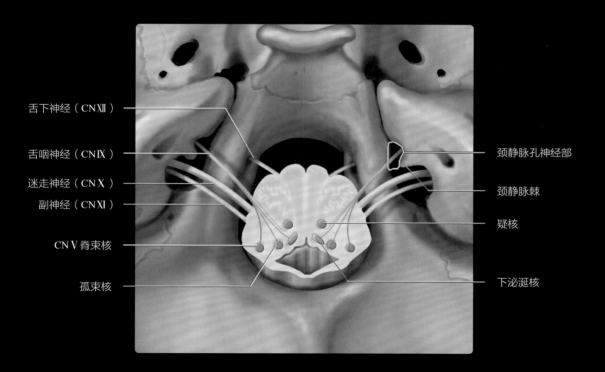

舌下神经（CNXII）

舌咽神经（CNIX）

迷走神经（CNX）

副神经（CNXI）

CNV脊束核

孤束核

颈静脉孔神经部

颈静脉棘

疑核

下泌涎核

上 脑干后面观主要显示参与舌咽神经功能的4个神经核团。右侧的疑核和下泌涎核为两个传出核团，疑核发出支配茎突咽肌的运动纤维，而下泌涎核发出控制腮腺的副交感神经纤维。左侧的CNV脊束核和孤束核为传入核团，孤束核接收来自舌根的味觉纤维，而CNV脊束核接收来自中耳、软腭、舌根和咽的感觉纤维。**下** 脑干延髓层面上面观轴位示意图可见舌咽神经的4个核团

颅外段示意图（一）

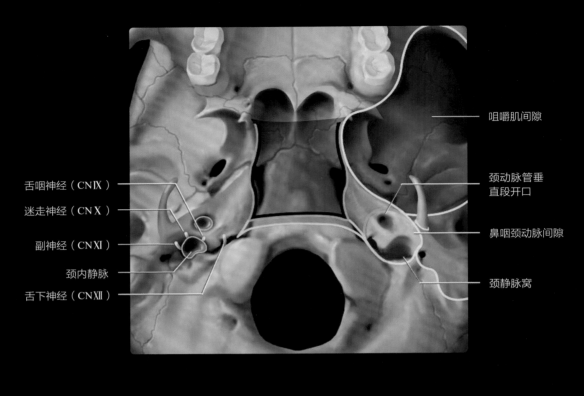

舌咽神经（CN IX）
迷走神经（CN X）
副神经（CN XI）
颈内静脉
舌下神经（CN XII）

咀嚼肌间隙
颈动脉管垂直段开口
鼻咽颈动脉间隙
颈静脉窝

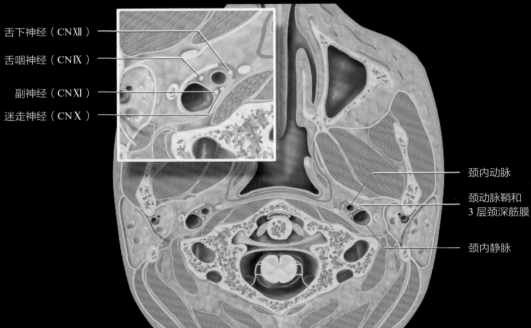

舌下神经（CN XII）
舌咽神经（CN IX）
副神经（CN XI）
迷走神经（CN X）

颈内动脉
颈动脉鞘和3层颈深筋膜
颈内静脉

上 颅底下面观示意图可见 4 条脑神经进入鼻咽颈动脉间隙。舌咽神经出颈静脉孔神经部后位于颈内静脉的前内侧。**下** 鼻咽颈动脉间隙轴位示意图，可见舌咽神经颅外段位于颈内动脉与颈内静脉间隙的前部。在此层面，CN X、CN XI 和 CN XII 仍都位于颈动脉间隙内。舌咽神经在口咽上部水平离开颈动脉间隙

颅外段示意图（二）

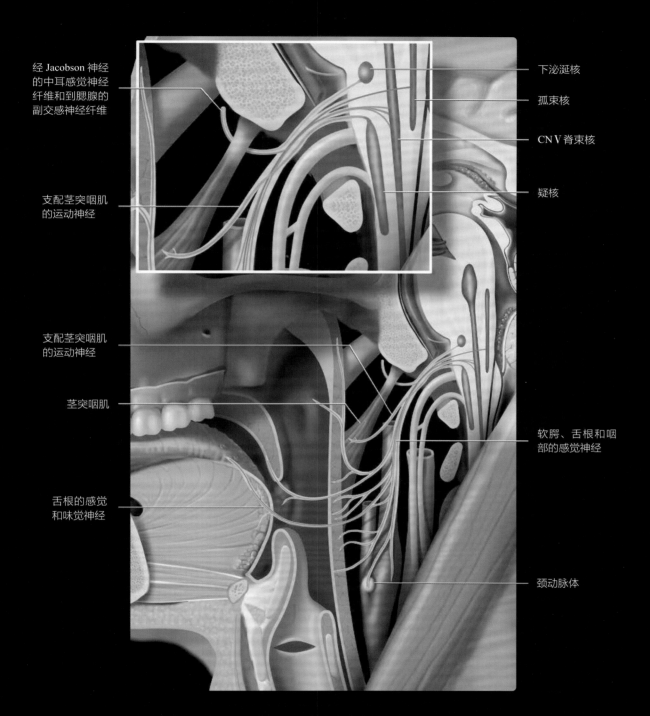

经 Jacobson 神经的中耳感觉神经纤维和到腮腺的副交感神经纤维

支配茎突咽肌的运动神经

下泌涎核

孤束核

CN V 脊束核

疑核

支配茎突咽肌的运动神经

茎突咽肌

软腭、舌根和咽部的感觉神经

舌根的感觉和味觉神经

颈动脉体

矢状面示意图显示舌咽神经颅外段成分。只有 1 块肌肉（茎突咽肌）由来自疑核的 CNIX 的神经纤维支配。来自中耳、舌根、软腭和口咽表面的感觉信息通过 CNIX 传递到三叉神经脊束核。舌根的味觉通过 CNIX 传递到孤束核。控制腮腺的副交感分泌运动神经纤维起自下泌涎核，也走行于 CNIX 内

轴位 CT 骨窗

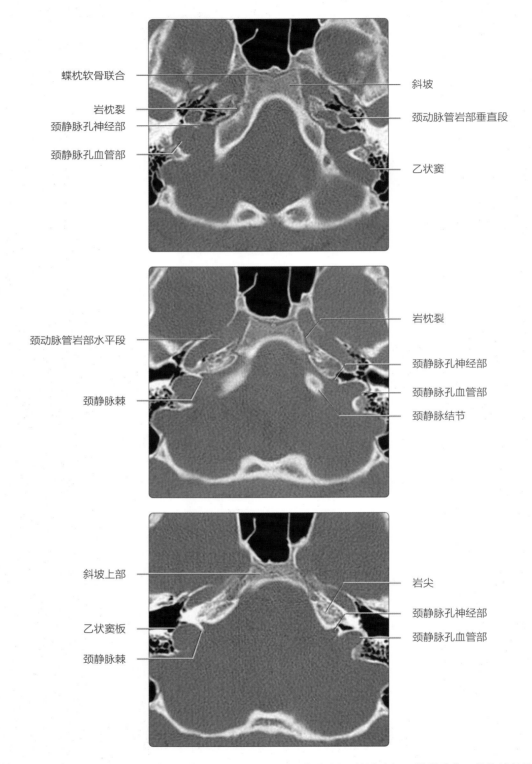

蝶枕软骨联合

岩枕裂

颈静脉孔神经部

颈静脉孔血管部

斜坡

颈动脉管岩部垂直段

乙状窦

颈动脉管岩部水平段

颈静脉棘

岩枕裂

颈静脉孔神经部

颈静脉孔血管部

颈静脉结节

斜坡上部

乙状窦板

颈静脉棘

岩尖

颈静脉孔神经部

颈静脉孔血管部

上 后颅底轴位 CT 骨窗由下至上 3 幅图像中的第 1 幅，主要显示了颈静脉孔的骨性解剖。颈静脉孔位于前外侧颞骨岩部和后内侧枕骨之间的颅后窝底，因此是位于这些骨间的静脉通道。**中** 此处的颈静脉孔分为两个独立的部分，为岩骨颈静脉棘分成前内侧的较小的神经部和后外侧的较大的血管部。**下** 显示颈静脉孔的两部分，神经部内有舌咽神经（CN Ⅸ）、Jacobsen 神经和岩下窦通过，血管内部有迷走神经（CN Ⅹ）、副神经（CN Ⅺ）、Arnold 神经和乙状窦通过，乙状窦延续为颈内静脉

轴位 T₂WI

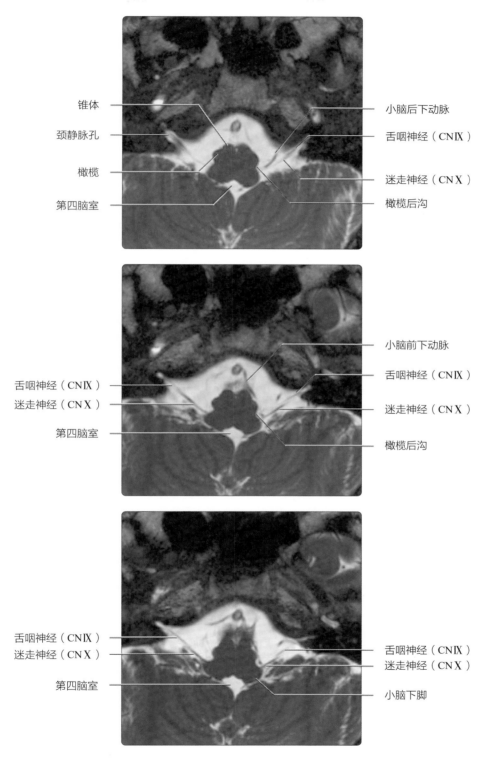

锥体
颈静脉孔
橄榄
第四脑室

小脑后下动脉
舌咽神经（CNⅨ）
迷走神经（CNⅩ）
橄榄后沟

舌咽神经（CNⅨ）
迷走神经（CNⅩ）
第四脑室

小脑前下动脉
舌咽神经（CNⅨ）
迷走神经（CNⅩ）
橄榄后沟

舌咽神经（CNⅨ）
迷走神经（CNⅩ）
第四脑室

舌咽神经（CNⅨ）
迷走神经（CNⅩ）
小脑下脚

上 脑干延髓部轴位高分辨率 T₂WI 由下至上 3 幅图像中的第 1 幅。舌咽神经向外侧走行进入颈静脉孔的神经部。中 舌咽神经（CNⅨ）、迷走神经（CNⅩ）和副神经（CNⅪ）均在橄榄后沟从延髓外侧出脑，其中 CNⅨ 位于最上方，常规 MRI 不能分别看到这 3 条脑神经。下 在延髓上部，可清楚显示迷走神经通过橄榄后沟出脑干，舌咽神经在外侧显示，因其已在迷走神经上方出脑干

迷走神经（CN X）
CN X (Vagus Nerve)

郑　璇　于文玲　译　鲜军舫　校

一、术语

（一）缩略语
- 迷走神经：CN X

（二）定义
- CN X：是最长的脑神经，且是最复杂的脑神经之一，具有多种功能，包括支配颈部、胸部和腹部内脏的副交感神经
- 参与心血管、呼吸和胃肠系统的自主调节
- 其他神经支配
  - 大部分软腭、咽、喉和腭舌肌的运动
  - 来自喉、食管、气管和胸腹脏器的内脏感觉
  - 鼓膜外侧、外耳道和外耳的感觉神经
  - 会厌的味觉

二、影像解剖

（一）概述
- 最长的脑神经，从延髓至结肠
- 分段：脑内段、脑池段、颅底段和颅外段

（二）脑内段
- 迷走神经核位于延髓的上中部
  - 运动纤维起自疑核
  - 会厌的味觉感觉纤维终于孤束核
  - 来自内脏的感觉纤维终于迷走神经背核（传入成分）
  - 迷走神经背核发出副交感纤维（传出成分）
  - 来自脑膜和耳部的感觉纤维终于 CN V 的脊束核

（三）脑池段
- 神经纤维在橄榄后沟从延髓外侧出脑，位于 CN IX 下方、CN XI 延髓部上方

（四）颅底段
- 进入颈静脉孔的血管部
  - 伴随 CN XI（共享纤维鞘）和颈静脉球
  - 迷走神经（颈静脉）上神经节位于颈静脉孔内

（五）颅外段
- 出颈静脉孔进入鼻咽颈动脉间隙
- 迷走神经下神经节（结节）位于颅底下方
- 从颈内动脉后外侧进入胸腔
  - 左侧走行在主动脉弓前方，右侧走在至锁骨下动脉前方
- 形成食管和到心肺的主要血管周围的神经丛
- 食管神经丛发出副交感神经至胃
- 支配肠道和内脏器官的神经与供血动脉伴行

（六）头颈部颅外支
- 耳支（Arnold 神经）
  - 来自鼓膜外表面、外耳道和外耳的感觉
  - 起自颈静脉孔内的迷走神经上神经节，也有 CN IX 分支
  - 经乳突小管，从颈静脉孔后外侧延伸至面神经管乳突段

- 通过鼓乳裂进入外耳道
- 咽支
  - 咽丛从颅底下方出来
  - 会厌、气管和食管的感觉纤维
  - 支配软腭［除腭帆张肌（CN V₃）外］和咽缩肌的运动
  - 颈动脉窦支（Hering 神经）
    - 由 CN IX 小分支和 CN X 分支构成
    - 分布到颈动脉窦壁压力感受器和颈动脉体化学感受器
- 喉上神经
  - 支配环甲肌运动（外支）
  - 内支为感觉纤维，分布于下咽和声门上
- 喉返神经
  - 右侧喉返神经在颈胸交界处返回，在锁骨下动脉周围向后方走行
  - 左侧喉返神经在纵隔返回，在主肺动脉窗水平主动脉弓下方向后方走行
  - 在甲状腺叶后内侧的气管食管沟中走行，并在环甲关节水平进入喉
  - 支配除环甲肌外的所有喉肌的运动
  - 分布于声门下黏膜的感觉纤维

三、解剖成像要点

推荐的影像学检查方法
- 近端迷走神经病变
  - 影像学检查范围从延髓到舌骨层面
  - MRI 为首选检查方法：对颅底、脑膜、脑池和脑干病变显示的敏感度较高
    - 应包括轴位和冠状面 T_2WI、未使用脂肪抑制的 T_1WI 和采用脂肪抑制的增强后 T_1WI
    - 包括重 T_2 加权稳态（FIESTA 或 CISS）序列
    - 对复杂颅底病变，CT 骨窗为补充方法
- 远端迷走神经病变
  - 影像学检查范围从颅底至纵隔；左侧至隆突
  - 重点评估区域包括颈动脉间隙、气管食管沟、主肺动脉窗
  - 增强 CT 为首选检查方法

四、临床意义

临床重要性
- 迷走神经功能障碍：近端症状综合征
  - 损伤部位：延髓和舌骨之间
  - 多根脑神经受累（CN IX～CN XII，Vernet 综合征），伴有口咽和喉功能障碍
- 迷走神经功能障碍：远端症状综合征
  - 损伤部位：舌骨下方
  - 单发喉功能障碍伴声带麻痹（喉返神经受累＞脂肪抑制舌骨下迷走神经）
  - 声带麻痹的影像学表现：同侧真声带居中，杓状软骨向前内侧旋转，喉室增大（帆征），杓会厌皱襞居中、增厚，梨状窝增大

近端 CN X 示意图

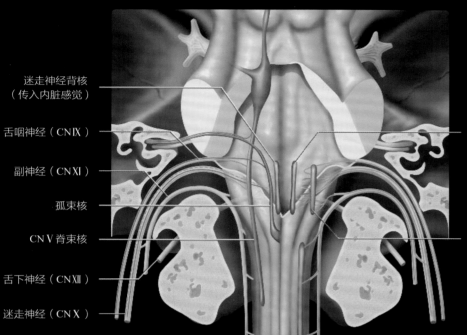

迷走神经背核
（传入内脏感觉）

舌咽神经（CN IX）

副神经（CN XI）

孤束核

CN V 脊束核

舌下神经（CN XII）

迷走神经（CN X）

迷走神经背核（传出
内脏运动神经或副交
感神经）

疑核（传出运
动纤维）

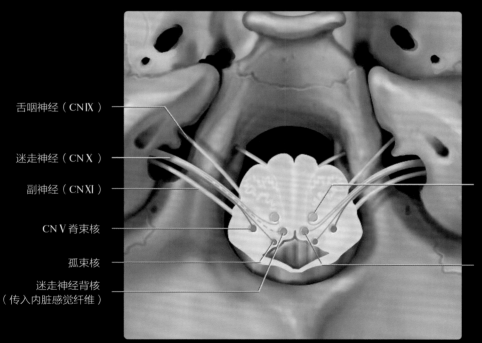

舌咽神经（CN IX）

迷走神经（CN X）

副神经（CN XI）

CN V 脊束核

孤束核

迷走神经背核
（传入内脏感觉纤维）

疑核（传出运动纤维）

迷走神经背核（传出
内脏运动神经或副交
感神经）

上 脑干后面观示意图显示 CN X 的重要核团。可见疑核发出运动纤维到 CN X。迷走神经背核是一个混合性核团，发出传出副交感神经纤维到内脏，同时接收来自这些内脏的传入感觉纤维。孤束核通过 CN X 接收来自会厌和会厌谷的味觉信息。**下** 延髓轴位示意图显示与迷走神经功能相关的主要核团。咽和喉的骨骼运动神经纤维来自疑核。内脏的副交感神经纤维与迷走神经背核有关（粉红色实线）。来自内脏的感觉信息也传递到迷走神经背核（粉红色虚线）。孤束核接收会厌的味觉信息

颅外段迷走神经示意图（一）

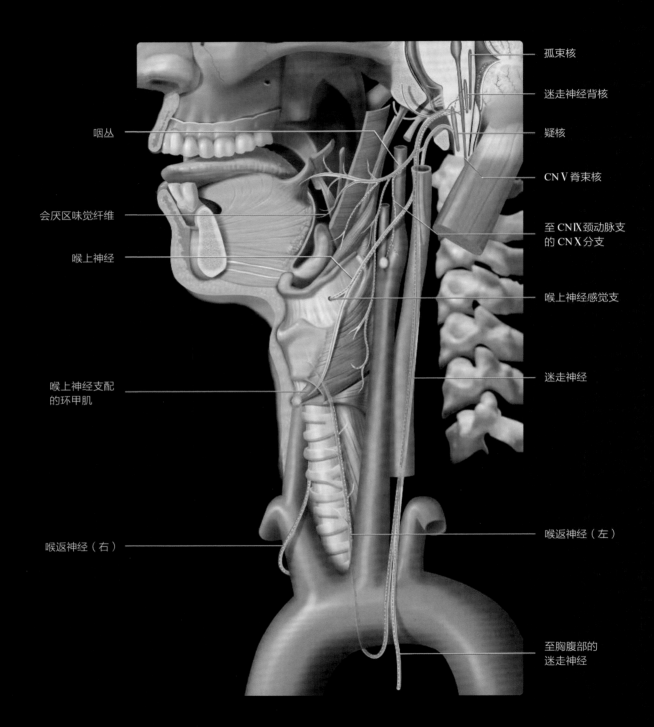

孤束核

迷走神经背核

疑核

CN V 脊束核

至 CN IX 颈动脉支
的 CN X 分支

喉上神经感觉支

迷走神经

喉返神经（左）

至胸腹部的
迷走神经

咽丛

会厌区味觉纤维

喉上神经

喉上神经支配
的环甲肌

喉返神经（右）

侧位示意图显示 CN X 的颈部和上纵隔部分，包括 4 个脑干核团。疑核通过咽丛向软腭和咽（上、中、下缩肌）发出传出运动神经（绿线），并通过喉返神经向除环甲肌以外的所有喉肌发出传出运动神经。具有双重功能的迷走神经背核既发出传出神经纤维支配内脏的非自主运动（粉红色实线），也接收来自这些内脏的感觉信息（粉红色虚线）。孤束核接收来自会厌和会厌谷区域的味觉信息。CN V 脊束核接收外耳和颅底脑膜的感觉信息。只有起自迷走神经背核的内脏运动和感觉神经纤维继续在 CN X 内走行，分布到身体的其他部位

颅外段迷走神经示意图（二）

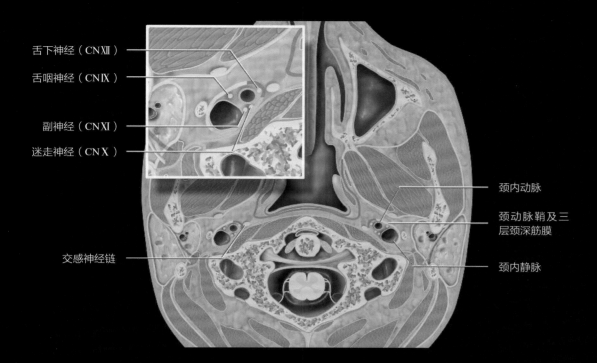

舌下神经（CN XII）

舌咽神经（CN IX）

副神经（CN XI）

迷走神经（CN X）

颈内动脉

颈动脉鞘及三
层颈深筋膜

颈内静脉

交感神经链

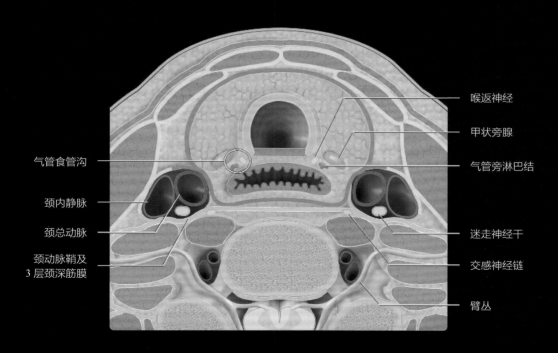

喉返神经

甲状旁腺

气管旁淋巴结

气管食管沟

颈内静脉

颈总动脉

颈动脉鞘及
3 层颈深筋膜

迷走神经干

交感神经链

臂丛

上 鼻咽颈动脉间隙轴位示意图可见迷走神经颅外段走行于颈内动脉与静脉间隙的后方。此层面可见 CN IX、CN XI 和 CN XII 仍然位于颈动脉间隙内。**下** 甲状腺水平舌骨下颈动脉间隙的轴位示意图，显示迷走神经干是位于颈动脉间隙内的唯一脑神经，仍然位于颈总动脉与颈内静脉间隙的后方。可见喉返神经位于内脏间隙气管食管沟内，左侧喉返神经在纵隔的主肺动脉窗水平向上方返回，而右侧喉返神经在颈胸交界处绕锁骨下动脉返回

轴位 CT 骨窗

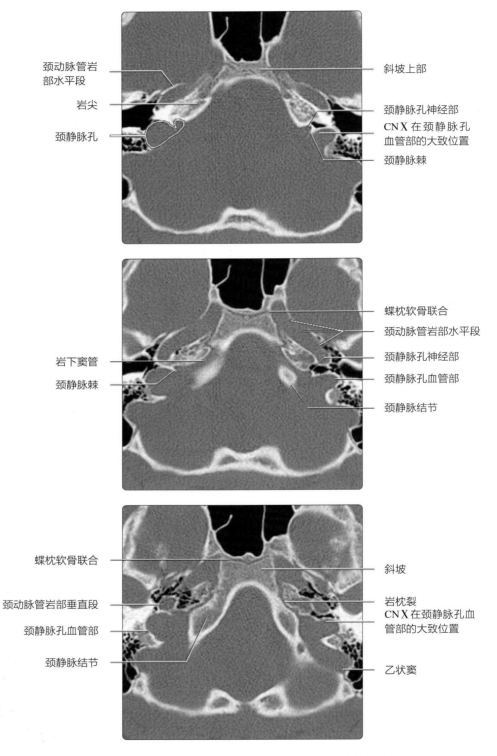

颈动脉管岩部水平段

岩尖

颈静脉孔

斜坡上部

颈静脉孔神经部
CN X 在颈静脉孔血管部的大致位置

颈静脉棘

岩下窦管

颈静脉棘

蝶枕软骨联合

颈动脉管岩部水平段

颈静脉孔神经部

颈静脉孔血管部

颈静脉结节

蝶枕软骨联合

颈动脉管岩部垂直段

颈静脉孔血管部

颈静脉结节

斜坡

岩枕裂
CN X 在颈静脉孔血管部的大致位置

乙状窦

上 颅底轴位 CT 骨窗由上至下 3 幅图像中的第 1 幅。颈静脉孔由颈静脉棘分为前内侧较小的神经部和后外侧的血管部。血管部内走行迷走神经、副神经、Arnold 神经和颈静脉球，颈静脉球延续为颈内静脉。**中** 可见神经部在前内侧与岩下窦相连接。CN IX、Jacobsen 神经和岩下窦均位于神经部内。**下** 颈静脉孔下部层面可见乙状窦流入颈静脉孔血管部，颈静脉孔位于前外侧颞骨岩部和后内侧枕骨之间接缝处的颅后窝底

轴位 T₂WI

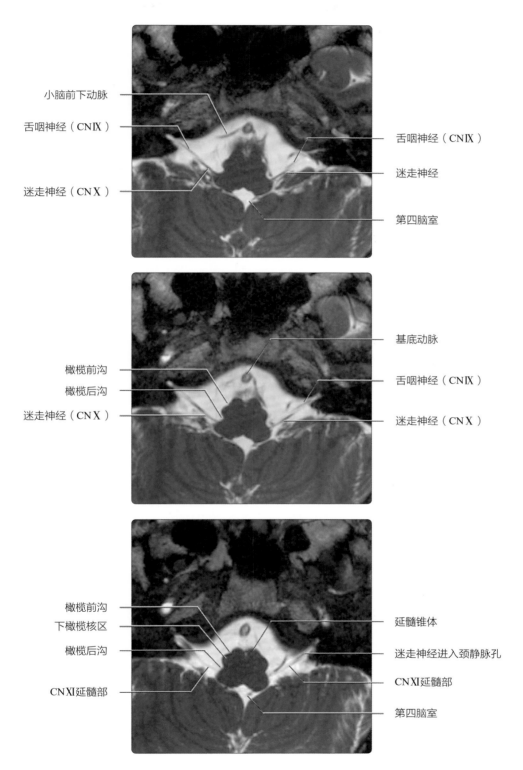

小脑前下动脉

舌咽神经（CN IX ）

迷走神经（CN X ）

舌咽神经（CN IX ）

迷走神经

第四脑室

橄榄前沟

橄榄后沟

迷走神经（CN X ）

基底动脉

舌咽神经（CN IX ）

迷走神经（CN X ）

橄榄前沟

下橄榄核区

橄榄后沟

CN XI延髓部

延髓锥体

迷走神经进入颈静脉孔

CN XI延髓部

第四脑室

上 脑干下部轴位 T₂WI 由上至下 3 幅图像中的第 1 幅。迷走神经在舌咽神经下方橄榄后沟从延髓外侧出脑。**中** 可清楚显示双侧迷走神经从橄榄后沟进入基底池外侧。CN IX 在迷走神经上方出橄榄后沟，而 CN XI 在迷走神经下方出橄榄后沟。**下** 颈静脉孔上缘层面，显示副神经延髓根出橄榄后沟，迷走神经向外进入颈静脉孔。如果没有薄层高分辨率 T₂WI，常很难在基底池中区分舌咽神经、迷走神经和副神经延髓根

副神经（CN XI）
CN XI (Accessory Nerve)

郑　璇　于文玲　**译**　鲜军舫　**校**

一、术语

（一）缩略语

- 副神经：CN11，CN XI

（二）同义词

- 第 XI 对脑神经

（三）定义

- CN XI：单纯运动性脑神经，支配胸锁乳突肌、斜方肌（通过脊髓部分）和腭、咽和喉肌（通过颅内部分）

二、影像解剖

（一）概述

- 单纯运动性脑神经
- 分为四个节段
  - 脑内段、脑池段、颅底段及颅外段

（二）脑内段

- 起自两个不同核团
  - 延髓（颅内）运动神经纤维起源于疑核下部
    - 神经纤维向前外方走行，在 CN IX 和 CN X（迷走神经）下方的橄榄后沟从延髓外侧出脑
  - 脊髓运动神经纤维起自副神经脊髓核
    - 颈髓 $C_1 \sim C_5$ 节段前角外侧部走行的狭窄细胞柱
    - 神经纤维从前根和后根之间的颈髓外侧面发出
    - 神经纤维汇合成束后上行，经枕骨大孔进入颅底

（三）脑池段

- 延髓部分向前外侧穿过基底池，走行路径与 CN IX 和 CN X 相似
- 脊髓部分进入基底池下部外侧，经颈静脉孔出颅
- 副神经延髓根与脊髓根在基底池下部或颈静脉孔区汇合

（四）颅底段

- 在颈静脉孔血管部后方走行
  - CN X 和颈静脉球也位于血管部
- 延髓部和脊髓部在颈静脉孔内始终是在一起走行

（五）颅外段

- 起自疑核的延髓部神经纤维与副神经主干分离，与迷走神经融合
  - 经由 CN X 支配腭、咽和喉部的肌肉
    - 腭：腭帆提肌、腭舌肌、腭咽肌和悬雍垂肌
    - 咽：经咽丛支配咽上缩肌和软腭
    - 喉：经喉返神经支配除环甲肌以外的所有喉肌
- 脊髓部神经纤维一直位于 CN XI 颅外段
  - 从颈动脉间隙出来，向后外侧走行

- 沿胸锁乳突肌内侧面下行
- 支配胸锁乳突肌
- 继续走行穿过颈后间隙的底部
- 终止于斜方肌并支配该肌肉

三、解剖成像要点

（一）推荐的影像学检查方法

- MRI 是首选检查方法
  - 对颅底、脑膜、脑池和脑干病变显示的敏感度高
  - 序列应包括轴位和冠状面 T_2WI、未采用脂肪抑制的 T_1WI 和采用脂肪抑制的增强后 T_1WI
- 当存在复杂的颅底病变时，CT 骨窗作为 MRI 的补充

（二）影像学要点

- CN XI 神经核和脑内段不能直接显示
- 常规 MRI 成像常不能显示脑池段
  - 薄层高分辨率 T_2WI 常可显示基底池内的 CN IX ～ CN XI 神经复合体，从橄榄后沟到颈静脉孔血管部
- CT 骨窗可清晰显示颈静脉孔血管部的骨质解剖
- CN XI 颅外段不能直接显示
  - 其在颈后间隙底、胸锁乳突肌深处的位置比较恒定，以此来推断其位置

（三）影像学易犯的错误

- 严重 CN XI 损伤继发肩胛提肌肥大与肿瘤相似，易混淆
- 不要把肥大的肌肉误认为肿物

四、临床意义

（一）临床重要性

- CN XI 支配胸锁乳突肌和斜方肌

（二）功能障碍

- CN XI 功能障碍：单纯性 CN XI 损伤
  - 最常见的原因是根治性颈淋巴结清除术，因为颈部淋巴结链与 CN XI 关系密切
  - 脊髓副神经病变的初始症状
    - 肩胛骨向外下方旋转
    - 斜方肌张力丧失导致肩部下垂
  - 脊髓副神经病变的长期表现
    - 在 6 个月内导致同侧胸锁乳突肌和斜方肌萎缩
    - 数月后可发生同侧肩胛提肌代偿性肥大

副神经示意图

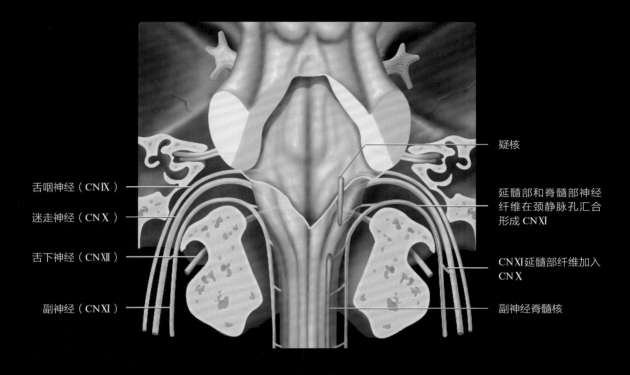

舌咽神经（CN IX）

迷走神经（CN X）

舌下神经（CN XII）

副神经（CN XI）

疑核

延髓部和脊髓部神经纤维在颈静脉孔汇合形成 CN XI

CN XI 延髓部纤维加入 CN X

副神经脊髓核

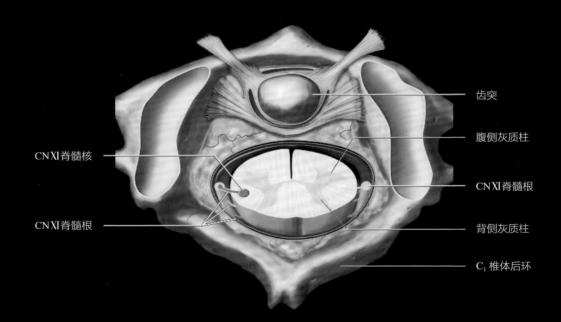

CN XI 脊髓核

CN XI 脊髓根

齿突

腹侧灰质柱

CN XI 脊髓根

背侧灰质柱

C₁ 椎体后环

上 脑干后部示意图显示副神经（CN XI）的脊髓根和延髓根，疑核下部发出 CN XI 延髓根的多条小神经根，脊髓根和延髓根在基底池外侧和颈静脉孔汇合。脊髓根延续为颅外 CN XI 支配胸锁乳突肌和斜方肌。延髓根神经纤维在颅外或颈静脉孔内加入迷走神经，支配咽肌（咽上缩肌和软腭）和喉肌（除环甲肌外）的运动。**下** 颈髓上部横切面示意图显示副神经脊髓核发出多条小的脊髓根，汇合形成副神经脊髓根。这些小神经根在脊髓后根的正前方从后外侧沟出来

颅内及颅外段示意图

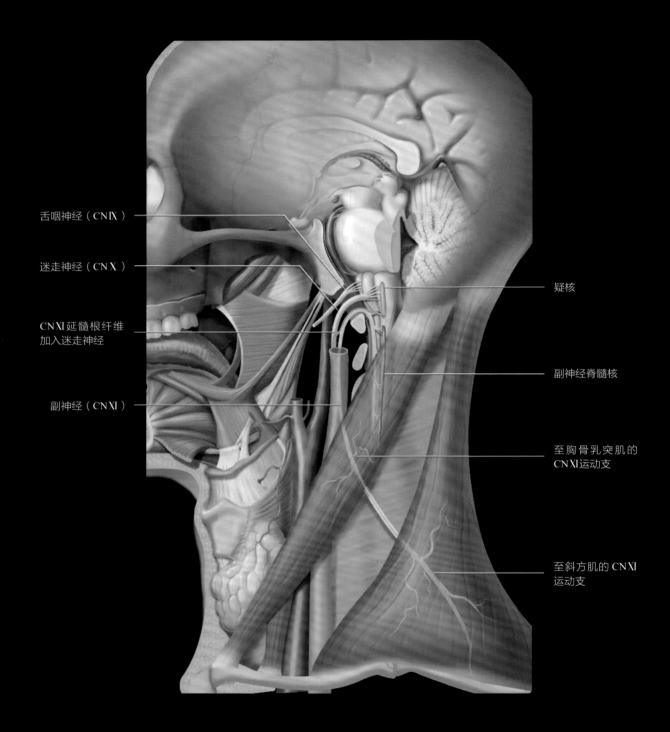

舌咽神经（CN IX）

迷走神经（CN X）

CN XI 延髓根纤维
加入迷走神经

副神经（CN XI）

疑核

副神经脊髓核

至胸骨乳突肌的
CN XI 运动支

至斜方肌的 CN XI
运动支

副神经（CN XI）颅内段和颅外段的总体示意图显示 CN XI 延髓根起始处的疑核下部，脊髓核发出脊髓根，两神经根在颈静脉孔汇合。在颅外部分，延髓根神经纤维加入迷走神经，最终经咽丛支配软腭和咽上缩肌的运动，并通过喉返神经支配大多数喉内肌肉的运动，仍保留在副神经中的脊髓根神经纤维支配胸锁乳突肌和斜方肌的运动，可见 CN XI 颅外段走行于颈后间隙的底部

轴位 CT 骨窗和 T₂WI

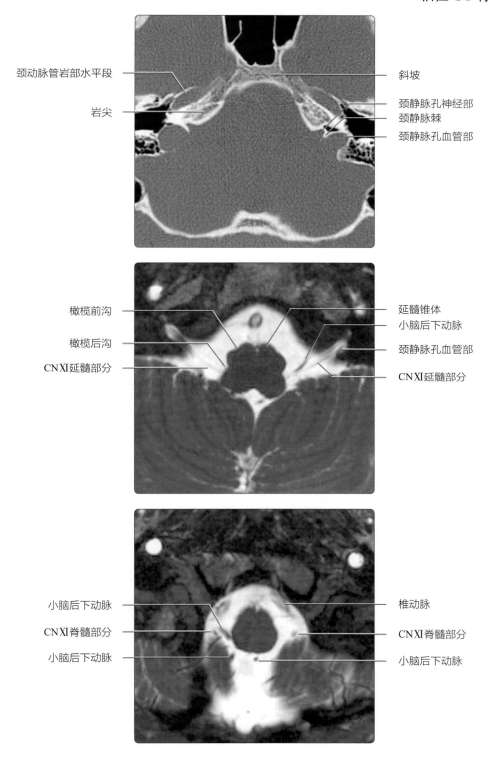

颈动脉管岩部水平段 ——— 斜坡

岩尖 ——— 颈静脉孔神经部
颈静脉棘
颈静脉孔血管部

橄榄前沟 ——— 延髓锥体
小脑后下动脉

橄榄后沟 ——— 颈静脉孔血管部

CNXI延髓部分 ——— CNXI延髓部分

小脑后下动脉 ——— 椎动脉

CNXI脊髓部分 ——— CNXI脊髓部分

小脑后下动脉 ——— 小脑后下动脉

上 颈静脉孔水平轴位 CT 骨窗显示前内侧的神经部、颈静脉棘和后外侧的血管部。神经部内走行 CNIX、Jacobsen 神经和岩下窦。血管部内走行 CNX、CNXI、Arnold 神经和乙状窦，后者延续为颈内静脉。**中** 延髓轴位 T₂WI 显示 CNXI 延髓部分在 CNX 下方从橄榄后沟发出。CNXI延髓部分与 CNX 和 CNIX 一起向前外侧走行穿过基底池。**下** 延髓下部轴位 T₂WI 显示 CNXI 脊髓根上行，经枕骨大孔入颅，在进入颈静脉孔之前与 CNXI 的延髓根汇合。脊髓根最终延续为 CNXI 颅外段，支配胸锁乳突肌和斜方肌的运动

195

舌下神经（CN Ⅻ）
CNⅫ (Hypoglossal Nerve)

郑 璇 于文玲 译 鲜军舫 校

一、术语

（一）缩略语
- 舌下神经：CNⅫ

（二）定义
- 支配舌内肌和舌外肌的运动神经

二、影像解剖

（一）概述
- 支配舌内肌和舌外肌的运动神经
  - 唯一不受 CNⅫ 支配的舌外肌是腭舌肌（受 CN X 支配）
- 舌下神经解剖分段
  - 脑内段
  - 脑池段
  - 颅底段
  - 颅外段

（二）脑内段
- 舌下神经核
  - 位于迷走神经背侧核和中线之间的延髓背侧
  - 长而薄的神经核，与腹外侧橄榄核长度相同（上下径为 15～18mm）
  - 从第四脑室紧邻髓纹下方的第四脑室底部舌下神经隆起（三角）延伸至延髓近端
- 舌下神经脑内轴突走行
  - 舌下神经核的传出纤维在内侧丘系外侧走行，向腹侧延伸穿过延髓
  - 传出纤维在橄榄核和锥体之间（神经根出口区）的前外侧沟（也称橄榄前沟）出脑干

（三）脑池段
- 传出纤维汇合形成多条（6～14 条）小神经根
  - 在延髓前池内，走行于小脑后下动脉和椎动脉之间
- 多条小神经根经舌下神经管出颅底时，汇合成舌下神经（2～4 个干）
- 舌下神经纤维可与迷走神经纤维融合
- 脑池段总长度为 8～15mm，平均宽度为 0.3～0.6mm

（四）颅底段
- 舌下神经通过舌下神经管出枕骨，周围有静脉丛包绕
  - 舌下神经管位于颈静脉孔下方的枕骨内
    - 与内侧的鼻咽颈动脉间隙相连接
    - 骨性分隔将舌下神经管分为二部分
  - 据报道，舌下神经管的平均长度为 9.5～16.0mm，平均宽度为 1.3～3.0mm

（五）颅外段
- CNⅫ的颈动脉间隙部分
  - 舌下神经管与内侧的鼻咽颈动脉间隙相连接

- 舌下神经出舌下神经管后，立即发出硬脑膜支
- 在颈动脉间隙后部下行，紧邻 CN X
- 在颈静脉与颈内动脉之间的颈动脉间隙前部出来，在二腹肌后腹下缘越过颈外动脉外侧面
- CNⅫ的跨间隙部分
  - 从颈动脉间隙出来后，舌下神经在颈动脉分叉外侧向前下方走行至舌骨
  - 在枕动脉基底部水平，舌下神经在二腹肌后腹下方、下颌下腺内侧转向前方延续为肌支
  - 颈襻上根从舌下神经水平段发出，并与下根吻合
- 影像学上有重要意义的远端分支
  - 肌支在下颌舌骨肌内侧舌骨下间隙后方靠近舌动脉处走行于舌骨舌肌外侧缘
    - 支配舌外肌（茎突舌肌、舌骨舌肌和颏舌肌）和舌内肌
    - 颏舌骨肌由 C_1 脊神经支配
  - 颈襻：由 C_1～C_3 脊神经上、下神经根构成
    - 支配舌骨下带状肌群（胸骨甲状肌、胸骨舌骨肌、肩胛舌骨肌）
- CT 或 MRI 很难直接显示这些间隙内的 CNⅫ，可通过邻近的解剖结构来推断其位置

三、解剖成像要点

（一）推荐的影像学检查方法
- MRI 是首选的影像学检查方法
  - 对脑干、脑池、颅底和舌骨上颈部间隙显示最佳
  - 应包括重 T_2WI 序列
- 颅底骨算法重建的 CT 增强扫描可用于颅底和舌骨上颈部间隙检查（范围从眶顶到舌骨下方）

（二）影像学要点
- CT 或 MRI 检查范围需要涵盖从脑干到舌骨的整条神经走行区
- 舌外观不对称提示去神经支配改变
  - 急性/亚急性：去神经支配改变的半舌可表现为 T_1 低信号、T_2 高信号及增强后强化
  - 慢性：CT 或 MRI 显示舌肌萎缩（脂肪浸润和体积减小）；舌骨下带状肌群萎缩

（三）影像学易犯的错误
- 去神经支配改变的半舌可能因水肿（急性）或松弛（慢性）而肿大；可与舌的浸润性肿物相似
- 如果影像学检查范围未包括舌骨，可能会导致漏诊

四、临床意义

临床重要性
- 单侧病变导致伸舌时舌尖偏向"患侧"
- CNⅫ神经病变中，约 50% 是肿瘤性疾病，且大多数是恶性的

颅内段示意图

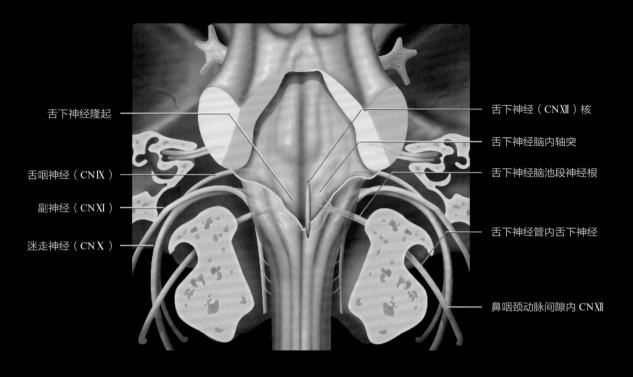

舌下神经隆起

舌咽神经（CNⅨ）

副神经（CNⅪ）

迷走神经（CNⅩ）

舌下神经（CNⅫ）核

舌下神经脑内轴突

舌下神经脑池段神经根

舌下神经管内舌下神经

鼻咽颈动脉间隙内 CNⅫ

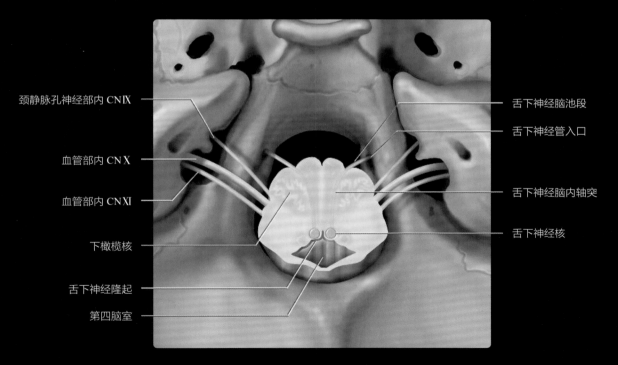

颈静脉孔神经部内 CNⅨ

血管部内 CNⅩ

血管部内 CNⅪ

下橄榄核

舌下神经隆起

第四脑室

舌下神经脑池段

舌下神经管入口

舌下神经脑内轴突

舌下神经核

上 脑干下部后面观示意图显示舌下神经近端的主要特点。延髓背侧旁正中线的舌下神经核发出脑内轴突，从橄榄前沟出来进入基底池前外侧。脑池段神经根汇合成舌下神经，通过舌下神经管穿过颅底。从舌下神经管出来后，CNⅫ 立即进入鼻咽颈动脉间隙。**下** 延髓下部轴位示意图显示舌下神经核发出脑内轴突，脑内轴突向腹侧下行绕过下橄榄核，在橄榄前沟从延髓腹外侧出来。舌下神经核在第四脑室底部形成一个拱形隆起（舌下神经隆起 / 三角）。多条脑池段神经根在舌下神经管内汇合成舌下神经（CNⅫ）。舌下神经管位于颈静脉孔的前下方

颅外段示意图

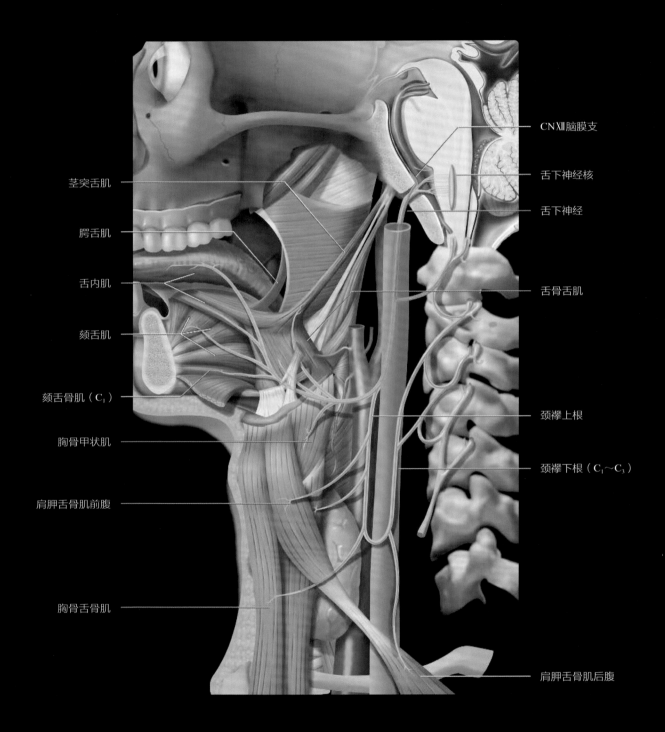

茎突舌肌

腭舌肌

舌内肌

颏舌肌

颏舌骨肌（C_1）

胸骨甲状肌

肩胛舌骨肌前腹

胸骨舌骨肌

CN XII 脑膜支

舌下神经核

舌下神经

舌骨舌肌

颈襻上根

颈襻下根（C_1～C_3）

肩胛舌骨肌后腹

侧面示意图显示舌下神经走行全程。舌下神经起源于第四脑室底部的舌下神经核。CN XII 出颅底后，在颈内动脉紧内侧立即进入鼻咽颈动脉间隙并下行，于颈动脉和颈内静脉之间从颈动脉间隙前部出来。CN XII 支配舌内肌和舌外肌（茎突舌肌、舌骨舌肌和颏舌肌）的运动。脊神经 C_1 支配颏舌骨肌的运动。颈襻（脊神经 C_1～C_3）支配舌骨下带状肌群的运动，包括胸骨甲状肌、胸骨舌骨肌和肩胛舌骨肌。还可见起自 C_1 的脑膜感觉支随 CN XII 逆行支配斜坡脑膜感觉

轴位 CT 骨窗和 T₂WI

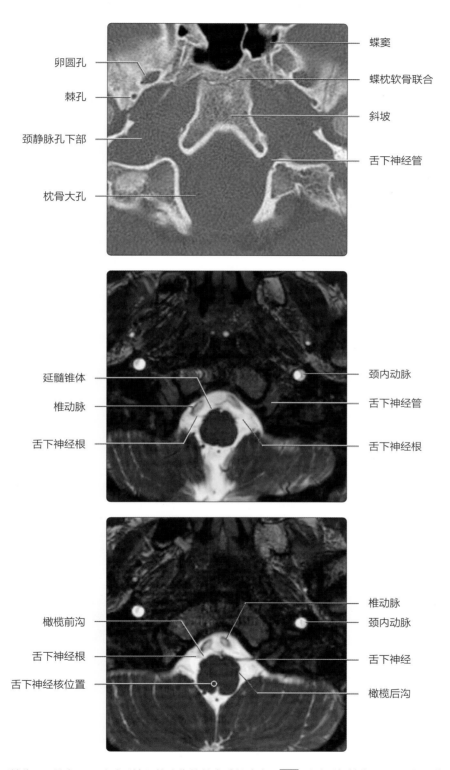

蝶窦
卵圆孔
棘孔
蝶枕软骨联合
颈静脉孔下部
斜坡
舌下神经管
枕骨大孔

延髓锥体
颈内动脉
椎动脉
舌下神经管
舌下神经根
舌下神经根

橄榄前沟
椎动脉
颈内动脉
舌下神经根
舌下神经
舌下神经核位置
橄榄后沟

上 舌下神经管层面轴位 CT 骨窗，显示舌下神经管边缘的骨皮质很清晰。**中** 延髓下部轴位 T₂WI 2 幅图像中的第 1 幅，显示舌下神经脑池段，脑池段的解剖形态多变，但通常有多条神经根从橄榄前沟发出并汇合为 2 根主干，穿过硬脑膜进入舌下神经管。在基底池内主干紧邻或在椎动脉附近走行。**下** 舌下神经在橄榄和锥体间的橄榄前沟出延髓，患者左侧舌下神经脑池段表现为一条粗而独立的神经干，进入舌下神经管，右侧舌下神经由多条小神经根组成

冠状面 CT 骨窗

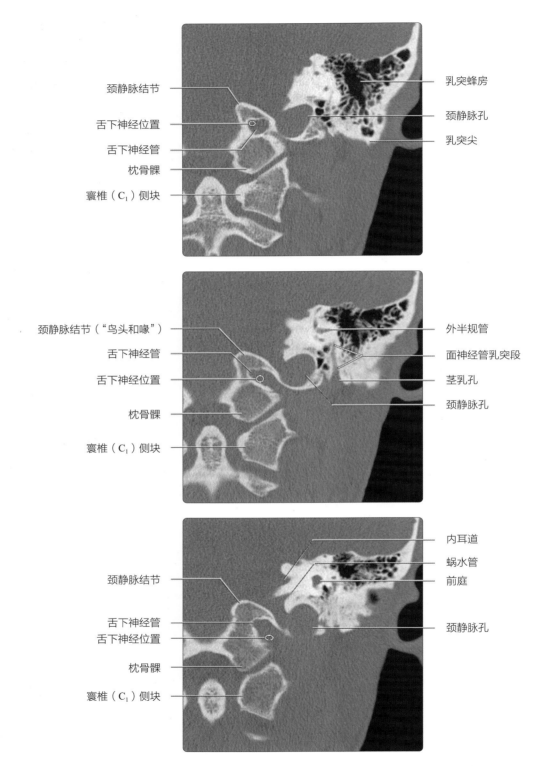

颈静脉结节 —— 乳突蜂房
舌下神经位置 —— 颈静脉孔
舌下神经管 —— 乳突尖
枕骨髁
寰椎（C₁）侧块

颈静脉结节（"鸟头和喙"） —— 外半规管
舌下神经管 —— 面神经管乳突段
舌下神经位置 —— 茎乳孔
枕骨髁 —— 颈静脉孔
寰椎（C₁）侧块

—— 内耳道
—— 蜗水管
颈静脉结节 —— 前庭
舌下神经管
舌下神经位置 —— 颈静脉孔
枕骨髁
寰椎（C₁）侧块

上 冠状面 CT 骨窗由后至前 3 幅中的第 1 幅，显示舌下神经管为一个完整的骨环，提示该图位于神经管入口层面。CN XII 位于舌下神经管的内上象限。中 舌下神经管中段层面，周围的骨质像一个"鸟头和喙"，头和喙由颈静脉结节组成。颈静脉孔正好位于舌下神经管的外侧。下 舌下神经管远端层面，舌下神经出颅底，向下进入鼻咽颈动脉间隙，外侧颈静脉孔内的内容物也进入颈动脉间隙，包括颈静脉及第 IX 对、第 X 对和第 XI 对脑神经

冠状面增强 T₁WI

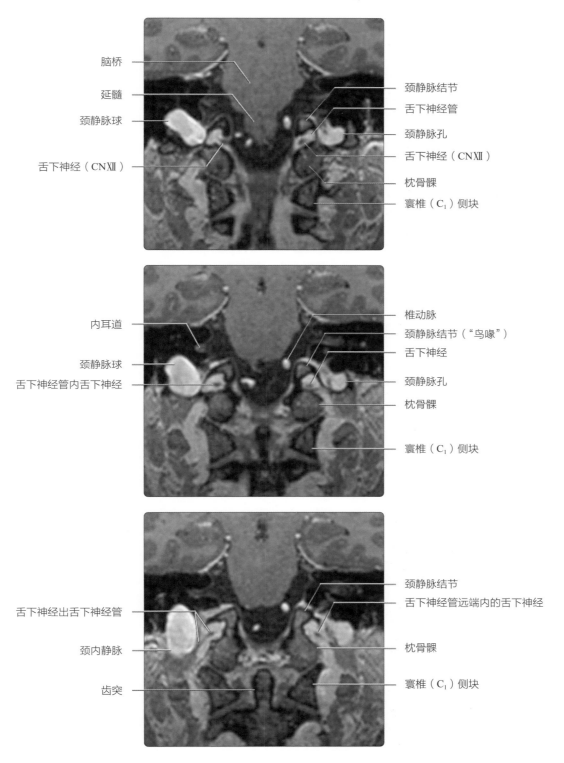

脑桥

延髓

颈静脉球

舌下神经（CNⅫ）

颈静脉结节

舌下神经管

颈静脉孔

舌下神经（CNⅫ）

枕骨髁

寰椎（C₁）侧块

内耳道

颈静脉球

舌下神经管内舌下神经

椎动脉

颈静脉结节（"鸟喙"）

舌下神经

颈静脉孔

枕骨髁

寰椎（C₁）侧块

舌下神经出舌下神经管

颈内静脉

齿突

颈静脉结节

舌下神经管远端内的舌下神经

枕骨髁

寰椎（C₁）侧块

上 冠状面增强后 T₁WI 由后至前 3 幅连续图像中的第 1 幅。此 MRI 图像显示舌下神经进入舌下神经管近端，低信号的舌下神经为明显强化的静脉丛环绕，因此在薄层增强后 MRI 上很容易显示。舌下神经管内还包含咽升动脉的分支。**中** 舌下神经管中段层面冠状面 MRI，显示在颈静脉结节 "鸟喙" 下方低信号的舌下神经为强化的静脉丛包绕。**下** 舌下神经管远端层面冠状面图像，显示舌下神经出颅，向外下方走行进入鼻咽颈动脉间隙。也可见患者右侧颈内静脉向下走行进入到同一鼻咽颈动脉间隙

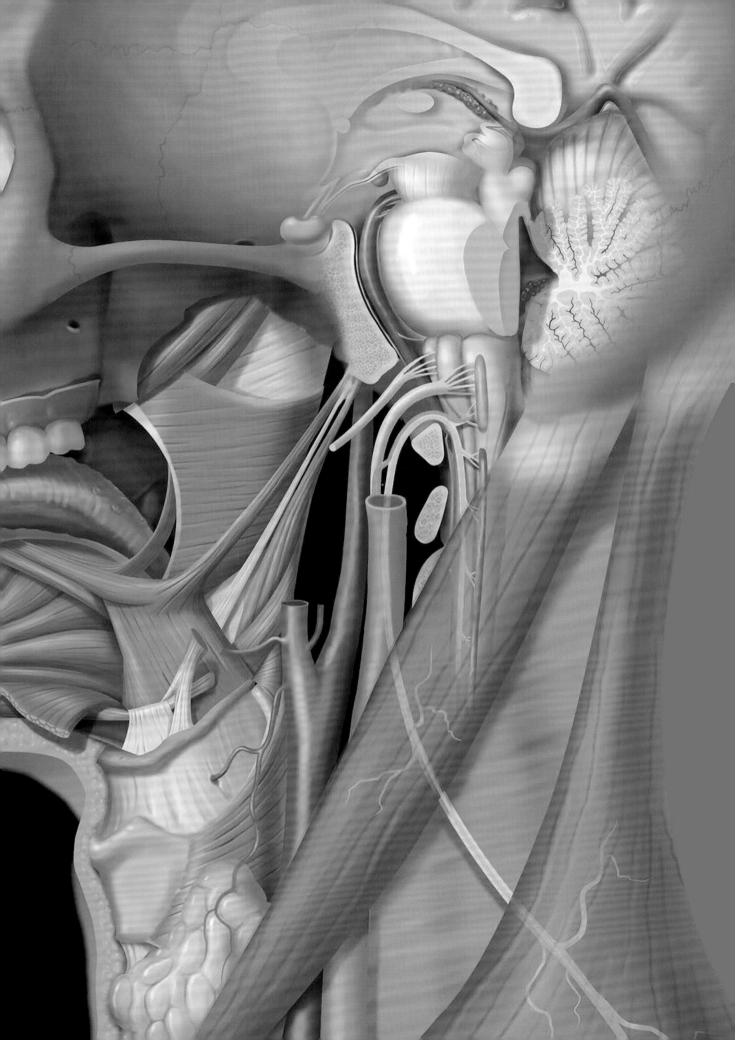

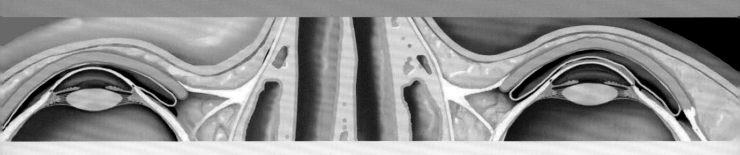

第三篇
眼　眶
Orbit

眼眶概述
Orbit Overview

崔　靖　于文玲　译　鲜军舫　校

一、术语

缩略语

- 脑神经
  - 视神经（CNⅡ）
  - 动眼神经（CNⅢ）
  - 滑车神经（CNⅣ）
  - 三叉神经（CNⅤ）
    - 分支（CNⅤ₁、CNⅤ₂和CNⅤ₃）
  - 展神经（CNⅥ）
- 眼眶结构
  - 眼上静脉（superior ophthalmic veins，SOV），眼下静脉（inferior ophthalmic veins，IOV）
  - 眶上裂（superior orbital fissures，SOF）、眶下裂（inferior orbital fissures，IOF）
  - 眼外肌（EOM）
  - 眼动脉（ophthalmic artery，OphA）

二、影像解剖

（一）概述

- 眼眶由锥形骨腔或骨窝（骨性眼眶）和眼眶内容物组成，从前面的眼睑到后面的眶尖
- 眼眶包含眼球和眶内视神经
- 还包含泪腺、眼外肌、多条神经（运动、自主及感觉）、脂肪、动脉和静脉

（二）范围

- 眼眶边缘主要为骨性眶壁，呈圆锥形或棱锥形
- 眼眶前面（或眶底）由周围的眶缘和中央的软组织形成；软组织前缘为眶隔
- 骨性眶壁由7块骨构成
  - 眶顶壁：蝶骨和额骨
  - 内侧壁：由蝶骨小翼、筛骨、泪骨和上颌骨额突组成
  - 眶底壁：由蝶骨、腭骨眶突和上颌骨眶突组成
  - 外侧壁：由近眶尖处的蝶骨大翼和前面的额骨与颧骨组成
- 眼眶的大小和范围受个体的年龄、种族和性别影响
  - 眼眶的高度，在前面眶缘处约为3.5cm
  - 眼眶的宽度约为4.0cm
  - 眶内壁从眶缘到眶尖约为4.5cm
  - 眶外壁比内壁短，约为3.5cm
  - 每个眼眶的体积不等，为16～30cm³

（三）解剖关系

- 眼眶位于上颌窦上方、筛窦外侧
- 眶顶壁构成颅前窝底
- 眶尖位于前颅底和中颅底之间的移行区

（四）包含内容

- 眼球
  - 占眼眶体积的1/3
  - 球形视觉器官，功能为折射光线，以便光线聚焦在视网膜上
  - 视网膜是眼球的特殊层，包含对光敏感的神经元
  - 眼球可运动，受眼外肌调节
- 视神经（CNⅡ）
  - 将视网膜的神经冲动传输到大脑的视觉中枢
  - 起自视盘处的眼球后缘
  - 包含来自视网膜神经细胞的神经纤维
  - 被覆软脑膜、蛛网膜和硬脑膜
- 眼外肌
  - 负责眼运动
    - 外直肌与内直肌分别负责眼球的单纯外展和内收
    - 其他眼外肌有旋转功能，需要与多条眼外肌协同来调节眼球运动
  - 大多数眼外肌起自于腱环（Zinn环），附着于眼球
  - 下直肌起自于眶底前部，而不是Zinn环
  - 上睑提肌起自于Zinn环，但附着于上眼睑，而不是眼球
  - 眼外肌在CT及MRI上的密度、信号与其他骨骼肌相似
  - MRI钆增强扫描时，眼外肌明显强化
  - 上直肌
    - 位于眼眶上部，上睑提肌下方
    - 起自于Zinn环上缘
    - 主要功能是使眼球上缘向后旋转，向上注视
    - 受动眼神经（CNⅢ）支配
  - 内直肌
    - 沿眶内壁走行，紧邻筛骨纸样板外侧
    - 起自于Zinn环的内侧面，附着于眼球的内侧缘
    - 内直肌使眼球内侧缘向后旋转，向内注视
    - 受动眼神经（CNⅢ）支配
  - 外直肌
    - 沿眼眶外侧壁走行
    - 起自于Zinn环的外侧缘，附着于眼球的外侧缘
    - 收缩会使眼球外侧缘向后旋转，向外注视
    - 受展神经（CNⅥ）支配
  - 下直肌
    - 位于眼眶底部
    - 起自于Zinn环的下缘，附着于眼球的下缘
    - 使眼球下缘向后旋转，向下注视
    - 受动眼神经（CNⅢ）支配
  - 上斜肌

- 起自于 Zinn 环内侧缘
- 经过眶壁内上缘的滑车
- 附着于巩膜上部后外侧
- 使眼球向下旋转
- 受滑车神经（CN Ⅳ）支配
  ○ 下斜肌
- 起自于眼眶前下缘
- 附着于巩膜下部后外侧
- 使眼球向上旋转
- 受动眼神经（CN Ⅲ）支配
  ○ 上睑提肌
- 与其他眼外肌不同，未附着于眼球或使眼球运动
- 起自于 Zinn 环
- 走行于上直肌的上方，分为两部分
- 上部腱膜附着于上眼睑
- 下部 Müller 肌附着于睑板
- 提升上眼睑
- 受动眼神经（CN Ⅲ）支配
- 眶内脂肪
  ○ 约占眼眶体积的 50%
  ○ 作用：稳定眼球、缓冲眼球和便于眶内结构的运动
  ○ 脂肪可分为肌锥内间隙脂肪（位于球后眼直肌肌锥范围内的脂肪）和肌锥外间隙脂肪
  ○ 在 CT、MRI 上，正常眼眶脂肪密度 / 信号可勾勒出眶内大部分重要结构
- 眶内神经
  ○ CN Ⅱ：视神经为视网膜神经节细胞轴突的集合，将视觉信息从视网膜传递至大脑
  ○ CN Ⅲ：支配内直肌、上直肌、下直肌及上睑提肌运动；虹膜副交感神经运动
  ○ CN Ⅳ：支配上斜肌运动
  ○ CN Ⅵ：支配外直肌运动
  ○ CN Ⅴ：支配眼眶和眼睑的感觉（CN Ⅴ₁）
- 眼动脉（OphA）
  ○ 眼眶主要的供血动脉
  ○ 颈内动脉第一硬膜内支；起始处直径为 0.7～1.5mm
  ○ 典型起源位置为硬脑膜环远端上方
  ○ 变异起源：1%～2% 起自于脑膜中动脉；<1% 来源于颈内动脉海绵窦段
  ○ 眼动脉沿视神经管外下侧走行，于外侧穿过视神经近端硬膜鞘
  ○ 眶内走行
- 在眶尖（第 1 段）沿视神经外下方走行
  □ 然后向内走行（成为第 2 段），大都位于视神经的上方
  □ 最后在 CN Ⅱ 内侧的眼眶内侧部向前走行（第 3 段）

- 眼动脉可分为眼支、眶支、眶外支和硬膜支
  ○ 眼支包括视网膜中央动脉、睫状后动脉外支和睫状后动脉内支
- 这些动脉发自眶内眼动脉第 1 段和第 2 段交界处附近
  ○ 眶支包括肌支和泪腺支
  ○ 眶外支：眶上、筛前和筛后、眼睑、鼻背和滑车上分支
  ○ 硬膜支：眼动脉的返支，1 个为浅表分支，其他为深部分支，经眶上裂向后走行，供应海绵窦硬脑膜
- 眼静脉
  ○ 眼上静脉
- 由内眦静脉和眶上静脉在眶上缘内侧汇合而成
- 通过滑车和上斜肌内侧，越过 CN Ⅱ 前部，然后沿 CN Ⅱ 外上缘向后走行
- 通过眶上裂延伸并引流到海绵窦
  ○ 眼下静脉
- 比眼上静脉细、变异多，位于下直肌周围
- 位于下直肌正上方
- 通常与眼上静脉吻合，但可直接引流到海绵窦或通过眶下裂引流至翼静脉丛
- 结缔组织和支持结构
  ○ 眶骨膜
- 又名眶筋膜
- 覆盖眶骨内缘的致密结缔组织膜，是肌肉、肌腱和韧带的附着处
- 向前与覆盖面骨的骨膜延续
- 向后经眶孔、裂与硬脑膜骨膜层延续
- 在后部，眶骨膜增厚形成纤维环，包绕视神经管和部分眶上裂及 Zinn 环
- 除眶缘、骨缝、裂隙和孔道边缘以外，与下方的骨质之间较松散
  ○ Zinn 环
- 由眶尖处增厚的眶骨膜形成的腱环
- 视神经管上方通过并部分环绕眶上裂内侧面
- 4 条直肌、上斜肌和上睑提肌起自 Zinn 环
- 动眼神经上、下支（CN Ⅲ）、展神经（CN Ⅵ）和三叉神经（CN Ⅴ）眼支的鼻睫分支均经 Zinn 环进入眶尖
- 视神经（CN Ⅱ）在穿过视神经管时也会通过此环
  ○ 筋膜囊
- 致密的弹性和血管纤维结缔组织，包绕眼球，并把眼球和球后脂肪分开
- 从视神经附着点延伸至角膜边缘
- 筋膜囊通过疏松的潜在间隙与巩膜外层分开，内表面光滑；便于眼球运动

– 眼外肌必须穿过筋膜囊后才能附着于眼球
○ 眶隔
– 起自眶缘处眶骨膜的较薄的结缔组织前带
– 附着于上睑提肌腱膜、上睑板（上眼睑）和下睑板（下眼睑）
– 主要将眼眶内容物和眼睑结构分开
– 在常规 CT 和 MRI 上可推测其位置
– 高分辨率 MRI 偶尔可显示眶隔
○ 睑板
– 致密的结缔组织，增加上、下眼睑的硬度
– 含有大皮脂腺（睑板腺）
○ 外眦韧带
– 将上、下眼睑的睑板固定在外侧颧骨 Whitnall 结节上
○ 内眦韧带
– 眼轮匝肌及上下睑板的内侧腱膜附着处
– 主要固定在上颌骨额突前部的泪嵴上
○ Whitnall 韧带（上横韧带）
– 上眼睑的主要悬挂支撑结构，位于上睑提肌腱膜和肌肉相交处
– 从内侧滑车延伸至眶外侧壁
– 附着于上睑提肌腱膜和上直肌以及结膜与 Tenon 囊
– 可作为上睑提肌的支点
– 在泪腺眶叶和睑叶间通过
○ 肌间横韧带
– 也起自于滑车，在上横韧带深部附着于眶外侧壁
– 肌间横韧带仅在睑叶后方通过
○ 悬韧带
– 是 Tenon 囊增厚的下部
– 作为眼球的悬韧带
– 在外侧与外眦和外颊韧带一起走行，在内侧附着于泪嵴
● Müller 肌
○ 交感神经支配的平滑肌，功能是上眼睑退缩
○ 从上睑提肌的下面延伸至上睑提肌腱膜后方的睑板上缘
● 鼻泪器
○ 泪腺
– 眶叶：较大，位于眼眶外上部前方的骨窝内
– 睑叶：较小，位于下方，上睑提肌筋膜将其分开
○ 由下眼睑内侧的泪小点引流→泪小管→泪囊→鼻泪管

三、解剖成像要点

（一）关注要点

● 眼眶病变检查方法
○ 定位和累及结构

– 眼球：眼内与跨巩膜
– 视神经与视神经鞘复合体
– 眶内肌锥内间隙、肌锥与肌锥外间隙
– 泪腺：单侧与双侧（系统性疾病）
– 单发或多发与跨间隙病变
– 颅内：直接侵犯与继发性
○ 评估 CT、MRI 和（或）超声特征
– 实性或囊性，不均质
– 液体、脂肪、血液或软组织
– 骨重塑与破坏
– 边界清楚与浸润性
– 强化的程度和均匀性

（二）推荐的影像学检查方法

● CT
○ 轴位＋冠状面；薄层（≤2mm）
○ 多层等体素采集，MPR 重建
○ 软组织算法重建；至少有 1 个断面为骨算法重建
○ 借助脂肪、骨骼、空气和软组织之间的自然对比，眼眶结构显示和评估较好
○ 容易发现钙化
○ 甲状腺眼病只行 CT 平扫
○ 骨窗评估骨折、骨质增生或侵蚀性改变
● MRI
○ 软组织对比好，适于显示眼球、视神经、眼眶结构和颅内表现
○ 较强的梯度场、快速序列、表面线圈，脂肪抑制技术及钆增强扫描可提高图像质量
○ 轴位：从眼眶顶上部到眼眶底部
○ 冠状面：从脑桥背部到眼球
○ 薄层（3～4mm）；小 FOV（12～16cm）
○ 平扫 T_1WI（轴位＋冠状面）
○ STIR 或脂肪抑制后 FSE T_2WI（轴位＋冠状面）
○ 脂肪抑制增强后 T_1WI（轴位＋冠状面）
● 超声
○ 眼球内病变的一线检查方法
○ 无创、易行
● CT 和 MRI 互相补充，尤其对于复杂的病变

骨性眼眶

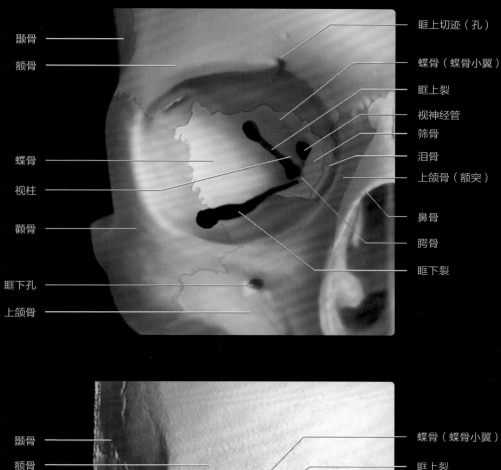

颞骨

额骨

蝶骨

视柱

颧骨

眶下孔

上颌骨

眶上切迹（孔）

蝶骨（蝶骨小翼）

眶上裂

视神经管

筛骨

泪骨

上颌骨（额突）

鼻骨

腭骨

眶下裂

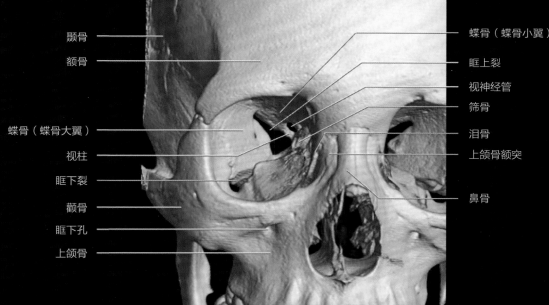

颞骨

额骨

蝶骨（蝶骨大翼）

视柱

眶下裂

颧骨

眶下孔

上颌骨

蝶骨（蝶骨小翼）

眶上裂

视神经管

筛骨

泪骨

上颌骨额突

鼻骨

上 右侧眶骨正面示意图，共有 7 块在胚胎上独立的骨构成了骨性眼眶（泪骨、筛骨、腭骨、上颌骨、颧骨、蝶骨和额骨）。蝶骨包括蝶骨大翼和蝶骨小翼。眶尖复杂的眼眶裂隙和视神经管主要由蝶骨翼及其相关结构形成。视神经管由蝶骨小翼和筛骨组成。**下** 右眼眶的斜正面投影显示锥形眶骨的三维特征及一些重要的孔道和裂隙，视柱将视神经管与眶上裂分开

轴位示意图和 STIR

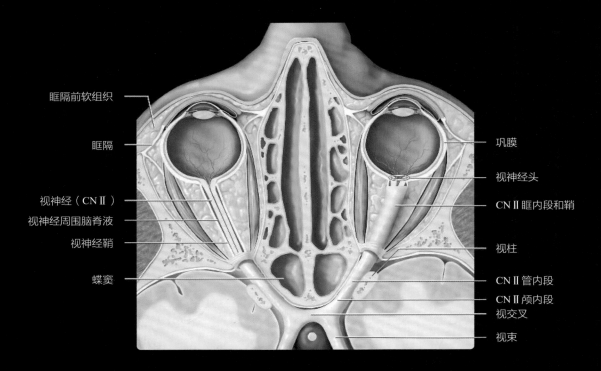

眶隔前软组织

眶隔

视神经（CN Ⅱ）

视神经周围脑脊液

视神经鞘

蝶窦

巩膜

视神经头

CN Ⅱ 眶内段和鞘

视柱

CN Ⅱ 管内段

CN Ⅱ 颅内段

视交叉

视束

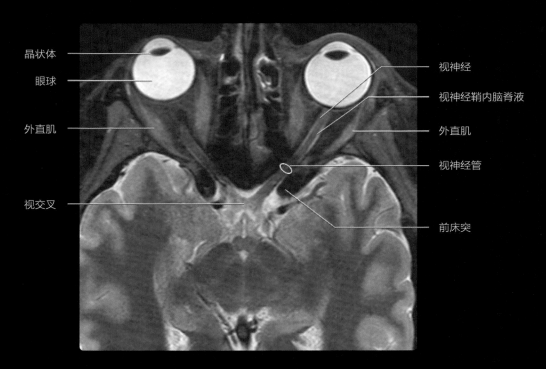

晶状体

眼球

外直肌

视交叉

视神经

视神经鞘内脑脊液

外直肌

视神经管

前床突

上　CN Ⅱ 眶内段和颅内段轴位示意图，脑外视路可分成（从后至前）视束、视交叉、颅内段、管内段和眶内段，视神经鞘是硬脑膜反折，与颅内硬脑膜相延续。视神经胶质瘤、视神经黑色素瘤和视网膜母细胞瘤都可沿着视神经眶内段累及颅内结构。
下　视神经层面轴位 STIR，将脂肪信号抑制，所有脂肪都呈低信号，液体呈高信号，肌肉呈中等信号

斜矢状面示意图和 T_1WI

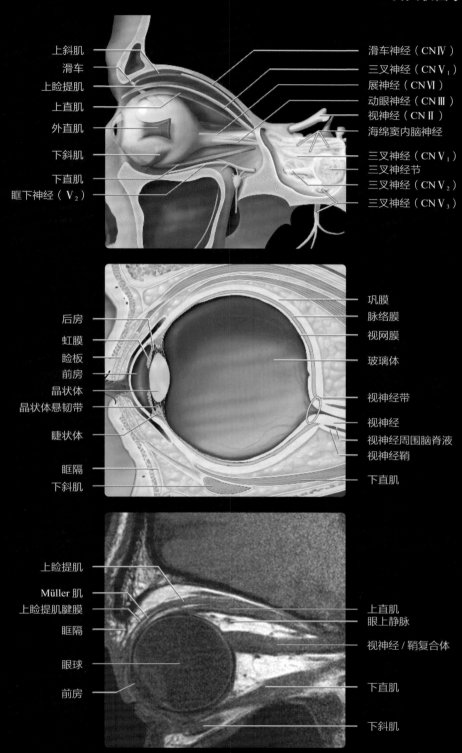

上斜肌
滑车
上睑提肌
上直肌
外直肌
下斜肌
下直肌
眶下神经（V_2）

滑车神经（CNⅣ）
三叉神经（CNV_1）
展神经（CNⅥ）
动眼神经（CNⅢ）
视神经（CNⅡ）
海绵窦内脑神经
三叉神经（CNV_1）
三叉神经节
三叉神经（CNV_2）
三叉神经（CNV_3）

后房
虹膜
睑板
前房
晶状体
晶状体悬韧带
睫状体
眶隔
下斜肌

巩膜
脉络膜
视网膜
玻璃体
视神经带
视神经
视神经周围脑脊液
视神经鞘
下直肌

上睑提肌
Müller 肌
上睑提肌腱膜
眶隔
眼球
前房

上直肌
眼上静脉
视神经 / 鞘复合体
下直肌
下斜肌

上 左眼眶侧面示意图，眼外肌的精细力学特征和神经支配为互相协调和复杂的眼球运动控制提供了保障。CNⅡ～CNⅥ通过复杂的孔道进入眼眶。**中** 斜矢状示意图显示眼前节由前、后房组成，通过瞳孔相通。睫状体和虹膜是葡萄膜向前的延伸。眼后节由玻璃体腔组成。视网膜和巩膜在视神经头处分别与视神经和视神经鞘相连。**下** 眼眶中部斜矢状 T_1WI 显示上斜肌和上睑提肌之间的密切关系。Müller 肌和前面的上睑提肌腱膜分开。在下方，斜矢状面上可见下斜肌，并与下直肌分开

眼外肌

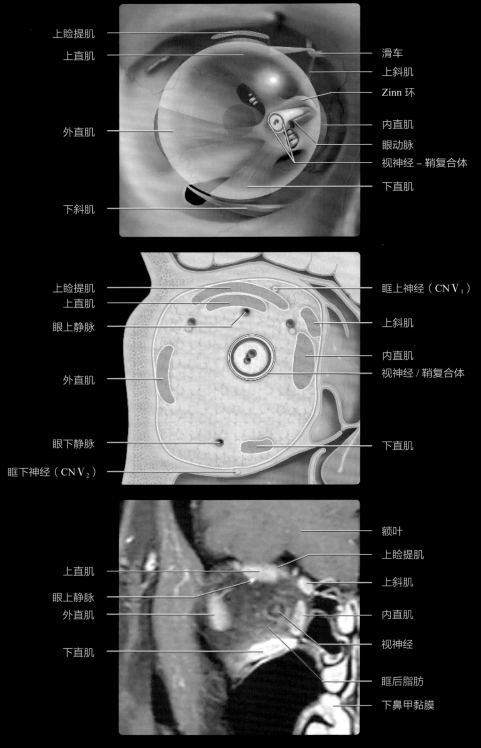

上睑提肌
上直肌
外直肌
下斜肌

滑车
上斜肌
Zinn 环
内直肌
眼动脉
视神经 – 鞘复合体
下直肌

上睑提肌
上直肌
眼上静脉
外直肌
眼下静脉
眶下神经（CN V$_2$）

眶上神经（CN V$_1$）
上斜肌
内直肌
视神经/鞘复合体
下直肌

上直肌
眼上静脉
外直肌
下直肌

额叶
上睑提肌
上斜肌
内直肌
视神经
眶后脂肪
下鼻甲黏膜

上 右侧眼眶正面示意图。直肌起自于眶尖的 Zinn 环，附着于眼的角膜巩膜交界处，形成肌锥。上斜肌走行经过滑车，滑车为此肌肉提供变换角度的滑轮运动。下斜肌附着于眼球外下侧。**中** 右侧眼眶冠状面示意图。视神经鞘复合体走行于球后肌锥内间隙。CN Ⅲ ～CN Ⅵ分支、眼动脉分支和眼静脉位于肌锥内和肌锥外间隙。**下** 脂肪抑制增强后 T$_1$WI 显示眼外肌正常强化。视神经本身不应强化，但正常情况下，视神经鞘硬脑膜可显示轻微强化。注意与上颌窦和筛窦气体有关的眼眶内脂肪抑制不彻底产生的伪影，本例显示眼眶下部和内侧部脂肪由于抑制不彻底而导致其呈轻微高信号

冠状面 T$_1$WI

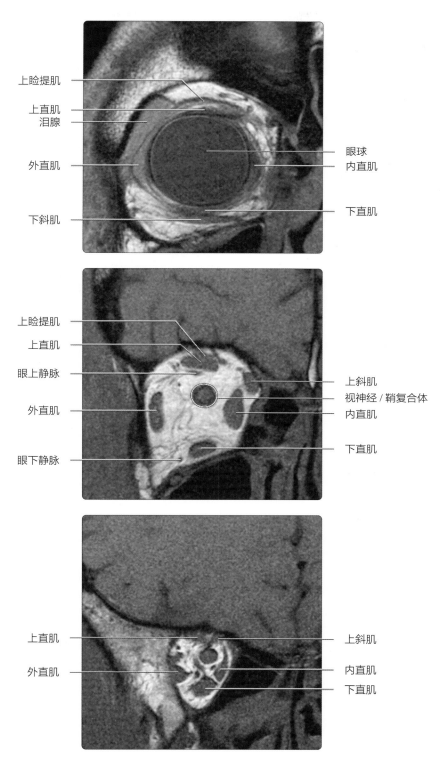

上睑提肌
上直肌
泪腺
外直肌
下斜肌

眼球
内直肌
下直肌

上睑提肌
上直肌
眼上静脉
外直肌
眼下静脉

上斜肌
视神经 / 鞘复合体
内直肌
下直肌

上直肌
外直肌

上斜肌
内直肌
下直肌

上 眼球冠状面 T$_1$WI 显示眼外肌附着点附近较薄的扁平的肌腱轮廓。下斜肌在此层面上可清楚显示。泪腺呈等信号，位于肌锥外间隙外上象限前部。**中** 眼眶中部冠状面 T$_1$WI 显示眼外肌形成的肌锥，视神经–鞘复合体位于肌锥内间隙的中央。眼动脉走行和分支复杂多变，表现为肌锥内和肌锥外脂肪内的小流空信号影。**下** 眶尖冠状面 T$_1$WI 显示眼外肌、神视经–鞘复合体和眼血管距离较近

正常解剖轴位增强后 CT

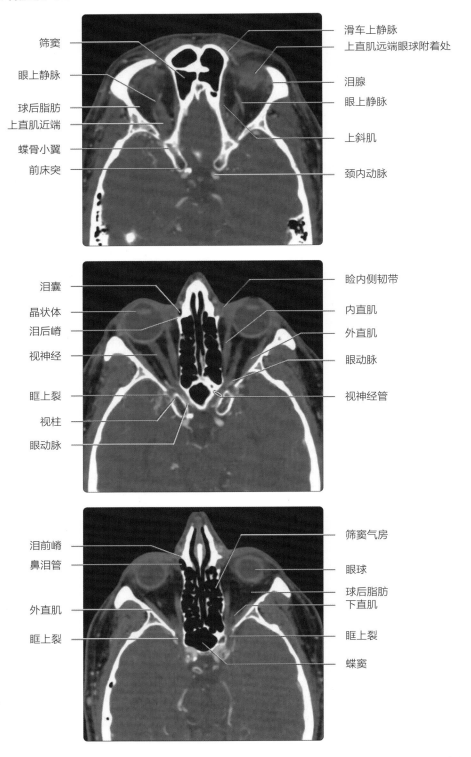

筛窦
眼上静脉
球后脂肪
上直肌近端
蝶骨小翼
前床突

滑车上静脉
上直肌远端眼球附着处
泪腺
眼上静脉
上斜肌
颈内动脉

泪囊
晶状体
泪后嵴
视神经
眶上裂
视柱
眼动脉

睑内侧韧带
内直肌
外直肌
眼动脉
视神经管

泪前嵴
鼻泪管
外直肌
眶上裂

筛窦气房
眼球
球后脂肪
下直肌
眶上裂
蝶窦

上 眼眶上部轴位增强后 CT 显示部分上直肌（和上睑提肌）及眼上静脉，眼上静脉粗细变异较大，在正常情况下可不对称。眼上静脉的前支包括眶上静脉和滑车上静脉。上斜肌在眼眶上部内侧走行，一直到滑车。球后脂肪较广泛。**中** 眼眶中部轴位增强后 CT，右侧眶内段视神经大部分清楚显示。双侧视神经管内可见眼动脉近端，在视神经正下方走行。视柱是蝶骨小翼的一部分，将眶上裂与视神经管分开。**下** 眼眶下部轴位增强后 CT，显示部分下直肌近端。眼下静脉不恒定，通常由多组小静脉组成。眶上裂在此层面上显示较清楚

解剖 – 病理对照

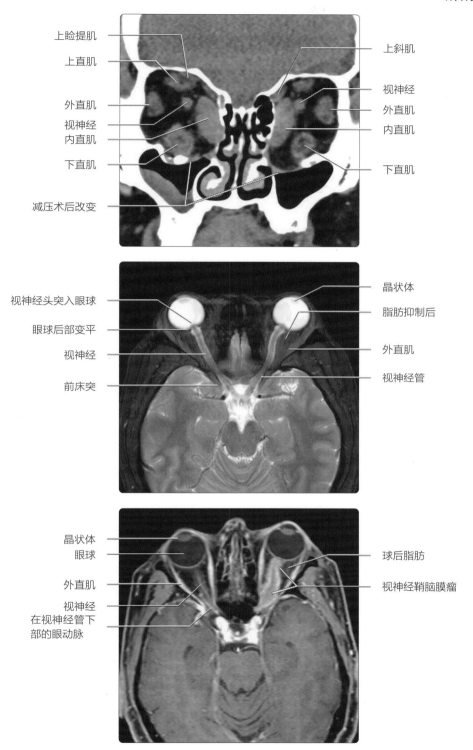

上睑提肌
上直肌
外直肌
视神经
内直肌
下直肌
减压术后改变

上斜肌
视神经
外直肌
内直肌
下直肌

视神经头突入眼球
眼球后部变平
视神经
前床突

晶状体
脂肪抑制后
外直肌
视神经管

晶状体
眼球
外直肌
视神经
在视神经管下部的眼动脉

球后脂肪
视神经鞘脑膜瘤

上 伴有 Graves 病的甲状腺相关眼病患者眼眶冠状面 CT 扫描，此病由于自身免疫反应导致眼外肌发生炎症和增粗，双侧眼外肌受累但可不对称。眼外肌增粗形成的占位效应可引起眼球明显突出和视神经受压。此患者接受了减压手术，扩大了骨性眼眶内下方的容积。**中** 特发性颅内高压视盘水肿患者的轴位 STIR，显示脂肪抑制较好，视神经轮廓清楚。双侧视神经鞘轻度增粗，视神经头明显肿胀突入眼球后部。**下** 眼眶轴位脂肪抑制增强后 MRI 显示左侧视神经的典型视神经鞘脑膜瘤。脑膜瘤起自于视神经鞘的硬脑膜。本例强化的脑膜瘤累及视神经眶内段全程

骨性眼眶及孔道
Bony Orbit and Foramina

崔　靖　于文玲　译　鲜军舫　校

一、术语

（一）缩略语
- 骨、孔道和裂隙
  - 蝶骨大翼（GWS）
  - 蝶骨小翼（LWS）
  - 视神经管（optic canal，OpC）
  - 眶上裂（SOF）
  - 眶下裂（IOF）
  - 圆孔（foramen rotundum，FR）
  - 卵圆孔（foramen ovale，FO）
  - 翼管（vidian canal，VC）
  - 翼腭窝（pterygopalatine fossa，PPF）
- 脑神经
  - 视神经（CN Ⅱ）
  - 动眼神经（CN Ⅲ）
  - 滑车神经（CN Ⅳ）
  - 三叉神经（CN Ⅴ）
    - 眼支（CN V₁）
    - 上颌支（CN V₂）
    - 下颌支（CN V₃）
  - 展神经（CN Ⅵ）
- 血管
  - 眼动脉（OA）
  - 眼上静脉（SOV）
  - 眼下静脉（IOV）

（二）定义
- MPR：二维多平面重组

二、大体解剖

眶骨
- 额骨
  - 形成眼眶上缘和眶顶前部（眶突）
- 颧骨
  - 形成外下缘、外侧壁前部（眶突）和底壁前外部（上颌突）
- 上颌骨
  - 形成内下缘（额突）和内下壁前部（眶面）
- 鼻骨
  - 形成鼻梁
  - 位于上颌骨额突的前内侧
- 筛骨
  - 形成内侧壁的中部
  - 非常薄的骨质（筛骨纸样板）
- 泪骨
  - 形成内侧壁的前部，位于上颌骨额突的正后方
  - 泪囊窝
- 蝶骨
  - 形成外侧壁的后部（蝶骨大翼）和顶壁内侧后部（蝶骨小翼）
  - 在蝶骨大翼和蝶骨小翼之间的复杂轮廓形成复杂的眶尖裂
- 腭骨
  - 是形成内下壁后部的一小部分
  - 位于筛骨眶部和上颌骨之间

三、影像解剖

（一）解剖关系
- 主要孔道
  - 视神经管
    - 完全由蝶骨小翼形成
    - 通过视柱与眶上裂分开
  - 眶上裂
    - 内侧由蝶骨小翼形成，外侧由蝶骨大翼形成
    - 眼眶和颅内之间的主要连接
  - 眶下裂
    - 外侧由蝶骨大翼和颧骨形成，内侧由上颌骨和筛骨形成
    - 大部分与眶上裂相延续，仅在后部由圆孔较短的骨性顶壁与眶上裂分开
    - 是圆孔的向前延续

（二）包含内容
- 孔道的内容物
  - 视神经管：CN Ⅱ 和眼动脉
  - 眶上裂：CN Ⅲ、CN Ⅳ、CN V₁、CN Ⅵ和眼上静脉
  - 眶下裂：CN V₂ 和眼下静脉
  - 圆孔：CN V₂ 近段
  - 卵圆孔：CN V₃
  - 眶上孔：眶上神经（CN V₁）
  - 眶下孔和管：眶下神经（CN V₂）

四、解剖成像要点

（一）关注要点
- 眼眶 – 鼻窦病变播散的途径
  - 眼眶→颅内
    - 眶上裂和眶下裂：共同通道，延伸到海绵窦和 Meckel 腔，累及 CN Ⅲ～CN Ⅵ
    - 视神经管：累及 CN Ⅱ 和硬脑膜
  - 眼眶→面部深部
    - 眶上裂和眶下裂：与翼腭窝相交通
    - 眶下管至翼腭窝
    - 眶上管至眶上裂（罕见）
  - 鼻窦→眼眶
    - 筛窦：通过筛骨纸样板的共同通路
    - 额窦：尤其是阻塞后的病变

（二）推荐的影像学检查方法
- CT
  - 评估骨性结构和孔道的首选方法
- MRI
  - 评估肿瘤和炎症的首选方法

（三）影像学易犯的错误
- 评估孔道
  - 视神经管斜行走行
    - 需要采用垂直于长轴的 MPR 来显示完整的管道
  - 圆孔和翼管经常出错
    - 在冠状面上，圆孔位于翼管的外上方，比翼管短
- 伪影
  - 直接冠状面图像上有牙齿伪影造成的影响
    - 如果有牙齿银汞合金，推荐轴位多排扫描，然后采用 MPR 重组冠状面

骨性眼眶及孔道示意图

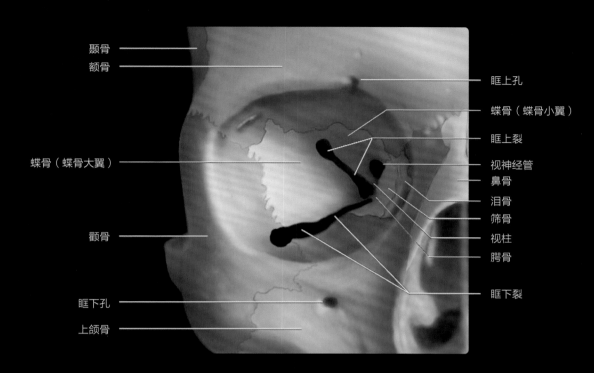

颞骨
额骨
蝶骨（蝶骨大翼）
颧骨
眶下孔
上颌骨

眶上孔
蝶骨（蝶骨小翼）
眶上裂
视神经管
鼻骨
泪骨
筛骨
视柱
腭骨
眶下裂

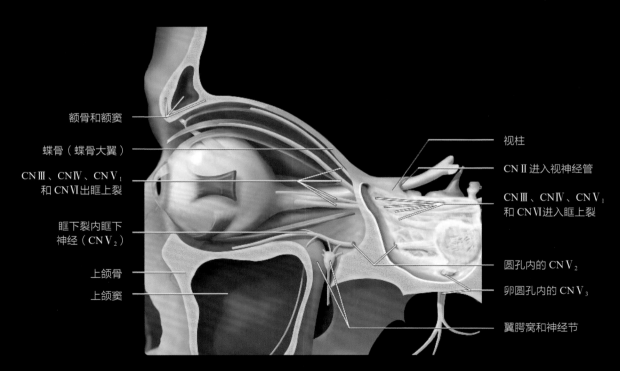

额骨和额窦
蝶骨（蝶骨大翼）
CNⅢ、CNⅣ、CNⅤ₁
和CNⅥ出眶上裂
眶下裂内眶下
神经（CNⅤ₂）
上颌骨
上颌窦

视柱
CNⅡ进入视神经管
CNⅢ、CNⅣ、CNⅤ₁
和CNⅥ进入眶上裂
圆孔内的CNⅤ₂
卵圆孔内的CNⅤ₃
翼腭窝和神经节

上 右侧眶骨正面示意图，共有 7 块胚胎上单独的骨构成了骨性眼眶（泪骨、筛骨、腭骨、上颌骨、颧骨、蝶骨和额骨）。蝶骨有大翼和小翼。眶尖部的复杂裂隙和视神经管主要由蝶骨翼和相关结构构成。视神经管由蝶骨小翼和筛骨组成。 **下** 左侧眼眶侧面示意图，视神经（CNⅡ）在视神经管中相对孤立，而 CNⅢ、CNⅣ、CNⅤ₁和 CNⅥ自海绵窦和 Meckel 腔前行后在眶上裂内穿行。CNⅤ的其他分支在各自的孔道穿行，也是导致中颅底结构比较复杂的原因

轴位 CT 骨窗

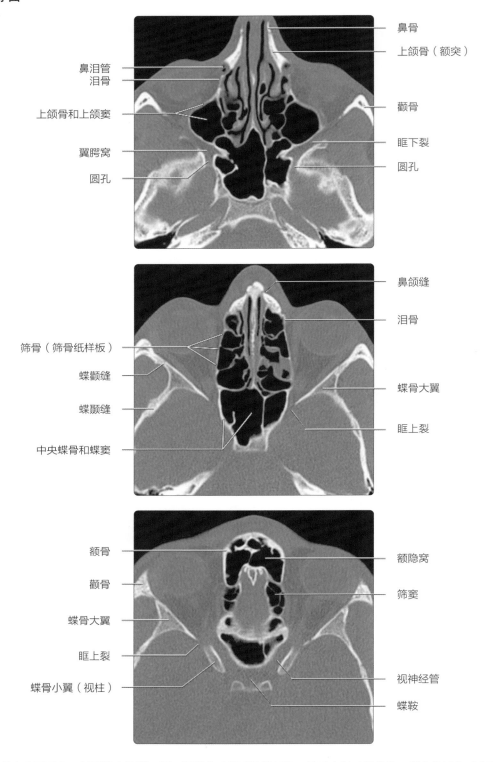

鼻泪管
泪骨

上颌骨和上颌窦

翼腭窝

圆孔

鼻骨
上颌骨（额突）

颧骨

眶下裂

圆孔

筛骨（筛骨纸样板）

蝶颧缝

蝶颞缝

中央蝶骨和蝶窦

鼻颌缝

泪骨

蝶骨大翼

眶上裂

额骨

颧骨

蝶骨大翼

眶上裂

蝶骨小翼（视柱）

额隐窝

筛窦

视神经管

蝶鞍

上 轴位 CT 骨窗由下至上 3 幅图像中的第 1 幅，翼腭窝后缘可见较短的、前后走行（译者注：原文描述为"水平走行"有误，是相对于"成角度走行"而言，已修改）的圆孔，眶下裂在基本上相同的层面向前外侧延伸。在前方，眶内侧壁和鼻泪管之间的关系显示清楚。**中** 眼眶中部层面图像，眶上裂是眶尖处的间隙。薄的筛骨构成了眶内侧壁的大部分。**下** 眼眶上部层面图像，当视神经接近蝶鞍上方的视交叉时，视神经管显示出特征性的角度。眶上裂位于视神经管的外下方，由蝶骨小翼的骨性视柱将两者分开。额骨旁中线前部可见含气窦腔

冠状面 CT 骨窗

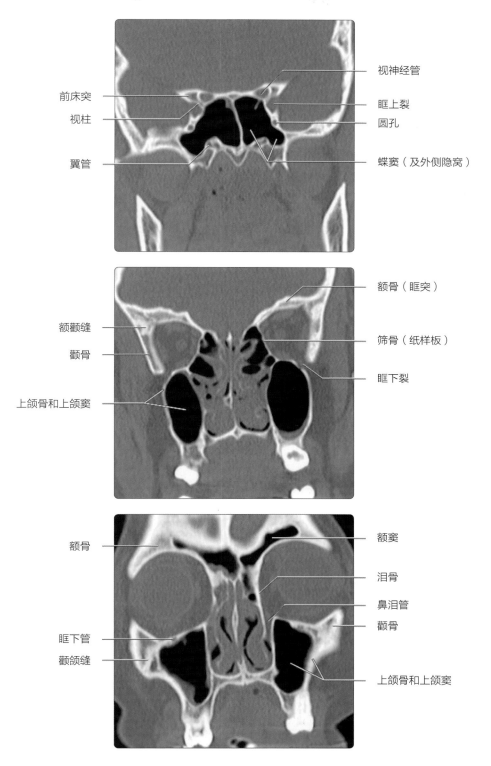

视神经管

眶上裂

圆孔

蝶窦（及外侧隐窝）

前床突

视柱

翼管

额骨（眶突）

筛骨（纸样板）

眶下裂

额颧缝

颧骨

上颌骨和上颌窦

额窦

泪骨

鼻泪管

颧骨

上颌骨和上颌窦

额骨

眶下管

颧颌缝

上 冠状面 CT 骨窗由后至前 3 幅图像中的第 1 幅，斜行走行的视神经管呈典型的卵圆形。眶上裂位于视神经管的外下方，蝶骨小翼的视柱及其附着的前床突将两者分开，更外下方的是圆孔，翼管位于圆孔的内下方，蝶窦内较大的外侧隐窝将两个孔分开。**中** 眼眶中部层面图像，显示包括内侧壁纸样板连续性在内的骨性眼眶轮廓最佳。**下** 眼眶前部冠状面图像，显示和评估骨性眶缘轮廓最佳，鼻泪管及鼻腔鼻窦前部显示清楚

视神经 / 鞘复合体
Optic Nerve/Sheath Complex

崔　靖　于文玲　译　鲜军舫　校

一、术语

（一）缩略语
- 视神经 – 鞘复合体（optic nerve-sheath complex，ONSC）；视神经（CN Ⅱ）；眼动脉（OA）

（二）定义
- 视神经、视交叉和视束：从视网膜到中脑视核的视觉中枢神经系统传入通路
- 视鞘：眶内 CN Ⅱ 的硬脑膜包鞘

二、大体解剖

（一）视神经
- 每根视神经包含约 100 万个起自于视网膜神经节细胞层的轴突
- 无髓鞘的轴突汇聚在视神经头，形成束，然后穿过筛板
- 轴突随后进入眶内段，成为有髓鞘神经，髓鞘由少突胶质细胞构成，而非施万细胞
- 解剖学上为中枢神经系统白质束；与其他脑神经不同

（二）视神经鞘
- 所有 3 层脑膜都存在，包括软脑膜、蛛网膜和硬脑膜
- 层之间由蛛网膜下腔和硬膜下间隙分开
- 各层和各间隙与颅内相应结构相延续
  - 蛛网膜下腔与鞍上池相延续，传导颅内压力

三、影像解剖

（一）范围
- 视神经
  - 从视神经头到视交叉
  - 视神经分段
    - 眼内段：视神经头内（1mm）
    - 眶内段：从视神经头至视神经管（30mm）
    - 管内段：视神经管内（10mm）
    - 脑池段：从视神经管至视交叉（10mm）
- 视交叉
  - 鞍上池内
    - 垂体柄的正前方
  - 1/2 轴突交叉
    - 视网膜鼻侧轴突交叉
    - 每只眼的 1/2 视野传入到对侧视皮层
- 视束
  - 从视交叉到中脑视核

（二）解剖关系
- 视神经管
  - 走行视神经 – 鞘复合体和眼动脉
  - 通过视柱与眶上裂分开

（三）包含内容
- 血管供应
  - 眼动脉
    - 颈内动脉第一硬膜内分支
    - 眼眶的主要供应动脉
    - 在硬膜鞘内通过视神经管

- 在眶尖从视神经鞘外侧发出
  - 视网膜中央动脉
    - 眼动脉的主要分支，供应视网膜
    - 在视神经头后方 1cm 处进入 CN Ⅱ
  - 视网膜中央静脉
    - 与视网膜中央动脉伴行
    - 直接引流到海绵窦

四、解剖成像要点

（一）关注要点
- 视神经的走行方向
  - 眶内段
    - 长轴呈斜矢状，向后内侧走行
    - 大致呈水平走行（译者注：比较准确的是呈前后走行，水平走行一般指左右走行，容易误解）
    - 位置随眼球运动而变化
    - 神经比眶尖到眼球的距离长，一般呈 S 形轮廓
  - 管内段
    - 长轴为斜的，冠状面上表现为非正交的"卵圆形"
  - 脑池段
    - 向后走行时，与眶内段的角度不一样，发生了变化
    - 长轴呈斜矢状方向，向内上方走行，约呈 30°

（二）推荐的影像学检查方法
- 常规眼眶 MRI 扫描适用于大多数的视神经 / 鞘病变
- 特殊情况
  - 视神经鞘肿物（可能为脑膜瘤）
    - 平扫 CT 发现钙化，对诊断有一定帮助
    - 需要行脑影像检查，确定脑内肿瘤的范围
  - 炎性病变的检查方案（视神经炎）
    - 需要同时进行脑影像检查
    - 脱髓鞘病变发病率较高

（三）影像学检查方法
- 视神经 MRI 成像专用方案
  - 轴位序列
    - 3.0mm，颅前窝底至眶底
  - 冠状面序列
    - 3.5～4.0mm，脑桥背侧至眼球
  - T_1WI、STIR 和脂肪抑制增强后 T_1WI
    - 轴位和冠状面
    - 可用轴位脂肪抑制 T_2WI 代替 STIR

（四）影像学易犯的错误
- MRI 图像上的运动伪影
  - 常常是由于无法抑制的眼球运动引起
- 表面线圈
  - 通常不足以显示整个视神经 – 鞘复合体

五、临床意义

视神经与鞘病变
- 区分清楚很重要，两种结构发生的病变的鉴别诊断和预后不同
- 最好采用冠状面 STIR 和脂肪抑制增强后 T_1WI

视神经 / 鞘复合体示意图

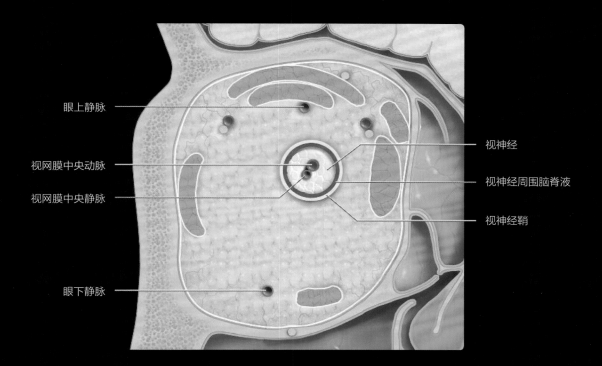

眼上静脉

视网膜中央动脉

视网膜中央静脉

眼下静脉

视神经

视神经周围脑脊液

视神经鞘

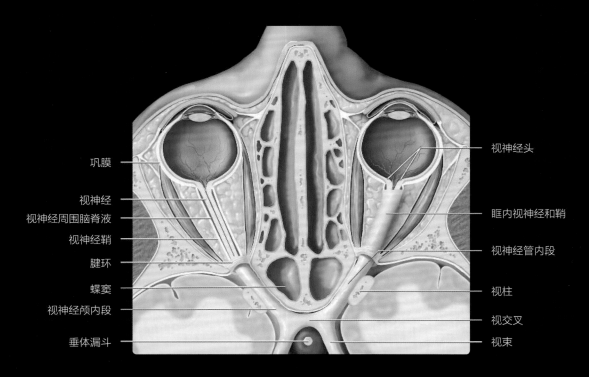

巩膜

视神经

视神经周围脑脊液

视神经鞘

腱环

蝶窦

视神经颅内段

垂体漏斗

视神经头

眶内视神经和鞘

视神经管内段

视柱

视交叉

视束

上 眼眶中部视神经鞘复合体冠状面示意图，视神经周围为位于视神经鞘膜内的薄层脑脊液。视网膜中央血管在眼眶后部位于视神经鞘外，在视神经中部层面穿过硬脑膜并在神经内向前走行。**下** CN Ⅱ 眶内段和颅内段轴位示意图，脑外视路可以分为（从后到前）视束、视交叉、颅内段、管内段和眶内段。视神经鞘是硬膜反折，与颅内硬脑膜相延续。可见垂体漏斗与视交叉的关系

冠状面和轴位 T_1WI

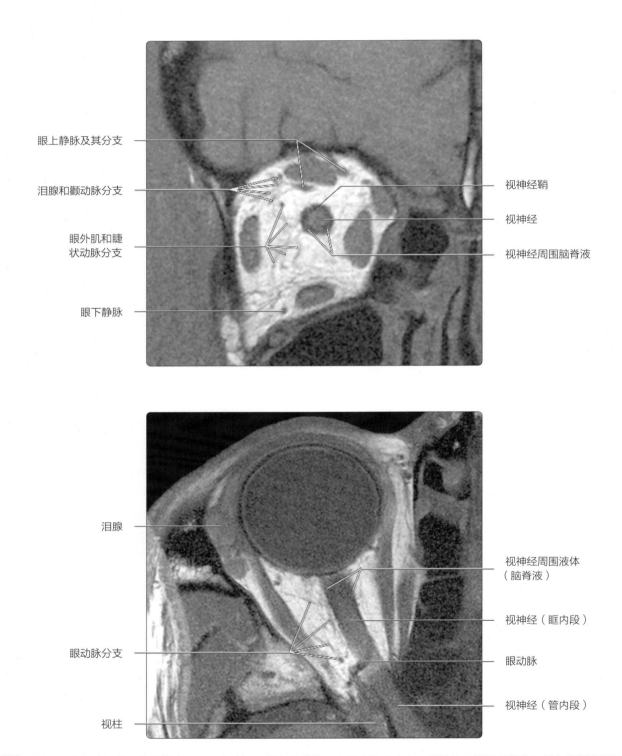

眼上静脉及其分支

泪腺和颧动脉分支

眼外肌和睫状动脉分支

眼下静脉

视神经鞘

视神经

视神经周围脑脊液

泪腺

视神经周围液体（脑脊液）

视神经（眶内段）

眼动脉分支

眼动脉

视柱

视神经（管内段）

上 眼眶肌锥内间隙冠状面高分辨率 T_1WI，视神经/鞘复合体位于肌锥内间隙中央。视视神经周围脑脊液与颅内脑脊液相通，表现为中央的视神经和周围硬膜鞘之间的低信号。眼动脉的肌锥内分支位于视神经/鞘复合体周围；这些分支的顺序和吻合连接存在相当大的差异。**下** 眼眶中部轴位高分辨率 T_1WI，视神经/鞘复合体在肌锥内间隙向视神经管方向走行时，角度向内。眶尖处可见眼动脉，在刚通过视神经管后就从硬膜鞘内出来，在视神经外侧走行

冠状面和轴位 STIR

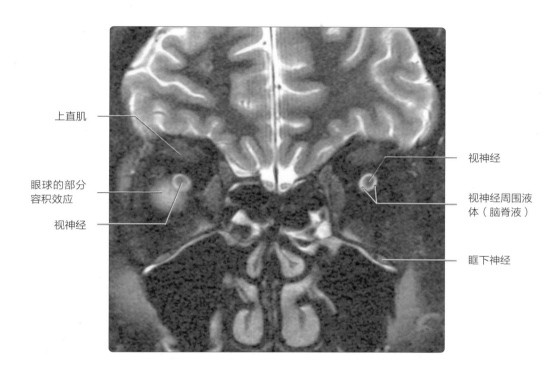

上直肌

眼球的部分
容积效应

视神经

视神经

视神经周围液
体（脑脊液）

眶下神经

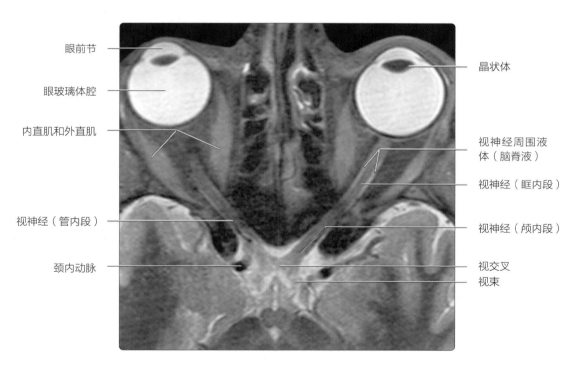

眼前节

眼玻璃体腔

内直肌和外直肌

视神经（管内段）

颈内动脉

晶状体

视神经周围液
体（脑脊液）

视神经（眶内段）

视神经（颅内段）

视交叉
视束

上 眼眶冠状面 STIR，显示该技术对眶内脂肪抑制效果可靠有效，视神经周围脑脊液的液体信号显示非常明显，眼外肌表现为相对低信号。记住视神经周围的蛛网膜下腔与鞍上池相通，因此，其大小会随着颅内压的变化而变化。**下** 眼眶轴位 STIR，轻微斜断面可较好显示 CN Ⅱ 的眶内段和颅内段。由于正常视神经近端有成角，视交叉和视束通常在视神经眶内段的上方层面显示。眼前节包括晶状体前面的前房和后房

眼球
Globe

崔 靖 于文玲 **译** 鲜军舫 **校**

一、大体解剖
（一）分节
- 眼前节
  - 在玻璃体前缘前方的眼球部分（透明状）
    - 睫状体、悬韧带和晶状体
    - 前房和后房
    - 虹膜
    - 角膜
- 眼后节
  - 眼球的玻璃体视网膜部分及其各层
    - 玻璃体腔
    - 视网膜
    - 脉络膜
    - 巩膜

（二）房室
- 前房
  - 眼前节的主要房室
  - 位于角膜和虹膜之间
  - 充满房水，提供营养和结构
- 后房
  - 虹膜后、晶状体 / 悬韧带复合体前的潜在小腔隙
  - 通过瞳孔与前房相通
- 玻璃体腔
  - 充满眼后节的大腔
  - 填充黏性和弹性的透明凝胶

（三）膜
- 内膜（视网膜）
  - 多层感觉神经器官
    - 感光细胞（视杆细胞和视锥细胞），位于最外层，覆盖在色素上皮上方
    - 双极细胞和神经节细胞形成内层（紧邻玻璃体），收集和传递感觉信号
  - 区域和范围
    - 黄斑：中央部分，日光和色觉
    - 中央凹：黄斑中心，空间分辨率最高
    - 周边：周围部分，夜视和运动
    - 锯齿缘：视网膜前缘
- 血管膜（葡萄膜）
  - 有色素沉着的血管疏松结缔组织
  - 脉络膜
    - 位于视网膜和巩膜之间
    - 为光感受器层提供血供
  - 睫状体
    - 锯齿缘前方的葡萄膜结构
    - 通过晶状体悬韧带连于晶状体
    - 具有调节晶状体的收缩功能
    - 产生房水的区域
  - 虹膜
    - 覆盖在晶状体上的薄的弹性组织
    - 调节瞳孔反应的括约肌
- 纤维膜（巩膜）
  - 外纤维层
  - 眼外肌附着处

- 与视神经鞘硬脑膜相连，并在视神经头处与纤维膜（筛板）相连
- 向前与角膜相连

二、影像解剖学
（一）概述
- 主要检查方法
  - 直接检眼镜是首选检查
  - 超声检查在大多数眼科诊所都很方便
- 断面检查（MRI 和 CT）
  - 尤其在眼球内介质不透明时有用（如被玻璃状或房水中的不透明物遮盖）
  - 是评估眼眶的常规影像方法
    - 眼球疾病的眼球外扩散
    - 眼眶疾病累及眼球

（二）包含内容
- 眼前节
  - 房水腔为液体信号
  - 晶状体在 CT 上呈中等高密度，T_1WI 上呈等信号，T_2WI 上呈低信号（与液体相比）
  - 睫状体和虹膜可显示，但不能判断细节
- 眼后节
  - 玻璃体腔呈液体信号

三、解剖成像要点
（一）推荐的影像学检查方法
- CT
  - 评估有无钙化（如视网膜母细胞瘤）
  - 对未用镇静剂儿童的评估
- MRI
  - 对评估疾病累及眼球外的范围较好
  - T_2WI 对评估玻璃体和房水有用；对其他情况，价值有限
  - 增强前后 T_1WI 评估葡萄膜视网膜结构较好
  - 表面线圈改善了眼球信号和分辨率，但对眼眶后部的评估受限

（二）影像学易犯的错误
- MRI
  - 不可控制的眼球运动导致运动伪影普遍存在

四、胚胎学
胚胎发育问题
- 视裂
  - 沿着视盘和柄的鼻下方延伸
  - 裂隙融合（约第 5 周）是形成正常眼球和神经必需的
  - 融合失败导致眼球壁缺损
- 原始玻璃体
  - 胚胎性纤维血管性玻璃体及玻璃体动脉位于 Cloquet 管内
  - 通常在妊娠 7 个月左右时消退
    - 在早产儿中可见
  - 退化失败会导致永存原始玻璃体增殖症

斜矢状面示意图和 T_1WI

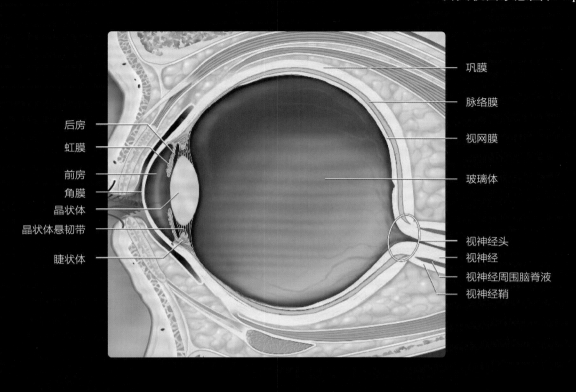

巩膜

脉络膜

视网膜

玻璃体

后房
虹膜
前房
角膜
晶状体
晶状体悬韧带
睫状体

视神经头
视神经
视神经周围脑脊液
视神经鞘

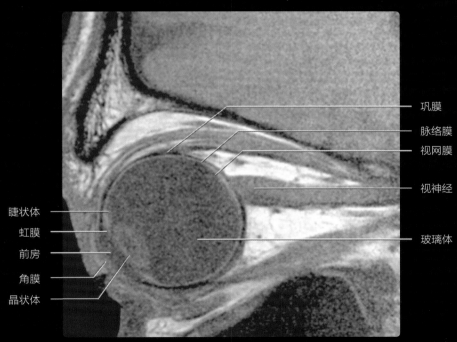

巩膜
脉络膜
视网膜

视神经

玻璃体

睫状体
虹膜
前房
角膜
晶状体

上 斜矢状面示意图显示眼前节的前房和后房通过瞳孔相连。睫状体（译者注：原文写的是脉络膜，不准确）和虹膜是葡萄膜束向前的延伸。眼后节由玻璃体腔填充。视网膜和巩膜分别在视神经头与视神经和鞘相连。下 斜矢状面 T_1WI 显示房水填充的前房和后面的玻璃体填充腔基本上呈纯液体信号。晶状体可见；虹膜和睫状体可显示，但在常规 MRI 上诊断评估不太可靠。含有色素的脉络膜在高分辨率 T_1WI 表现为较薄的高信号层

海绵窦
Cavernous Sinus

崔 靖 于文玲 译 鲜军舫 校

一、术语

(一)缩略语

- 海绵窦(cavernous sinus,CS)

(二)定义

- 海绵窦是中颅底成对的鞍旁硬脑膜静脉窦,眼眶、外侧裂、前和颅中窝多条引流静脉汇聚到此,最终经岩下窦、岩上窦和基底静脉窦向后、向下引流
- 海绵窦包含多条脑神经和颈内动脉(ICA)

二、影像学解剖

(一)概述

- 海绵窦是中颅底无静脉瓣、有分隔的硬脑膜静脉窦,位于蝶鞍两侧
- 海绵窦由硬脑膜壁包绕,位于内侧蝶鞍和垂体与外侧的颞叶之间
- 考虑到海绵窦的位置、与蝶鞍和垂体的关系及其内容物(内含多条脑神经和颈内动脉海绵窦段),所以海绵窦非常重要

(二)解剖关系

- 骨性关系
  - 海绵窦位于蝶骨和岩尖的颅面
  - 海绵窦向前延伸到前床突及下方的眶上裂
  - 海绵窦向后延伸到后床突、斜坡上部外侧缘和岩骨斜坡结合处,向外达三叉神经压迹内侧的区域
  - 海绵窦向上从前床突底延伸到后床突
  - 海绵窦的内侧边界为蝶鞍外侧缘和蝶骨颈动脉沟
- 静脉交通
  - 静脉分支
    - 眼上、下静脉
    - 蝶顶窦
  - 双侧海绵窦通过海绵间窦静脉丛(横穿蝶鞍)和基底静脉丛(横穿斜坡)互相交通
  - 向后与岩下窦、岩上窦和基底静脉窦相交通
  - 另外与颅底孔道静脉相交通:卵圆孔、圆孔、棘孔,颈动脉管和蝶骨导静脉孔
- 海绵窦顶壁
  - 海绵窦的硬脑膜顶壁从前方的视柱和眶上裂延伸至后方的岩尖和小脑幕游离缘(切迹)
  - 海绵窦顶壁的内侧缘与鞍膈相延续
  - 动眼神经三角区是海绵窦顶壁的三角形区域,由3层硬脑膜皱襞形成
    - 蝶窦顶的外侧缘与海绵窦外侧壁的分界是索条样增

厚的硬脑膜,称为前岩床皱襞,从岩尖处的小脑幕边缘向前延伸至前床突
- 单独的皱襞——后岩床皱襞,从岩尖的小脑幕边缘延伸至后床突
- 薄的硬脑膜带——床突间皱襞,从前床突延伸至后床突
- CN Ⅲ 及其蛛网膜鞘(动眼神经池),在动眼神经三角区穿过顶壁
- CN Ⅳ 在 CN Ⅲ 正后方进入动眼神经三角区的后外侧部
  - 海绵窦顶的一小部分在前床突的内下方通过,在此处硬脑膜顶与硬脑膜融合,形成近端和远端硬脑膜环
- 外侧壁
  - 帆状硬脑膜层,从前方的眶上裂和前床突向后延伸至岩尖;与颞叶内侧紧邻
  - 由厚的硬脑膜组成,常分为两层
    - 较薄的外(脑膜)层和较厚的内(骨内膜)层
    - 较厚的内层(骨内膜)
  - 内层包绕动眼神经(CN Ⅲ)、滑车神经(CN Ⅳ)、三叉神经眼支(CN V₁)和上颌支(CN V₂)
  - 海绵窦的外侧壁和内侧壁在下方蝶骨外侧缘融合,该处在上颌神经(CN V₂)正上方
  - 虽然 CN V₃ 由延续的硬脑膜包绕,但不要考虑为海绵窦壁的内容物
  - 外侧壁在后下方与覆盖 Meckel 腔的硬脑膜融合
- 内侧壁
  - 海绵窦内侧壁由上部的蝶鞍内容物和下部的蝶骨内容物组成
  - 内侧壁的上部蝶鞍内容物为薄的硬脑膜,通常为单细胞层厚度,将静脉窦腔与垂体外侧缘分开
  - 下部的内侧壁较厚,附着于蝶骨的颈动脉沟
- 前壁
  - 前壁的形状基本上呈矩形,从前床突下方的视柱向外延伸,将眶上裂包括在内
  - 下缘为圆孔
  - 海绵窦前部与眶上裂内的静脉丛融合
- 后壁
  - 从鞍背外侧缘延伸到岩尖的三叉神经压迹内侧面和 Meckel 腔的内上面
  - 后壁的下界是在岩骨斜坡裂内上面的岩尖和蝶骨体交界处
  - Dorello 管和 CN Ⅵ
    - 在岩尖的内上端附近,有一个将岩尖与斜坡分开的小间隙

- 小韧带——Gruber 岩蝶韧带，跨过岩尖端达到后床突底
- 这个间隙或空隙，称为 Dorello 管，包含海绵窦后部与岩静脉窦汇合处的静脉组织
- CN Ⅵ 从桥前池通过 Dorello 管进入海绵窦
  ○ 岩舌韧带
    - 从岩尖延伸到蝶骨舌
    - 常包绕颈内动脉破裂孔段的背侧和外侧壁
    - 为重要手术标志，指颈内动脉破裂孔段和海绵窦段之间的移行处
    - 也是海绵窦后下缘的标志
- Meckel 腔
  ○ 为硬脑膜膨出，起自颅后窝（三叉神经孔），跨过岩蝶骨结合处，延伸至颅中窝的内后面
  ○ 内含部分三叉神经，包括三叉神经节
  ○ Meckel 腔的上部、前部和内侧部紧邻海绵窦后外侧面
  ○ Meckel 腔的内下面位于颈内动脉正外方，颈内动脉在此起自颈动脉管内口，垂直向上、向前进入海绵窦
  ○ 三叉神经节位于 Meckel 腔的前下面，分为 3 支：眼支（CN V_1）、上颌支（CN V_2）和下颌支（CN V_3）
  ○ 眼支（CN V_1）向前内方走行进入海绵窦外侧壁
  ○ 上颌支（CN V_2）向前走行，沿着海绵窦的下缘进入圆孔
  ○ 下颌支（CN V_3）向外下方走行通过卵圆孔

（三）包含内容

- CN Ⅲ
  ○ 在动眼神经池穿过海绵窦顶壁并很快走行在外侧壁内
  ○ 为薄的蛛网膜层和脑脊液（动眼神经池）包绕，蛛网膜层和脑脊液与神经一起走行数毫米达前床突
- CN Ⅳ
  ○ 也穿过海绵窦顶壁，位于外侧壁内和 CN Ⅲ 下方
- CN Ⅴ 眼支（CN V_1）位于外侧壁内和 CN Ⅳ 下方
- CN Ⅴ 上颌支（CN V_2）是海绵窦外侧壁内最下方的脑神经
- CN Ⅴ 下颌支（CN V_3）未进入海绵窦（从 Meckel 腔向下进入卵圆孔）
- CN Ⅵ 位于海绵窦内颈内动脉旁
- 交感神经纤维在海绵窦内与颈内动脉伴行
- 颈内动脉海绵窦段
  ○ 1996 年，Bouthillier 等提出颈内动脉 7 段分类系统
    - 颈段
    - 岩段
    - 破裂孔段
    - 海绵窦段
    - 床突段
    - 眼段
    - 交通段
  ○ 海绵窦段起自于颈内动脉破裂孔段在岩舌韧带（从岩尖到蝶骨舌的纤维带）下方通过处
  ○ 先上升，然后转向（弓向后方）前方，在海绵窦内呈水平走行
  ○ 后弓处通常是脑膜垂体干的起始处
  ○ 颈内动脉海绵窦段的水平部分位于蝶骨外缘浅槽内，即颈动脉沟
  ○ 颈动脉沟偶尔有骨质缺损，颈内动脉可通过该缺损区突入蝶窦
  ○ 水平段发出外下干，为海绵窦内脑神经小分支和小脑幕供血
  ○ 在海绵窦前缘附近，颈内动脉转向上方（弓向前），在前床突内侧继续走行
  ○ 沿前部垂直走行路线，颈内动脉穿过两个解剖学上明显分开的硬脑膜环：近端硬脑膜环（构成海绵窦前部真正的顶壁）和远端硬脑膜环
  ○ 床突段是位于前床突内侧的较短的垂直段，与位于近端和远端硬脑膜环之间的硬膜间段动脉相对应

三、解剖成像要点

推荐的影像学检查方法

- 中颅底两个断面高分辨率 T_1WI、T_2WI 和脂肪抑制增强后 T_1WI 是最好的全面检查方法
- CT 血管造影是显示颈内动脉海绵窦段病变和颈动脉海绵窦瘘的最佳方法
- CT 静脉造影可形成足够的静脉期对比增强，用于评估海绵窦血栓形成或血栓性静脉炎

海绵窦示意图

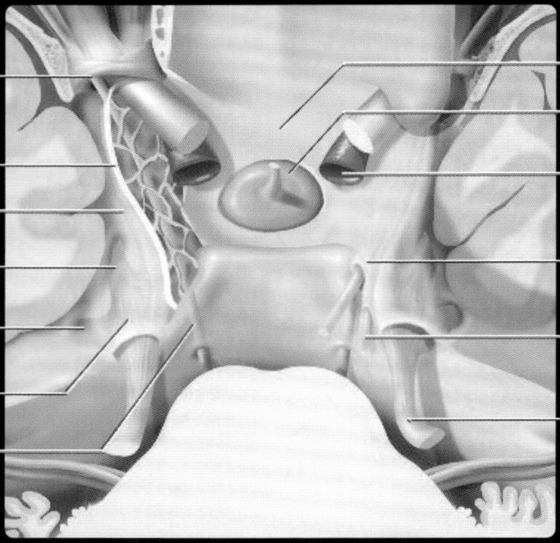

上图标注：
- CN Ⅵ 经眶上裂出海绵窦
- 海绵窦外侧硬脑膜壁
- 三叉神经眼支（CN V₁）
- 三叉神经上颌支（CN V₂）
- 三叉神经下颌支（CN V₃）
- Meckel 腔内三叉神经节
- Dorello 管内 CN Ⅵ
- 鞍膈
- 垂体
- 颈内动脉
- 动眼神经（CN Ⅲ）池
- CN Ⅳ 脑池段
- CN Ⅴ 脑池段

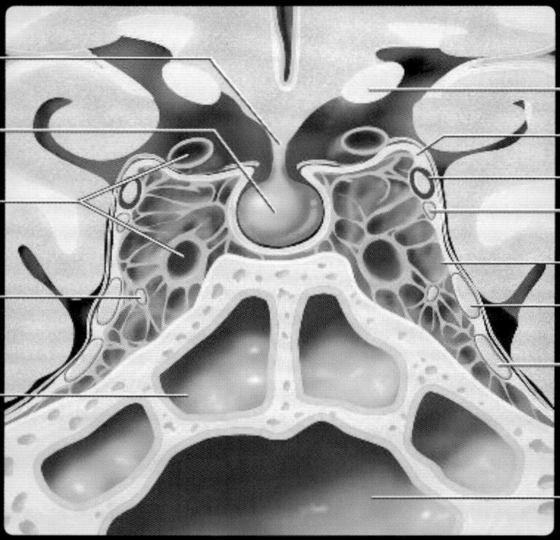

中图标注：
- 下丘脑灰结节及漏斗
- 垂体
- 颈内动脉
- 展神经（CN Ⅵ）
- 蝶窦
- 视束
- 蛛网膜
- 动眼神经池
- 滑车神经
- 海绵窦外侧硬脑膜壁
- CN V₁
- CN V₂
- 鼻咽

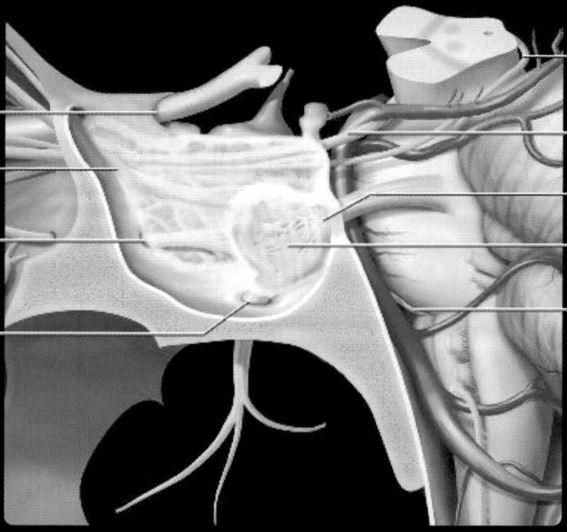

下图标注：
- 视神经（CN Ⅱ）进入视神经管
- 三叉神经眼支（CN V₁）
- 上颌支（CN V₂）进入圆孔
- 下颌神经（CN V₃）进入卵圆孔
- 滑车神经（CN Ⅳ）
- 动眼神经（CN Ⅲ）
- Meckel 腔
- 三叉神经节
- 展神经（CN Ⅵ）

上 蝶鞍轴位上面观示意图，显示正常的蝶鞍和鞍旁解剖结构。切除覆盖右侧海绵窦（CS）的硬脑膜以显示 CN Ⅴ 和 CN Ⅵ。左侧海绵窦显示所有脑神经。CN Ⅴ 下颌支不穿过海绵窦，而是从 Meckel 腔下面出来后进入卵圆孔。海绵窦不是单个静脉管道，而是具有广泛分隔的静脉窦。**中** 冠状面示意图显示海绵窦内容物。以下脑神经从海绵窦外侧壁通过，从上到下依次为：动眼神经（CN Ⅲ）、滑车神经（CN Ⅳ）、三叉神经（CN Ⅴ）的第 1 支（眼支或 V₁）和第 2 支（上颌支或 V₂）。唯一真正位于静脉窦内的脑神经是展神经（CN Ⅵ）。**下** 侧面示意图显示鞍区脑神经的细节。CN Ⅲ、CN Ⅳ、CN V₁ 和 CN V₂ 位于海绵窦外侧硬脑膜壁内。CN Ⅵ 在海绵窦静脉窦内走行，紧邻颈内动脉（未显示）。Meckel 腔是充满脑脊液、内衬蛛网膜和硬脑膜的反折，与桥前池自由交通，内含三叉神经（CN Ⅴ）束和三叉神经节

轴位增强后 T₁WI

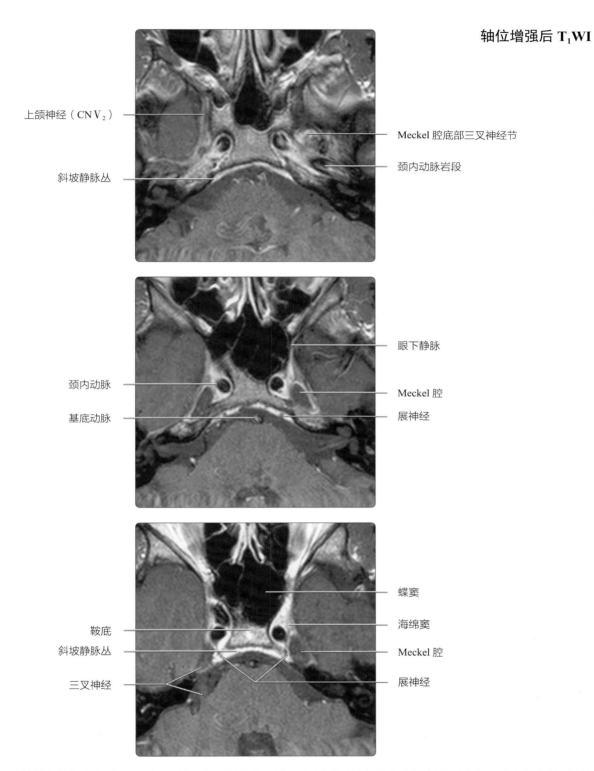

上颌神经（CN V₂）

斜坡静脉丛

Meckel 腔底部三叉神经节

颈内动脉岩段

颈内动脉

基底动脉

眼下静脉

Meckel 腔

展神经

鞍底

斜坡静脉丛

三叉神经

蝶窦

海绵窦

Meckel 腔

展神经

上 颅底和海绵窦轴位增强后 T₁WI 由下至上 6 幅图像的第 1 幅，显示向前进入圆孔的右侧上颌神经（CN V₂）和左侧三叉神经节。下颌神经（CN V₃）从海绵窦下方出来后进入卵圆孔（未显示）。**中** Meckel 腔位于海绵窦的后、下、外侧。形成海绵窦外侧壁后部的硬脑膜也形成 Meckel 腔的上内侧 1/3，并将两个结构分开。此处可见正要进入 Dorello 管前的展神经（CN Ⅵ），表现为斜坡静脉丛内的充盈缺损影。**下** 双侧展神经穿过 Dorello 管进入海绵窦后部，右侧三叉神经进入 Meckel 腔

轴位增强后 T_1WI

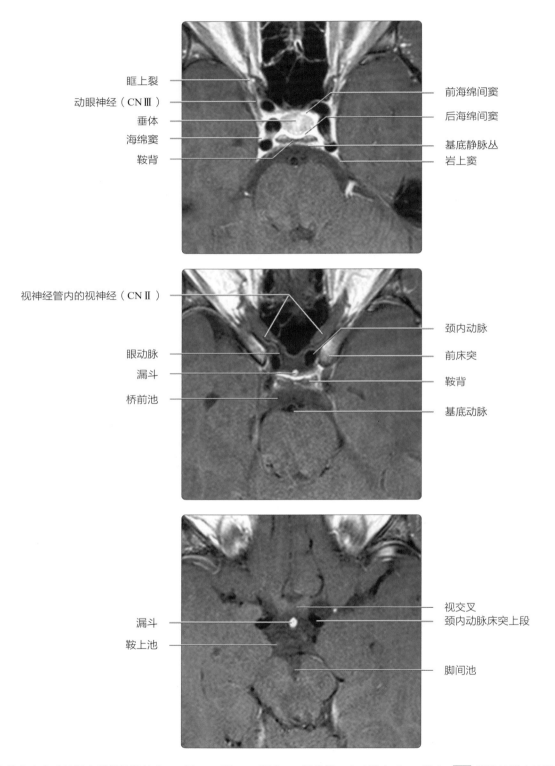

眶上裂
动眼神经（CN Ⅲ）
垂体
海绵窦
鞍背

前海绵间窦
后海绵间窦
基底静脉丛
岩上窦

视神经管内的视神经（CN Ⅱ）

眼动脉
漏斗
桥前池

颈内动脉
前床突
鞍背
基底动脉

漏斗
鞍上池

视交叉
颈内动脉床突上段

脚间池

上 从海绵窦出来后经眶上裂的脑神经为 CN Ⅲ、CN Ⅳ、CN Ⅵ 和 CN Ⅴ 的第 1 支（眼支或 CN V_1）。**中** 视神经管内的视神经位于前床突前内侧和眶上裂内上侧。细长的骨性支柱，即 "视柱"，将视神经管与眶上裂分开，颈内动脉海绵窦段位于前床突的后内侧。眼动脉在颈内动脉的起源处位于颈内动脉海绵窦段（下方）和硬膜内段（上方）之间移行处的正上方。**下** 垂体漏斗位于视交叉后方的鞍上池内，常明显强化。外侧可见颈内动脉床突上段（或终末段）

冠状面 T₂WI（一）

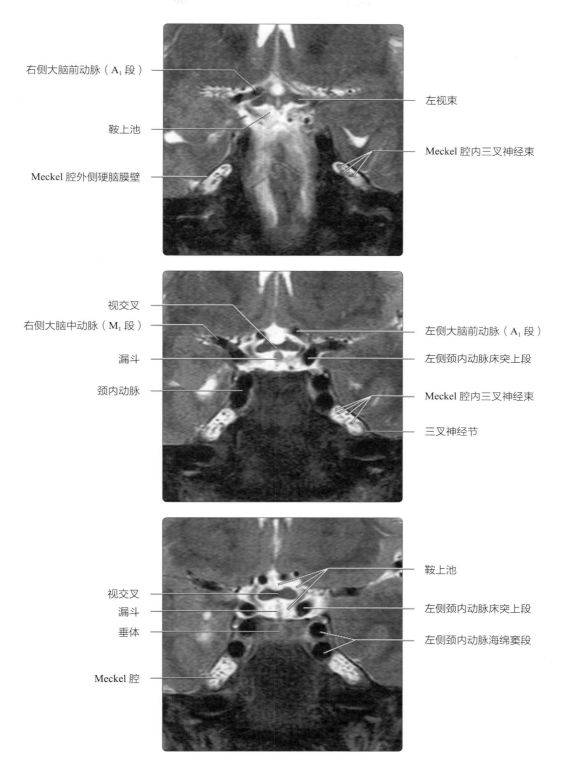

右侧大脑前动脉（A₁ 段）

鞍上池

Meckel 腔外侧硬脑膜壁

左视束

Meckel 腔内三叉神经束

视交叉

右侧大脑中动脉（M₁ 段）

漏斗

颈内动脉

左侧大脑前动脉（A₁ 段）

左侧颈内动脉床突上段

Meckel 腔内三叉神经束

三叉神经节

视交叉

漏斗

垂体

Meckel 腔

鞍上池

左侧颈内动脉床突上段

左侧颈内动脉海绵窦段

（上）冠状面 T₂WI 由后至前 6 幅连续图像的第 1 幅，显示在鞍上池后部的视束、大脑前动脉和颈内动脉床突上段。（中）可见视交叉后部和部分垂体漏斗、颈内动脉、大脑中动脉和大脑前动脉，薄层图像可很好地显示 Meckel 腔内的每条三叉神经根。（下）鞍上池内视交叉层面图像显示正常垂体和局部血管解剖。可见位于外下方的 Meckel 腔的正常位置和表现。垂体和海绵窦内的静脉血在 T₂WI 上的信号几乎相等

冠状面 T₂WI（二）

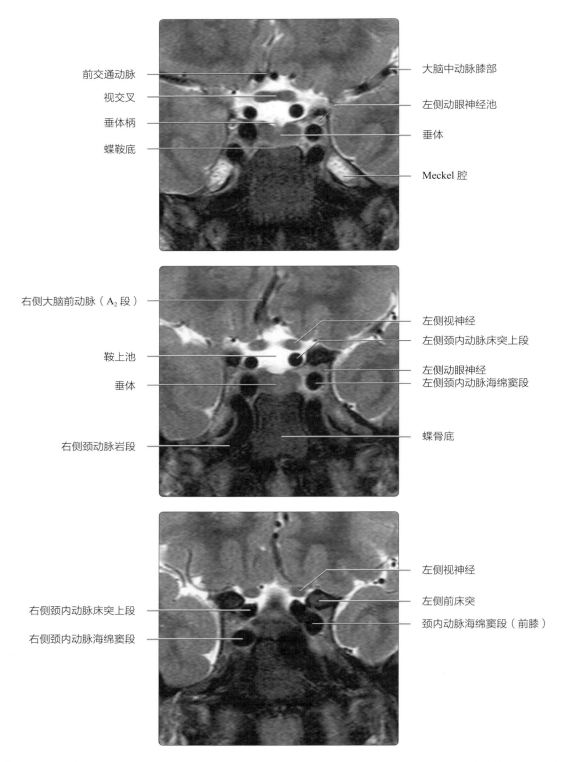

前交通动脉

视交叉

垂体柄

蝶鞍底

大脑中动脉膝部

左侧动眼神经池

垂体

Meckel 腔

右侧大脑前动脉（A₂ 段）

鞍上池

垂体

右侧颈动脉岩段

左侧视神经

左侧颈内动脉床突上段

左侧动眼神经
左侧颈内动脉海绵窦段

蝶骨底

右侧颈内动脉床突上段

右侧颈内动脉海绵窦段

左侧视神经

左侧前床突

颈内动脉海绵窦段（前膝）

上 垂体前叶、海绵窦、Meckel 腔和鞍上池的正常表现，动眼神经（CN Ⅲ）和视神经（CN Ⅱ）显示较清楚，可见连接双侧大脑前动脉和左侧大脑中动脉膝部的前交通动脉。**中** 鞍上池最前方层面图像显示正常视神经（CN Ⅱ）、动眼神经（CN Ⅲ）、颈内动脉海绵窦段和位于大脑半球间裂部的大脑前动脉。**下** 此处可见前床突构成蝶鞍的前外侧界以及位于前床突内侧的正常视神经和左侧颈内动脉海绵窦段前膝

冠状面增强后 T$_1$WI（一）

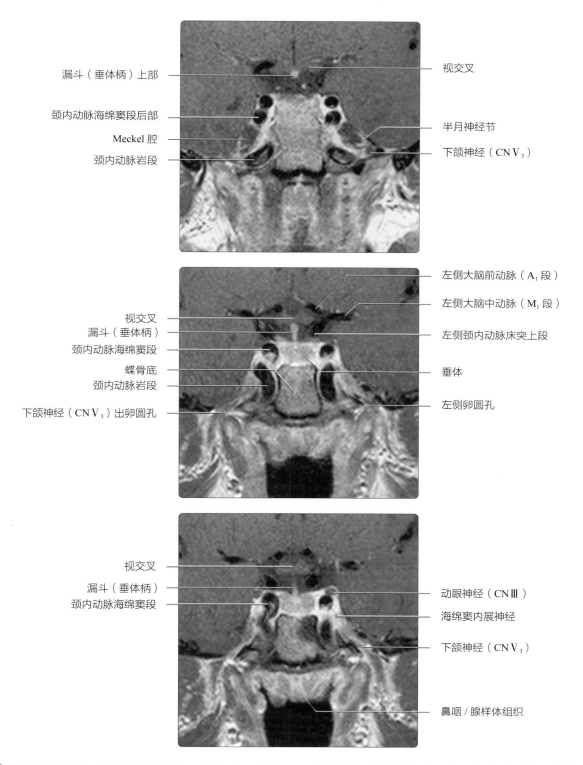

漏斗（垂体柄）上部

颈内动脉海绵窦段后部

Meckel 腔

颈内动脉岩段

视交叉

半月神经节

下颌神经（CN V$_3$）

视交叉

漏斗（垂体柄）

颈内动脉海绵窦段

蝶骨底

颈内动脉岩段

下颌神经（CN V$_3$）出卵圆孔

左侧大脑前动脉（A$_1$ 段）

左侧大脑中动脉（M$_1$ 段）

左侧颈内动脉床突上段

垂体

左侧卵圆孔

视交叉

漏斗（垂体柄）

颈内动脉海绵窦段

动眼神经（CN Ⅲ）

海绵窦内展神经

下颌神经（CN V$_3$）

鼻咽 / 腺样体组织

上 蝶鞍增强后 T$_1$WI 由后至前 6 幅图像中的第 1 幅，显示 Meckel 腔的细节。下颌神经（CN V$_3$）位于正常强化半月神经节的下方。**中** 附在腺体的垂体漏斗清晰可见。右侧下颌神经（CN V$_3$）显示最佳，经卵圆孔出颅，进入咀嚼肌间隙上部。不难看出颅外肿瘤是如何在不破坏颅底的情况下直接或经神经周围扩散进入颅内的。**下** 左侧卵圆孔清晰可见，还可见海绵窦内的动眼神经和展神经。在此图像中，所有脑神经的显示不是非常清晰

冠状面增强后 T_1WI（二）

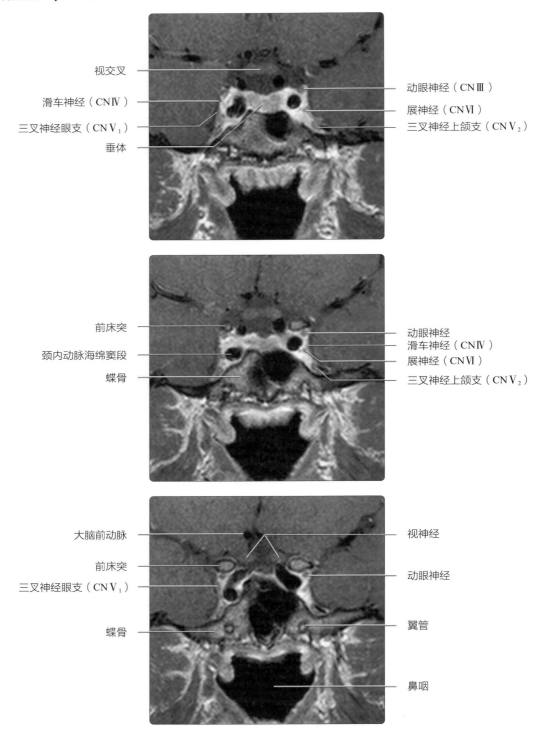

视交叉

滑车神经（CN Ⅳ）

三叉神经眼支（CN V$_1$）

垂体

动眼神经（CN Ⅲ）

展神经（CN Ⅵ）

三叉神经上颌支（CN V$_2$）

前床突

颈内动脉海绵窦段

蝶骨

动眼神经

滑车神经（CN Ⅳ）

展神经（CN Ⅵ）

三叉神经上颌支（CN V$_2$）

大脑前动脉

前床突

三叉神经眼支（CN V$_1$）

蝶骨

视神经

动眼神经

翼管

鼻咽

上 显示动眼神经、展神经和上颌神经，垂体的强化程度低于海绵窦内静脉血。**中** 穿过海绵窦的正常脑神经，从上到下分别为动眼神经、滑车神经、展神经、三叉神经眼支（CN V$_1$）和三叉神经上颌支（CN V$_2$）。第Ⅳ对脑神经（滑车神经）很小，很难显示，常位于展神经外侧海绵窦外侧壁内，在动眼神经和三叉神经之间。**下** 动眼神经在进入眶上裂之前的海绵窦前部再次清晰显示。在蝶骨中可见包含翼管动脉和神经的翼管。视神经在进入视神经管之前，位于前床突内侧

海绵窦血栓形成的解剖 – 病理对照图

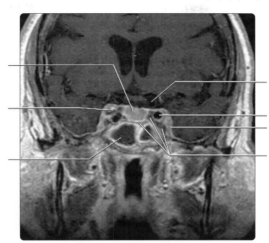

正常垂体

右侧海绵窦内上部无强化

蝶窦内（CT 显示的）致密病变

颈内动脉眼段

颈内动脉海绵窦段
正常硬脑膜强化

海绵间窦下部和左侧
海绵窦内下部无强化

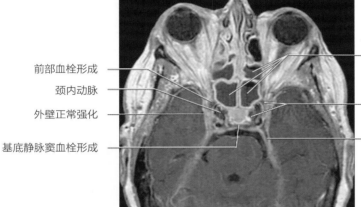

前部血栓形成

颈内动脉

外壁正常强化

基底静脉窦血栓形成

鼻窦炎伴气液平

海绵窦内侧和外侧血
栓形成

岩上窦血栓形成

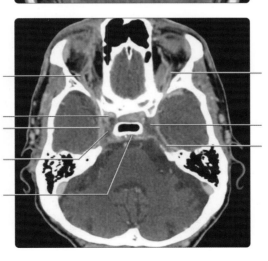

眼上静脉血栓形成

颈内动脉床突段
外壁正常强化

右侧海绵窦血栓形成

基底静脉窦血栓形成

眼上静脉血栓形成

左侧颈内动脉血栓形成

左侧岩上窦血栓形成

上 细菌性鼻窦炎合并双侧海绵窦血栓形成。海绵窦冠状面 MRI 图像显示蝶窦内充满继发于细菌性鼻窦炎的密度增高影（译者注：应为 CT 显示的表现）。海绵窦的外壁和顶壁正常强化。然而，双侧海绵窦中心区域有明显的无强化区。双侧颈内动脉内可见正常的信号流空影（暗区）。**中** 相同的细菌性鼻窦炎伴双侧海绵窦血栓形成患者的轴位 MRI 检查。颈内动脉内的信号流空影不太明显，但仍存在。海绵窦壁正常强化，但由于静脉窦血栓形成，双侧海绵窦内的静脉腔未强化。**下** 面部细菌性蜂窝织炎伴双侧海绵窦血栓形成患者的轴位增强后 CT。双侧眼上静脉显示充盈缺损影，符合血栓形成。海绵窦外壁正常强化，但在延迟静脉期图像上，海绵窦内无明显强化，符合双侧血栓形成

233

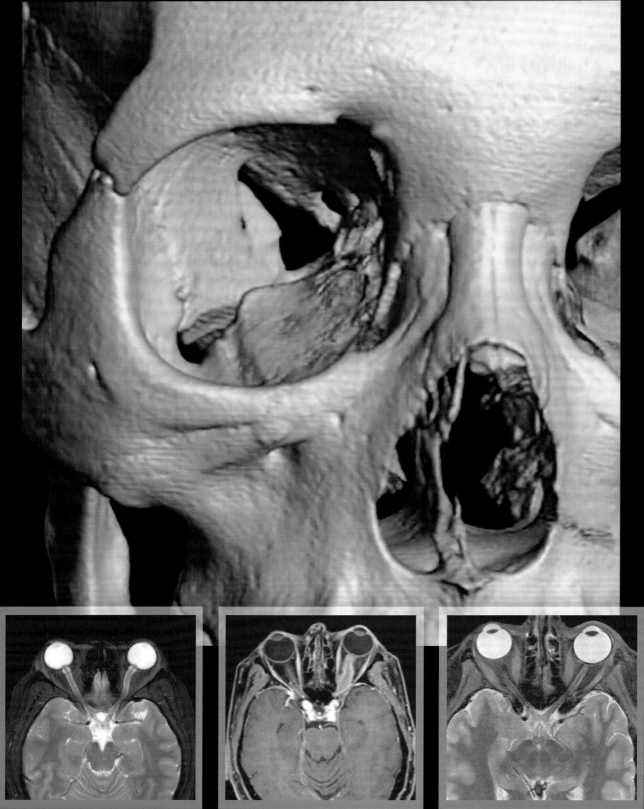

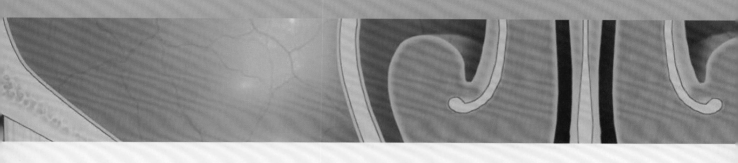

第四篇
鼻及鼻窦
Nose and Sinuses

鼻窦概述
Sinonasal Overview

崔　靖　于文玲　译　鲜军舫　校

一、影像解剖

（一）概述

- 所有鼻窦均内衬呼吸道假复层上皮细胞，直接附着于骨质（黏膜骨膜）
- 鼻腔：三角形，在中线由鼻中隔分成两部分
  - 鼻腔顶壁由水平走行的筛窦筛板（CP）形成，底壁由硬腭和软腭组成，外侧壁由鼻腔外壁及附着的鼻甲构成
  - 鼻黏膜和感觉神经穿过筛板进入颅前窝，并与嗅球和嗅束内次级神经元突触在颅内形成突触
  - 前方为鼻梨状孔，后方为与鼻咽相连的后鼻孔
- 筛窦顶壁的上外侧为水平走行的额骨眶板筛凹，顶壁的内侧为垂直走行的筛板外侧板（在鼻腔顶水平走行的筛板的外侧）构成；外侧板比筛凹薄 10 倍
- 筛窦顶 / 嗅窝 Keros 分类：根据外侧板垂直高度的增加和由此产生的嗅窝深度，将筛窦顶 / 嗅窝分为 3 类（Keros I 型为 1～3mm，II 型为 4～7mm，III 型为 8～16mm）；Keros III 型患者在内镜手术中发生外侧板医源性损伤和脑脊液漏的风险最大
- 鼻中隔：鼻中隔前部由软骨形成
  - 骨性鼻中隔：后上方为筛骨垂直板，后下方为犁骨
- 鼻甲
  - 泡状鼻甲：中鼻甲气化和膨大
  - 骨性上鼻甲和中鼻甲（筛窦复合体的一部分）及下鼻甲（独立骨）向内下方突入鼻腔
  - 将鼻甲外下方区域分别定义为上、中和下鼻道
  - 上鼻甲末端向内指向蝶筛隐窝内的蝶窦自然开口，是一个非常重要的手术标志
  - 中鼻甲基板垂直部附着于筛板（冠状面 CT），中部和后部向外附着于纸样板（矢状面 CT）
- 鼻道
  - 上鼻道：在蝶筛隐窝处接收后组筛窦和蝶窦的引流（称为后窦口鼻道复合体）
    - 蝶腭孔（青少年鼻咽纤维血管瘤的好发部位）连接上鼻道和其外侧的翼腭窝
  - 中鼻道：筛泡，在窦口鼻道复合体上方的较大筛房
    - 半月裂孔：位于钩突和筛泡之间的半月形区域，经筛漏斗接收前组筛窦和上颌窦的引流
  - 下鼻道：接收前方鼻泪管的引流，为黏膜（Hasner 瓣）覆盖

（二）解剖关系

- 上颌窦：成对的上颌骨内气房
  - 经内上侧的上颌窦口引流入筛漏斗，然后进入中鼻道的半月裂孔
- 筛窦：每侧筛迷路内有 3～18 个气房，左右各有一组

- 由基板（中鼻甲与纸样板的侧面附着）将筛窦分为前后两组
  - 筛泡：最显著的前组筛房，向内下方突出到筛漏斗或半月裂孔
  - 前组引流：半月裂孔前隐窝、筛泡旁中鼻道，还有一些引流至筛漏斗
  - 后组引流：上鼻道和蝶筛隐窝
- 额窦：额骨内成对的气房；经额隐窝（漏斗状）引流至中鼻道
- 蝶窦：蝶骨内成对的气房；引流至蝶筛隐窝
- 壁外鼻窦气房
  - 眶下筛房（Haller 气房）：延伸至眶下壁内下方的筛房
  - 鼻丘气房：位于泪骨或上颌骨额突的最前面气房
  - 额隐窝 Kuhn 气房（4 种类型）：额隐窝前界的下方是鼻丘，上方是 Kuhn 气房
  - 筛泡和额泡、筛泡上气房（壁内）和眶上筛房（壁外）：这些气房为额隐窝后界
  - 蝶筛气房（Onodi 气房）：后组筛房向外上方明显气化形成；与视神经关系密切；在冠状面 CT 上寻找蝶窦上方的水平走行分隔，在矢状面或轴位图像上追踪显示其与后组筛房相连续

二、解剖成像要点

推荐的影像学检查方法

- 在上呼吸道感染时，CT 扫描最好延迟进行（在鼻窦炎药物治疗 4～6 周后），因为黏膜增厚是非特异性的，单纯性鼻窦炎引起的改变也可看见
- 采用层厚 0.625mm 进行薄层容积数据采集，矢状面和冠状面重组采用 1～2mm 间隔
- 横断面、冠状面和矢状面三个断面重组都同时采用高分辨率骨算法和软组织算法重建
- 扫描框架不用给角度；扫描范围包括耳、整个上颌骨、鼻尖、下颌和额窦，以确保能与功能性鼻内镜手术图像导航系统兼容
- 鼻窦炎并发症可采用增强 CT 检查，但增强后 MRI 更适于显示和评估邻近眼眶、硬脑膜、大脑和海绵窦的情况
- MRI 鉴别强化的肿瘤内实性部分与息肉、潴留囊肿或鼻窦分泌物潴留的周围黏膜强化最佳
- 增强后 MRI 扫描至少有 1 个序列应使用脂肪抑制技术

鼻窦示意图

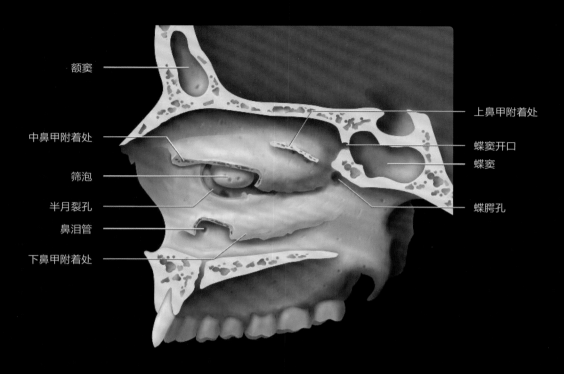

额窦
中鼻甲附着处
筛泡
半月裂孔
鼻泪管
下鼻甲附着处

上鼻甲附着处
蝶窦开口
蝶窦
蝶腭孔

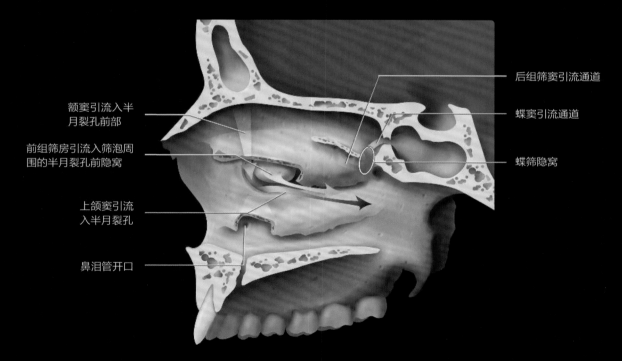

额窦引流入半
月裂孔前部
前组筛房引流入筛泡周
围的半月裂孔前隐窝
上颌窦引流
入半月裂孔
鼻泪管开口

后组筛窦引流通道
蝶窦引流通道
蝶筛隐窝

上 矢状面示意图显示鼻腔外侧壁骨性解剖，上、中鼻甲已切除。筛泡和半月裂孔位于中鼻甲附着处下方。鼻泪管流入下鼻道的前部。**下** 矢状面示意图显示鼻窦的引流通道，最终流入鼻咽部。蝶窦及后组筛窦流入鼻腔后部的蝶筛隐窝；上颌窦经筛漏斗引流，而前组筛窦主要引流到筛泡周围的半月裂孔前隐窝和中鼻道（部分进入筛漏斗）。额窦经额隐窝流入中鼻道前部

轴位 CT 骨窗

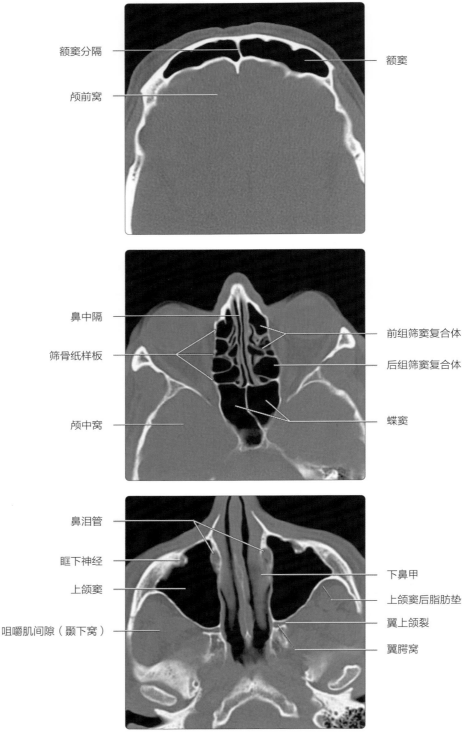

额窦分隔
额窦
颅前窝

鼻中隔
前组筛窦复合体
筛骨纸样板
后组筛窦复合体
颅中窝
蝶窦

鼻泪管
眶下神经
下鼻甲
上颌窦
上颌窦后脂肪垫
咀嚼肌间隙（颞下窝）
翼上颌裂
翼腭窝

上 鼻窦轴位 CT 骨窗由上至下 3 幅图像中的第 1 幅。此图显示额窦、中线分隔及将额窦与颅前窝分开的薄的后壁。额窦疾病可向后延伸至颅穹窿。**中** 筛房和蝶窦，薄的筛骨纸样板是筛窦的外侧壁。筛房病变可通过纸样板延伸，形成眶隔后眼眶骨膜下脓肿。**下** 上颌窦层面图像显示上颌窦与鼻泪管、翼腭窝和上颌窦后脂肪垫的密切关系。可见前部的要穿出眶下孔的眶下神经

冠状面 CT 骨窗（一）

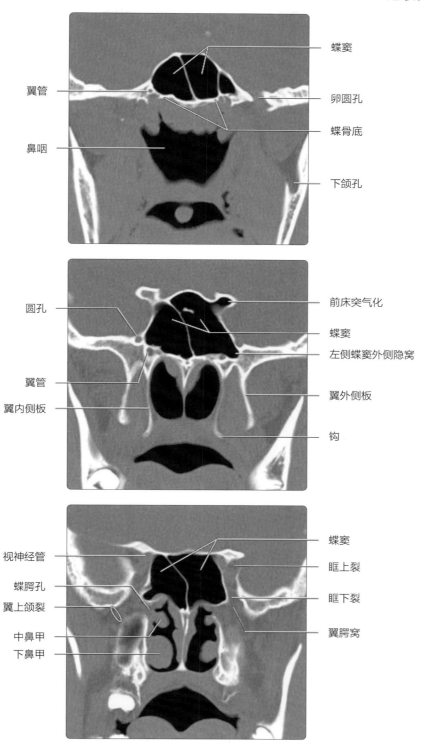

翼管

鼻咽

圆孔

翼管
翼内侧板

视神经管
蝶腭孔
翼上颌裂
中鼻甲
下鼻甲

蝶窦

卵圆孔

蝶骨底

下颌孔

前床突气化

蝶窦
左侧蝶窦外侧隐窝

翼外侧板

钩

蝶窦

眶上裂

眶下裂

翼腭窝

上 鼻窦冠状面平扫 CT 骨窗由后至前 9 幅图像中的第 1 幅，显示鼻咽上方的蝶窦。**中** 上颌窦后方的翼板。蝶窦外下方可见圆孔和翼管。左侧蝶窦外侧隐窝将内下方的蝶骨体内翼管与外上方的圆孔分开。在冠状面图像上识别颅底孔道的最实用方法是辨别其与蝶窦外侧隐窝的关系。外侧隐窝可能会妨碍蝶窦脑脊液漏的内镜修复，因为翼突就像一个柱子，阻碍进入外侧隐窝的路径，所以需要切除部分翼突的经翼突入路，通过完全切除鼻窦黏膜，容易封闭窦腔。**下** 显示翼腭窝（PPF）周围复杂的解剖结构。翼腭窝的外侧出口是翼上颌裂，通向咀嚼肌间隙。翼腭窝向上通眶下裂，翼腭窝内侧出口是蝶腭孔，进入鼻腔后外侧

冠状面 CT 骨窗（二）

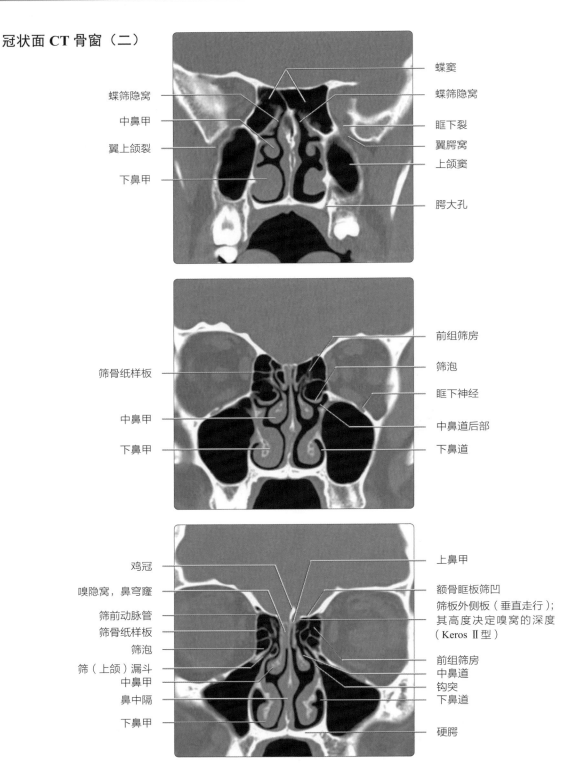

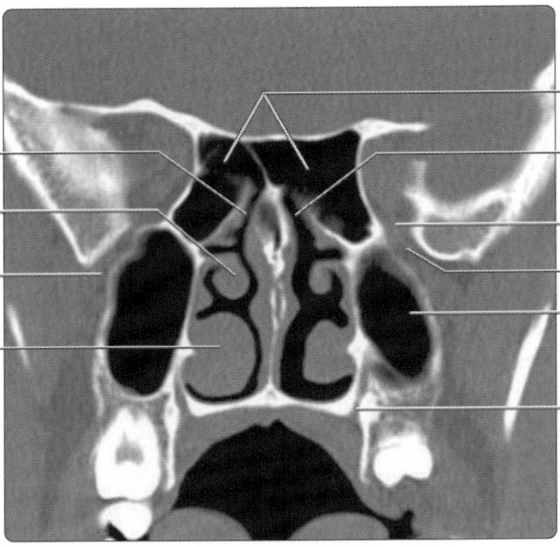
蝶筛隐窝
中鼻甲
翼上颌裂
下鼻甲
蝶窦
蝶筛隐窝
眶下裂
翼腭窝
上颌窦
腭大孔

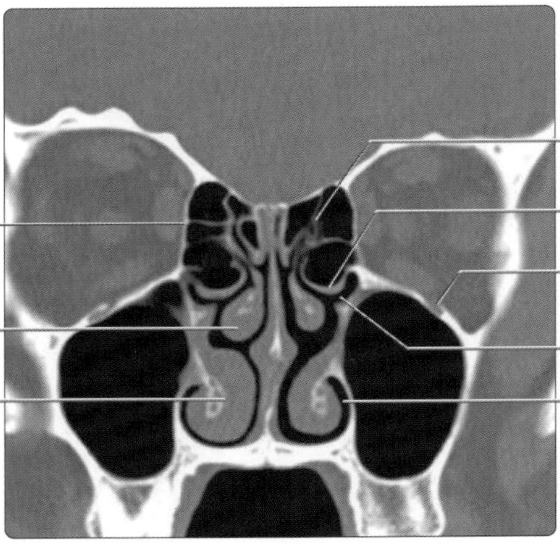
筛骨纸样板
中鼻甲
下鼻甲
前组筛房
筛泡
眶下神经
中鼻道后部
下鼻道

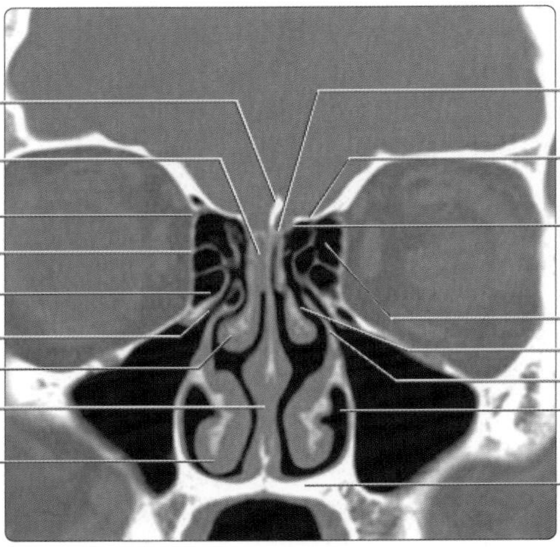
鸡冠
嗅隐窝，鼻穹窿
筛前动脉管
筛骨纸样板
筛泡
筛（上颌）漏斗
中鼻甲
鼻中隔
下鼻甲
上鼻甲
额骨眶板筛凹
筛板外侧板（垂直走行）；
其高度决定嗅窝的深度
（Keros Ⅱ型）
前组筛房
中鼻道
钩突
下鼻道
硬腭

上 可见蝶筛隐窝为鼻腔后上部垂直走行的含气裂隙，后组筛窦和蝶窦都引流至此处。腭大管从外侧硬腭和软腭交界处出来。神经周围恶性肿瘤可经腭大神经从腭部扩散到翼腭窝。**中** 前组筛房层面图像显示筛泡向下突入中鼻道。前组筛房和眼眶之间的骨壁像纸一样薄，因此称为"纸样板"。**下** 窦口鼻道复合体层面图像显示上颌窦引流通过上颌漏斗（筛漏斗）到达中鼻道。钩突、中鼻道、上颌漏斗（筛漏斗）和筛泡是窦口鼻道复合体的组成部分。嗅窝深度符合 Keros Ⅱ型（4～7mm），是最常见的类型。前颅底有一个从外至内的斜坡，在经筛窦入路前颅底病变手术时是非常重要的。沿筛顶外侧在同一轴位层面手术分离是安全的；但如果向内侧延伸至筛板区域，则可能损伤颅底、硬脑膜和脑组织

冠状面 CT 骨窗（三）

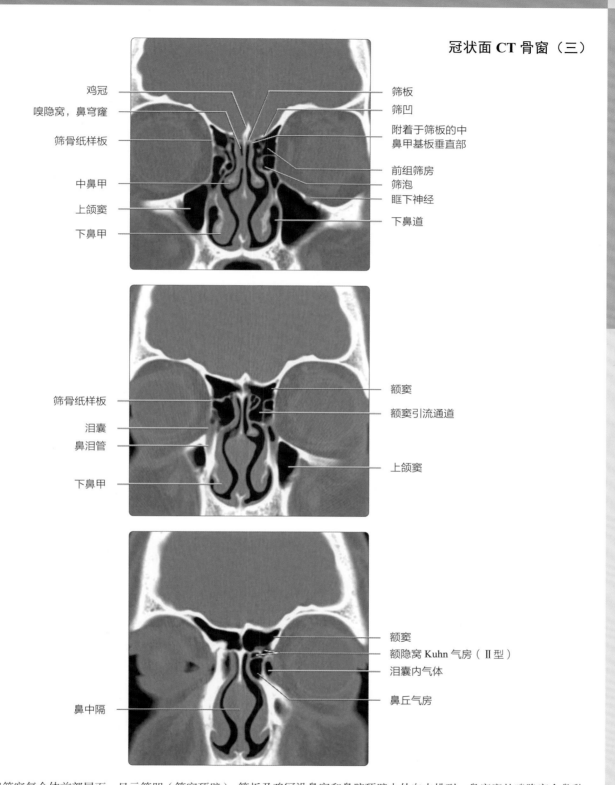

鸡冠
嗅隐窝，鼻穹窿
筛骨纸样板

中鼻甲
上颌窦
下鼻甲

筛板
筛凹
附着于筛板的中
鼻甲基板垂直部
前组筛房
筛泡
眶下神经
下鼻道

筛骨纸样板
泪囊
鼻泪管
下鼻甲

额窦
额窦引流通道

上颌窦

鼻中隔

额窦
额隐窝 Kuhn 气房（Ⅱ型）
泪囊内气体
鼻丘气房

上 前组筛窦复合体前部层面，显示筛凹（筛窦顶壁）、筛板及鸡冠沿鼻窦和鼻腔顶壁由外向内排列。鼻穹窿的嗅隐窝含鼻黏膜，嗅神经母细胞瘤起自鼻黏膜。筛凹为水平走行，通过筛凹与眼眶内侧壁交界处。筛凹角是筛凹和纸样板之间的夹角，坡度较小的筛凹在鼻内镜手术时容易发生前颅底损伤和颅内损伤。筛顶水平线经过眼眶上 1/3 时的解剖表现是最安全的，而筛顶水平线位于眼眶垂直线中点以下时，要注意避免颅底损伤。**中** 显示鼻泪管与上颌窦的密切关系，记住鼻泪管引流到下鼻甲的前隐窝（下鼻道前部）。**下** 额窦层面图像，显示前下方的壁外筛房，称为鼻丘气房。可见正常泪囊内含气，紧邻鼻丘气房的外侧。Kuhn 气房是位于鼻丘气房上方的额隐窝气房（Ⅰ型是单个气房，Ⅱ型是隐窝内多个气房，Ⅲ型是进入额窦的单个气房，Ⅳ型是完全位于额窦内的单个孤立气房）

矢状面 CT 骨窗（一）

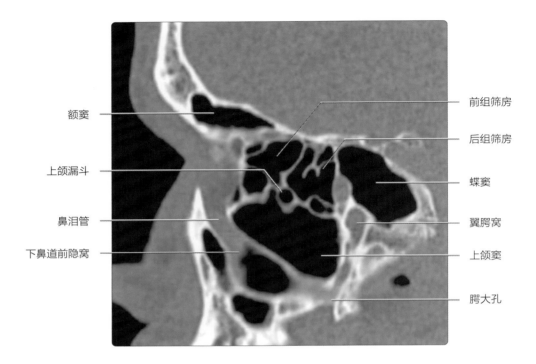

额窦

上颌漏斗

鼻泪管

下鼻道前隐窝

前组筛房

后组筛房

蝶窦

翼腭窝

上颌窦

腭大孔

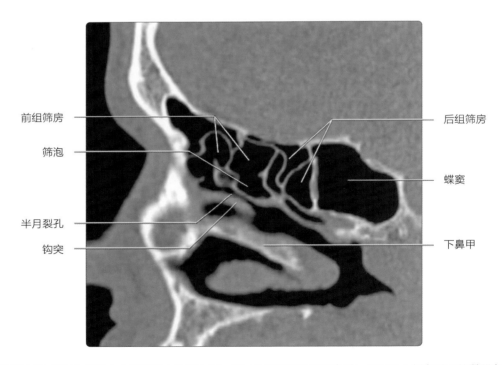

前组筛房

筛泡

半月裂孔

钩突

后组筛房

蝶窦

下鼻甲

上 鼻窦矢状面平扫 CT 骨窗由外至内 4 幅图像中的第 1 幅，显示鼻泪管引流到下鼻道，也可见上颌窦后面的翼腭窝。**下** 显示钩突位于筛泡下方，这两个结构之间的间隙称为半月裂孔。有 5 个斜行方向平行走行的骨板（源自胎儿鼻外侧壁骨嵴，称为筛鼻甲骨），在手术中很容易识别，第 1 个骨板为钩突，第 2 个为筛泡，第 3 个为中鼻甲的底板或基板，第 4 个为上鼻甲的基板，第 5 个为最上鼻甲的基板。最重要的是第 3 个骨板（中鼻甲的底板或基板），是将引流通道不同的前组筛房和后组筛房分开的骨性分隔

矢状面 CT 骨窗（二）

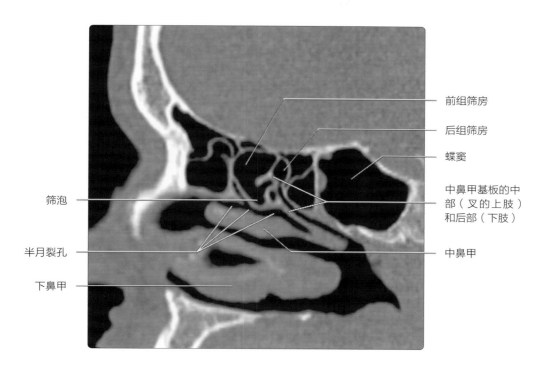

前组筛房

后组筛房

蝶窦

中鼻甲基板的中部（叉的上肢）和后部（下肢）

中鼻甲

筛泡

半月裂孔

下鼻甲

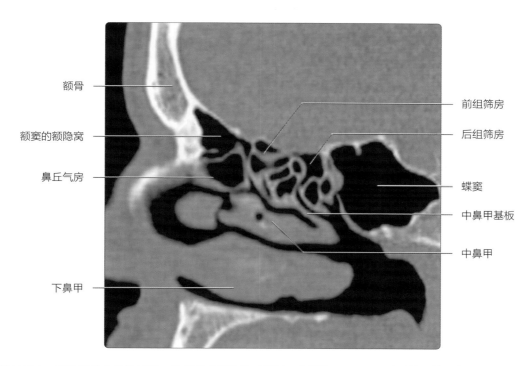

额骨

额窦的额隐窝

鼻丘气房

下鼻甲

前组筛房

后组筛房

蝶窦

中鼻甲基板

中鼻甲

上 图像显示中、下鼻甲及中鼻甲基板。基板垂直部附着于筛板，在冠状面 CT 上显示最佳，其非常纤细，手术切开该区域时可能会损伤硬脑膜并导致脑脊液漏。基板的中后部向外侧延伸，与纸样板融合，并将前、后组筛房分开。基板后缘附着于腭骨垂直板。**下** 此图显示前下筛房（鼻丘气房）向前下方延伸至额窦的额隐窝。如果此气房出现感染，额隐窝和额窦也会继发感染。蝶窦气化良好，是最常见的类型（鞍型）。根据气化程度，蝶窦可分为三种类型："甲介型"（未发育或蝶窦缺失，蝶鞍下方区域是致密骨块）、"鞍前型"（蝶窦气化至蝶鞍前层面但没有超过此层面，蝶窦后壁与蝶鞍间由较厚骨板分开）和"鞍型"（蝶窦气化延伸至蝶骨体，蝶窦后壁邻近或超过鞍底，甚至可达斜坡）

轴位 T₁WI（一）

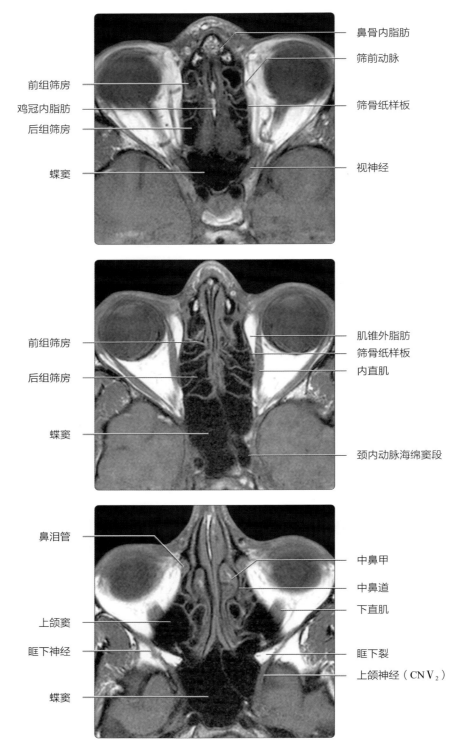

前组筛房
鸡冠内脂肪
后组筛房
蝶窦

鼻骨内脂肪
筛前动脉
筛骨纸样板
视神经

前组筛房
后组筛房
蝶窦

肌锥外脂肪
筛骨纸样板
内直肌
颈内动脉海绵窦段

鼻泪管
上颌窦
眶下神经
蝶窦

中鼻甲
中鼻道
下直肌
眶下裂
上颌神经（CN V₂）

上 鼻窦和鼻穹窿轴位平扫 T₁WI 由上至下 6 幅图像中的第 1 幅。此图显示筛前动脉穿过纸样板进入前组筛房。筛前动脉（与静脉和神经一起）从眼眶经纸样板上的孔道进入额隐窝后方的前组筛窦，穿过前组筛窦，进入颅前窝。筛后孔内含有筛后动、静脉和神经，位于筛骨筛板紧外后方的筛窦与蝶骨之间区域。**中** 眼球中部层面，可见筛房与肌锥外脂肪和内直肌的关系非常密切。眼眶与筛窦之间仅为筛窦较薄的外侧壁（纸样板）分开，如果筛窦感染，治疗不当会导致眼眶感染。**下** 上颌窦上部层面，可见位于轴位层面的中鼻道和中鼻甲，鼻外侧壁前部的正常鼻泪管充满液体

轴位 T₁WI（二）

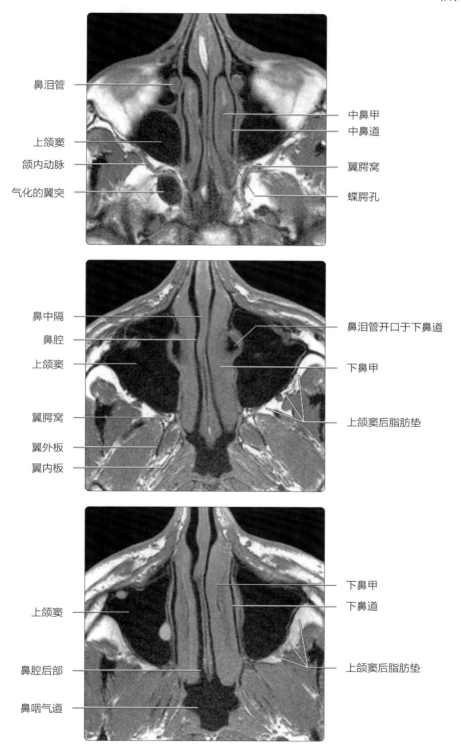

鼻泪管

上颌窦

颌内动脉

气化的翼突

中鼻甲

中鼻道

翼腭窝

蝶腭孔

鼻中隔

鼻腔

上颌窦

翼腭窝

翼外板

翼内板

鼻泪管开口于下鼻道

下鼻甲

上颌窦后脂肪垫

上颌窦

鼻腔后部

鼻咽气道

下鼻甲

下鼻道

上颌窦后脂肪垫

上 翼腭窝层面可见颌内动脉是翼腭窝的主要内容物。翼腭窝内侧开口是蝶腭孔，青少年鼻咽纤维血管瘤起源于蝶腭孔的鼻侧缘，其第一扩散途径常常是通过蝶腭孔进入翼腭窝。**中** 鼻泪管向下排入下鼻道的前隐窝。下鼻甲是最大的鼻甲，当下鼻甲较大且不对称时，可能被误认为肿物。**下** 上颌窦中部层面，可见鼻腔后部与鼻咽气道直接相通。上颌窦后脂肪垫位于上颌窦后，是颊间隙向上延伸形成的

窦口鼻道复合体
Ostiomeatal Unit

崔　靖　于文玲　译　鲜军舫　校

一、术语

缩略语

- 窦口鼻道复合体（ostiomeatal unit，OMU）、钩突（uncinate process，UP）

二、影像解剖

（一）概述

- 窦口鼻道复合体包括上颌窦内上部、上颌漏斗（筛漏斗）、钩突、筛泡和半月裂孔／中鼻道

（二）解剖关系

- 中鼻道接受前组筛窦、上颌窦和额窦引流到半月裂孔的引流物，半月裂孔是钩突尖和筛泡之间的新月形凹槽
  - 半月裂孔在内镜下观察最佳，冠状面 CT 很难显示，但矢状面 CT 可在一定程度上显示
  - 前组筛房主要引流至筛泡周围的中鼻道，部分引流入筛漏斗
  - 上颌窦经上颌窦口引流至筛漏斗，然后进入中鼻道
  - 额窦经额隐窝引流入中鼻道前部
    - 如果钩突附着于中鼻甲或颅底，额隐窝引流入筛漏斗，然后引流入中鼻道，因此，筛漏斗阻塞可导致额窦炎、前组筛窦炎和上颌窦炎
    - 如果钩突附着于筛骨纸样板，则额隐窝直接引流入中鼻道，筛漏斗上部由称为终末隐窝的盲袋闭合，因此，筛漏斗感染或阻塞导致前组筛窦和上颌窦炎，不应该形成额窦炎
    - 出现矛盾的是，终末隐窝的存在增加了额窦炎的发病率，可能是由于额隐窝和中鼻道之间缺少阻止过敏源、刺激物和鼻腔感染等上行性致病因素的解剖屏障
    - 终末隐窝的疾病可使钩突向内侧移位至中鼻甲，额隐窝引流受阻
    - 额隐窝：额窦引流漏斗，前界为鼻丘和额隐窝 Kuhn 气房，后界为筛泡和额泡、筛泡上气房和眶上筛房

（三）包含内容物

- 钩突：上颌窦内侧壁上部，从腭骨和下鼻甲突向前上方
  - 构成上颌漏斗（筛漏斗）的内侧壁，在内镜下遮挡半月裂孔
  - 钩突切除（钩突切除术）是大多数功能性内镜鼻窦手术（functional endoscopic sinus surgery，FESS）的第一步；应谨记其前部附着于纸样板，应避免眶内侧壁损伤
  - 上颌窦发育不全时，钩突向外侧移位达眼眶

- 鼻腔肿物（如内翻性乳头状瘤）使钩突向外侧朝眼眶方向移位，而上颌窦肿物（如上颌窦后鼻孔息肉）使钩突向内侧朝鼻腔移位
- 筛泡：较明显的前组筛房，向内下突入筛漏斗和中鼻道上部，为筛漏斗外侧壁
  - 当未气化时，很少形成称为外侧隆凸的源于纸样板的骨性突起
- 中鼻道：中鼻甲和上颌窦内侧壁之间的间隙
- 上颌漏斗（筛漏斗）：上颌窦的引流通道
  - 外界为筛泡／眼眶，内界为钩突
  - 通过上颌窦自然开口引流到中鼻道，开口上缘是识别钩突切除术后眶底水平的标志
  - 上颌窦副口位于半月裂孔后面和筛泡下面的称为"后囟门"的区域，在中鼻甲下缘和下鼻甲之间；在鼻内镜手术时，如果钩突切除不完全，可能会将其误认为自然开口
- 窦口鼻道复合体附近引起潜在阻塞的气房和变异
  - 泡状鼻甲：鼻甲气化，最常见的鼻甲气房是筛窦气房延伸到中鼻甲前部
    - 发生炎症时，可压迫钩突并阻塞窦口鼻道复合体
    - 窦口鼻道复合体完全阻塞，会导致额窦、上颌窦和前组筛窦内密度增高影
    - 板间气房源自上鼻道，中鼻甲垂直板发生气化
  - 中鼻甲反向偏曲：中鼻甲凸面朝向鼻外侧壁（而不是通常的凹面），可压迫钩突和阻塞窦口鼻道复合体
  - 鼻甲窦：中鼻甲的正常外侧凹面较大，可包裹中鼻道，凹面下的间隙常填充较大的筛泡，称为鼻甲窦
  - 眶下筛房（Haller 气房）：位于眼眶内下侧和筛漏斗外侧的气房
    - 发生炎症时，可能会阻塞筛漏斗后下部，形成单发上颌窦炎的筛漏斗型
  - 鼻丘气房：最前面的筛房
    - 位于纸样板内侧，毗邻额隐窝
    - 鼻丘气房有炎症时，可阻塞额隐窝，导致单发的额窦内密度增高影，不累及前组筛窦或上颌窦
  - 鼻中隔偏曲伴骨棘：可使中鼻甲向外侧移位，导致中鼻道变窄

三、推荐的影像学检查方法

CT 检查技术

- 平扫采用 0.625mm 层厚的薄层容积数据采集，进行矢状面和冠状面重建
- 框架不用给角度，包括耳、整个上颌骨、鼻尖、下颌和额窦，以确保与功能性鼻内镜手术影像导航系统兼容

窦口鼻道复合体示意图

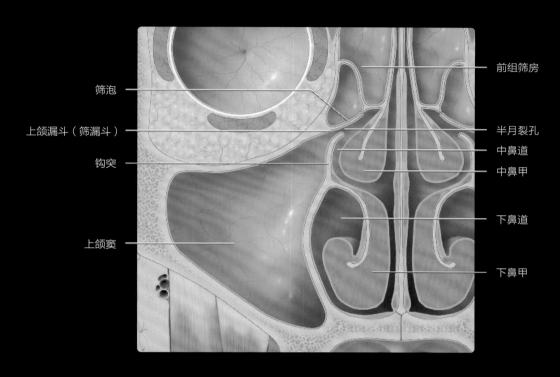

筛泡

上颌漏斗（筛漏斗）

钩突

上颌窦

前组筛房

半月裂孔

中鼻道

中鼻甲

下鼻道

下鼻甲

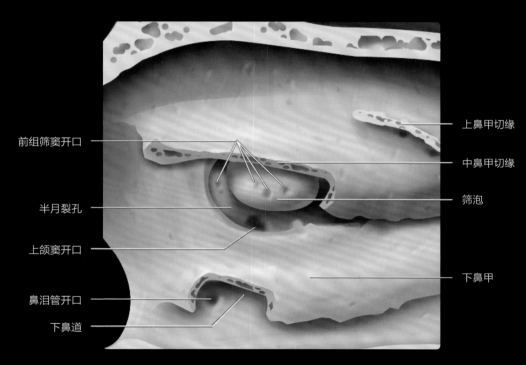

前组筛窦开口

半月裂孔

上颌窦开口

鼻泪管开口

下鼻道

上鼻甲切缘

中鼻甲切缘

筛泡

下鼻甲

上 右侧鼻腔和鼻窦区域放大的冠状面示意图显示窦口鼻道复合体（OMU）的重要结构。上颌漏斗（筛漏斗）为上颌窦的引流通道，而筛泡（较大的前组筛房）向内下方突入中鼻道上部。中鼻道是前组筛窦和上颌窦正常分泌物引流的关键区域。**下** 去除上鼻甲及部分中鼻甲后的鼻腔外侧壁示意图，重点显示中鼻道区域，前组筛窦开口引流到中鼻道，上颌窦经上颌漏斗引流到中鼻道。鼻泪管引流到下鼻道

冠状面 CT 骨窗

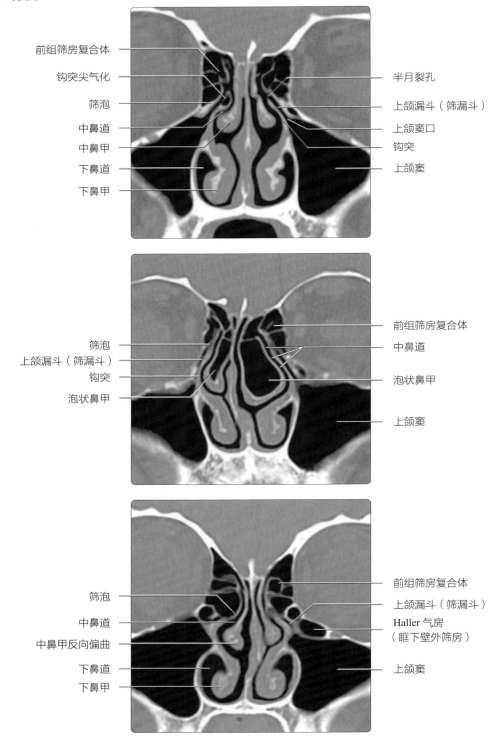

前组筛房复合体
钩突尖气化
筛泡
中鼻道
中鼻甲
下鼻道
下鼻甲

半月裂孔
上颌漏斗（筛漏斗）
上颌窦口
钩突
上颌窦

筛泡
上颌漏斗（筛漏斗）
钩突
泡状鼻甲

前组筛房复合体
中鼻道
泡状鼻甲
上颌窦

筛泡
中鼻道
中鼻甲反向偏曲
下鼻道
下鼻甲

前组筛房复合体
上颌漏斗（筛漏斗）
Haller 气房
（眶下壁外筛房）
上颌窦

上 正常窦口鼻道复合体冠状面 CT 骨窗 3 幅图像中的第 1 幅。此图显示上颌漏斗（筛漏斗）和筛泡的典型表现，右侧钩突上部气化。**中** 可见双侧含气、无并发症的泡状鼻甲，上颌漏斗（筛漏斗）变窄。如果泡状鼻甲感染（并发症），早期就阻塞中鼻道，导致同侧上颌窦、前组筛窦和额窦密度增高影（完全性窦口鼻道复合体型）。**下** 正常窦口鼻道复合体和 Haller 气房突入上颌漏斗。如果 Haller 气房感染，可引起漏斗型鼻窦疾病，即只有上颌窦密度增高影而筛窦或额窦未受累，这种情况只发生在漏斗后下部阻塞时，因为筛窦和额窦可通过漏斗前上部进行引流。也可见双侧中鼻甲反向偏曲，凸面朝向鼻外侧壁（而不是常见的凹面），可压迫钩突和阻塞窦口鼻道复合体

矢状面 CT 骨窗

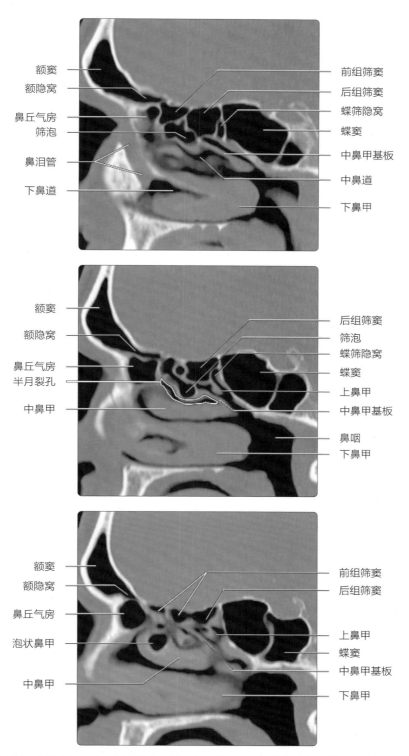

左侧标注（由上至下，第一幅）：额窦、额隐窝、鼻丘气房、筛泡、鼻泪管、下鼻道
右侧标注（第一幅）：前组筛窦、后组筛窦、蝶筛隐窝、蝶窦、中鼻甲基板、中鼻道、下鼻甲

左侧标注（第二幅）：额窦、额隐窝、鼻丘气房、半月裂孔、中鼻甲
右侧标注（第二幅）：后组筛窦、筛泡、蝶筛隐窝、蝶窦、上鼻甲、中鼻甲基板、鼻咽、下鼻甲

左侧标注（第三幅）：额窦、额隐窝、鼻丘气房、泡状鼻甲、中鼻甲
右侧标注（第三幅）：前组筛窦、后组筛窦、上鼻甲、蝶窦、中鼻甲基板、下鼻甲

上 鼻腔鼻窦区域矢状面 CT 骨窗由外至内 3 幅图像中的第 1 幅，显示窦口鼻道复合体及附近的结构，可见筛泡下方的中鼻道。鼻泪管向下引流到下鼻道前部。**中** 可见中鼻甲、下鼻甲及中鼻甲基板，也可见曲线状的半月裂孔。额隐窝沿着鼻丘气房周围延伸。蝶筛隐窝接受后组筛窦和蝶窦的分泌物。**下** 可见中鼻甲前部的气房（泡状鼻甲），也可见中鼻甲基板

翼腭窝
Pterygopalatine Fossa

崔　靖　于文玲　译　鲜军舫　校

一、术语

（一）缩略语

- 翼腭窝（PPF）

（二）定义

- 翼腭窝小，位于面部深处，其内主要充填脂肪，是口腔、鼻腔、眼眶、咀嚼肌间隙、鼻咽和颅中窝之间的解剖连接和神经血管交汇处

二、影像解剖

（一）概述

- 虽然翼腭窝相对较小，但在临床上难以触及，是头颈部影像的标志性结构
- 考虑翼腭窝的解剖关系及与多个邻近间隙有连接，是面深部和颅底疾病播散的重要潜在位置
- 翼腭窝是较窄的间隙（窝），呈倒锥体，前方为鼻窦、口腔和眼眶，后方为中颅底
- 翼腭窝主要为脂肪填充，但含有翼腭神经节（pterygopalatine ganglion，PPG）及一些小神经，鼻窦、口腔及面部软组织、眼眶和中颅底孔道之间通过其相交通

（二）范围

- 解剖学文献未对翼腭窝的精确边界进行定义或达成一致
- 翼腭窝的部分边缘由邻近骨性结构形成，边缘不连续
- 翼腭窝与相连的裂隙和孔道相通或融合，在这些位置，边界很难明确
- 前界：由弯曲的上颌窦后壁形成
- 后界：上部为翼突底，下部为翼突前部（实际上为翼内板和翼外板融合）
  - 翼突底实际上是蝶骨体下部、蝶骨大翼内侧部和翼突之间的结合处
- 翼腭窝上隐窝与眶下裂融合，最终与眶尖外下部相延续
- 下隐窝呈漏斗状，逐渐变窄，成为腭骨与上颌骨交界处的垂直管（又称翼腭管）
  - 由于翼腭管逐渐变细成为腭大孔，因此可作为腭大管的同义词使用
- 内界：由腭骨垂直板形成，包含骨板上的小裂隙，称为蝶腭孔
- 外界为翼上颌裂内侧（深）部

（三）内容、沟通和神经连接

- 脂肪是翼腭窝内的主要组织

- 脂肪也是最具特点的影像特征，CT 为低密度，T_1WI 为高信号，有助于识别正常翼腭窝
- 脂肪为软组织病变取代或移位，提示翼腭窝病变
- 上颌神经（$CN V_2$）
  - 与翼腭窝直接相关的最粗大的神经
  - 经圆孔出颅中窝
  - $CN V_2$ 在翼腭窝上隐窝前外方走行，进入眶下裂
  - 进入眶下裂后，$CN V_2$ 变成眶下神经
  - 为颊部、上颌窦、鼻腔、上颌牙槽突提供感觉神经支配
  - 许多感觉分支来源于翼腭窝内 $CN V_2$
    - 颧神经和后上牙槽神经
    - 包括经翼腭神经节（PPG）但无突触的向下走行的分支：鼻腭神经、鼻后上神经、腭大神经、腭小神经
- 翼腭神经节是翼腭窝上部小的副交感神经节
  - 翼腭神经节通过翼管神经接受副交感神经（起源于面神经）支配
  - 其他穿过神经节但没有形成突触的微小神经，包括来自 $CN V_2$ 的感觉神经和来自翼管神经的交感神经
- 翼管神经是在翼管内形成的较小的但重要的混合神经，由岩浅大神经的副交感神经纤维和岩深神经的交感神经纤维汇合而成
  - 来自脑桥上泌涎核 / 泪腺核的副交感神经纤维通过中间神经、面神经、膝状神经节、岩浅大神经、翼管神经至翼腭神经节
    - 节后纤维发出分泌运动神经到泪腺及鼻、鼻窦、腭和鼻咽的黏液腺
  - 从上颈部交感神经节的节后纤维来的交感神经纤维通过颈内动脉丛、岩深神经和翼管神经到达神经节
    - 发出血管运动神经至鼻、鼻窦、腭和鼻咽的黏膜
  - 翼管
    - 翼管神经经此穿过颅底
    - 穿过蝶骨体的薄而窄管道，从破裂孔附近的近端开口至翼腭窝后壁
    - 翼管比圆孔长和窄；位于圆孔内下方
    - 翼管动脉在管内与翼管神经伴行
- 腭大神经
  - 腭大神经和腭小神经从翼腭神经节向下走行，进入翼腭窝下隐窝，再进入腭大管
  - 腭大神经通过腭大管，在腭大孔处从硬腭后外侧走行

○ 为同侧硬腭和尖牙后牙龈提供感觉和副交感神经纤维
- 腭大管（翼腭管）：在翼腭窝和口腔之间腭降动脉、静脉、腭大神经和腭小神经穿过的下方管道
  - 腭骨上颌面后部垂直凹槽形成；在与上颌骨形成的关节处变成管
  - 经过上颌骨及腭骨到达腭部，止于腭大孔
  - 从此管发出的副管分支称为腭小管，止于腭小孔
- 腭小神经
  - 与腭大神经一样，该神经提供感觉和副交感神经支配
  - 向下走行，在硬腭后部穿过细小的腭小孔，支配软腭和扁桃体
- 血管结构
  - 颌内动脉远端通过咀嚼肌间隙，然后经翼上颌裂进入翼腭窝
  - 翼腭窝内，静脉与神经血管束伴行
  - 在 CT 和 MRI 上可看到正常血管结构，表现为主要由脂肪充填的翼腭窝内大小不一的线性和曲线性结构
- 眶下裂
  - 翼腭窝上隐窝与眶下裂融合
  - CN V_2 通过翼腭窝上部和眶下裂
  - 眶下裂与眶尖外下部相通
- 蝶腭孔
  - 腭骨垂直板形成翼腭窝内侧壁
  - 蝶腭孔是腭骨垂直板上的小缝隙，通向鼻腔后部黏膜下
  - 为翼腭窝与鼻腔后部上鼻道外侧壁之间的潜在交通
- 翼上颌裂：在上颌骨和翼外板之间，外侧开口于鼻咽部咀嚼肌间隙
  - 上颌骨后曲缘与蝶骨前曲缘之间垂直方向的间隙
  - 翼腭窝外侧脂肪与上颌窦后脂肪及咀嚼肌间隙内脂肪相连续
  - 为咀嚼肌间隙与翼腭窝疾病之间潜在的交通
- 腭鞘管
  - 不连续的短骨性管道，由前部腭骨蝶突与后部蝶骨鞘突之间的关节形成
  - 鞘突为蝶骨体下方翼内板上端的内侧延伸，与犁骨翼形成关节
  - 向后开口于鼻咽顶部近咽鼓管开口处（颌内动脉的翼鞘动脉咽支和从翼腭神经节发出的咽神经在此穿行）；位于翼管的内下方

三、解剖成像要点

（一）推荐的影像学检查方法

- 与颅底附近的许多病变一样，在全面评估时，CT 和

MRI 常是互补的
- CT
  - 冠状面和矢状面薄层 CT 骨窗是显示硬腭、翼突、鼻窦或蝶骨邻近区域骨质侵蚀或破坏的最佳方法
  - 增强后 CT 可显示翼腭窝内强化的炎性或肿瘤性病变取代了正常脂肪
- MRI
  - 轴位和冠状面平扫 T_1WI 显示翼腭窝正常脂肪最佳
  - 脂肪抑制增强后 T_1WI 显示翼腭窝内异常强化的组织最佳
  - 全面评估神经周围肿瘤扩散的成像范围需要从神经远端至脑干背侧

（二）影像学易犯的错误

- 注意 MRI 图像上的脂肪抑制伪影；由于上颌窦内气体的影响，气体 – 组织界面可形成磁敏感伪影，翼腭窝显示模糊（或导致脂肪未完全抑制）
- 牙齿汞合金伪影可掩盖翼腭窝内较小的病变
- 翼腭窝内的神经血管结构（尤其是静脉）可不对称

四、临床意义

临床重要性

- 翼腭窝原发肿瘤罕见（如神经鞘瘤）
- 翼腭窝肿瘤可由邻近间隙肿瘤直接累及或神经周围肿瘤扩散侵犯而形成
- 累及翼腭窝的肿瘤，手术治疗困难，预后较差
- 翼腭窝肿瘤容易通过直接侵犯或神经周围扩散累及中颅底和海绵窦
- 神经周围肿瘤扩散常累及 CN V_2
  - 颊部皮肤、上颌窦或眼眶肿瘤沿眶下神经扩散
  - 硬 – 软腭肿瘤沿腭神经扩散
  - 鼻咽癌通过咽支沿腭鞘管扩散
- 顽固性鼻出血常源于蝶腭动脉，但颌内动脉的其他翼腭分支也可能是责任血管，包括腭鞘管内增粗的翼鞘动脉，在选择性颌内动脉造影的侧位片上显示为从翼腭窝后部下行
- 翼鞘动脉与咽升动脉和腭升动脉吻合；可有血液回流，导致颌内动脉 / 分支结扎手术失败的可能性增大

翼腭窝示意图

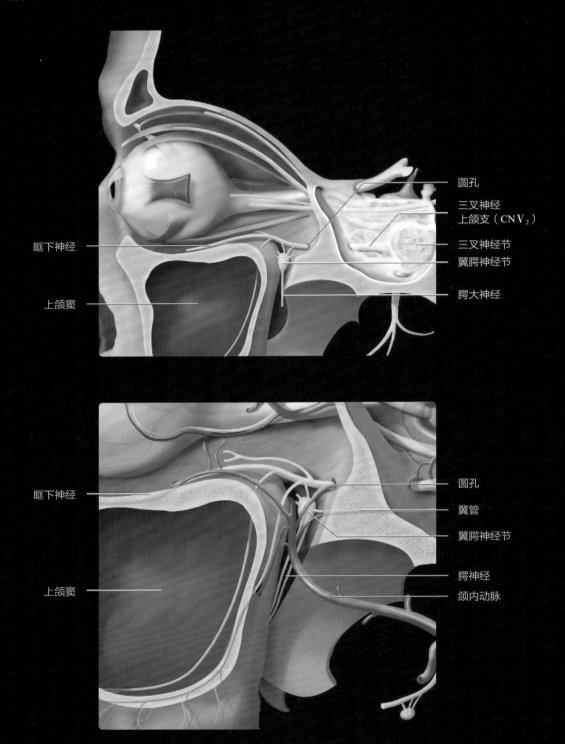

圆孔

三叉神经
上颌支（CN V₂）

三叉神经节

翼腭神经节

腭大神经

眶下神经

上颌窦

眶下神经

上颌窦

圆孔

翼管

翼腭神经节

腭神经

颌内动脉

上 矢状面示意图显示翼腭窝周围的解剖结构标志。此图显示翼腭窝与眶下孔的密切关系及其上部穿行的重要结构和后方海绵窦、Meckel 腔及三叉神经节等重要的颅内结构。**下** 放大的矢状面示意图显示翼腭窝内走行的结构。面部深处的这个重要的十字路口是眼眶、鼻窦、咀嚼肌间隙和颅内之间疾病的潜在扩散路径，颌内动脉为翼腭窝周围的孔道提供血供，通过此面中央深部位置，神经结构沿着各自通道从面部到达颅内

轴位 CT 骨窗

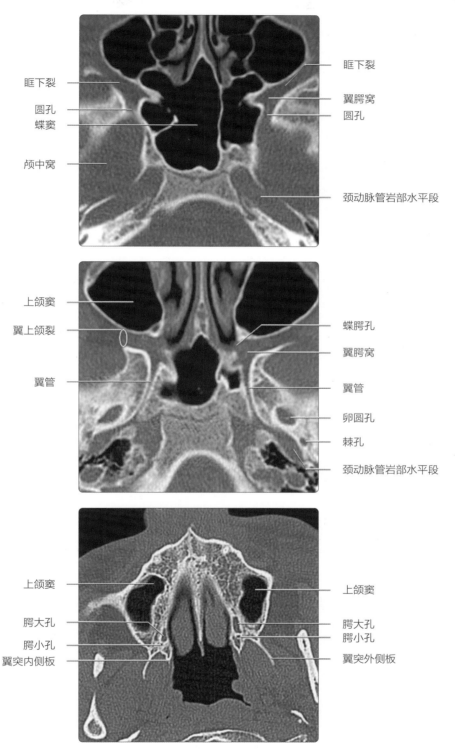

眶下裂
圆孔
蝶窦
颅中窝

眶下裂
翼腭窝
圆孔
颈动脉管岩部水平段

上颌窦
翼上颌裂
翼管

蝶腭孔
翼腭窝
翼管
卵圆孔
棘孔
颈动脉管岩部水平段

上颌窦
腭大孔
腭小孔
翼突内侧板

上颌窦
腭大孔
腭小孔
翼突外侧板

上 轴位 CT 骨窗由上至下 3 幅图像中的第 1 幅，显示圆孔，上颌神经从此通过。中 翼腭窝层面图像显示穿过蝶骨体的翼管，连接翼腭窝和破裂孔。破裂孔是颈动脉（颈内动脉）管岩部水平段前下内侧的软骨底壁，位于蝶骨和颞骨之间。颈动脉管岩部水平段是一个非常重要的标志，便于识别管外侧的卵圆孔和棘孔（像女士的高跟鞋，前方较大的卵圆孔是鞋底，后方较小的棘孔是鞋跟），破裂孔位于管的前下内侧的底部。不要将翼管误认为其外上方的圆孔。下 下部层面显示腭大孔和腭小孔，分别有腭大神经和腭小神经穿过，从翼腭窝向下至腭部

冠状面 CT 骨窗

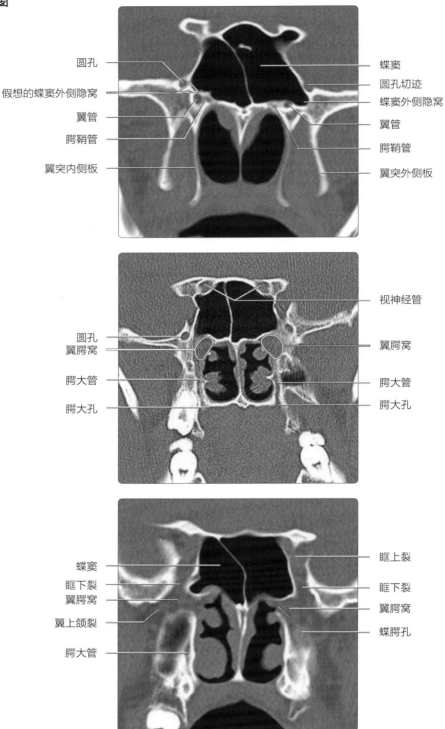

圆孔
假想的蝶窦外侧隐窝
翼管
腭鞘管
翼突内侧板

蝶窦
圆孔切迹
蝶窦外侧隐窝
翼管
腭鞘管
翼突外侧板

视神经管
翼腭窝

圆孔
翼腭窝
腭大管
腭大孔

翼腭窝
腭大管
腭大孔

蝶窦
眶下裂
翼腭窝
翼上颌裂
腭大管

眶上裂
眶下裂
翼腭窝
蝶腭孔

上 冠状面 CT 骨窗由后至前 3 幅图像中的第 1 幅，显示蝶骨大翼底部的圆孔，在蝶骨体翼管的上外侧，临床实际中，在冠状图像上通过观察其与蝶窦外侧隐窝的关系识别这些孔道，当没有外侧隐窝时，在蝶窦外下侧画一个假想隐窝。翼腭窝下部后方分为翼管及其内下方小的腭鞘管（当此结构存在时）。以上翼腭窝后壁的 3 个孔道在某种程度上呈斜行排列。**中** 通过翼腭窝后方和腭大管垂直部的图像显示腭大管连接上面的翼腭窝和下面的腭大孔。支配软腭后 2/3 感觉的腭大神经通过腭大管进入上腭。**下** 通过翼腭窝前方的图像显示至鼻穹隆和颞下窝的交通处。虽然蝶腭孔被覆黏膜（鼻咽纤维血管瘤的起源部位），但其是疾病播散的潜在途径

矢状面 CT 骨窗

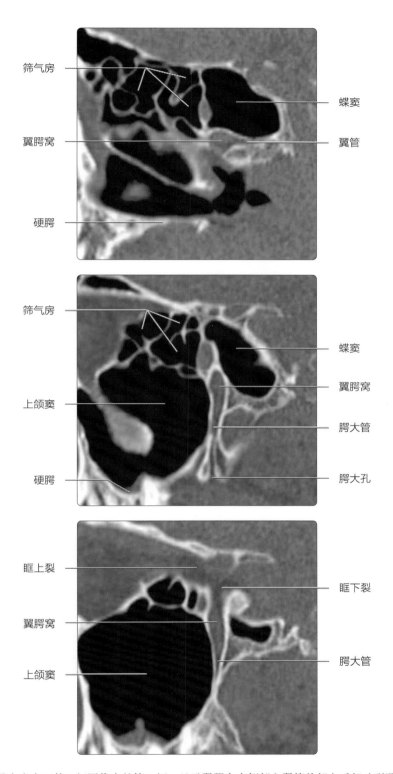

筛气房 — 蝶窦

翼腭窝 — 翼管

硬腭

筛气房 — 蝶窦

— 翼腭窝

上颌窦 — 腭大管

硬腭 — 腭大孔

眶上裂 — 眶下裂

翼腭窝

上颌窦 — 腭大管

上 翼腭窝矢状面 CT 骨窗由内至外 3 幅图像中的第 1 幅，显示翼腭窝内侧部和翼管前部向后朝破裂孔方向延伸。翼腭窝的正上方可见气化好的蝶窦。**中** 显示腭大管较好，从翼腭窝向下延伸到上腭，又体现出翼腭窝的重要性，翼腭窝是口腔、鼻窦、眼眶、颞下窝和颅内疾病播散的潜在途径。**下** 此图显示腭大管，从翼腭窝向下延伸到上腭。眶下裂是翼腭窝与眼眶之间的重要连接通路

轴位 T₁WI

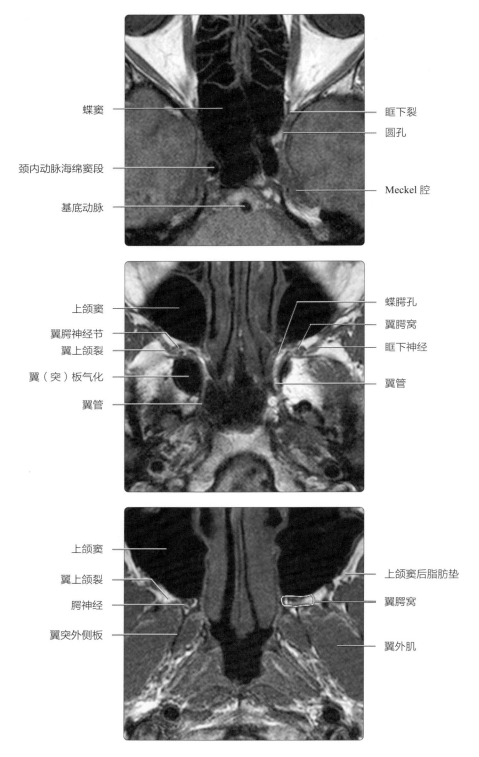

蝶窦

颈内动脉海绵窦段

基底动脉

眶下裂

圆孔

Meckel 腔

上颌窦

翼腭神经节

翼上颌裂

翼（突）板气化

翼管

蝶腭孔

翼腭窝

眶下神经

翼管

上颌窦

翼上颌裂

腭神经

翼突外侧板

上颌窦后脂肪垫

翼腭窝

翼外肌

上 轴位 T₁WI 由上至下 3 幅图像中的第 1 幅图像显示圆孔，CN V₂ 穿过此孔，从海绵窦走行到翼腭窝。正常海绵窦边缘呈凹形，位于 Meckel 腔前方，内有颈内动脉海绵窦段。**中** 显示翼腭窝及其交通，内侧经蝶腭孔与鼻腔相通，外侧通过翼上颌裂与咀嚼肌间隙相通，翼管连接破裂孔与翼腭窝。**下** 为翼腭窝下部层面，神经和动脉表现为高信号脂肪内的低信号结构。鼻出血常源自蝶腭动脉，但颌内动脉的其他分支也可能为责任血管，包括腭鞘管内增粗的翼鞘动脉

临床 – 影像对照

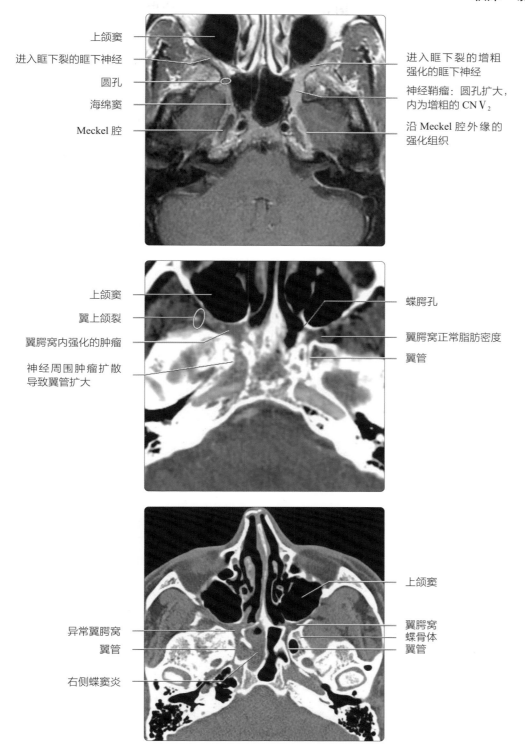

上颌窦

进入眶下裂的眶下神经

圆孔

海绵窦

Meckel 腔

进入眶下裂的增粗
强化的眶下神经

神经鞘瘤：圆孔扩大，
内为增粗的 CN V$_2$

沿 Meckel 腔外缘的
强化组织

上颌窦

翼上颌裂

翼腭窝内强化的肿瘤

神经周围肿瘤扩散
导致翼管扩大

蝶腭孔

翼腭窝正常脂肪密度

翼管

异常翼腭窝

翼管

右侧蝶窦炎

上颌窦

翼腭窝
蝶骨体
翼管

上 CN V$_2$ 神经鞘瘤。翼腭窝上部层面轴位增强 T$_1$WI 显示沿左侧 CN V$_2$ 分布的强化病变。异常强化从后面的 Meckel 腔经扩大的圆孔延伸，进入眶下裂近端。**中** 新发右侧面部疼痛的鼻咽癌患者，中颅底层面轴位增强后 CT 显示右侧翼腭窝内强化的软组织影，沿翼管神经向后延伸至破裂孔。CT 显示翼腭窝内正常脂肪密度消失，右侧翼管骨质侵蚀并增宽。**下** 化疗患者发生的侵袭性真菌性鼻窦炎。翼腭窝中部水平轴位 CT 显示蝶窦内密度增高影，提示鼻窦炎，翼管内侧壁破坏，翼腭窝有异常软组织密度浸润，符合真菌性鼻窦炎累及

额隐窝及相关气房
Frontal Recess and Related Air Cells

崔 靖 于文玲 译 鲜军舫 校

一、术语

（一）缩略语

- 额隐窝（frontal recess，FR）、鼻丘气房（agger nasi cell，AN）、筛骨泡（ethmoid bulla，EB）、筛泡上气房（suprabullar cell，SBC）、额泡气房（frontal bullar cell，FBC）、眶上筛房（supraorbital ethmoid cell，SOEC）

（二）定义

- 额隐窝：额窦引流通道（倒漏斗形），前缘为鼻丘气房和额隐窝 Kuhn 气房，后缘为筛泡、额大泡和筛泡上气房，后外侧为眶上筛房

二、影像解剖

（一）概述

- 额窦位于额骨内（左右窦腔独立发育），前壁厚，后壁薄；内侧壁为窦间隔；较薄的底壁对应于眶顶壁的前部
  - 后壁和底壁薄，可被黏液囊肿侵蚀
- 上方的额窦后下内侧部呈漏斗形（常称额漏斗）和下方的倒置漏斗形额隐窝一起类似"沙漏"，腰部在两者之间的额窦开口
- 额嘴（额骨鼻突）形成额窦下部的底壁，是额窦开口的前方标志
- 额隐窝是由上方额骨的前下部和下方筛骨的前上部的相邻对应的气房围成
- 额隐窝上缘为额窦开口；额隐窝向下可直接引流至中鼻道，或通过筛漏斗引流到中鼻道

（二）范围

- 若钩突向外侧附着于筛骨纸样板，额隐窝直接引流至中鼻道，筛漏斗上部由称为终末隐窝的盲袋封闭
- 若钩突向内附着于中鼻甲或向上附着于颅底，额隐窝引流至筛漏斗，再到中鼻道

（三）解剖关系

- 前部：下面为鼻丘气房，上面为 Kuhn 气房
- 外侧部：筛骨纸样板（如有鼻丘气房和 Kuhn 气房，则中间为这些气房）
- 后外侧：如存在眶上筛房，则为该结构
- 内侧：中鼻甲垂直部
- 后部：筛泡、筛泡上气房和额泡气房

（四）包含内容

- 中鼻甲基板的中后部：向外侧延伸至纸样板，将前、后组筛房分隔开
  - 筛泡、筛泡上气房和额泡气房是壁内前组筛房，位于中鼻甲基板前方，形成额隐窝的后界
  - 基板后缘附着于腭骨垂直板
  - 基板垂直部附着于筛骨筛板，在冠状面 CT 显示最佳，筛板非常纤细，手术中在此区域剥离，可能会损害硬脑膜并导致脑脊液漏
- 筛泡：较明显的大的前组筛房，由大泡基板气化形成（见于中鼻甲基板前方）
  - 形成筛漏斗外侧缘和额隐窝后缘
- 筛泡上气房：见于筛骨泡上方的前组筛房；在额隐窝后方延伸，但整体位于额窦开口水平以下（未延伸至额窦）；上壁为颅底
  - CT 与筛泡上隐窝相关，内镜下表现为筛骨泡上方裂隙
- 筛泡上和筛泡后隐窝：既往称为外侧窦或 Grunwald 外侧窦，不够准确；其上方是筛顶，前方和下方是筛骨泡，外侧是纸样板，后方是中鼻甲基板
  - 从中鼻甲基板向筛泡的骨性或黏膜突起常将这些隐窝分开
  - 在内侧，隐窝经上部的半月裂孔与中鼻道相通
  - 筛泡基板 / 达到并附着在颅底的筛骨泡将筛泡上隐窝与额隐窝分开；2 个隐窝一般未与额隐窝相通
  - 当筛泡基板 / 筛骨泡未延伸至颅底时，额隐窝很少直接引流到筛泡上隐窝
  - 大多数（85%）筛前动脉位于筛泡上隐窝的顶部
- 额泡气房：筛骨泡上方的前组筛房；在额隐窝后方延伸，也可进入额窦开口上方的额窦；后上壁为颅底
- 内镜手术时，筛泡上气房和额泡气房都可能被误认为颅底，导致手术切除不彻底；应通过术前 CT 扫描在手术前确定这些气房是否存在
- 眶上筛房：通过额隐窝向外上方延伸至眼眶上方的前组筛房，位于额隐窝的后外侧；后壁为颅底
  - 额窦后方、额隐窝后外侧的额骨眶板的气化；鼻内镜手术时，其开口可能被误认为额窦开口
  - 鼻内镜手术过程中，用照射较远的光线照射到眶上筛房时，在内眦区可见透射光，而照射到额窦时，在眶上区可见透射光
  - 引流入额隐窝外侧部；在连续冠状面 CT 图像上观察，可见眶上筛房开口位于筛前动脉管正前方
  - 在冠状面 CT 上，眶上筛房容易误认为有分隔的额窦，可在轴位图像上通过其位置在额窦后方并被水平方向的分隔分开来帮助鉴别
  - 筛前动脉在眼眶内壁（纸样板）的筛前切迹（孔）内走行，在称为筛前管的骨管中穿过前组筛房；筛前动脉在筛板外侧板的筛沟处进入颅前窝

○ 内镜下，沿筛泡前壁向筛顶方向追踪可找到筛前动脉，在额隐窝后壁后方 11mm（范围 6～15mm）（85% 位于筛泡上隐窝）；常达到颅底，但位于颅底下方 1～3mm 的骨性隔膜内也不少见

○ 筛前管长约 8mm，40% 出现部分或完全骨质缺损，尤其是下壁；筛后动脉位于筛前动脉后约 10mm 处

○ 筛前动脉在筛泡前壁后方颅底斜行走行，在此处颅底由垂直（额窦后壁）转向水平（筛骨的筛板）走行；额隐窝手术时保护筛泡完整的技术可保护筛前动脉

○ 如果筛泡前壁未达颅底并有筛泡上隐窝，即使采用保护筛泡完整的技术，也有可能损伤筛前动脉

○ 筛前切迹正上方的眶上筛房增加了鼻内镜手术损伤筛前动脉的风险，因为动脉在筛窦 / 筛泡上隐窝内的走行变异大

○ 若无眶上筛房，则筛前切迹紧邻筛凹 / 筛板外侧板，动脉在鼻内镜手术时相对安全，损伤的风险相对较小

○ 筛前动脉损伤时，切断的动脉回缩至眶内，可导致迅速增大的眶后血肿

○ 切断筛前动脉应行预防性烧灼，以避免形成大的眶内血肿

● 额窦间隔气房：额窦间隔气化；范围较大时可延伸到鸡冠

○ 引流至额隐窝内侧部，可阻塞额窦开口

● AN 为拉丁语"鼻丘"；在泪骨或上颌骨额突的最前方的筛房，形成额隐窝下部的前界和外界

○ 手术进入额隐窝的关键结构；打开鼻丘气房，用探针确认筛泡后壁，远离并位于筛前动脉前方，更好地安全地显示额窦

● 额隐窝 Kuhn 气房：形成额隐窝上部的前界和外界

○ 1～3 型 Kuhn 气房是位于鼻丘气房上方的额隐窝气房（1 型为单个气房，2 型为多个气房，3 型为进入额窦的单个气房）；但 4 型为额窦内的单个孤立气房，与鼻丘气房不相邻

○ 1 型：鼻丘气房上方的单个气房；后壁是额隐窝的游离分隔

○ 2 型：鼻丘气房上方两个或更多气房；后壁是额隐窝的游离分隔

○ 3 型：鼻丘气房上方的单个较大气房，向上延伸入额漏斗 / 固有窦腔，后壁是额隐窝的游离分隔和额窦

○ 额泡气房也从额隐窝延伸至额窦，在冠状面 CT 上无法与 3 型 Kuhn 气房区分

○ 在矢状面上，额泡气房（在额隐窝后方）后上壁为颅底；而 3 型 Kuhn 气房（在额隐窝前方）后上壁为额隐窝的游离分隔和额窦，有额窦的气体将其与颅底分开

○ 4 型：罕见的额窦内的孤立气房，前缘或下缘是额窦前壁或底壁，后壁为额窦内的游离分隔

○ "气房内的气房"，有时可见孤立的 4 型气房位于额窦周围密度增高影内

○ 改良的 Kuhn 分类将 3 型气房定义为从额隐窝延伸到额嘴上方的额窦内，但小于额窦垂直高度的 50%，而 4 型气房由额隐窝延伸到额窦，大于额窦垂直高度的 50%

三、解剖成像要点

影像学易犯的错误

● 除了冠状面和轴位图像外，应观察矢状面图像，详细观察额隐窝解剖及是否存在前部的鼻丘气房和 Kuhn 气房、内侧的额窦间隔气房、后面的筛泡、筛泡上气房和额泡气房与后外侧的眶上筛房等结构及其内有无病变

● 未能识别这些结构可能会导致额隐窝的鼻内镜手术不彻底或失败

四、临床意义

临床重要性

● 在开始时，应避免进行额隐窝的手术，而应首先进行前组筛窦 / 窦口鼻道复合体的手术，减少额隐窝周围眼眶、筛前动脉、颅前窝底等重要结构的损伤风险，减少额隐窝区术后瘢痕形成

● 额窦手术大多是钩突切除术、前组筛窦切除术、中鼻道开窗术和鼻中隔成形术等窦口鼻道复合体手术失败后的修正手术

● 前组筛窦 / 窦口鼻道复合体手术对清除额隐窝和额窦疾病常常就足够了

● 较窄的额隐窝限制了额窦鼻内镜手术时额窦引流通道的扩大，需行更大范围的额窦切开术，因此，术前 CT 应评估额隐窝的大小

● 额窦开口前方的额嘴（鼻额突）内没有重要的结构，因此在额窦开口前方用角度钻进行钻磨相对安全，而额窦开口的后缘尽量不要钻磨，因为其与筛板和颅前窝关系密切

● 对鼻丘气房或额隐窝的前方气房（Kuhn 气房）、中间气房（额窦间气房）、后方气房（筛泡、筛泡上气房、额泡气房）或后外侧气房（眶上筛房）切除不完全是该区域鼻内镜手术失败的最常见原因

○ 残留的气房阻塞额隐窝，也可成为瘢痕组织形成的支架

● 当额隐窝向下直接引流入中鼻道（钩突向外侧附着于纸样板）时，终末隐窝内病变可使钩突向内侧朝额隐窝的方向移位

○ 如果向内移位的钩突残留，则在鼻内镜手术后易发生额隐窝再狭窄

● 在切除偏外的中鼻甲以后的前面残端在鼻内镜手术后可能会阻塞额隐窝

● 扩大鼻腔：通过手术磨除中鼻甲内侧及邻近的鼻中隔使中鼻甲内移，目的是矫正松弛的位置偏外的中鼻甲，而不是将其切除

○ 在此情况下，中鼻甲位置偏内是预期的正常术后表现

1 型和 2 型 Kuhn 气房的冠状面和矢状面示意图

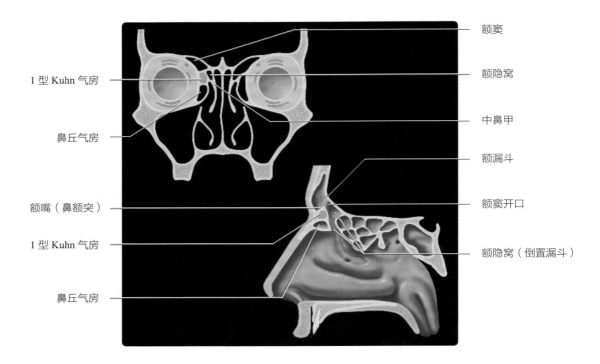

额窦

额隐窝

1 型 Kuhn 气房

中鼻甲

鼻丘气房

额漏斗

额窦开口

额嘴（鼻额突）

1 型 Kuhn 气房

额隐窝（倒置漏斗）

鼻丘气房

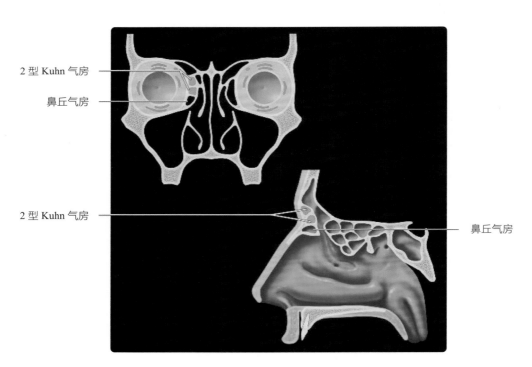

2 型 Kuhn 气房

鼻丘气房

2 型 Kuhn 气房

鼻丘气房

上 显示额窦引流通道解剖及右侧 1 型 Kuhn 气房。额窦通过上方漏斗状的额窦后下内部（常称额漏斗）和下方倒置漏斗状的额隐窝（FR）引流；它们连在一起像一个沙漏，腰部位于两者之间的额窦开口处。额嘴（鼻额突）形成额窦下部的底壁，是额窦开口的前部标志。额隐窝前外侧界为鼻丘气房和额隐窝 Kuhn 气房，后界为筛泡、额大泡和筛泡上气房，后外侧界为眶上筛房（SOEC）。额隐窝上界为额窦开口，根据钩突的附着方式，向下可直接或通过筛漏斗引流到中鼻道。1 型 Kuhn 气房是在鼻丘气房上方的单个气房。**下** 显示 2 型 Kuhn 气房，在鼻丘气房上方有 2 个或多个气房。1 型和 2 型 Kuhn 气房的后壁都是额隐窝的游离分隔

3 型和 4 型 Kuhn 气房的冠状面和矢状面示意图

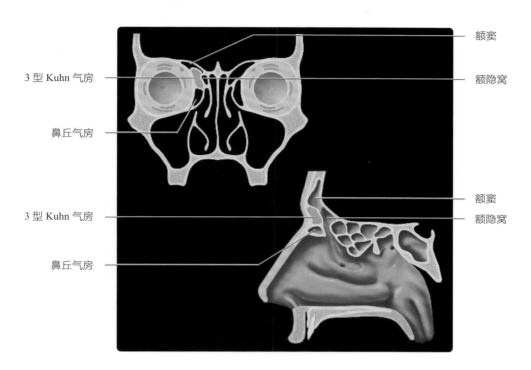

左侧标注（从上到下）：3 型 Kuhn 气房、鼻丘气房、3 型 Kuhn 气房、鼻丘气房
右侧标注（从上到下）：额窦、额隐窝、额窦、额隐窝

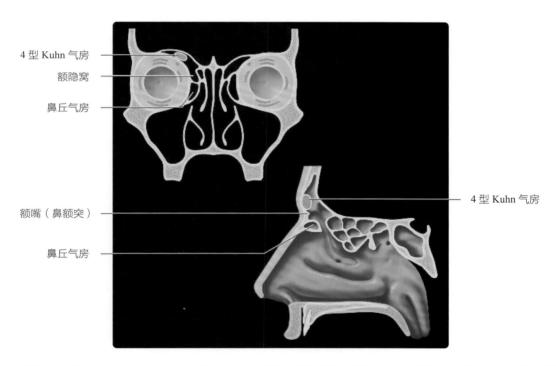

左侧标注（从上到下）：4 型 Kuhn 气房、额隐窝、鼻丘气房、额嘴（鼻额突）、鼻丘气房
右侧标注：4 型 Kuhn 气房

上 显示 3 型 Kuhn 气房，鼻丘上方单个较大气房，向上延伸超过额隐窝进入额漏斗 / 固有窦腔。3 型 Kuhn 气房的后壁是额隐窝的游离分隔和额窦。**下** 显示 4 型 Kuhn 气房，一种罕见的额窦内孤立气房，前缘或下缘由额窦的前壁或底壁形成，后壁是额窦内的游离分隔。1～3 型 Kuhn 气房是位于鼻丘上方的额隐窝气房（1 型为单个气房，2 型为多个气房，3 型为进入额窦的单个气房），形成额隐窝上部的前壁和外侧壁，而 4 型是额窦内单个孤立气房，与鼻丘气房不相邻

筛泡上气房和额泡气房的冠状面和矢状面示意图

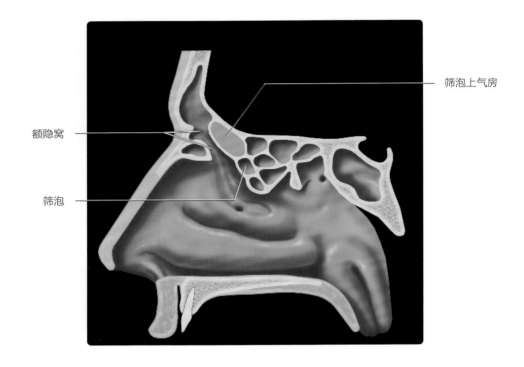

额隐窝

筛泡

筛泡上气房

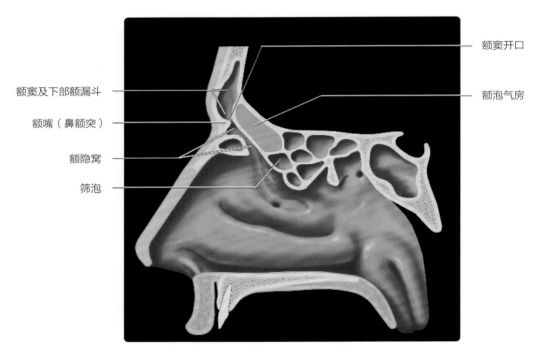

额窦及下部额漏斗

额嘴（鼻额突）

额隐窝

筛泡

额窦开口

额泡气房

上 矢状面示意图显示筛泡上气房，为位于筛泡上方的前组筛房，在额隐窝后方延伸，整体位于额窦开口水平以下（不延伸至额窦内），上壁是颅底。在 CT 图像上，筛泡上气房与筛泡上隐窝相关，鼻内镜下显示为筛泡上气房上方的裂隙。**下** 矢状面示意图显示额泡气房，也是位于筛泡上方的前组筛房并在额隐窝后方延伸，但与筛泡上气房不同的是，其延伸入额窦开口上方的额窦内；其后上壁也是颅底。内镜手术时，筛泡上气房和额泡气房都可能会被误认为颅底，造成手术切除不彻底，应该通过术前 CT 图像评估确定有无这两种气房

冠状面示意图

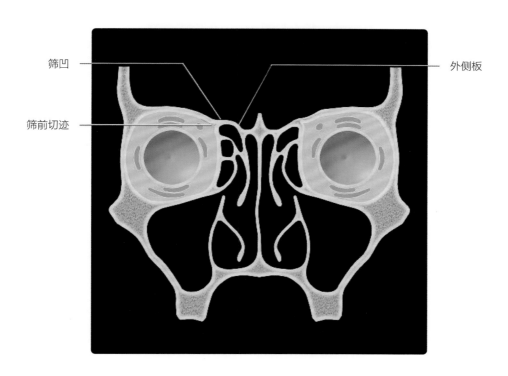

筛凹 —

外侧板 —

筛前切迹 —

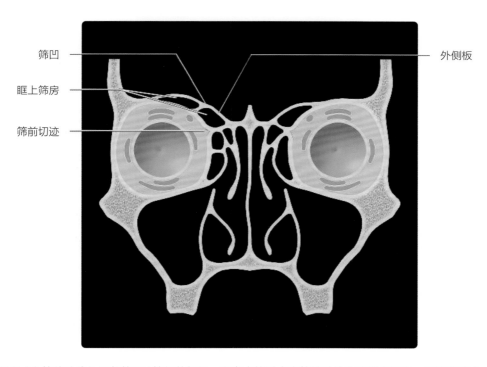

筛凹 —

眶上筛房 —

外侧板 —

筛前切迹 —

上 显示筛前切迹（含筛前动脉）毗邻筛凹／筛板外侧板。在鼻内镜手术中筛前动脉为该结构保护，相对较安全。**下** 显示筛前切迹紧邻上方的眶上筛房，该结构增加了鼻内镜手术损伤筛前动脉的风险，因为该动脉在眶上气房、筛窦／筛泡上隐窝内走行变异大。眶上筛房是从额隐窝向外上侧延伸位于眼眶上方的前组筛房，位于额隐窝的后外方。它们由额窦后方、额隐窝后外侧的额骨眶板气化形成。眶上筛房引流至额隐窝外侧部，在连续的冠状面 CT 图像上，可见眶上筛房开口位于筛前动脉管的正前方，在鼻内镜手术中易误认成额窦开口

矢状面和冠状面 CT 骨窗

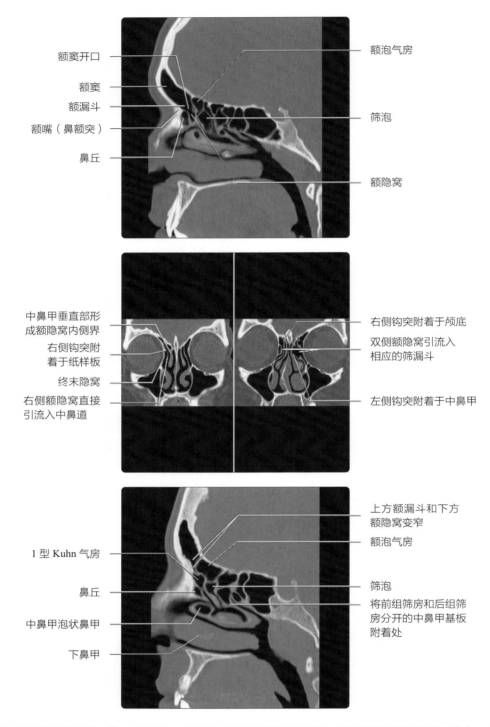

额窦开口
额窦
额漏斗
额嘴（鼻额突）
鼻丘

额泡气房
筛泡
额隐窝

中鼻甲垂直部形成额隐窝内侧界
右侧钩突附着于纸样板
终末隐窝
右侧额隐窝直接引流入中鼻道

右侧钩突附着于颅底
双侧额隐窝引流入相应的筛漏斗
左侧钩突附着于中鼻甲

1 型 Kuhn 气房
鼻丘
中鼻甲泡状鼻甲
下鼻甲

上方额漏斗和下方额隐窝变窄
额泡气房
筛泡
将前组筛房和后组筛房分开的中鼻甲基板附着处

上 矢状面 CT 显示额窦引流通道，像一个沙漏，上部为漏斗状的额窦后下内部，下部为倒置漏斗状的额隐窝，沙漏的腰部位于额窦开口水平。额嘴（鼻额突）是额窦开口的前部标志，额隐窝的前外侧界是鼻丘气房和 Kuhn 气房（此例没有 Kuhn 气房）。
中 冠状面 CT 图像显示额隐窝向下引流的通道。如果钩突（UP）向外侧附着于纸样板，额隐窝直接引流入中鼻道，筛漏斗上部由称为"终末隐窝"（第 1 例患者右侧标注）的盲袋封闭。如果钩突向上附着于颅底（第 2 例患者右侧标注，第 1 例患者左侧但未标注）或向内附着于中鼻甲（第 2 例患者左侧标注），额隐窝引流入筛漏斗，然后引流入中鼻道。**下** 矢状面 CT 显示 1 型 Kuhn 气房，位于鼻丘上方的单个气房

矢状面 CT 骨窗

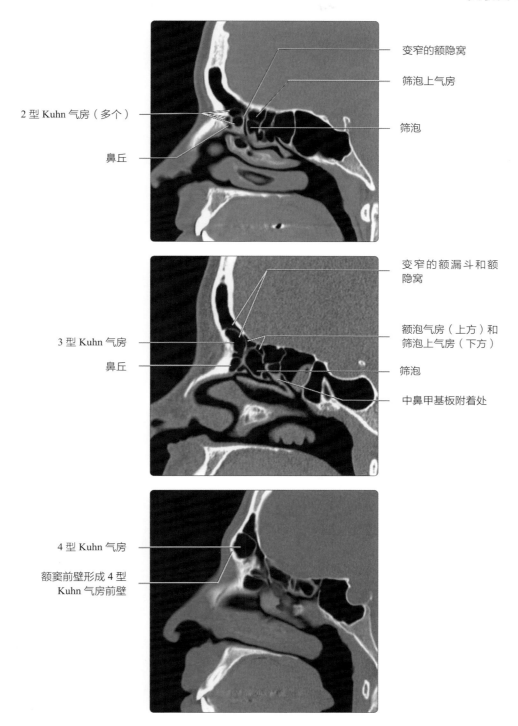

2 型 Kuhn 气房（多个）

鼻丘

变窄的额隐窝

筛泡上气房

筛泡

3 型 Kuhn 气房

鼻丘

变窄的额漏斗和额隐窝

额泡气房（上方）和筛泡上气房（下方）

筛泡

中鼻甲基板附着处

4 型 Kuhn 气房

额窦前壁形成 4 型 Kuhn 气房前壁

（上）矢状面 CT 显示 2 型 Kuhn 气房。Kuhn 气房构成额隐窝上部的前界和外侧界。1～3 型 Kuhn 气房是位于鼻丘正上方的额隐窝气房，但 4 型为额窦内单个孤立的气房，与鼻丘不相邻。1 型是额隐窝内单个气房，2 型是多个气房，而 3 型是额隐窝内单个气房向上延伸入额漏斗 / 额窦固有腔。（中）矢状面 CT 显示 3 型 Kuhn 气房，其后壁是额隐窝的游离分隔和额漏斗 / 额窦，从前面压迫并导致这些结构变窄。相反，额泡气房从后方压迫并导致额隐窝和额漏斗 / 额窦变窄，筛泡上气房仅从后方压迫并导致额隐窝变窄。（下）矢状面 CT 显示 4 型 Kuhn 气房，一种罕见的额窦内孤立气房，其前 / 下缘为额窦前壁 / 底壁；后壁是额窦的游离分隔。请注意："改良 Kuhn 分类法"将 3 型 Kuhn 气房定义为从额隐窝向上延伸至额嘴上方，但小于额窦垂直高度的 50%，而 4 型 Kuhn 气房从额隐窝向上延伸进入额窦，大于额窦垂直高度的 50%

冠状面、轴位和矢状面 CT 骨窗（一）

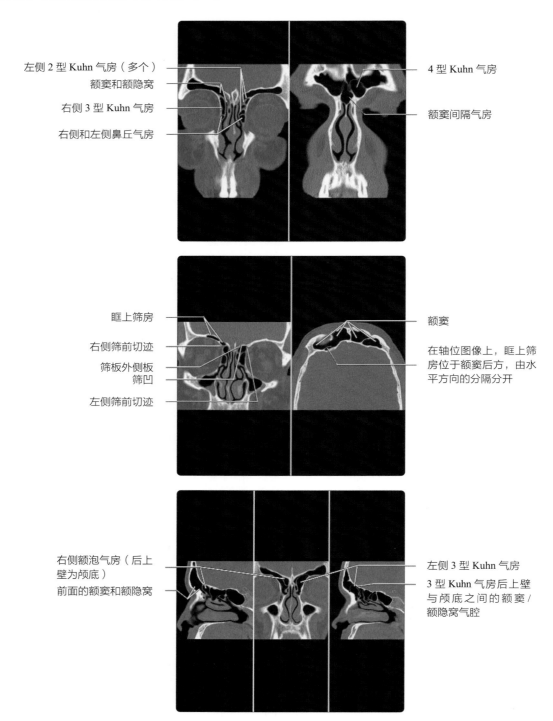

左侧 2 型 Kuhn 气房（多个）

额窦和额隐窝

右侧 3 型 Kuhn 气房

右侧和左侧鼻丘气房

4 型 Kuhn 气房

额窦间隔气房

眶上筛房

右侧筛前切迹

筛板外侧板
筛凹

左侧筛前切迹

额窦

在轴位图像上，眶上筛房位于额窦后方，由水平方向的分隔分开

右侧额泡气房（后上壁为颅底）

前面的额窦和额隐窝

左侧 3 型 Kuhn 气房

3 型 Kuhn 气房后上壁与颅底之间的额窦 /额隐窝气腔

上 右侧冠状面 CT 显示位于额隐窝外侧鼻丘正上方的 1～3 型 Kuhn 气房。左侧冠状面 CT 图像显示额窦间隔气房，当气化广泛时，可延伸至鸡冠，引流到额隐窝内侧，可阻塞额窦开口，还显示了左侧 4 型 Kuhn 气房。**中** 冠状面 CT 显示右侧眶上筛房位于筛前切迹上方，增加了鼻内镜手术损伤筛前动脉的风险。左侧没有眶上筛房，筛前切迹毗邻筛凹 / 外侧板，筛前动脉相对较安全。在冠状面 CT 上，眶上筛房类似于有分隔的额窦，但轴位 CT 显示其位于额窦后方，由水平方向的分隔将其与额窦分开。**下** 冠状面和矢状面 CT 图像显示右侧额泡气房和左侧较大的 3 型 Kuhn 气房，两者都是由额隐窝延伸至额窦，在冠状面 CT 上无法区分。在矢状面图像上，额泡气房（额隐窝后方）的后上壁为颅底；而 3 型 Kuhn 气房（额隐窝前方）的后上壁是额隐窝游离分隔和额窦，其与颅底之间有额窦 / 额隐窝气腔

冠状面、轴位和矢状面 CT 骨窗（二）

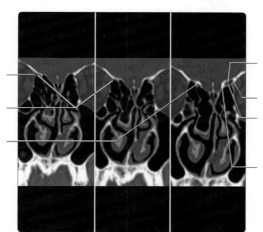

右侧筛前切迹

附在颅底的右侧筛前管

右侧筛板外侧板与筛凹结合处的筛沟

分隔颅底与筛前管的左侧筛泡上气房 / 额隐窝内气体腔

左侧筛前切迹

颅底下方几毫米处骨性隔膜内的左侧筛前管

左侧筛板外侧板与筛凹结合处的筛沟

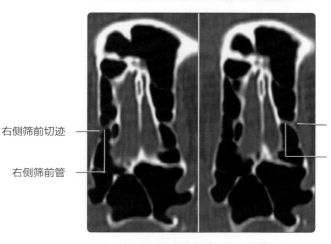

右侧筛前切迹

右侧筛前管

左侧筛前切迹

左侧筛前管

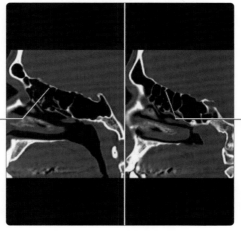

附着在颅底的右侧筛前管

颅底下方几毫米处的骨性隔膜内的左侧筛前管

上 从后至前的冠状面 CT 图像显示筛前动脉走行于眶内壁的筛前切迹内，在称为筛前管的前内侧斜行走行的骨管中穿过前组筛房，在筛板外侧板的筛沟处（在筛板与筛凹结合处附近）进入颅前窝。筛前管长约 8mm，40% 有骨质缺损，在额隐窝后壁后方 11mm 处（范围 6～15mm）（85% 位于筛泡上隐窝），常与颅底相连（右侧），但有时位于颅底下方 1～3mm 的骨性隔膜内（左侧）。筛前动脉通常位于筛泡前壁后方，所以额隐窝手术时"保持筛骨泡完整"技术可在一定程度保护筛前动脉。**中** 轴位 CT 图像（同一患者）显示双侧筛前切迹和包含筛前动脉的筛前管。**下** 矢状面 CT 图像显示右侧与颅底相连的筛前管和左侧悬于颅底下方几毫米处的骨性隔膜内的筛前管

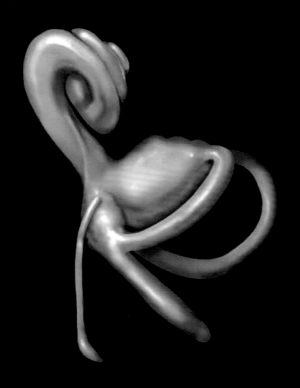

第五篇
舌骨上颈部及舌骨下颈部
Suprahyoid and Infrahyoid Neck

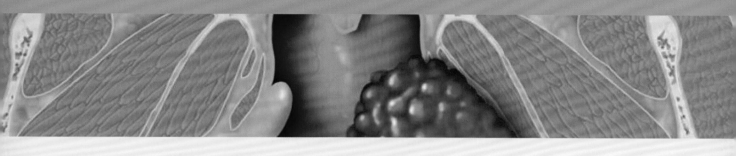

舌骨上颈部间隙和舌骨下颈部间隙概述
Suprahyoid and Infrahyoid Neck Overview

何雪颖 于文玲 译 鲜军舫 校

一、术语

(一)缩略语

- 舌骨上颈部(suprahyoid neck,SHN),舌骨下颈部(infrahyoid neck,IHN)

(二)定义

- 舌骨上颈部:从颅底到舌骨的间隙(眼眶、鼻窦和口腔除外),包括咽旁间隙(parapharyngeal space,PPS)、咽黏膜间隙(pharyngeal mucosal space,PMS)、咀嚼肌间隙(masticator space,MS)、腮腺间隙(parotid space,PS)、颈动脉间隙(carotid space,CS)、颊间隙(bucca space,BS)、咽后间隙(retropharyngeal space,RPS)和椎周间隙(perivertebral space,PVS)
- 舌骨下颈部:舌骨水平以下的间隙,一些间隙延续至纵隔内,包括内脏间隙(visceral space,VS)、颈后间隙(posterior cervical space,PCS)、颈前间隙(anterior cervical space,ACS)、颈动脉间隙、咽后间隙和椎周间隙

二、影像学解剖

(一)概述

- 了解舌骨上颈部间隙和舌骨下颈部间隙的关键是筋膜
- 3层颈深筋膜将颈部间隙分成多个间隙
  - 颈深筋膜浅层
    - 舌骨上颈部间隙:包绕咀嚼肌间隙和腮腺间隙;为颈动脉鞘的构成部分
    - 舌骨下颈部间隙:封套筋膜,包绕着颈带肌肉、胸锁乳突肌和斜方肌
  - 颈深筋膜中层
    - 舌骨上颈部间隙:颈深筋膜中层为咽黏膜间隙的深部边界,参与构成颈动脉鞘
    - 舌骨下颈部间隙:包绕内脏间隙;为颈动脉鞘的构成部分
  - 颈深筋膜深层
    - 舌骨上颈部间隙和舌骨下颈部间隙:包绕椎周间隙
    - 舌骨上颈部间隙和舌骨下颈部间隙:参与构成颈动脉鞘
    - 舌骨上颈部间隙和舌骨下颈部间隙:翼状筋膜是颈深筋膜深层的一部分,构成咽后间隙后壁,将真性咽后间隙与危险间隙分隔开

(二)舌骨上和舌骨下颈部间隙

- 咽旁间隙
  - 位置:从颅底至下颌下间隙后部的舌骨上颈部间隙
  - 内容物:脂肪、咽静脉及翼丛(翼静脉丛)

- 重要性:移位方式有助于确定舌骨上颈部间隙肿物起源于哪个间隙
- 咽黏膜间隙
  - 位置:位于咽旁间隙内侧、咽后间隙前方的舌骨上颈部间隙
  - 内容物:黏膜、小涎腺、咽黏膜间隙淋巴环和咽缩肌
    - 鼻咽、口咽和下咽黏膜面
    - 鼻咽部咽黏膜间隙:咽鼓管圆枕、腺样体、咽上缩肌和腭提肌
    - 口咽部咽黏膜间隙:前、后扁桃体柱、腭及舌扁桃体和软腭
  - 筋膜:颈深筋膜中层,位于咽黏膜间隙的非气道侧
  - 重要性:此处好发鳞状细胞癌和非霍奇金淋巴瘤
- 咀嚼肌间隙
  - 位置:位于咽旁间隙前外侧的舌骨上颈部间隙
  - 内容物:下颌支和髁突、CNV_3、咬肌、翼内肌、翼外肌、颞肌和翼静脉丛
  - 筋膜:咀嚼肌间隙由颈深筋膜浅层包绕
  - 重要性:CNV_3神经周围肿瘤扩散;肉瘤
- 腮腺间隙
  - 位置:位于咽旁间隙外侧的舌骨上颈部间隙
  - 内容物:腮腺、CNⅦ颅外部分、淋巴结,下颌后静脉和颈外动脉
  - 筋膜:腮腺间隙由颈深筋膜浅层包绕
  - 重要性:腮腺内CNⅦ、腮腺淋巴结、CNⅦ神经周围肿瘤扩散
- 颈动脉间隙
  - 位置:位于咽旁间隙后方的舌骨上颈部间隙;位于内脏间隙及咽后间隙外侧的舌骨下颈部间隙
    - 起始于颅底颈静脉孔下缘和颈动脉管,延伸至主动脉弓
  - 内容物:CNⅨ~CNⅫ、颈内静脉和颈动脉
  - 筋膜:颈深筋膜的所有3层
  - 重要性:有颈动脉和CNⅩ;鳞状细胞癌淋巴结转移沿浅表边缘分布
- 咽后间隙
  - 位置:位于咽黏膜间隙后方的舌骨上颈部间隙和内脏间隙后方的舌骨下颈部间隙
    - 起始于斜坡;穿过舌骨上颈部间隙–舌骨下颈部间隙至T_3水平(变化范围:C_6~T_6),翼状筋膜与颈深筋膜中层在此处融合
  - 内容物:舌骨上颈部间隙部分内有淋巴结和脂肪;舌骨下颈部间隙部分内无淋巴结
  - 筋膜:前壁筋膜为颈深筋膜中层,后壁筋膜为颈深筋膜深层(翼状筋膜)

- ○ 重要性：向下与危险间隙相交通，可导致感染进入纵隔
- 危险间隙
  - ○ 位于咽后间隙后方的舌骨上和舌骨下颈部间隙；向下延伸入纵隔并到达横膈水平
- 椎周间隙
  - ○ 位置：位于咽后间隙后方、脊柱周围的舌骨上和舌骨下颈部间隙
    - 范围从上方的颅底到下方的锁骨
  - ○ 内容物：椎前部分及椎旁部分内容物
    - 椎前部分：椎体、静脉和动脉、椎前肌群和斜角肌、臂丛和膈神经
    - 椎旁部分：椎体后部结构、肩胛提肌和椎旁肌群
  - ○ 筋膜：由颈深筋膜深层包绕
    - 颈深筋膜深层分为椎前部分和椎旁部分
  - ○ 重要性：椎周间隙恶性肿瘤可能为硬膜外来源
- 内脏间隙
  - ○ 位置：位于舌骨下颈部间隙；延伸入纵隔
  - ○ 内容物：甲状腺和甲状旁腺、气管旁淋巴结、食管、气管和喉返神经
  - ○ 筋膜：内脏间隙由颈深筋膜中层包绕
  - ○ 重要性：气管和食管从内脏间隙穿过
- 颈后间隙
  - ○ 位置：颈后间隙的舌骨上颈部间隙部分起自乳突尖，延伸至锁骨；颈后间隙主体位于舌骨下颈部间隙
  - ○ 内容物：脂肪、CN XI和脊副链淋巴结
  - ○ 筋膜：在颈深筋膜浅层与深层之间
  - ○ 重要性：脊副链淋巴结疾病

（三）重要间隙之间关系

- 咽旁间隙周围的舌骨上颈部间隙
  - ○ 内侧为咽黏膜间隙：咽黏膜间隙肿物导致咽旁间隙向外移位
  - ○ 前方为咀嚼肌间隙：咀嚼肌间隙肿物导致咽旁间隙向后移位
  - ○ 外侧为腮腺间隙：腮腺间隙肿物导致咽旁间隙向内移位
  - ○ 后方为颈动脉间隙：颈动脉间隙肿物导致咽旁间隙向前移位
  - ○ 后内侧为咽后间隙外侧部：咽后间隙外侧部淋巴结肿物导致咽旁间隙向前外侧移位

颅底下面观和冠状面示意图

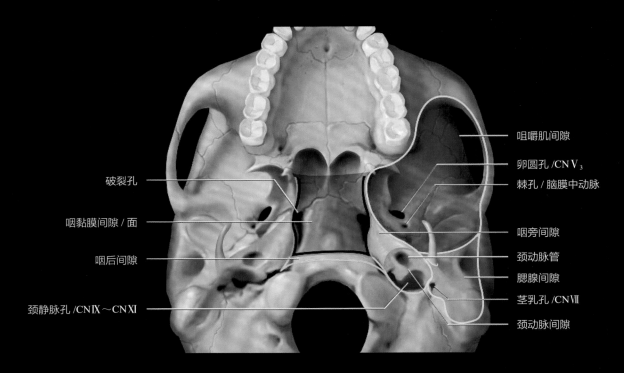

咀嚼肌间隙
卵圆孔 /CN V₃
棘孔 / 脑膜中动脉
咽旁间隙
颈动脉管
腮腺间隙
茎乳孔 /CN Ⅶ
颈动脉间隙

破裂孔
咽黏膜间隙 / 面
咽后间隙
颈静脉孔 /CN Ⅸ～CN Ⅺ

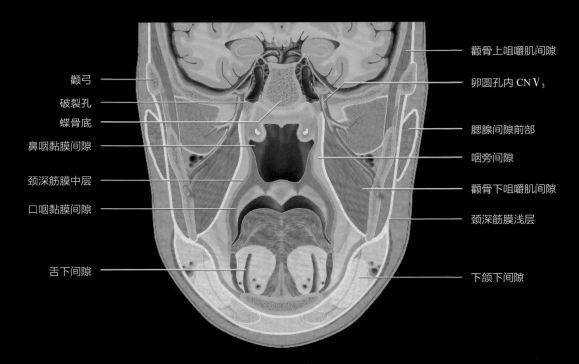

颧弓
破裂孔
蝶骨底
鼻咽黏膜间隙
颈深筋膜中层
口咽黏膜间隙
舌下间隙

颧骨上咀嚼肌间隙
卵圆孔内 CN V₃
腮腺间隙前部
咽旁间隙
颧骨下咀嚼肌间隙
颈深筋膜浅层
下颌下间隙

上 颅底下面观示意图显示舌骨上颈部间隙与颅底的关系。四个间隙与颅底间有重要交通：咀嚼肌间隙（MS）、腮腺间隙（PS）、颈动脉间隙（CS）和咽黏膜间隙（PMS）。腮腺间隙（绿色）恶性肿瘤可沿 CN Ⅶ进入茎乳孔。咀嚼肌间隙（紫色）接收 CN V₃，而 CN Ⅸ～Ⅻ进入颈动脉间隙（红色）。咽黏膜间隙与破裂孔毗邻，在活体中，破裂孔被纤维软骨覆盖。颈深筋膜浅层（黄线）包绕咀嚼间隙和腮腺间隙，中层（粉线）位于咽黏膜间隙非气道侧。**下** 冠状面示意图显示舌骨上颈部间隙与颅底的相互关系，咀嚼间隙与颅底的接触面积最大，包括 CN V₃。咽黏膜间隙邻接蝶骨底和破裂孔

轴位和冠状面示意图

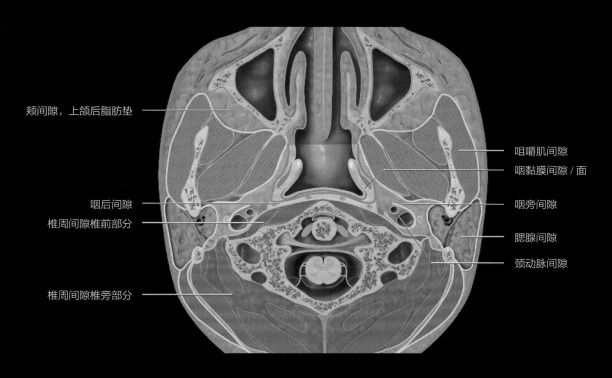

颊间隙，上颌后脂肪垫 —

咽后间隙 —
椎周间隙椎前部分 —

椎周间隙椎旁部分 —

— 咀嚼肌间隙
— 咽黏膜间隙/面
— 咽旁间隙
— 腮腺间隙
— 颈动脉间隙

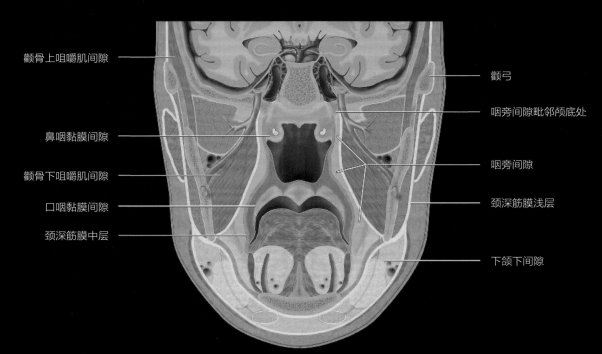

颧骨上咀嚼肌间隙 —

鼻咽黏膜间隙 —

颧骨下咀嚼肌间隙 —

口咽黏膜间隙 —

颈深筋膜中层 —

— 颧弓
— 咽旁间隙毗邻颅底处

— 咽旁间隙

— 颈深筋膜浅层

— 下颌下间隙

上 轴位示意图显示舌骨上颈部间隙。在成对的脂肪填充的咽旁间隙（PPS）周围是此区域极重要的 4 个成对的间隙：咽黏膜间隙、咀嚼肌间隙、腮腺间隙和颈动脉间隙。咽后间隙和椎周间隙为中线区的不成对间隙。咽黏膜间隙肿物导致咽旁间隙向外移位；咀嚼肌间隙肿物导致咽旁间隙向后移位；腮腺间隙肿物导致咽旁间隙向内移位；颈动脉间隙肿物导致咽旁间隙向前移位。
下 冠状面示意图显示咽旁间隙。咽旁间隙为位于舌骨上颈部间隙外侧部的成对、充满脂肪的间隙，与咀嚼肌间隙和咽黏膜间隙之间的颅底毗邻。咽旁间隙与颅底交界处无重要结构。咽旁间隙下部与下颌下间隙后部相交通

轴位示意图

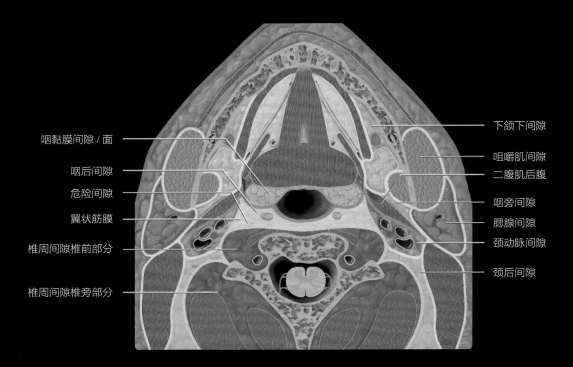

咽黏膜间隙 / 面

咽后间隙

危险间隙

翼状筋膜

椎周间隙椎前部分

椎周间隙椎旁部分

下颌下间隙

咀嚼肌间隙

二腹肌后腹

咽旁间隙

腮腺间隙

颈动脉间隙

颈后间隙

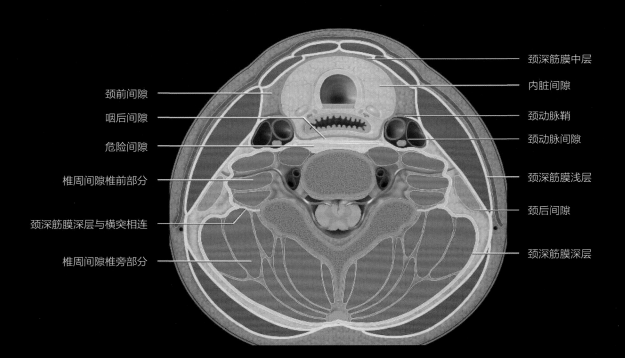

颈前间隙

咽后间隙

危险间隙

椎周间隙椎前部分

颈深筋膜深层与横突相连

椎周间隙椎旁部分

颈深筋膜中层

内脏间隙

颈动脉鞘

颈动脉间隙

颈深筋膜浅层

颈后间隙

颈深筋膜深层

上 轴位示意图显示口咽水平的舌骨上颈部间隙。颈深筋膜浅层（黄线）、中层（粉线）和深层（蓝绿线）勾画出舌骨上颈部间隙。翼状筋膜是将咽后间隙和危险间隙分开的颈深筋膜深层的一层筋膜片。**下** 轴位示意图显示舌骨下颈部间隙的筋膜和间隙。3 层颈深筋膜位于舌骨上和舌骨下颈部间隙。颈动脉鞘由颈深筋膜的所有 3 层组成（颈动脉间隙周围三种颜色的线）。颈深筋膜深层完全包绕椎周间隙，在外侧部向内伸入将其分为椎前和椎旁两部分

矢状位示意图

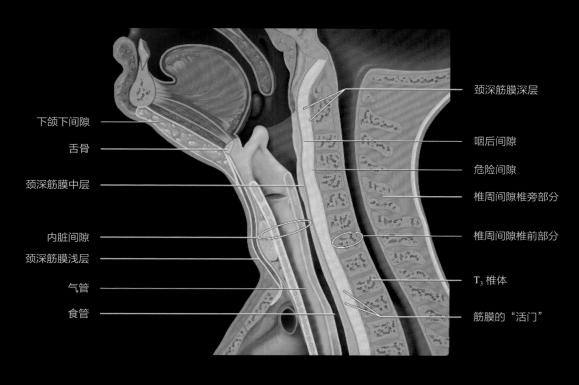

下颌下间隙

舌骨

颈深筋膜中层

内脏间隙
颈深筋膜浅层
气管
食管

颈深筋膜深层

咽后间隙

危险间隙

椎周间隙椎旁部分

椎周间隙椎前部分

T_3 椎体

筋膜的"活门"

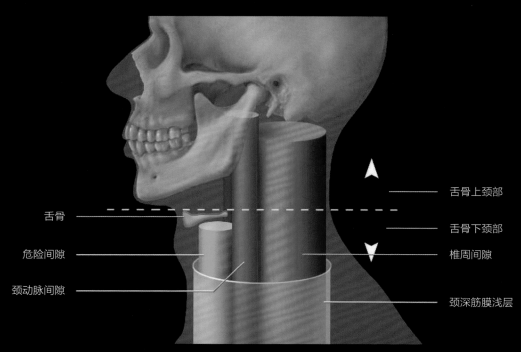

舌骨

危险间隙

颈动脉间隙

舌骨上颈部

舌骨下颈部

椎周间隙

颈深筋膜浅层

上 矢状示意图显示舌骨下颈部的纵向空间关系。在前部，颈深筋膜中层包绕内脏间隙。在脊柱前方，咽后间隙和危险间隙向下延伸入纵隔。注意近 T_3 椎体水平的筋膜活板门，是从咽后间隙进入危险间隙的通道。咽后间隙感染或肿瘤可通过这一播散途径进入纵隔。**下** 颅外头颈部的侧位示意图显示穿过该区域的间隙呈"管状"，对于从颅底到主动脉弓的颈动脉间隙来说更是如此。内脏间隙和椎周间隙均继续向下进入胸腔

舌骨上颈部间隙轴位增强后 CT（一）

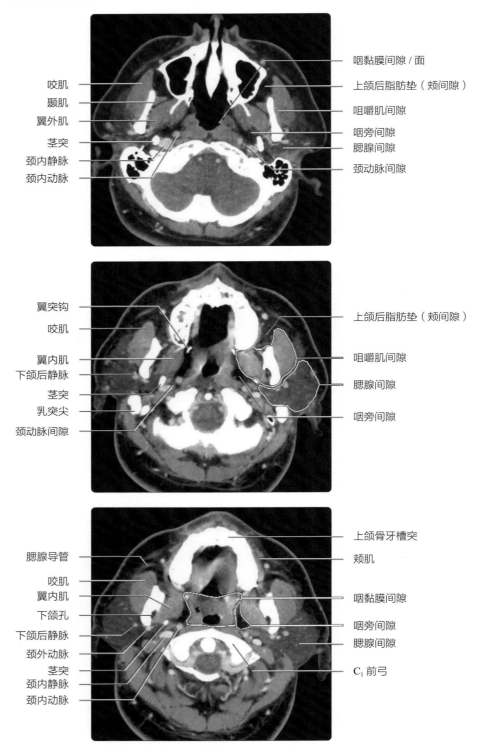

咬肌
颞肌
翼外肌
茎突
颈内静脉
颈内动脉

咽黏膜间隙 / 面
上颌后脂肪垫（颊间隙）
咀嚼肌间隙
咽旁间隙
腮腺间隙
颈动脉间隙

翼突钩
咬肌
翼内肌
下颌后静脉
茎突
乳突尖
颈动脉间隙

上颌后脂肪垫（颊间隙）
咀嚼肌间隙
腮腺间隙
咽旁间隙

腮腺导管
咬肌
翼内肌
下颌孔
下颌后静脉
颈外动脉
茎突
颈内静脉
颈内动脉

上颌骨牙槽突
颊肌
咽黏膜间隙
咽旁间隙
腮腺间隙
C_1 前弓

上 颅外头颈部舌骨上和舌骨下区由上至下 12 幅轴位增强 CT 图像的第 1 幅。鼻咽层面图像显示包绕咽旁间隙的 4 个主要间隙：咽黏膜间隙、咀嚼肌间隙、腮腺间隙和颈动脉间隙。**中** 为上颌窦下方层面，可见茎突位于颈动脉间隙的前外侧。颈深筋膜浅层包绕咀嚼肌间隙和腮腺间隙。前方的颊间隙（BS）没有筋膜包绕。**下** 上颌牙槽突层面，可见在成对、充满脂肪的咽旁间隙之间勾画出的咽黏膜间隙区域。咽黏膜间隙后方为紧凑的咽后间隙和椎周间隙

舌骨上颈部间隙轴位增强后 CT（二）

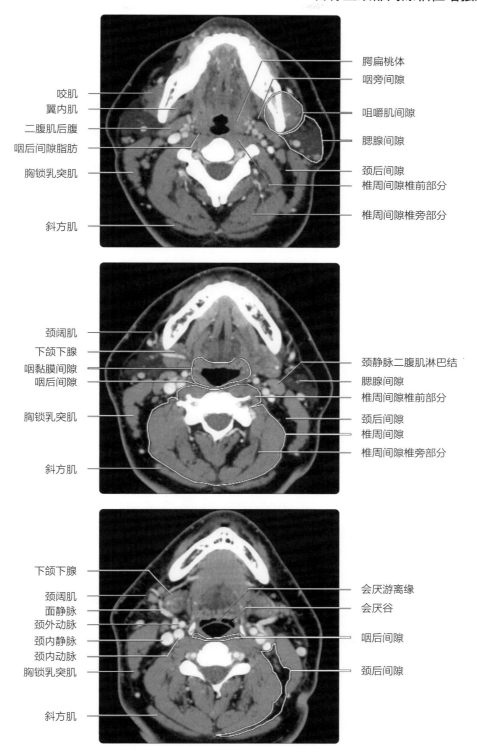

咬肌
翼内肌
二腹肌后腹
咽后间隙脂肪
胸锁乳突肌

斜方肌

腭扁桃体
咽旁间隙
咀嚼肌间隙
腮腺间隙
颈后间隙
椎周间隙椎前部分
椎周间隙椎旁部分

颈阔肌
下颌下腺
咽黏膜间隙
咽后间隙
胸锁乳突肌

斜方肌

颈静脉二腹肌淋巴结
腮腺间隙
椎周间隙椎前部分
颈后间隙
椎周间隙
椎周间隙椎旁部分

下颌下腺
颈阔肌
面静脉
颈外动脉
颈内静脉
颈内动脉
胸锁乳突肌

斜方肌

会厌游离缘
会厌谷
咽后间隙
颈后间隙

（上）下颌骨体层面图像显示二腹肌后腹将腮腺尾部与颈动脉间隙分开。该肌肉的移位方向可确定病变是在腮腺间隙（向后内侧移位）还是在颈动脉间隙（向前外侧移位）。（中）口咽下部层面图像显示勾画的咽黏膜间隙，位于椎周间隙前方，两者之间是咽后间隙，包括位于翼状筋膜前方的真正咽后间隙和位于翼状筋膜后方的危险间隙。将咽后间隙内两个间隙分开的菲薄的翼状筋膜一般不能显示，但其在咽后间隙水肿（如放射治疗后）患者中有可能显示。（下）会厌游离缘层面图像显示勾画的咽后间隙，位于咽黏膜间隙后方。颈后间隙包括脂肪、副神经（CNⅪ）和脊副链淋巴结（5区淋巴结）

舌骨下颈部间隙轴位增强后 CT（三）

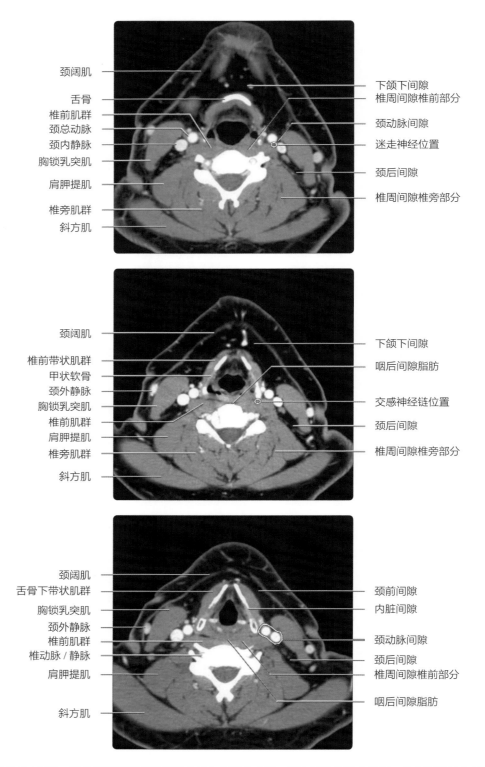

颈阔肌 — 下颌下间隙
舌骨 — 椎周间隙椎前部分
椎前肌群 — 颈动脉间隙
颈总动脉 — 迷走神经位置
颈内静脉 — 颈后间隙
胸锁乳突肌 — 椎周间隙椎旁部分
肩胛提肌
椎旁肌群
斜方肌

颈阔肌 — 下颌下间隙
椎前带状肌群 — 咽后间隙脂肪
甲状软骨 — 交感神经链位置
颈外静脉 — 颈后间隙
胸锁乳突肌 — 椎周间隙椎旁部分
椎前肌群
肩胛提肌
椎旁肌群
斜方肌

颈阔肌 — 颈前间隙
舌骨下带状肌群 — 内脏间隙
胸锁乳突肌 — 颈动脉间隙
颈外静脉 — 颈后间隙
椎前肌群 — 椎周间隙椎前部分
椎动脉/静脉 — 咽后间隙脂肪
肩胛提肌
斜方肌

上 舌骨层面轴位 CT 图像，显示该层面颈动脉间隙内只包含颈总动脉、颈内静脉和迷走神经。前方可见较大的、脂肪填充的下颌下间隙。**中** 喉部声门上层面，颈部外侧可见较大的胸锁乳突肌和斜方肌，两者都由副神经支配。**下** 喉部声门层面，内脏间隙包含下咽、喉和舌骨下带状肌。下咽正后方是咽后间隙，在舌骨下颈部间隙部分只包含脂肪。下颌下间隙向下延伸到舌骨下颈部间隙就成为颈前间隙

舌骨下颈部间隙轴位增强后 CT（四）

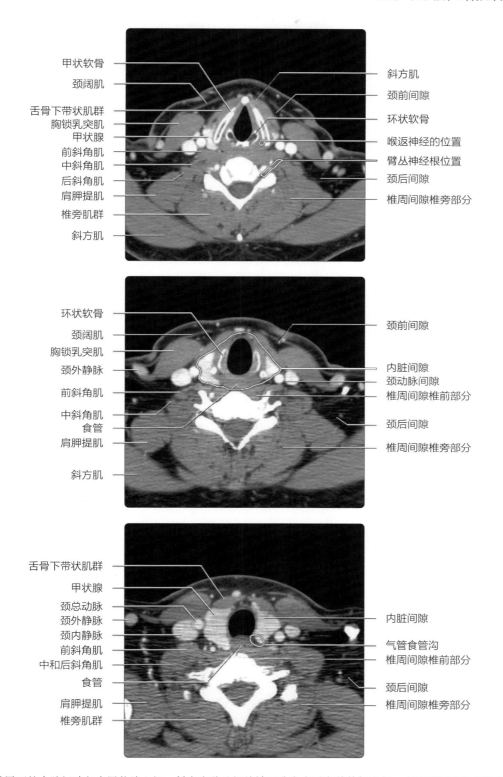

上图标注（从上到下，左侧）：
甲状软骨
颈阔肌
舌骨下带状肌群
胸锁乳突肌
甲状腺
前斜角肌
中斜角肌
后斜角肌
肩胛提肌
椎旁肌群
斜方肌

上图标注（右侧）：
斜方肌
颈前间隙
环状软骨
喉返神经的位置
臂丛神经根位置
颈后间隙
椎周间隙椎旁部分

中图标注（左侧）：
环状软骨
颈阔肌
胸锁乳突肌
颈外静脉
前斜角肌
中斜角肌
食管
肩胛提肌
斜方肌

中图标注（右侧）：
颈前间隙
内脏间隙
颈动脉间隙
椎周间隙椎前部分
颈后间隙
椎周间隙椎旁部分

下图标注（左侧）：
舌骨下带状肌群
甲状腺
颈总动脉
颈外静脉
颈内静脉
前斜角肌
中和后斜角肌
食管
肩胛提肌
椎旁肌群

下图标注（右侧）：
内脏间隙
气管食管沟
椎周间隙椎前部分
颈后间隙
椎周间隙椎旁部分

上 环状软骨层面的内脏间隙包含甲状腺上极。低密度臂丛根从神经孔发出后向前外侧走行，在椎周间隙椎前部分的前斜角肌和中斜角肌之间通过。**中** 此层面的内脏间隙包括高密度的甲状腺、颈部食管上段和环状软骨。颈深筋膜中层包绕内脏间隙。**下** 颈部气管上部层面的内脏间隙内含有甲状腺、甲状旁腺（看不见）、气管和颈部食管。气管食管沟区域包括喉返神经和气管旁淋巴结链。分化型甲状腺癌通过气管旁淋巴结链进入纵隔

颈胸交界区轴位增强后 CT

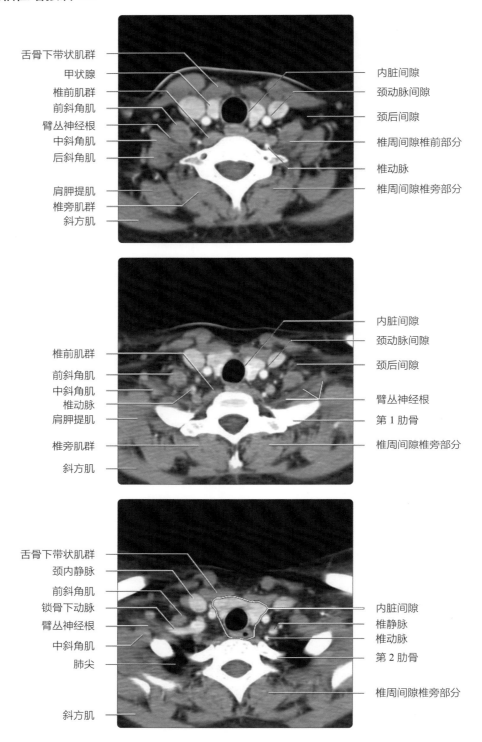

舌骨下带状肌群
甲状腺
椎前肌群
前斜角肌
臂丛神经根
中斜角肌
后斜角肌

肩胛提肌
椎旁肌群
斜方肌

内脏间隙
颈动脉间隙
颈后间隙

椎周间隙椎前部分

椎动脉

椎周间隙椎旁部分

椎前肌群

前斜角肌
中斜角肌
椎动脉
肩胛提肌

椎旁肌群

斜方肌

内脏间隙
颈动脉间隙
颈后间隙

臂丛神经根

第 1 肋骨

椎周间隙椎旁部分

舌骨下带状肌群
颈内静脉

前斜角肌
锁骨下动脉
臂丛神经根

中斜角肌

肺尖

斜方肌

内脏间隙
椎静脉
椎动脉
第 2 肋骨

椎周间隙椎旁部分

上 下颈部和颈胸交界区由上至下轴位增强后 CT 3 幅图像中的第 1 幅，显示椎周间隙椎前部分的前、中和后斜角肌，可见前斜角肌和中斜角肌之间的臂丛神经根。**中** 第 1 胸椎和第 1 肋骨层面，可清楚地显示臂丛神经根前方的前斜角肌。内脏间隙包括甲状腺、甲状旁腺（CT 上看不见）、颈部食管和气管。**下** 肺尖层面图像，勾画的区域为颈深筋膜中层包绕的内脏间隙。右锁骨下动脉与臂丛神经根一起在前斜角肌和中斜角肌之间穿过

轴位 T₁WI（一）

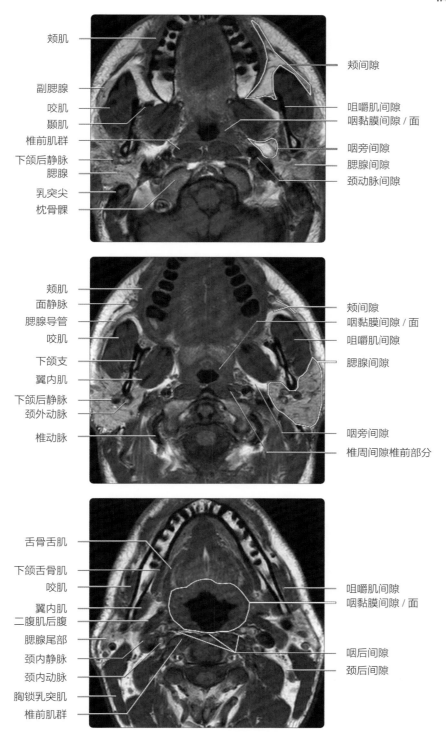

颊肌
副腮腺
咬肌
颞肌
椎前肌群
下颌后静脉
腮腺
乳突尖
枕骨髁

颊间隙
咀嚼肌间隙
咽黏膜间隙/面
咽旁间隙
腮腺间隙
颈动脉间隙

颊肌
面静脉
腮腺导管
咬肌
下颌支
翼内肌
下颌后静脉
颈外动脉
椎动脉

颊间隙
咽黏膜间隙/面
咀嚼肌间隙
腮腺间隙
咽旁间隙
椎周间隙椎前部分

舌骨舌肌
下颌舌骨肌
咬肌
翼内肌
二腹肌后腹
腮腺尾部
颈内静脉
颈内动脉
胸锁乳突肌
椎前肌群

咀嚼肌间隙
咽黏膜间隙/面
咽后间隙
颈后间隙

上 舌骨上和舌骨下颈部间隙由上至下 6 幅轴位 T₁WI 图像中的第 1 幅。此图勾画出了左侧颊间隙，内侧界为颊肌，后界为咀嚼肌间隙，外侧界为腮腺间隙，前界为面部表情肌和封套筋膜。向下与下颌下间隙融合在一起。颊间隙与相邻间隙之间的筋膜不完整，疾病容易播散。颊间隙内有脂肪、小涎腺、腮腺导管、淋巴结、面静脉、面动脉、角动脉、颊动脉，以及面神经和下颌神经的颊支。咽旁间隙为脂肪填充区域，周围为咽黏膜间隙、咀嚼肌间隙、腮腺间隙和颈动脉间隙。**中** 下颌牙齿层面，腮腺间隙位于咀嚼肌间隙后方，两者都为颈深筋膜浅层包绕。**下** 咽黏膜间隙由前方的舌扁桃体和外侧的腭扁桃体组成，咽黏膜间隙后面的脂肪带是咽后间隙，再后面是椎周间隙的椎前部分。二腹肌后腹将颈动脉间隙与腮腺间隙分开

轴位 T₁WI（二）

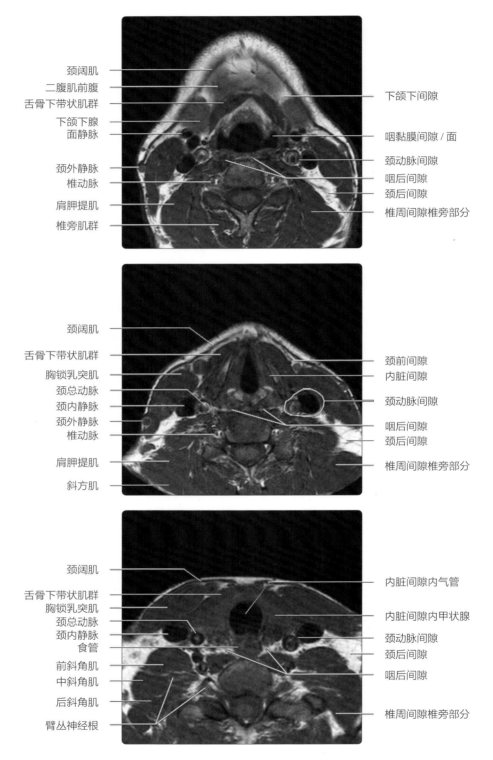

颈阔肌
二腹肌前腹
舌骨下带状肌群
下颌下腺
面静脉

颈外静脉
椎动脉

肩胛提肌
椎旁肌群

下颌下间隙

咽黏膜间隙 / 面
颈动脉间隙
咽后间隙
颈后间隙
椎周间隙椎旁部分

颈阔肌
舌骨下带状肌群
胸锁乳突肌
颈总动脉
颈内静脉
颈外静脉
椎动脉
肩胛提肌
斜方肌

颈前间隙
内脏间隙
颈动脉间隙
咽后间隙
颈后间隙
椎周间隙椎旁部分

颈阔肌
舌骨下带状肌群
胸锁乳突肌
颈总动脉
颈内静脉
食管
前斜角肌
中斜角肌
后斜角肌
臂丛神经根

内脏间隙内气管
内脏间隙内甲状腺
颈动脉间隙
颈后间隙
咽后间隙
椎周间隙椎旁部分

上 可见舌骨下颈部间隙的内脏间隙，为颈深筋膜中层包绕，包含舌骨下带状肌群、梨状窝（PS）和会厌。**中** 真声带层面同时可见颈前间隙和颈后间隙，颈前间隙为下颌下间隙在舌骨下颈部间隙的直接延续。颈动脉间隙由颈动脉鞘包绕。颈总动脉、颈内静脉和迷走神经位于舌骨下颈动脉间隙。**下** 气管上段层面显示甲状腺是内脏间隙中最大的结构，甲状旁腺、颈部气管和食管、气管旁淋巴结和喉返神经都位于内脏间隙内

轴位 T₂WI

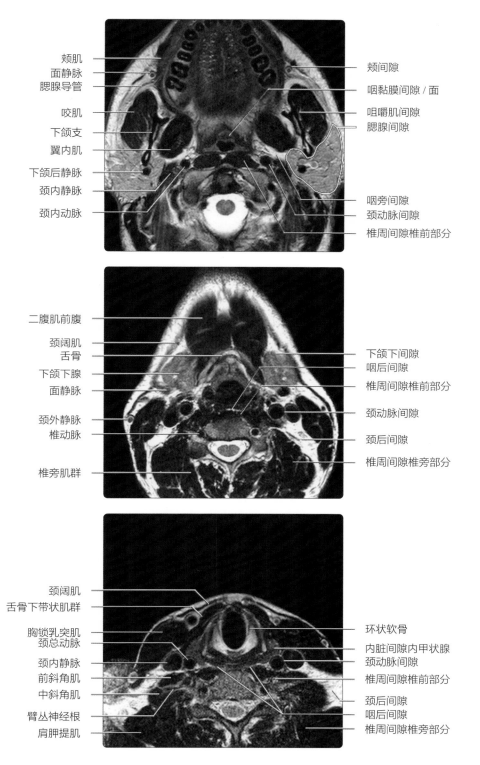

颊肌
面静脉
腮腺导管
咬肌
下颌支
翼内肌
下颌后静脉
颈内静脉
颈内动脉

颊间隙
咽黏膜间隙/面
咀嚼肌间隙
腮腺间隙
咽旁间隙
颈动脉间隙
椎周间隙椎前部分

二腹肌前腹
颈阔肌
舌骨
下颌下腺
面静脉
颈外静脉
椎动脉
椎旁肌群

下颌下间隙
咽后间隙
椎周间隙椎前部分
颈动脉间隙
颈后间隙
椎周间隙椎旁部分

颈阔肌
舌骨下带状肌群
胸锁乳突肌
颈总动脉
颈内静脉
前斜角肌
中斜角肌
臂丛神经根
肩胛提肌

环状软骨
内脏间隙内甲状腺
颈动脉间隙
椎周间隙椎前部分
颈后间隙
咽后间隙
椎周间隙椎旁部分

上 上颌骨牙槽嵴层面颈部轴位 T₂WI 3 幅图像中的第 1 幅，显示脂肪填充的咽旁间隙周围的 4 个关键间隙，分别是咽黏膜间隙、咀嚼肌间隙、腮腺间隙及颈动脉间隙。腮腺间隙和咀嚼肌间隙由颈深筋膜浅层包绕。**中** 舌骨层面图像可见位于颈阔肌深处的下颌下间隙内较大的下颌下腺。**下** 环状软骨层面可见椎周间隙的椎前和椎旁部分。臂丛神经根在前斜角肌和中斜角肌之间离开椎前部分，进入颈动脉间隙后部脂肪，再向腋窝走行

冠状面 T₁WI

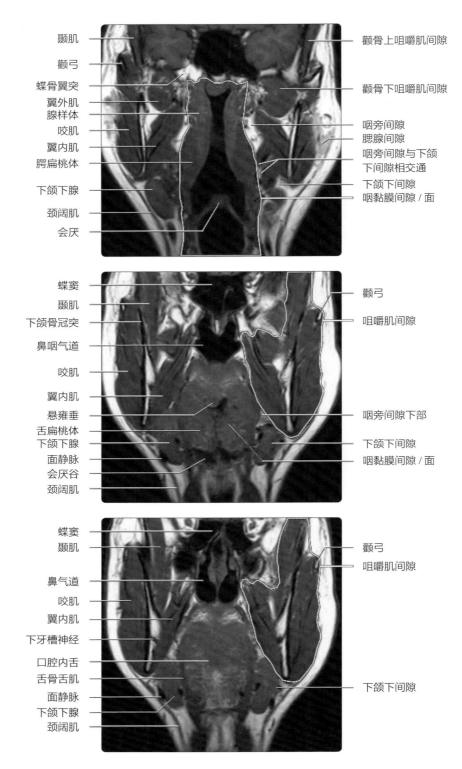

颞肌
颧弓
蝶骨翼突
翼外肌
腺样体
咬肌
翼内肌
腭扁桃体
下颌下腺
颈阔肌
会厌

颧骨上咀嚼肌间隙
颧骨下咀嚼肌间隙
咽旁间隙
腮腺间隙
咽旁间隙与下颌
下间隙相交通
下颌下间隙
咽黏膜间隙 / 面

蝶窦
颞肌
下颌骨冠突
鼻咽气道
咬肌
翼内肌
悬雍垂
舌扁桃体
下颌下腺
面静脉
会厌谷
颈阔肌

颧弓
咀嚼肌间隙
咽旁间隙下部
下颌下间隙
咽黏膜间隙 / 面

蝶窦
颞肌
鼻气道
咬肌
翼内肌
下牙槽神经
口腔内舌
舌骨舌肌
面静脉
下颌下腺
颈阔肌

颧弓
咀嚼肌间隙
下颌下间隙

上 由后至前的 3 幅冠状面 T₁WI 图像中的第 1 幅，显示咽黏膜间隙从鼻咽到下咽。 头颈部最常见的恶性肿瘤来自咽黏膜间隙，包括黏膜鳞状细胞癌、扁桃体非霍奇金淋巴瘤和小涎腺恶性肿瘤。 **中** 勾画出了咀嚼肌间隙，记住此间隙包括颧骨上及颧骨下两部分。 由于颧弓间没有 "水平方向筋膜"，疾病可在咀嚼肌间隙的颧骨上和颧骨下部分之间扩散。 **下** 经鼻后部的图像可见 3 块主要的咀嚼肌，即咬肌、翼内肌和颞肌

横切面超声（一）

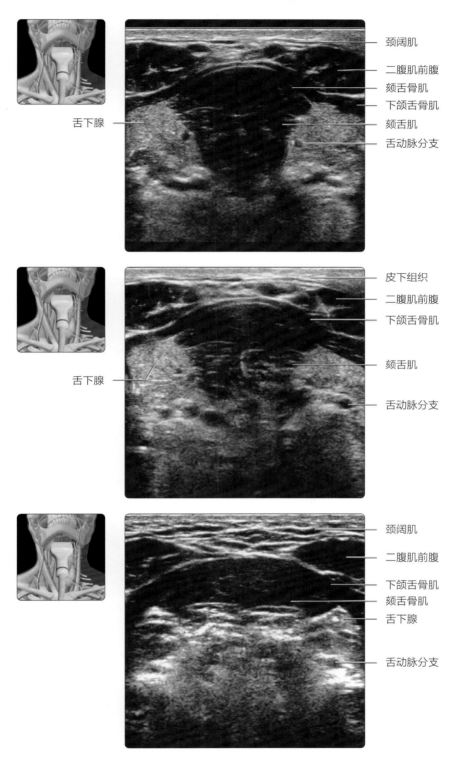

颈阔肌
二腹肌前腹
颏舌骨肌
下颌舌骨肌
颏舌肌
舌动脉分支
舌下腺

皮下组织
二腹肌前腹
下颌舌骨肌
颏舌肌
舌动脉分支
舌下腺

颈阔肌
二腹肌前腹
下颌舌骨肌
颏舌骨肌
舌下腺
舌动脉分支

上 颏下和舌下区前部的横切面灰度超声图像。下颌舌骨肌是舌下间隙（下颌舌骨平面的深处）和下颌下间隙（肌肉的浅表面）分开的标志。舌下腺表现为颏舌骨肌／颏舌肌外侧的均匀高回声结构。舌动脉分支在横切面灰度超声图像上很容易显示。下颌下腺导管沿舌血管分布，下颌下腺结石嵌顿在此位置。**中** 略靠后方的横切面灰度超声图像可清楚显示舌根部的舌外肌。**下** 横切面灰度超声图像显示更靠后的颏下区

能量多普勒超声和横切面超声

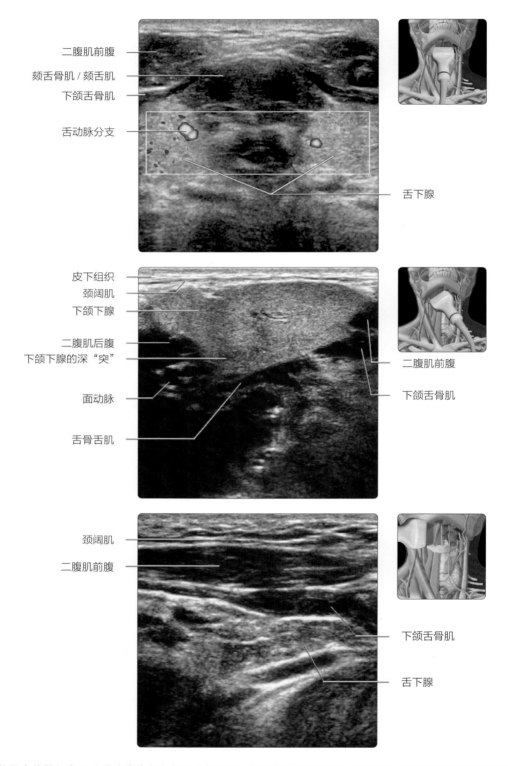

二腹肌前腹

颏舌骨肌 / 颏舌肌

下颌舌骨肌

舌动脉分支

舌下腺

皮下组织
颈阔肌
下颌下腺

二腹肌后腹
下颌下腺的深"突"

面动脉

舌骨舌肌

二腹肌前腹

下颌舌骨肌

颈阔肌

二腹肌前腹

下颌舌骨肌

舌下腺

上 颏下区能量多普勒超声显示舌动脉分支内存在彩色血流。使用多普勒检查有助于鉴别动脉与扩张的下颌下导管。**中** 颌下区偏外侧的横向灰度超声显示下颌下腺。下颌下腺是该区的关键结构，通过其均匀的回声很容易识别。腺体横跨于下颌舌骨肌和二腹肌后腹。**下** 旁矢状纵切面灰度超声显示颏下区。舌下腺位于二腹肌前腹和下颌舌骨肌下方的舌下间隙（下颌舌骨肌深处）内

横切面超声（二）

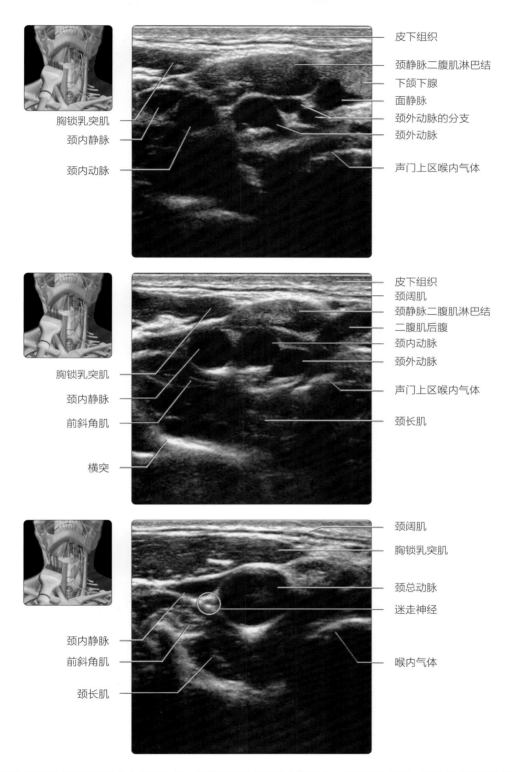

皮下组织
颈静脉二腹肌淋巴结
下颌下腺
面静脉
颈外动脉的分支
颈外动脉
声门上区喉内气体

胸锁乳突肌
颈内静脉
颈内动脉

皮下组织
颈阔肌
颈静脉二腹肌淋巴结
二腹肌后腹
颈内动脉
颈外动脉
声门上区喉内气体
颈长肌

胸锁乳突肌
颈内静脉
前斜角肌

横突

颈阔肌
胸锁乳突肌

颈总动脉

迷走神经

颈内静脉
前斜角肌

喉内气体

颈长肌

上 上颈部连续横切面灰度超声图像中的第 1 幅，清楚显示了关键的血管标志，包括颈内动脉、颈外动脉和颈内静脉。在上颈部的颈动脉表面常可显示最上方和最大的颈深淋巴结（即颈静脉二腹肌淋巴结），常表现为椭圆形低回声和淋巴结门。**中** 显示横切面上的颈动脉分叉。颈外动脉位于颈内动脉内侧，较颈内动脉细。**下** 在颈动脉分叉层面下方，清楚显示颈总动脉、颈内静脉和迷走神经，这些结构是颈动脉鞘内的主要结构

横切面超声（三）

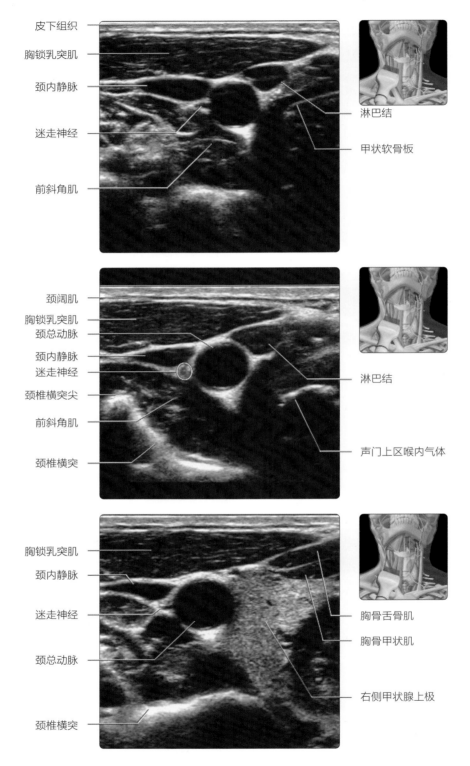

皮下组织
胸锁乳突肌
颈内静脉
迷走神经
前斜角肌

淋巴结
甲状软骨板

颈阔肌
胸锁乳突肌
颈总动脉
颈内静脉
迷走神经
颈椎横突尖
前斜角肌
颈椎横突

淋巴结

声门上区喉内气体

胸锁乳突肌
颈内静脉
迷走神经
颈总动脉
颈椎横突

胸骨舌骨肌
胸骨甲状肌

右侧甲状腺上极

上 颈中部层面连续横切面灰度超声的第 1 幅图。颈深淋巴结常沿颈动脉鞘主要血管前部分布，表现为椭圆形低回声，具有正常的淋巴结门和淋巴结门血管分布。**中** 为颈中部横切面。在此层面，颈总动脉、颈内静脉和迷走神经是颈动脉鞘内的主要结构。迷走神经通常位于颈总动脉和颈内静脉之间，呈圆形的低回声小结节，中央有一回声点。**下** 为颈中部层面。超声检查一般无法显示环状软骨，但在该层面恰好同时看见了甲状腺上极

咽旁间隙
Parapharyngeal Space

何雪颖 于文玲 **译** 鲜军舫 **校**

一、术语

（一）缩略语
- 咽旁间隙（PPS）

（二）同义词
- 一些作者将咽旁间隙定义得更广泛，分为茎突前间隙和茎突后间隙
- 在本书中，咽旁间隙指茎突前咽旁间隙，颈动脉间隙（CS）指茎突后咽旁间隙

（三）定义
- 咽旁间隙：为位于一侧舌骨上颈部（SHN）间隙的中央、充满脂肪的间隙，大部分重要的间隙都位于其周围
  - 周围的重要间隙是咽黏膜间隙（PMS）、咀嚼肌间隙（MS）、腮腺间隙（PS）和颈动脉间隙（CS）

二、影像学解剖

（一）概述
- 咽旁间隙内容物很少，因此，实际上起源于此间隙的疾病比较少
  - 咽旁间隙疾病常源自相邻间隙（咽黏膜间隙、咀嚼肌间隙、腮腺间隙和颈动脉间隙），继发蔓延至咽旁间隙
- 咽旁间隙的重要性主要是因为其在 CT 和 MRI 上显示较清楚，以及周围间隙肿物导致其移位的方向
  - 咽旁间隙移位模式有助于确定病变的实际起源间隙
    - 咽黏膜间隙肿物向外推压咽旁间隙
    - 咀嚼肌间隙肿物向后推压咽旁间隙
    - 腮腺间隙肿物向内推压咽旁间隙
    - 颈动脉间隙肿物向前推压咽旁间隙
    - 咽后间隙外侧部肿物（淋巴结）向前外方推压咽旁间隙
  - 结合肿物中心与咽旁间隙的移位方向，可较准确地确定舌骨上颈部间隙肿物的"起源间隙"

（二）范围
- 在上下方向上为新月形脂肪填充的间隙，从上方的颅底一直到下方的舌骨上角

（三）解剖关系
- 咽旁间隙作为将其他舌骨上颈部间隙相互分开的脂肪管道，发挥着"电梯井"的作用，来自相邻间隙的感染和肿瘤可经此从颅底扩散到舌骨
- 在下方，咽旁间隙下部与下颌下间隙之间没有筋膜分隔
  - 因此咽旁间隙下方与下颌下间隙后方存在直接的交通
- 在上方，咽旁间隙与颅底在岩尖下表面的平缓三角形区域接合
  - 此附着区没有颅底孔道
- 周围间隙包括
  - 内侧的咽黏膜间隙
  - 前外侧的咀嚼肌间隙
  - 外侧的腮腺间隙
  - 后侧的颈动脉间隙
  - 后内侧的咽后间隙

（四）内容物
- 咽旁间隙内没有黏膜、肌肉、骨骼、淋巴结或大涎腺组织
  - 因此很少有病变原发于咽旁间隙
- 咽旁间隙主要内容物
  - 脂肪：是关键成分，即使舌骨上颈部间隙肿物很大，也很容易辨别出咽旁间隙
  - 小涎腺（异位，罕见）
  - 颌内动脉
  - 咽升动脉
  - 翼状静脉丛（小部分，大部分位于咀嚼肌间隙）

（五）咽旁间隙筋膜
- 咽旁间隙的筋膜缘复杂，由颈深筋膜的不同层组成
  - 咽旁间隙内侧筋膜缘
    - 由颈深筋膜中层组成，位于咽黏膜间隙外侧缘，呈曲线形
  - 咽旁间隙外侧筋膜缘
    - 由颈深筋膜浅层内侧筋膜片构成，位于咀嚼肌间隙和腮腺间隙的深部边缘
  - 咽旁间隙后侧筋膜缘
    - 由颈深筋膜深层构成，位于咽后间隙前外侧缘和颈动脉鞘（由颈深筋膜的所有三层组成）前部

三、解剖成像要点

（一）关注要点
- 因为咽旁间隙的正常解剖内容物很少，所以源自咽旁间隙的病变很少
  - 见于咽旁间隙的罕见病变包括良性混合瘤（来自咽旁间隙残余的小涎腺）、脂肪瘤和不典型的第二鳃裂囊肿
  - 如果病变原发于咽旁间隙，那么其必须为咽旁间隙脂肪完全包绕
  - 在大多数咽旁间隙原发病灶的病例中，仔细观察后，可发现病变与周围的某个间隙（常为腮腺间隙）相连
- 咽旁间隙脂肪移位是分析舌骨上颈部间隙肿物的关键影像学特征

（二）推荐的影像学检查方法
- MRI 显示颅底、脑膜和神经周围扩散性病变较好
  - 脂肪抑制增强后 T_1WI 很难看清咽旁间隙内的脂肪

（三）影像学易犯的错误
- 记住大多数咽旁间隙病变来自邻近的舌骨上颈部间隙

四、临床意义

临床重要性
- 由于咽旁间隙向下延伸进入下颌下间隙，咽旁间隙病变可表现为"下颌骨角"样肿物
- 但是，大多数咽旁间隙内的病变不能通过体格检查来评估

咽旁间隙示意图（一）

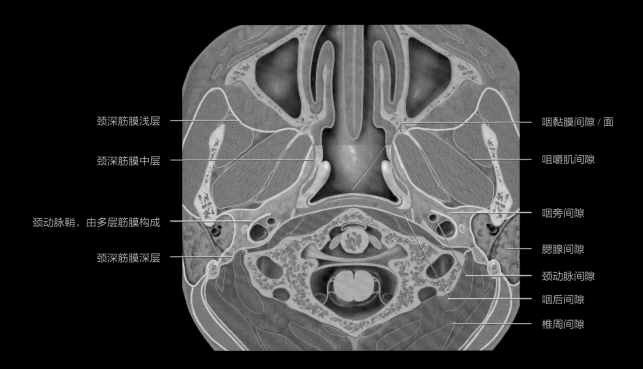

颈深筋膜浅层

颈深筋膜中层

颈动脉鞘，由多层筋膜构成

颈深筋膜深层

咽黏膜间隙／面

咀嚼肌间隙

咽旁间隙

腮腺间隙

颈动脉间隙

咽后间隙

椎周间隙

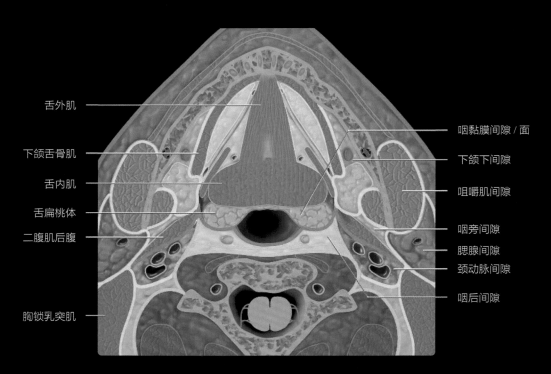

舌外肌

下颌舌骨肌

舌内肌

舌扁桃体

二腹肌后腹

胸锁乳突肌

咽黏膜间隙／面

下颌下间隙

咀嚼肌间隙

咽旁间隙

腮腺间隙

颈动脉间隙

咽后间隙

上 鼻咽层面正常咽旁间隙的轴位示意图显示其复杂的筋膜缘，内容物仅有脂肪成分。周围的咽黏膜间隙、咀嚼肌间隙、腮腺间隙和颈动脉间隙发生肿物时，推压咽旁间隙致其移位，咽旁间隙移位模式可有助于确定舌骨上颈部间隙肿物的起源间隙。**下** 口咽下部层面的轴位示意图显示咽旁间隙脂肪层位于二腹肌后腹的紧前外侧。在此层面下方，咽旁间隙与前方的下颌下间隙相通。图中黄线代表颈深筋膜浅层，粉线为颈深筋膜中层，蓝线为颈深筋膜深层

咽旁间隙示意图（二）

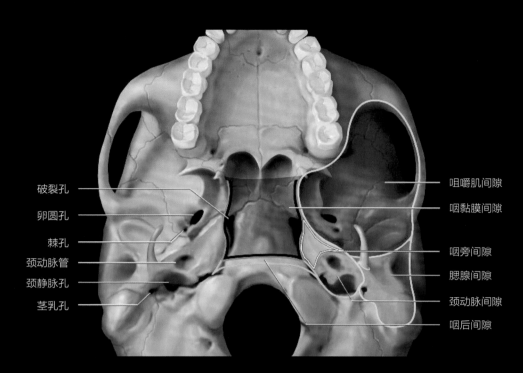

破裂孔 —
卵圆孔 —
棘孔 —
颈动脉管 —
颈静脉孔 —
茎乳孔 —

— 咀嚼肌间隙
— 咽黏膜间隙
— 咽旁间隙
— 腮腺间隙
— 颈动脉间隙
— 咽后间隙

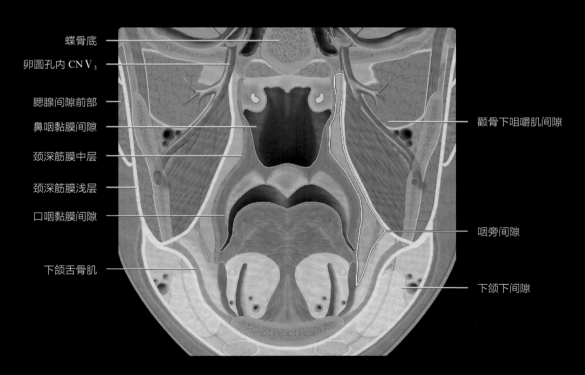

蝶骨底 —
卵圆孔内 CN V$_3$ —
腮腺间隙前部 —
鼻咽黏膜间隙 —
颈深筋膜中层 —
颈深筋膜浅层 —
口咽黏膜间隙 —
下颌舌骨肌 —

— 颧骨下咀嚼肌间隙
— 咽旁间隙
— 下颌下间隙

上 舌骨上颈部间隙与颅底接合处的轴位示意图，主要显示咽旁间隙，咽旁间隙与颅底下表面接合，该接合区无重要结构。
下 舌骨上颈部间隙冠状面示意图，显示其与上方颅底和下方下颌下间隙的接合。咽旁间隙与颅底接合区无重要结构。向下沿下颌舌骨肌的后缘进入到下颌下间隙后部。由于这种解剖结构关系，累及咽旁间隙的感染或恶性肿瘤可能表现为下方的"下颌角"样肿物

轴位增强后 CT（一）

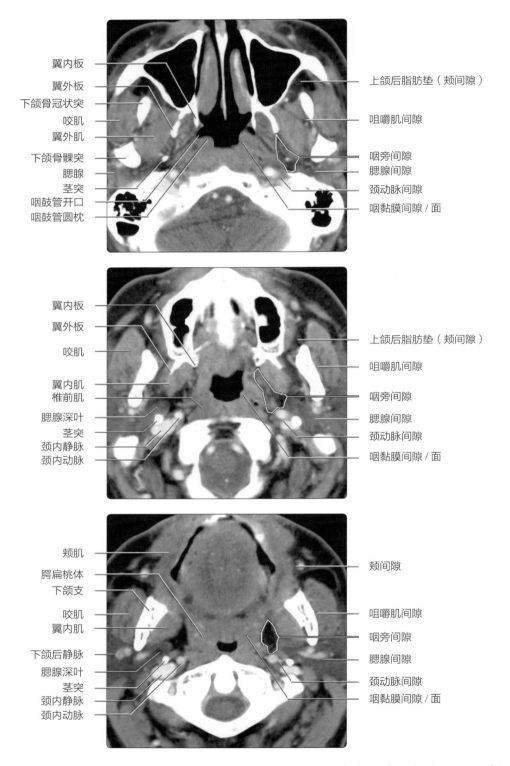

翼内板
翼外板
下颌骨冠状突
咬肌
翼外肌
下颌骨髁突
腮腺
茎突
咽鼓管开口
咽鼓管圆枕

上颌后脂肪垫（颊间隙）
咀嚼肌间隙
咽旁间隙
腮腺间隙
颈动脉间隙
咽黏膜间隙 / 面

翼内板
翼外板
咬肌
翼内肌
椎前肌
腮腺深叶
茎突
颈内静脉
颈内动脉

上颌后脂肪垫（颊间隙）
咀嚼肌间隙
咽旁间隙
腮腺间隙
颈动脉间隙
咽黏膜间隙 / 面

颊肌
腭扁桃体
下颌支
咬肌
翼内肌
下颌后静脉
腮腺深叶
茎突
颈内静脉
颈内动脉

颊间隙
咀嚼肌间隙
咽旁间隙
腮腺间隙
颈动脉间隙
咽黏膜间隙 / 面

上 舌骨上颈部间隙由上至下 6 幅轴位增强后 CT 图像中的第 1 幅，显示与颅底接合前的咽旁间隙上部。可见咽旁间隙周围的 4 个主要间隙，即咽黏膜间隙、咀嚼肌间隙、腮腺间隙和颈动脉间隙。**中** 在上颌窦下部层面，咽旁间隙形状复杂。咽旁间隙的外侧缘是腮腺的深叶。**下** 在口咽中部层面，咽旁间隙的整个内缘为腭扁桃体。很容易看出，如果腭扁桃体鳞状细胞癌向深部浸润，会马上进入咽旁间隙脂肪，将其从内向外推压

轴位增强后 CT（二）

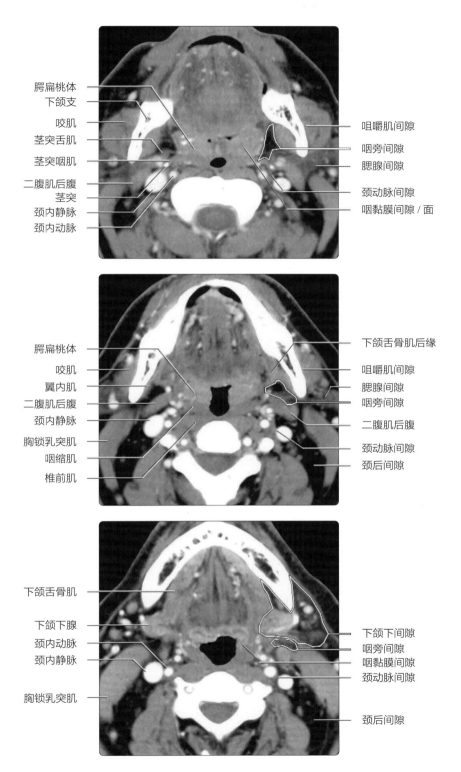

膊扁桃体
下颌支
咬肌
茎突舌肌
茎突咽肌
二腹肌后腹
茎突
颈内静脉
颈内动脉

咀嚼肌间隙
咽旁间隙
腮腺间隙
颈动脉间隙
咽黏膜间隙 / 面

膊扁桃体
咬肌
翼内肌
二腹肌后腹
颈内静脉
胸锁乳突肌
咽缩肌
椎前肌

下颌舌骨肌后缘
咀嚼肌间隙
腮腺间隙
咽旁间隙
二腹肌后腹
颈动脉间隙
颈后间隙

下颌舌骨肌
下颌下腺
颈内动脉
颈内静脉
胸锁乳突肌

下颌下间隙
咽旁间隙
咽黏膜间隙
颈动脉间隙
颈后间隙

上 咽旁间隙向前指向下颌下间隙。在其下方层面，将与该区的下颌下间隙后上方相交通。可见咽旁间隙后缘的茎突咽肌和茎突舌肌。**中** 下颌体层面，在二腹肌后腹正前方、下颌舌骨肌正后方可见咽旁间隙进入下颌下间隙上部。**下** 下颌下间隙上部层面，可见咽旁间隙下方与下颌下间隙融合。记住在下颌舌骨肌后缘，没有筋膜将咽旁间隙下部、下颌下间隙后部和舌下间隙分隔开

轴位 T₁WI（一）

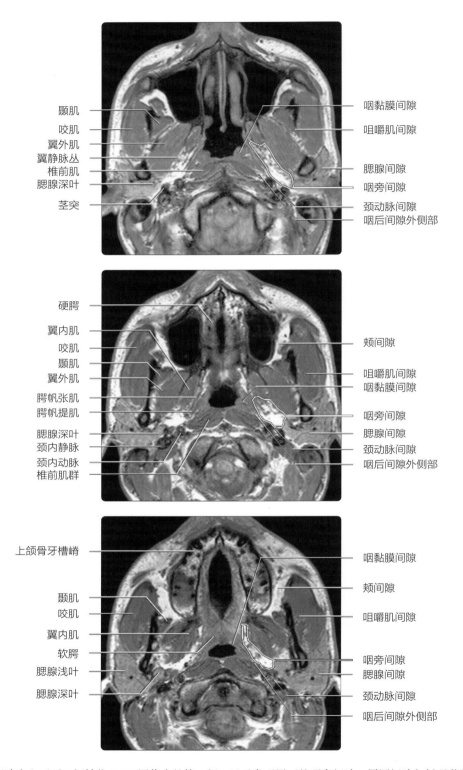

颞肌
咬肌
翼外肌
翼静脉丛
椎前肌
腮腺深叶
茎突

咽黏膜间隙
咀嚼肌间隙
腮腺间隙
咽旁间隙
颈动脉间隙
咽后间隙外侧部

硬腭
翼内肌
咬肌
颞肌
翼外肌
腭帆张肌
腭帆提肌
腮腺深叶
颈内静脉
颈内动脉
椎前肌群

颊间隙
咀嚼肌间隙
咽黏膜间隙
咽旁间隙
腮腺间隙
颈动脉间隙
咽后间隙外侧部

上颌骨牙槽嵴
颞肌
咬肌
翼内肌
软腭
腮腺浅叶
腮腺深叶

咽黏膜间隙
颊间隙
咀嚼肌间隙
咽旁间隙
腮腺间隙
颈动脉间隙
咽后间隙外侧部

上 舌骨上颈部间隙由上至下 6 幅轴位 T₁WI 图像中的第 1 幅，显示鼻咽层面的咽旁间隙。周围间隙包括咽黏膜间隙、咀嚼肌间隙、腮腺间隙和颈动脉间隙。咽后间隙外侧部为咽旁间隙的后内缘。**中** 在硬腭层面，沿着右侧咽旁间隙的前内侧缘可见到腭帆张肌和腭帆提肌的后缘。**下** 在上颌骨牙槽嵴层面，左侧咽旁间隙边缘按顺时针顺序依次为翼内肌、腮腺深叶、颈内动脉、咽外侧壁和软腭

轴位 T₁WI（二）

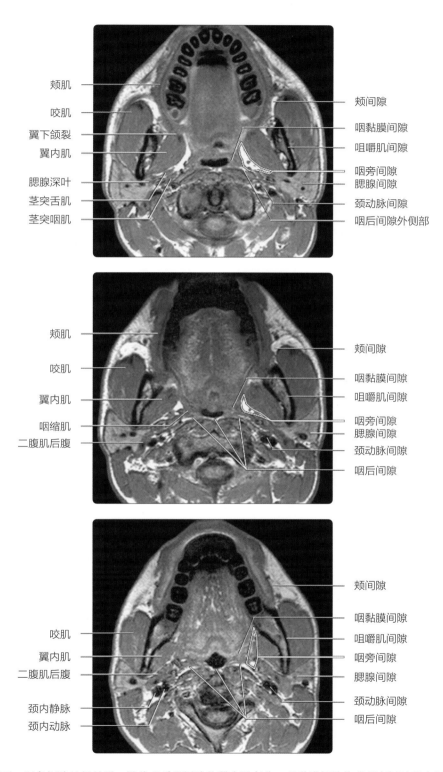

颊肌
咬肌
翼下颌裂
翼内肌
腮腺深叶
茎突舌肌
茎突咽肌

颊间隙
咽黏膜间隙
咀嚼肌间隙
咽旁间隙
腮腺间隙
颈动脉间隙
咽后间隙外侧部

颊肌
咬肌
翼内肌
咽缩肌
二腹肌后腹

颊间隙
咽黏膜间隙
咀嚼肌间隙
咽旁间隙
腮腺间隙
颈动脉间隙
咽后间隙

咬肌
翼内肌
二腹肌后腹
颈内静脉
颈内动脉

颊间隙
咽黏膜间隙
咀嚼肌间隙
咽旁间隙
腮腺间隙
颈动脉间隙
咽后间隙

上 在上颌牙齿层面，咽旁间隙呈新月形，沿着咀嚼肌间隙的翼内肌弯曲。咽黏膜间隙构成咽旁间隙的内侧缘，后内侧缘为咽后间隙外侧部构成，后外侧缘为颈动脉间隙构成，外侧缘为腮腺深叶。**中** 在口咽中部层面的图像中，咽旁间隙沿其下缘逐渐变小。**下** 在下颌牙齿层面的图像中，可见咽旁间隙"指向"前方，在此与下颌下间隙的后上缘汇合，咽旁间隙的脓肿和肿瘤可经此途径进入下颌下间隙

冠状面 T₁WI

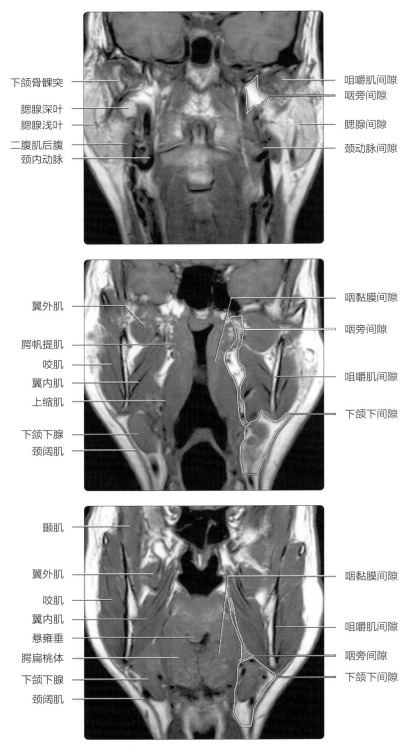

上 舌骨上颈部间隙由后至前3幅冠状面 T₁WI 图像中的第1幅，下颌骨髁突层面，可见咽旁间隙后部位于腮腺深叶的内侧。**中** 显示咽旁间隙，从上面与颅底的接合处到下面与下颌下间隙的汇合处。与颅底的接合区没有重要结构。记住咽旁间隙下部和下颌下间隙后部之间没有筋膜存在。**下** 在咽旁间隙前部层面，可见咽旁间隙和下颌下间隙之间的连接处。下颌下间隙疾病，尤其是脓肿，有时可经此连接向上扩散到咽旁间隙

咽黏膜间隙
Pharyngeal Mucosal Space

何雪颖 于文玲 **译** 鲜军舫 **校**

一、术语

（一）缩略语
- 咽黏膜间隙（PMS）

（二）定义
- 咽黏膜间隙：颈深筋膜中层气道侧的鼻咽、口咽及下咽表面结构

二、影像学解剖

（一）概述
- 咽黏膜间隙是为有一个完整的舌骨上颈部间隙图而创建的概念
  - 咽黏膜间隙的替代术语：咽黏膜面
- 因为咽黏膜间隙表面无筋膜，所以不是真正由筋膜封闭的间隙

（二）范围
- 咽黏膜间隙是一连续黏膜层，范围从鼻咽到下咽（包括软腭）
- 鼻咽、口咽和下咽黏膜间隙内容物
  - 下咽解剖，请参阅喉部解剖

（三）解剖关系
- 咽黏膜间隙气道侧无筋膜边界
- 咽黏膜间隙后方为咽后间隙
- 咽黏膜间隙外侧为咽旁间隙（PPS）
- 咽黏膜间隙与颅底关系
  - 存在广泛的颅底附着区域
  - 附着区包括蝶骨底后部（蝶窦底壁）、枕骨底前部（斜坡前部）
  - 也包括破裂孔
    - 破裂孔：颈内动脉岩骨水平段前部的软骨底壁
    - 为鼻咽癌侵犯颅内结构的血管周围途径

（四）内容物
- 咽黏膜面
- 咽黏膜间隙淋巴环：咽黏膜间隙淋巴环随着年龄的增长而体积减小
  - 同义词：Waldeyer 环
  - 鼻咽：腺样体
  - 口咽外侧壁：腭（咽）扁桃体
  - 口咽舌根：舌扁桃体
- 小涎腺
  - 软腭黏膜处最密集
- 咽颅底筋膜
  - 连接上缩肌和颅底的坚韧腱膜
  - 后上缘切迹（Morgagni 窦）
    - 腭帆提肌和咽鼓管在从颅底到咽黏膜间隙走行途中穿过这个切迹
- 咽黏膜间隙肌肉
  - 上、中、下缩肌
  - 咽鼓管咽肌
  - 腭帆提肌远端
- 咽鼓管圆枕：咽鼓管软骨端

（五）咽黏膜间隙筋膜
- 颈深筋膜中层为咽黏膜间隙深部边缘
  - 在鼻咽部，颈深筋膜中层环绕咽颅底筋膜外缘及后缘
  - 在口咽部，颈深筋膜中层位于上、中收缩肌深部边缘
  - 在下咽，颈深筋膜中层位于下缩肌深部边缘

三、解剖成像要点

（一）关注要点
- 确定病变是咽黏膜间隙原发病变的影像学表现
  - 下列情况可判断病变是咽黏膜间隙的原发病变
    - 病变中心位于咽旁间隙内侧
    - 咽黏膜间隙肿物将咽旁间隙脂肪从内侧推向外侧
    - 咽黏膜间隙肿物致正常的咽黏膜间隙黏膜及黏膜下结构中断

（二）推荐的影像学检查方法
- 增强后 CT 或 MRI 均能很好地显示咽黏膜间隙
- 如果怀疑颅底侵犯或神经周围扩散肿瘤，采用脂肪抑制增强后 T_1WI 最佳
- 可加上 CT 骨窗，显示颅底骨质改变和肿瘤内基质

（三）影像学分析思路
- 如果怀疑咽黏膜间隙的恶性肿瘤，记得对原发肿瘤和颈部淋巴结进行分期

（四）影像学易犯的错误
- 解读咽黏膜间隙图像时最常见的错误是将正常不对称误认为肿瘤
- 众所周知，外侧咽隐窝（Rosenmüller 窝）是不对称的，内可能有液体
- Waldeyer 环内淋巴组织厚度不一或淋巴组织增厚也可误认为肿瘤
- 颈动脉走行于咽后可能导致咽后部不对称

四、临床意义

临床重要性
- 临床医生可直接或通过内镜观察咽黏膜间隙的表面
  - 将临床印象作为影像报告的一部分
- 咽黏膜间隙最常见的病变是鳞状细胞癌（squamous cell carcinoma，SCCa）
  - 熟悉不同部位原发鳞状细胞癌的扩散途径
  - 熟悉每个部位原发肿瘤的分期标准
- 咽黏膜间隙肿物的鉴别诊断
  - 黏膜起源：鳞状细胞癌
  - 淋巴组织起源：非霍奇金淋巴瘤
  - 小涎腺起源：小涎腺恶性肿瘤（不常见）

颅底下面观和轴位示意图

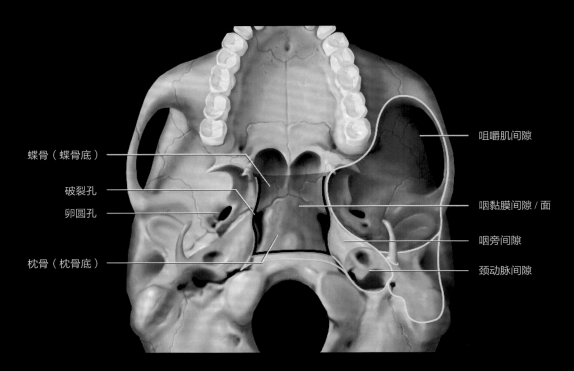

蝶骨（蝶骨底）
破裂孔
卵圆孔

枕骨（枕骨底）

咀嚼肌间隙

咽黏膜间隙／面

咽旁间隙

颈动脉间隙

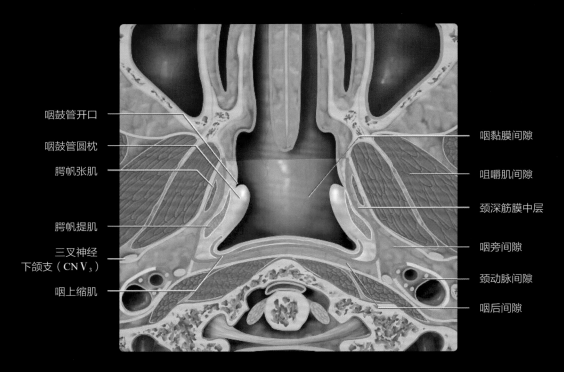

咽鼓管开口
咽鼓管圆枕
腭帆张肌

腭帆提肌
三叉神经
下颌支（CNV₃）
咽上缩肌

咽黏膜间隙
咀嚼肌间隙
颈深筋膜中层
咽旁间隙
颈动脉间隙
咽后间隙

上 颅底下面观示意图显示舌骨上颈部间隙和颅底的关系，重点是咽黏膜间隙。咽黏膜间隙与蝶骨和枕骨连接的范围较广。破裂孔即颈内动脉管岩骨水平段前内侧的软骨底，位于该连接区域内。鼻咽黏膜间隙的恶性肿瘤可通过破裂孔进入颅内。**下** 鼻咽黏膜间隙（蓝色）的轴位示意图显示咽上缩肌和腭帆提肌位于该间隙内。颈深筋膜中层为该间隙的深部边缘。咽后间隙位于后方，咽旁间隙位于咽黏膜间隙的外侧

轴位示意图

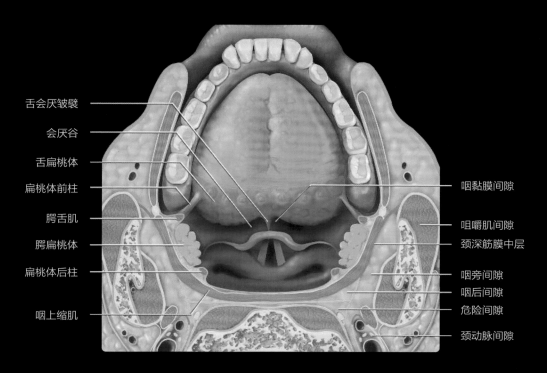

舌会厌皱襞
会厌谷
舌扁桃体
扁桃体前柱
腭舌肌
腭扁桃体
扁桃体后柱
咽上缩肌

咽黏膜间隙
咀嚼肌间隙
颈深筋膜中层
咽旁间隙
咽后间隙
危险间隙
颈动脉间隙

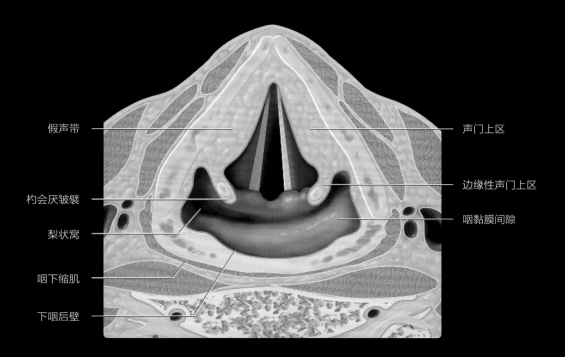

假声带

杓会厌皱襞
梨状窝

咽下缩肌
下咽后壁

声门上区

边缘性声门上区

咽黏膜间隙

上 咽黏膜间隙（蓝色）上面观轴位示意图，显示咽上缩肌；扁桃体柱及腭和舌扁桃体都位于此间隙。颈深筋膜中层为该间隙的深部边缘。咽后间隙位于后方，咽旁间隙位于咽黏膜间隙的外侧。**下** 下咽部咽黏膜间隙轴位示意图，在声门上水平，下咽由梨状窝和后壁组成。杓会厌皱襞的后壁位于下咽部，而前壁位于喉部声门上区。因此，此区域常被称为"边缘性声门上区"

侧位和后面观示意图

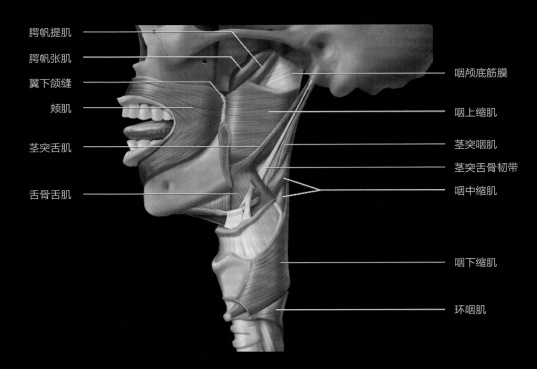

腭帆提肌
腭帆张肌
翼下颌缝
颊肌
茎突舌肌
舌骨舌肌

咽颅底筋膜
咽上缩肌
茎突咽肌
茎突舌骨韧带
咽中缩肌
咽下缩肌
环咽肌

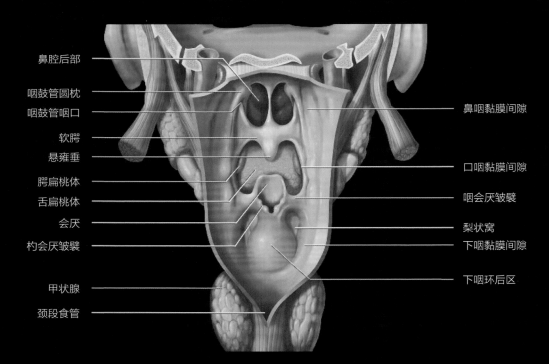

鼻腔后部
咽鼓管圆枕
咽鼓管咽口
软腭
悬雍垂
腭扁桃体
舌扁桃体
会厌
杓会厌皱襞
甲状腺
颈段食管

鼻咽黏膜间隙
口咽黏膜间隙
咽会厌皱襞
梨状窝
下咽黏膜间隙
下咽环后区

上 侧位示意图显示咽黏膜间隙的主要肌肉。可见上、中、下咽缩肌分别位于鼻咽、口咽到下咽的咽黏膜间隙的后壁，咽颅底筋膜附着在咽上缩肌与颅底。腭帆提肌远端位于颈深筋膜中层气道侧，是咽黏膜间隙的一部分。**下** 咽黏膜间隙／后面观示意图显示该间隙分为鼻咽、口咽和下咽。咽黏膜间隙的淋巴环包含鼻咽腺样体、口咽腭扁桃体和舌扁桃体

常见的咽黏膜间隙肿物

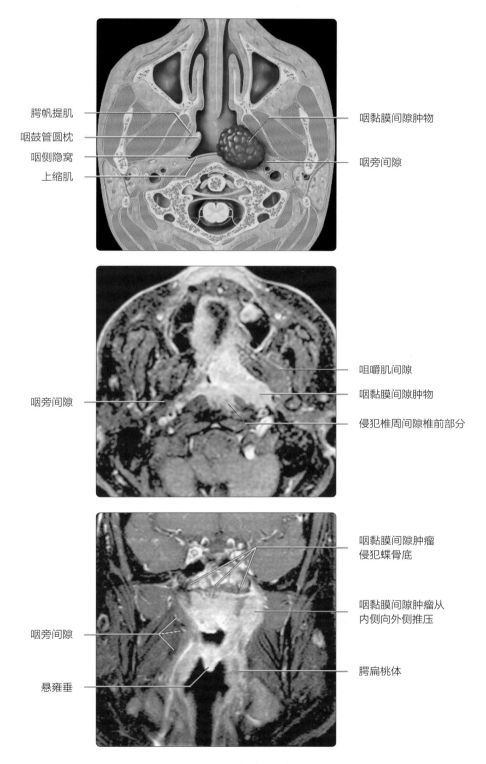

膈帆提肌
咽鼓管圆枕
咽侧隐窝
上缩肌

咽黏膜间隙肿物
咽旁间隙

咽旁间隙

咀嚼肌间隙
咽黏膜间隙肿物
侵犯椎周间隙椎前部分

咽黏膜间隙肿瘤
侵犯蝶骨底

咽黏膜间隙肿瘤从
内侧向外侧推压

咽旁间隙

悬雍垂

腭扁桃体

上 常见的咽部黏膜间隙肿物轴位示意图，显示咽部表面的正常结构中断，肿物突入咽腔，还见到肿物的深部边缘从内向外推压咽旁间隙脂肪。**中** 鼻咽部咽黏膜间隙鳞状细胞癌，可见肿瘤破坏鼻咽黏膜面，并从内向外推压咽旁间隙。由于是脂肪抑制增强后 T_1WI 图像，很难显示咽旁间隙。**下** 此例鼻咽癌冠状面脂肪抑制增强后 T_1WI 清楚显示咽部黏膜间隙肿瘤达到颅底并侵犯颅底

钡剂造影检查

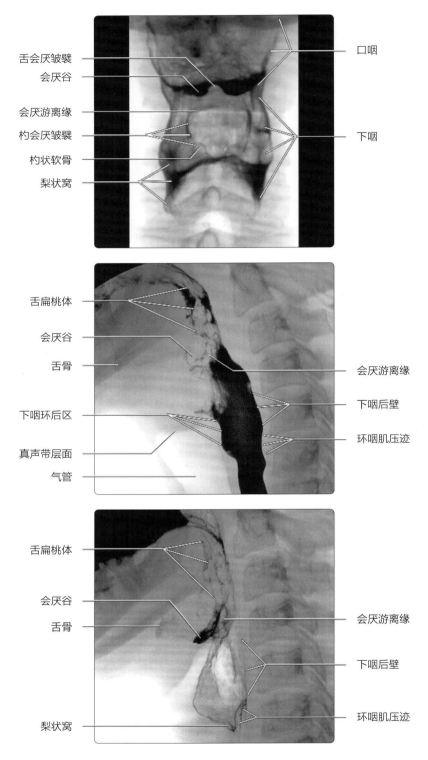

舌会厌皱襞
会厌谷
会厌游离缘
杓会厌皱襞
杓状软骨
梨状窝

口咽
下咽

舌扁桃体
会厌谷
舌骨
下咽环后区
真声带层面
气管

会厌游离缘
下咽后壁
环咽肌压迹

舌扁桃体
会厌谷
舌骨
梨状窝

会厌游离缘
下咽后壁
环咽肌压迹

上 钡剂造影前后位图像显示口咽下部和下咽部黏膜间隙表面。下咽从上方的会厌谷和舌会厌皱襞水平延伸到梨状窝的下缘。**中** 在钡剂造影的侧位像中，舌后缘的舌扁桃体表面不规则。环后区和下咽后壁是下咽 3 个主要亚区中的 2 个，第 3 个亚区是梨状窝。**下** 钡剂造影侧位像，环咽肌压迹特别明显。会厌谷的下缘为口咽和下咽的分界标志

轴位 T₁WI（一）

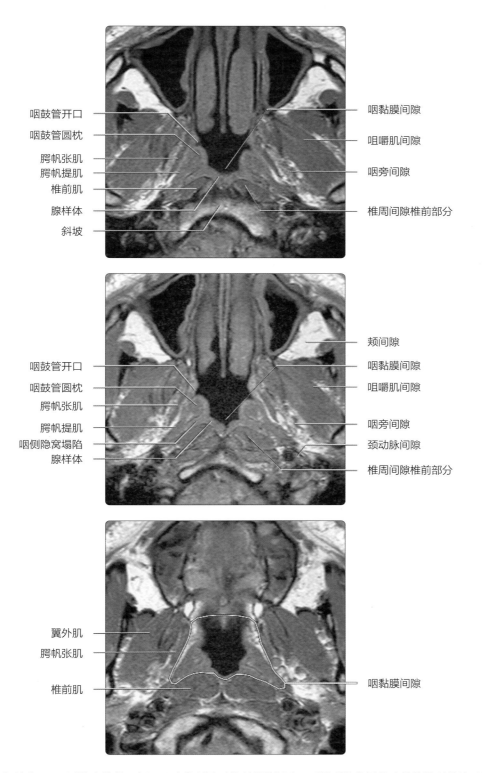

咽鼓管开口　咽黏膜间隙
咽鼓管圆枕　咀嚼肌间隙
腭帆张肌　咽旁间隙
腭帆提肌
椎前肌
腺样体　椎周间隙椎前部分
斜坡

咽鼓管开口　颊间隙
咽鼓管圆枕　咽黏膜间隙
腭帆张肌　咀嚼肌间隙
腭帆提肌
咽侧隐窝塌陷　咽旁间隙
腺样体　颈动脉间隙
椎周间隙椎前部分

翼外肌
腭帆张肌
椎前肌　咽黏膜间隙

上 由上至下 6 幅轴位 T₁WI 图像中的第 1 幅，显示鼻咽层面的咽黏膜间隙。可见咽鼓管圆枕（软骨性咽鼓管远端）和鼻咽腺样体。咽侧隐窝塌陷，因此在图像上未显示。**中** 可见腭帆提肌移行为颈深筋膜中层（未显示）的咽侧，在 Morgagni 窦咽颅底筋膜上缘表现也一样。腭帆张肌不进入咽黏膜间隙。**下** 上颌窦下方层面图像，勾画出了咽部黏膜间隙。记住颈深筋膜的中层形成咽黏膜间隙深部的外侧缘和后缘

轴位 T₁WI（二）

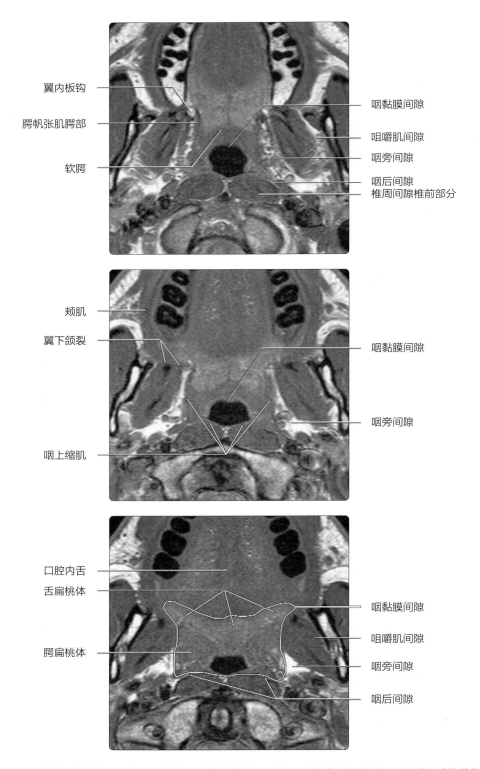

翼内板钩

腭帆张肌腭部

软腭

颊肌

翼下颌裂

咽上缩肌

口腔内舌

舌扁桃体

腭扁桃体

咽黏膜间隙

咀嚼肌间隙

咽旁间隙

咽后间隙

椎周间隙椎前部分

咽黏膜间隙

咽旁间隙

咽黏膜间隙

咀嚼肌间隙

咽旁间隙

咽后间隙

上 上颌骨牙槽突层面，腭帆张肌腭部绕过翼内板钩进入软腭前外侧。可见在咽黏膜间隙的后方、椎周间隙椎前部分的前方可见咽后间隙的薄层脂肪带。**中** 上颌牙齿层面，可见口咽上部的咽部黏膜间隙、腭扁桃体的上缘及软腭本身。咽上缩肌位于咽黏膜间隙的边缘，正好位于颈深筋膜中层内，颈深筋膜中层在影像学上无法显示。**下** 口咽中部，咽黏膜间隙淋巴环的舌扁桃体和腭扁桃体充满咽黏膜间隙

轴位 T₂WI（一）

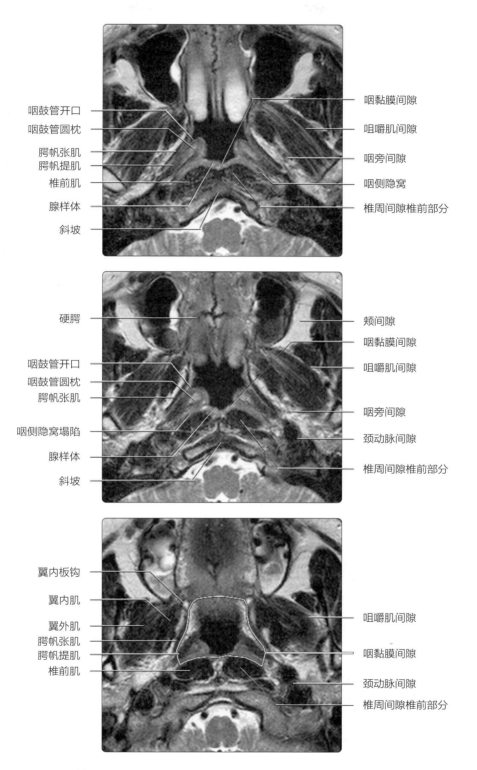

咽鼓管开口
咽鼓管圆枕
腭帆张肌
腭帆提肌
椎前肌
腺样体
斜坡

咽黏膜间隙
咀嚼肌间隙
咽旁间隙
咽侧隐窝
椎周间隙椎前部分

硬腭

咽鼓管开口
咽鼓管圆枕
腭帆张肌

咽侧隐窝塌陷
腺样体

斜坡

颊间隙
咽黏膜间隙
咀嚼肌间隙

咽旁间隙
颈动脉间隙

椎周间隙椎前部分

翼内板钩
翼内肌
翼外肌
腭帆张肌
腭帆提肌
椎前肌

咀嚼肌间隙

咽黏膜间隙

颈动脉间隙

椎周间隙椎前部分

上 由上至下 9 幅轴位 T₂WI 图像中的第 1 幅，显示鼻咽水平的咽黏膜间隙。可见咽鼓管圆枕（软骨性咽鼓管远端）和鼻咽腺样体。咽侧隐窝塌陷，因此在图像上不能显示。**中** 可见腭帆提肌移行为颈深筋膜中层（未显示）的咽侧，在 Morgagni 窦的咽颅底筋膜上缘也一样。腭帆张肌不进入咽黏膜间隙。**下** 上颌窦下部层面图像，勾画出了咽黏膜间隙的区域

轴位 T₂WI（二）

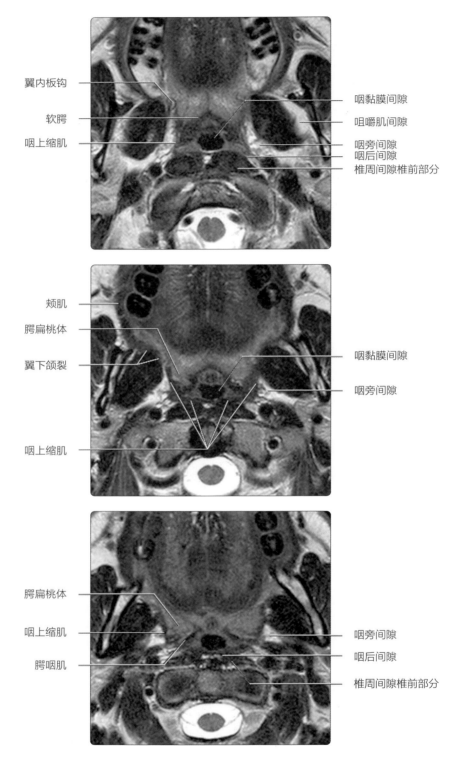

翼内板钩

软腭

咽上缩肌

咽黏膜间隙

咀嚼肌间隙

咽旁间隙
咽后间隙
椎周间隙椎前部分

颊肌

腭扁桃体

翼下颌裂

咽上缩肌

咽黏膜间隙

咽旁间隙

腭扁桃体

咽上缩肌

腭咽肌

咽旁间隙

咽后间隙

椎周间隙椎前部分

上 软腭层面可见咽部黏膜间隙和外侧的咽旁间隙。该层面的咽后间隙非常薄，位于咽黏膜间隙后部和椎周间隙椎前部分之间。
中 上颌牙齿层面，可见口咽上部的咽黏膜间隙和腭扁桃体的上缘。咽上缩肌位于咽黏膜间隙边缘，正好在颈深筋膜中层里，颈深筋膜中层在影像学上无法看到。 **下** 在口咽中部层面，腭扁桃体是咽黏膜间隙的主要部分。后方可见咽后间隙脂肪带，而咽旁间隙位于外侧

轴位 T₂WI（三）

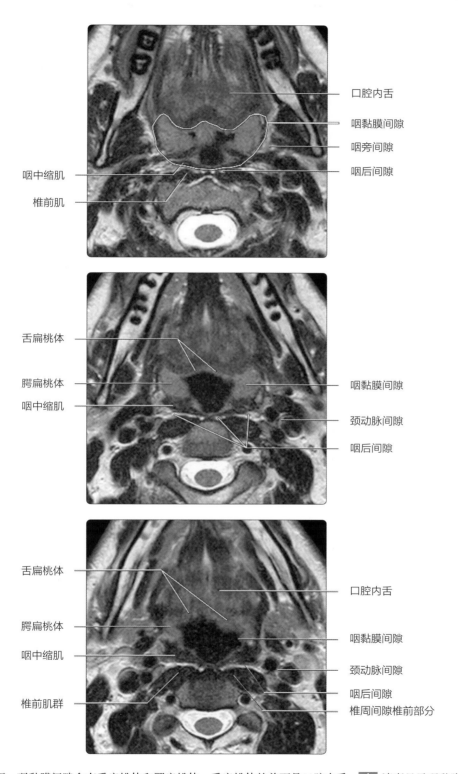

口腔内舌

咽黏膜间隙

咽旁间隙

咽后间隙

咽中缩肌

椎前肌

舌扁桃体

腭扁桃体

咽中缩肌

咽黏膜间隙

颈动脉间隙

咽后间隙

舌扁桃体

腭扁桃体

咽中缩肌

口腔内舌

咽黏膜间隙

颈动脉间隙

咽后间隙

椎前肌群

椎周间隙椎前部分

上 下颌牙齿层面，咽黏膜间隙含有舌扁桃体和腭扁桃体。舌扁桃体的前面是口腔内舌。**中** 清晰显示咽黏膜间隙后面的咽后间隙脂肪带。咽后间隙后面是椎周间隙的椎前部分。咽后壁鳞状细胞癌可直接侵犯咽后间隙或通过淋巴管扩散至咽后淋巴结。**下** 在口咽下部层面，可见较厚的舌扁桃体和较薄的腭扁桃体。记住舌扁桃体位于口咽，而不是口腔

冠状面示意图及冠状面增强后 T_1WI

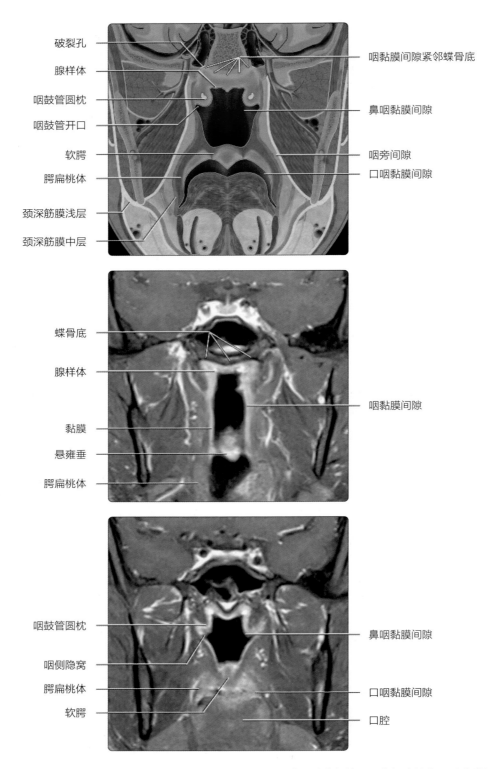

上 鼻咽和口咽黏膜间隙的冠状面示意图，可见颈深筋膜中层构成咽黏膜间隙外侧缘。咽旁间隙是位于咽黏膜间隙外侧的成对的脂肪间隙。**中** 冠状面脂肪抑制增强后 T_1WI 显示咽黏膜间隙面强化，鼻咽黏膜间隙的顶部紧邻蝶骨底。记住鼻咽顶部起源的鼻咽癌在有表现时就已侵犯蝶窦。**下** 冠状面脂肪抑制增强后 T_1WI 显示黏膜层强化及咽鼓管圆枕（软骨性咽鼓管）和咽侧隐窝

咀嚼肌间隙
Masticator Space

何雪颖　于文玲　译　鲜军舫　校

一、术语

（一）缩略语

- 咀嚼肌间隙（MS）、翼外肌（lateral pterygoid，LP）、翼内肌（medial pterygoid，MP）、卵圆孔（foramen ovale，FO）

（二）定义

- 前外侧较大的成对的舌骨上颈部间隙，包含咀嚼肌、下颌骨体和三叉神经下颌支、上颌动脉和 CN V₃
- 手术术语
  - 颞窝：颧骨上咀嚼肌间隙
  - 颞下窝：颧骨下咀嚼肌间隙

二、影像学解剖

（一）概述

- 颧骨上咀嚼肌间隙：只含颞肌肌腹
- 颧骨下咀嚼肌间隙："固有"的咀嚼肌间隙；位于颧弓深部和翼上颌裂浅部；包含咬肌、翼内肌、翼外肌、上颌动脉、CN V₃ 和三叉神经下颌支 / 下颌骨体后部

（二）范围

- 咀嚼肌间隙的上下范围比通常认为的范围更广泛；上端达顶骨
- 颞肌肌肉起点的上界为"颞下线"，为跨过顶骨中部前后方向走行的弓形线；覆盖肌肉的颞筋膜附着在其上方的"颞上线"
- 在内侧，咀嚼肌间隙筋膜附着于中颅底，在卵圆孔和棘孔内侧

（三）内容物

- 咀嚼肌
  - 咬肌：起自颧弓，止于下颌支 / 下颌角的外表面
  - 颞肌：起自顶骨，止于冠突内表面及下颌支前表面
  - 翼外肌：起自蝶骨大翼（上头）和翼外板外表面（下头）；止于颞下颌关节囊和关节盘（上头）及下颌骨颈部（下头）
  - 翼内肌：起自翼外板内表面和腭骨锥突；止于下颌支的内表面
- 三叉神经下颌支（CN V₃）
  - 与颅底关系：因 CN V₃ 主干从卵圆孔出颅，所以认为其位于咀嚼肌间隙内；位于翼外肌内侧、腭帆张肌外侧，为神经周围静脉丛和三叉神经脂肪垫包绕
  - 咀嚼运动神经分支（支配咀嚼肌的 CN V₃ 运动神经近端）
  - 下颌舌骨肌神经分支（支配二腹肌前腹和下颌舌骨肌运动的神经）
  - 下牙槽神经分支（支配下颌骨和下颏的 CN V₃ 感觉神经）
  - 舌神经（支配口底舌前 2/3 的 CN V₃ 感觉神经）
  - 耳颞神经（支配外耳道 / 颞下颌关节的 CN V₃ 感觉神经）

- 下颌支及下颌体后部
  - 冠突：颞肌附着在此处
  - 髁突：下颌骨髁突颈部及头
  - 颞下颌关节位于咀嚼肌间隙内
- 上颌动脉起于下颌骨颈部后方，为颈外动脉较大的终末分支，从咀嚼肌间隙通过；分为 3 段
  - 第 1 段（下颌骨段）：起源于下颌骨后方，从下颌颈部内侧、耳颞神经下方通过，沿翼外肌下缘走行；有 5 个分支，最重要分支为脑膜中动脉
  - 第 2 段（翼肌段）：经翼外肌下头浅面（或有时位于深部或穿过）向前走行
  - 第 3 段（翼腭窝段）：在翼外肌两头之间通过，然后经翼上颌裂进入翼腭窝，最重要的是蝶腭动脉（鼻出血动脉）
- 翼静脉丛沿翼外肌后缘及咽旁间隙分布

（四）咀嚼肌间隙筋膜

- 颈深筋膜浅层沿下颌骨下部分开，形成"吊带"包绕咀嚼肌间隙
  - 内侧筋膜片沿翼肌深面走行；附着于卵圆孔内侧的颅底下表面
  - 颈深筋膜浅层外侧片覆盖咬肌表面，附着于颧弓；继续向上覆盖颞肌直至颧骨上咀嚼肌间隙的顶部
  - 颧弓深部无水平方向走行筋膜存在；咀嚼肌间隙病变在颧弓下面可沿上下方向随意蔓延
    - 咀嚼肌间隙病变在颧弓下面可沿上下方向随意蔓延

三、解剖成像要点

（一）关注要点

- 可确定病变原发于咀嚼肌间隙的影像学特点
  - 咀嚼肌间隙病变的中心一定位于咀嚼肌或下颌支
  - 咀嚼肌间隙病变推压咽旁间隙脂肪并致其由前向后移位

（二）推荐的影像学检查方法

- 增强后 CT 和 MRI 互相补充
- CT 是显示下颌骨、颅底、翼板等骨质受累的最佳方法
- 增强后多断面 MRI 是评估软组织、骨髓受累和 CN V₃ 周围肿瘤扩散的最佳方法
- 如果咀嚼肌间隙病变累及 CN V₃，影像学检查范围应包含神经病变的全程，前至颏孔，后到脑桥神经止点处

（三）影像学易犯的错误

- 咀嚼肌间隙假性病变
  - 翼静脉丛变化较多并不对称，可与浸润性病变或神经周围肿瘤扩散表现相似
  - 因对去神经支配的敏感程度不同而表现不一，对支配咀嚼肌的单侧 CN V₃ 运动神经萎缩的判断可能有一定难度
  - 不对称的副腮腺组织可表现为单侧咬肌表面的"肿物"

轴位和冠状面示意图

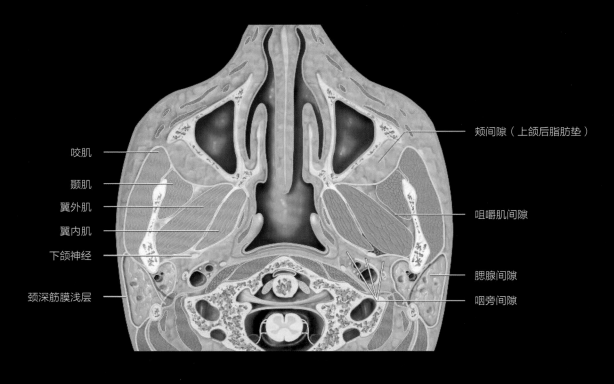

咬肌

颞肌

翼外肌

翼内肌

下颌神经

颈深筋膜浅层

颊间隙（上颌后脂肪垫）

咀嚼肌间隙

腮腺间隙

咽旁间隙

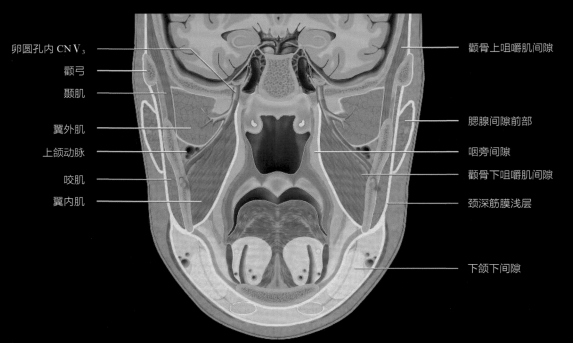

卵圆孔内 CN V₃

颧弓

颞肌

翼外肌

上颌动脉

咬肌

翼内肌

颧骨上咀嚼肌间隙

腮腺间隙前部

咽旁间隙

颧骨下咀嚼肌间隙

颈深筋膜浅层

下颌下间隙

上 轴位示意图显示咀嚼肌间隙为颈深筋膜浅层（黄线）包绕。咀嚼肌从内到外依次为翼内肌、翼外肌、颞肌和咬肌。颊间隙在前面，而咽旁间隙和腮腺间隙位于咀嚼肌间隙的后面。因为腮腺咬肌筋膜在内侧与颊咽筋膜的连接处有时不完整，所以咀嚼肌间隙时常与颊间隙后部相通。**下** 咀嚼肌间隙冠状面示意图显示颧弓上和颧弓下部分，可见颈深筋膜浅层在卵圆孔的内侧附着于颅底。颧弓下方没有"水平筋膜"阻止咀嚼肌间隙疾病向上扩散至颧骨上咀嚼肌间隙

下面观和冠状面示意图

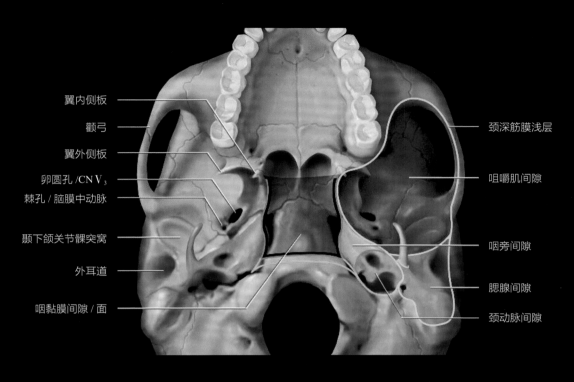

翼内侧板 —
颧弓 —
翼外侧板 —
卵圆孔 /CN V₃ —
棘孔 / 脑膜中动脉 —
颞下颌关节髁突窝 —
外耳道 —
咽黏膜间隙 / 面 —

— 颈深筋膜浅层
— 咀嚼肌间隙
— 咽旁间隙
— 腮腺间隙
— 颈动脉间隙

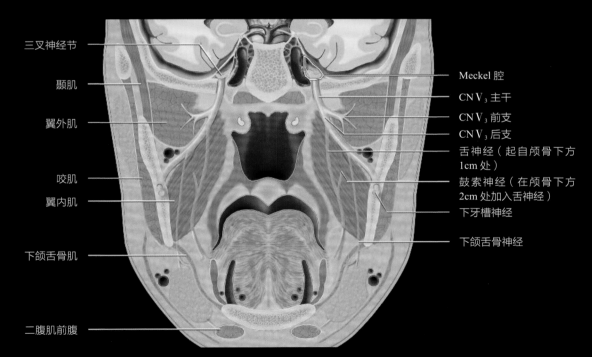

三叉神经节 —
颞肌 —
翼外肌 —
咬肌 —
翼内肌 —
下颌舌骨肌 —
二腹肌前腹 —

— Meckel 腔
— CN V₃ 主干
— CN V₃ 前支
— CN V₃ 后支
— 舌神经（起自颅骨下方1cm 处）
— 鼓索神经（在颅骨下方2cm 处加入舌神经）
— 下牙槽神经
— 下颌舌骨神经

上 颅底下面观示意图显示咀嚼肌间隙紧邻蝶骨和颞骨，咀嚼肌间隙（紫色）与颅底区域广泛相连。CN V₃ 经卵圆孔进入咀嚼肌间隙，脑膜中动脉经棘孔进入颅内。颞下颌关节位于咀嚼肌间隙内。**下** 冠状面示意图显示三叉神经下颌支（CN V₃）经卵圆孔出颅，未进入海绵窦。CN V₃ 主干的运动分支支配翼内肌，也支配腭帆张肌和鼓膜张肌。前部运动分支是咬肌神经、到颞肌的 2 条颞深神经和到翼外肌的神经。支配下颌舌骨肌和二腹肌前腹的下颌舌骨神经（下牙槽神经的分支）包含后支的所有运动纤维。主要感觉分支是脑膜支（来自主干）、颊神经（来自前支）和耳颞神经以及舌神经终末支和下牙槽神经（后支的分支）

咀嚼肌间隙的典型肿物

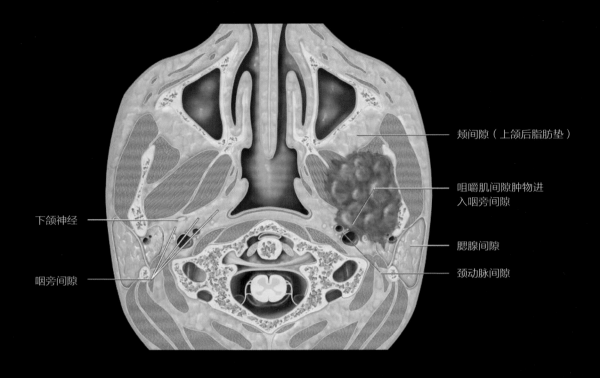

- 颊间隙（上颌后脂肪垫）
- 咀嚼肌间隙肿物进入咽旁间隙
- 腮腺间隙
- 颈动脉间隙
- 下颌神经
- 咽旁间隙

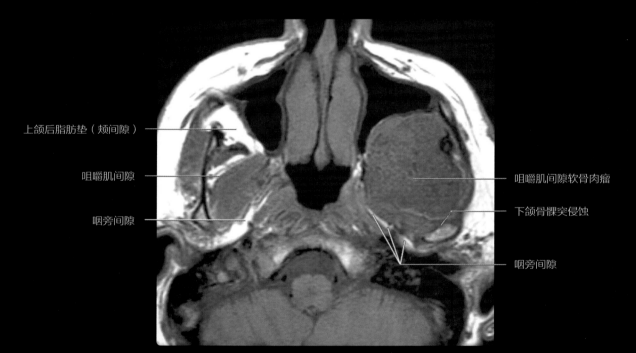

- 上颌后脂肪垫（颊间隙）
- 咀嚼肌间隙
- 咽旁间隙
- 咀嚼肌间隙软骨肉瘤
- 下颌骨髁突侵蚀
- 咽旁间隙

上 鼻咽下部层面轴位示意图显示咀嚼肌间隙典型肿物从前向后侵犯咽旁间隙，可见下颌神经为肿瘤包绕，咀嚼肌间隙肿物侵犯咀嚼肌并侵蚀下颌骨体后部、下颌支或髁突。**下** 鼻咽层面轴位 T_1WI 显示咀嚼间隙较大肿物，从前方推压咽旁间隙致其向后移位，侵犯咀嚼肌，并侵蚀下颌骨髁突。咀嚼肌间隙原发肿瘤的鉴别诊断包括肉瘤和非霍奇金淋巴瘤。此病例为软骨肉瘤

CN V₃ 周围恶性肿瘤

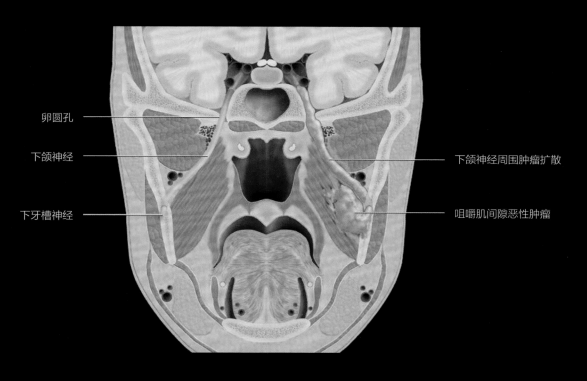

卵圆孔

下颌神经

下牙槽神经

下颌神经周围肿瘤扩散

咀嚼肌间隙恶性肿瘤

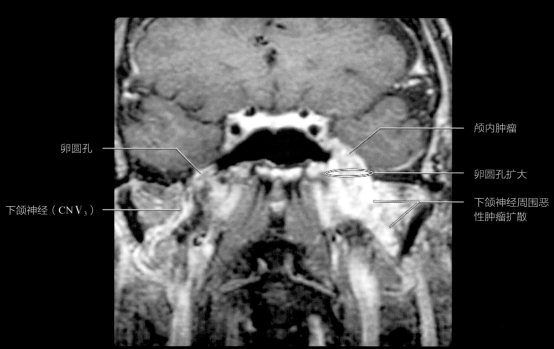

卵圆孔

下颌神经（CN V₃）

颅内肿瘤

卵圆孔扩大

下颌神经周围恶性肿瘤扩散

上 舌骨上颈部间隙冠状示意图重点显示咀嚼肌间隙和下颌神经，可见原发于咀嚼肌间隙的恶性肿瘤侵犯了咀嚼肌间隙下部和相邻的下颌骨，并通过卵圆孔内下颌神经周围向上扩散侵犯颅内。咀嚼肌间隙原发性恶性肿瘤和口腔鳞状细胞癌都可以通过这种方式进入颅内。**下** 卵圆孔层面冠状面脂肪抑制增强后 T₁WI 显示强化的神经周围恶性肿瘤从左侧咀嚼肌间隙沿下颌神经向上扩散，可见左侧卵圆孔扩大和颅内肿瘤。此病例的肿瘤来自下颏皮肤的原发性黑色素瘤

轴位增强后 CT（一）

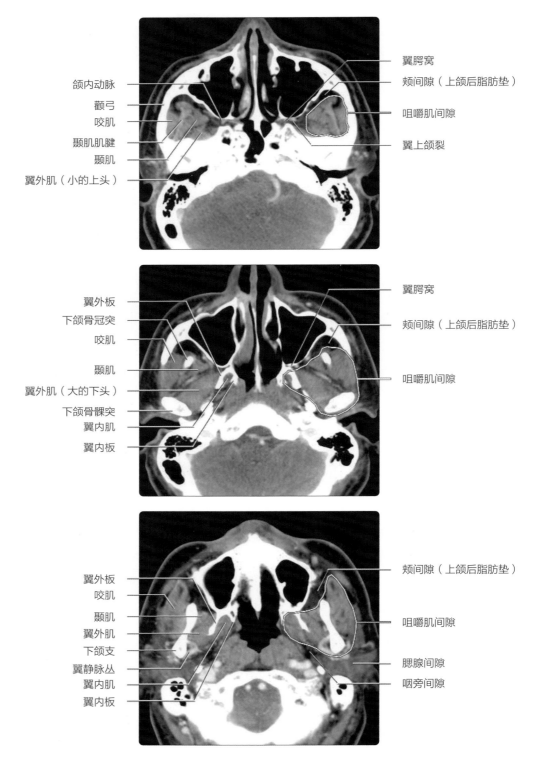

颌内动脉
颧弓
咬肌
颞肌肌腱
颞肌
翼外肌（小的上头）

翼腭窝
颊间隙（上颌后脂肪垫）
咀嚼肌间隙
翼上颌裂

翼外板
下颌骨冠突
咬肌
颞肌
翼外肌（大的下头）
下颌骨髁突
翼内肌
翼内板

翼腭窝
颊间隙（上颌后脂肪垫）
咀嚼肌间隙

翼外板
咬肌
颞肌
翼外肌
下颌支
翼静脉丛
翼内肌
翼内板

颊间隙（上颌后脂肪垫）
咀嚼肌间隙
腮腺间隙
咽旁间隙

上 由上至下 6 幅轴位增强后 CT 图像中的第 1 幅，显示颧弓内侧的咀嚼肌间隙，可见源自颧弓下缘的咬肌，也可见翼外肌的上头。上颌动脉的第 3 段（翼腭窝段）从翼外肌 2 头之间经过，并通过翼上颌裂进入翼腭窝。**中** 下颌骨髁突层面，咀嚼肌间隙包含咀嚼肌和颞下颌关节。翼外肌的下头起自翼外板的外面。翼内肌起自翼状窝。**下** 上颌窦下部层面，咀嚼肌间隙位于前方颊间隙和后方咽旁间隙与腮腺间隙之间，可见翼静脉丛表现为沿咀嚼肌间隙后外缘的强化区域

轴位增强后 CT（二）

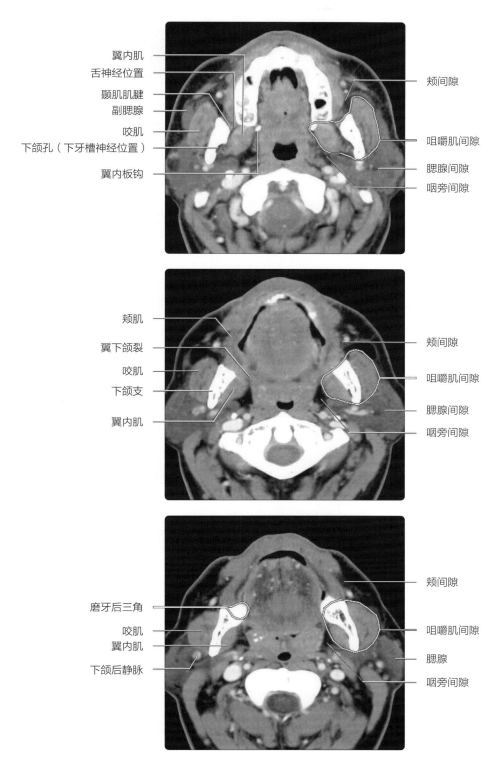

上面标注：
翼内肌
舌神经位置
颞肌肌腱
副腮腺
咬肌
下颌孔（下牙槽神经位置）
翼内板钩

右侧标注：
颊间隙
咀嚼肌间隙
腮腺间隙
咽旁间隙

中间标注：
颊肌
翼下颌裂
咬肌
下颌支
翼内肌

右侧标注：
颊间隙
咀嚼肌间隙
腮腺间隙
咽旁间隙

下面标注：
磨牙后三角
咬肌
翼内肌
下颌后静脉

右侧标注：
颊间隙
咀嚼肌间隙
腮腺
咽旁间隙

上 上颌骨嵴层面图像，可见下颌孔，下牙槽神经在此进入下颌骨。在此层面舌神经位于翼内肌前缘。可见翼内板钩，起着腭帆张肌腱滑车的作用，是翼下颌裂的上部附着处。**中** 翼内肌附着于下颌支内侧，记住翼下颌裂是颊肌和上缩肌之间的肌腱汇合点。**中** 磨牙后三角，位于咀嚼肌间隙的前表面。如果磨牙后三角区发生鳞状细胞癌，可直接侵犯咀嚼肌间隙，此处也可发生 CN V$_3$ 周围肿瘤扩散

轴位 T₁WI（一）

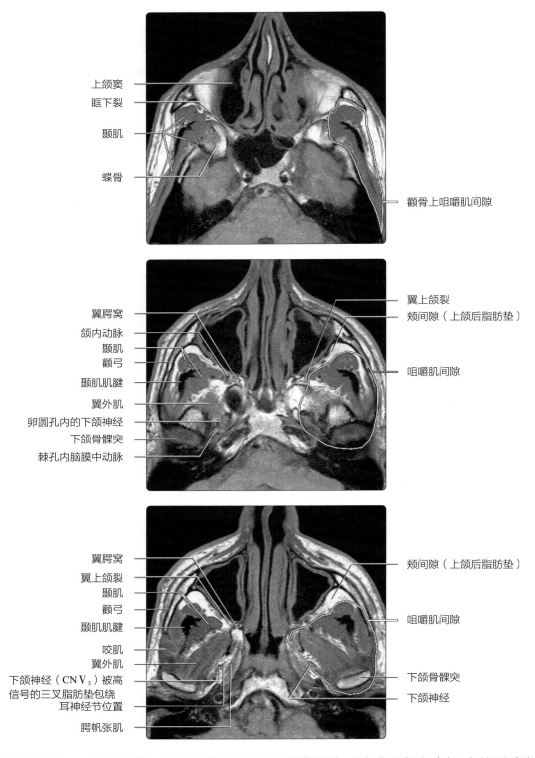

上颌窦
眶下裂
颞肌
蝶骨
颧骨上咀嚼肌间隙

翼腭窝
颌内动脉
颞肌
颧弓
颞肌肌腱
翼外肌
卵圆孔内的下颌神经
下颌骨髁突
棘孔内脑膜中动脉
翼上颌裂
颊间隙（上颌后脂肪垫）
咀嚼肌间隙

翼腭窝
翼上颌裂
颞肌
颧弓
颞肌肌腱
咬肌
翼外肌
下颌神经（CNV₃）被高信号的三叉脂肪垫包绕
耳神经节位置
腭帆张肌
颊间隙（上颌后脂肪垫）
咀嚼肌间隙
下颌骨髁突
下颌神经

上 由上至下 6 幅轴位 T₁WI 图像中的第 1 幅，可见颧弓上方颧骨上咀嚼肌间隙，这部分咀嚼肌间隙内只有颞肌和脂肪。中 卵圆孔内可见下颌神经（CNV₃），卵圆孔后外侧可见棘孔内脑膜中动脉。耳颞神经起自 CNV₃ 近端后部 2 根分支，向后走行，环绕脑膜中动脉，形成单一神经干。翼腭窝经翼上颌裂向外通向咀嚼肌间隙。下 下颌神经沿翼外肌后内侧缘分布。颞肌及其低信号肌腱填充咀嚼肌间隙前外侧部。翼外肌下头起自翼外板外侧面。下颌神经主干位于近颅底处翼外肌内侧和腭帆张肌外侧、T₁WI 呈高信号的三叉神经脂肪垫内。耳神经节（未显示）位于颅底下方 CNV₃ 和腭帆张肌之间

轴位 **T₁WI**（二）

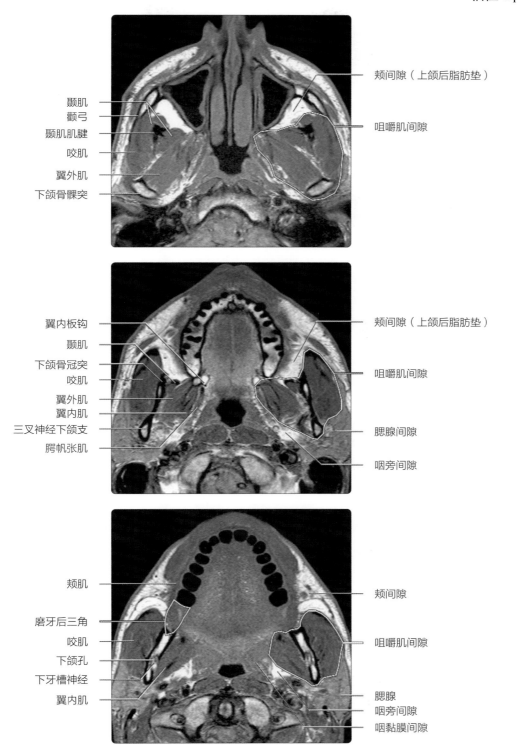

颞肌
颧弓
颞肌肌腱
咬肌
翼外肌
下颌骨髁突

颊间隙（上颌后脂肪垫）
咀嚼肌间隙

翼内板钩
颞肌
下颌骨冠突
咬肌
翼外肌
翼内肌
三叉神经下颌支
腭帆张肌

颊间隙（上颌后脂肪垫）
咀嚼肌间隙
腮腺间隙
咽旁间隙

颊肌
磨牙后三角
咬肌
下颌孔
下牙槽神经
翼内肌

颊间隙
咀嚼肌间隙
腮腺
咽旁间隙
咽黏膜间隙

上 咬肌起自颧弓下表面，上颌后脂肪垫（颊间隙上部）位于咀嚼肌间隙前方。**中** 上颌骨牙槽突层面，可见颞肌附着于下颌骨冠状突的内表面。腭帆张肌紧邻翼内侧钩，在此向内转到软腭。**下** 在下颌牙齿层面，可见下牙槽神经进入下颌孔。磨牙后三角为下颌第三磨牙后面和下颌支前面的黏膜面。磨牙后三角的鳞状细胞癌如有侵犯时，易累及咀嚼肌间隙

冠状面 T₁WI

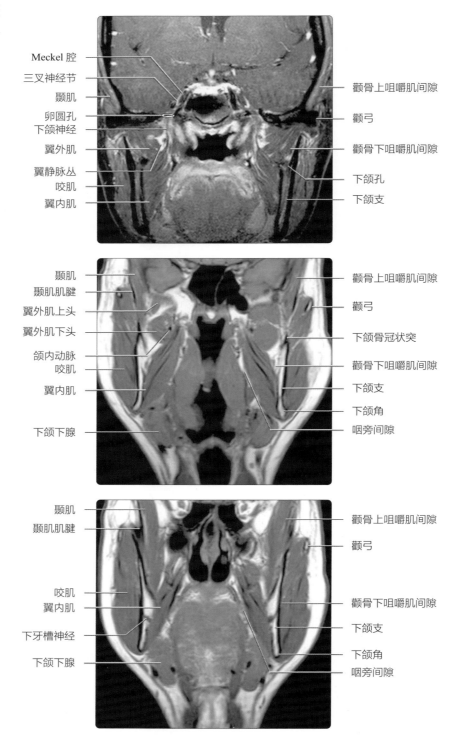

上图标签（左侧）：
Meckel 腔
三叉神经节
颞肌
卵圆孔
下颌神经
翼外肌
翼静脉丛
咬肌
翼内肌

上图标签（右侧）：
颧骨上咀嚼肌间隙
颧弓
颧骨下咀嚼肌间隙
下颌孔
下颌支

中图标签（左侧）：
颞肌
颞肌肌腱
翼外肌上头
翼外肌下头
颌内动脉
咬肌
翼内肌
下颌下腺

中图标签（右侧）：
颧骨上咀嚼肌间隙
颧弓
下颌骨冠状突
颧骨下咀嚼肌间隙
下颌支
下颌角
咽旁间隙

下图标签（左侧）：
颞肌
颞肌肌腱
咬肌
翼内肌
下牙槽神经
下颌下腺

下图标签（右侧）：
颧骨上咀嚼肌间隙
颧弓
颧骨下咀嚼肌间隙
下颌支
下颌角
咽旁间隙

上 冠状面 T₁WI 显示下颌神经（CN V₃ 主干）经卵圆孔下行，尽管 CT/MRI 不能显示，但经 CN V₃ 耳颞分支支配腮腺分泌运动功能的神经来自舌咽神经（CN IX）的副交感神经纤维，在耳神经节中继；神经节仅与 CN V₃ 在解剖上呈对应分布关系。在颅底下方约 2cm 处加入舌神经的鼓索神经是面神经（CN VII）的一个分支，通过 CN VII 下颌下神经节的节前副交感神经感知舌前 2/3 味觉，并支配舌下/舌下唾液腺分泌运动功能，神经节仅与舌下间隙的舌神经（CN V₃ 分支）在解剖上呈对应分布关系。中 冠状面平扫 T₁WI 显示翼外肌的上头和下头，也可见翼内肌起自上方的翼状窝、止于下颌支和下颌角的内侧。下 经后鼻孔的冠状面平扫 T₁WI，显示咬肌起自颧弓下表面并止于下颌支和下颌角的外侧。下牙槽神经表现为下颌骨高信号骨髓脂肪内的局灶性低信号

腮腺间隙
Parotid Space

何雪颖　于文玲　译　鲜军舫　校

一、术语

（一）缩略语
- 腮腺间隙（PS）

（二）定义
- 腮腺间隙：成对的舌骨上颈部外侧间隙，由颈深筋膜浅层包绕，包含腮腺、淋巴结和颅外面神经分支

二、影像学解剖

（一）范围
- 腮腺间隙由上方的外耳道（EAC）和乳突尖延伸到下方的下颌角（腮腺尾部）
  - 腮腺尾部下方附着于下颌下间隙后部区域的颈阔肌和胸锁乳突肌之间

（二）解剖关系
- 咽旁间隙（PPS）位于腮腺间隙的内侧
- 咀嚼肌间隙位于腮腺间隙前方
- 颊间隙位于咀嚼肌间隙前外侧表面
- 颈动脉间隙位于腮腺间隙的后内侧；二腹肌后腹将腮腺间隙上部与颈动脉间隙分开

（三）内容物
- 腮腺
  - 浅叶占腮腺间隙的 2/3 左右
  - 深叶突向内侧，紧邻咽旁间隙
- 颅外面神经（CN Ⅶ）
  - 出茎乳突孔时为单一神经干；在下颌后静脉外侧腮腺间隙内分为多条分支
  - 腮腺内面神经分支形成了浅叶和深叶之间的手术平面
  - 除了高分辨率 3T MRI 可显示腮腺内面神经近端外，其他部分在 CT 或 MRI 上无法显示
  - 分为 2 个分支：颞面支（又分为颞支和颧支）和颈面支（又分为颊支、下颌缘支和颈支）
  - 耳颞神经（CN Ⅴ₃ 分支）与面神经成直角穿过腮腺体部，通常与此处的 CN Ⅶ 直接交通；腮腺神经周围肿瘤扩散可累及 CN Ⅴ
  - 面神经不支配腮腺；支配腺体的神经来源于耳颞神经（副交感神经、分泌运动神经和感觉神经）；耳大神经（C_2 和 C_3）支配腮腺筋膜和皮肤感觉
- 颈外动脉（ECA）
  - 位于腮腺间隙内下颌支后方的 2 条血管中的内侧较小血管
- 下颌后静脉
  - 位于腮腺间隙内下颌支后方的 2 条血管中的外侧较大血管
  - 腮腺内面神经分支走行在紧邻下颌后静脉外侧
- 腮腺内淋巴结
  - 每侧腮腺约有 20 个淋巴结
  - 腮腺淋巴结是外耳道、耳郭、周围面部及头皮深部的第一站引流淋巴结
  - 在胚胎发生过程中，腮腺间隙的包膜形成较晚，形成了腮腺内淋巴结
- 腮腺导管（Stensen 管）
  - 约 5cm 长，从腮腺间隙前部出来，沿颊间隙的咬肌表面走行
  - 然后导管呈拱形穿过颊间隙，在第二上磨牙水平穿过颊肌
- 副腮腺
  - 沿腮腺导管（腮腺面部突起）突出到咬肌表面
  - 约在 20% 正常解剖中出现
  - 有自己的血供，次级导管排空到腮腺导管
  - 其他小的突起包括关节盂突（在外耳道和颞下颌关节之间向上延伸）、翼突（在翼内肌和下颌支之间）和茎突后突

（四）腮腺间隙的筋膜
- 腮腺间隙由颈深筋膜浅层包绕
- 筋膜浅层（腮腺筋膜）厚且黏附于腺体；由于筋膜较坚韧，腮腺肿胀非常疼痛
- 茎突下颌韧带是筋膜深层的一部分，将腮腺尾部与下颌下腺分开；颈外动脉穿过韧带

三、解剖成像要点

（一）推荐的影像学检查方法
- 腮腺间隙在增强后 CT 或 MRI 都很容易显示；轴位和冠状面脂肪抑制增强后 T_1WI 对 CN Ⅶ 神经周围扩散显示较好
- 腮腺浅叶较小的病变不需要影像学检查；针吸活检证实良性混合瘤，并行腮腺浅表切除术就足够了
- 对疑似腮腺间隙炎症感染显示的最佳方法是 2～3mm 层厚增强后 CT；扫描框架角度避开牙齿汞合金，观察腮腺导管，寻找阻塞原因
- 如果怀疑有肿瘤，显示的最佳方法是脂肪抑制增强后 T_1WI，颞骨 CT 有助于观察骨质改变；沿着 CN Ⅶ 颞骨内段寻找面神经周围肿瘤扩散

（二）影像学易犯的错误
- 腮腺在儿童期为软组织，随着年龄的增长脂肪增多
- 腮腺尾部肿物必须确定为腮腺内病变，否则切除可能损伤面神经
- 腮腺内面神经平面只能估计

四、临床意义

临床重要性
- 在肿瘤患者中，评估病变与估计的面神经平面的关系，并评估神经周围肿瘤扩散情况
- 面神经在腮腺内水平走行，血管垂直走行，腮腺脓肿最好通过下颌角以下的水平切口 / 小孔（Hilton 法）引流
- 如果深叶有较大的肿瘤性病变，则肿物由外向内推压咽旁间隙，同时茎突下颌间隙扩大
- 腮腺肿瘤：良性混合瘤（75%）、Warthin 瘤（5%）、腺样囊性癌（5%）、黏液表皮样癌（5%）、其他（10%）

下面观和轴位示意图

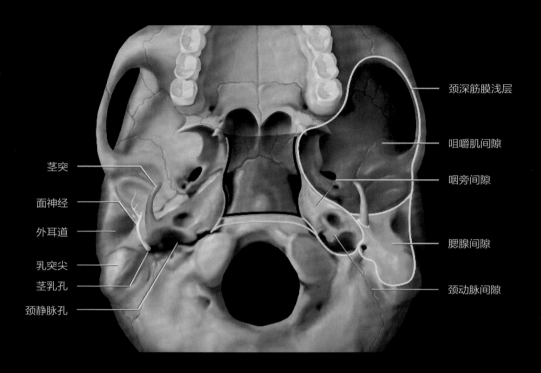

颈深筋膜浅层

咀嚼肌间隙

茎突

面神经

外耳道

乳突尖

茎乳孔

颈静脉孔

咽旁间隙

腮腺间隙

颈动脉间隙

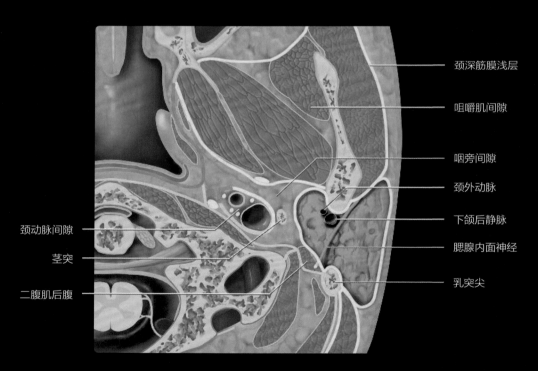

颈深筋膜浅层

咀嚼肌间隙

咽旁间隙

颈外动脉

下颌后静脉

腮腺内面神经

乳突尖

颈动脉间隙

茎突

二腹肌后腹

上 颅底下面观轴位示意图，显示腮腺间隙和颅底之间的相互关系。CN Ⅶ从颅底茎突后、颈静脉孔外侧的茎乳孔出颅。腮腺间隙是鼻咽部和口咽部区域最外侧的间隙，从上方的外耳道延伸到下方的下颌角水平。**下** C₁椎体水平腮腺间隙轴位示意图，腮腺间隙包含颈外动脉、下颌后静脉和面神经，从内向外依次排列。腮腺内 CN Ⅶ形成一个手术平面，将腺体分为浅叶和深叶。起源于腮腺深叶的肿物将向内推挤咽旁间隙脂肪。腮腺间隙由颈深筋膜的浅层包绕

矢状面和轴位示意图

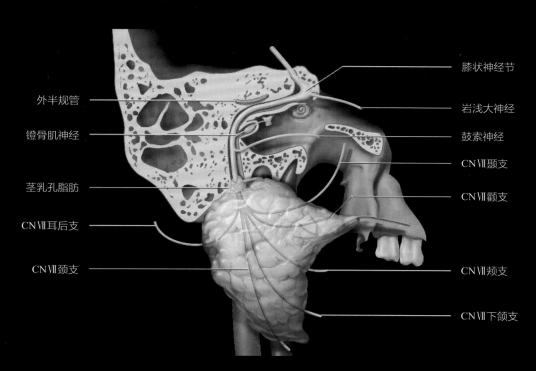

外半规管

镫骨肌神经

茎乳孔脂肪

CN Ⅶ耳后支

CN Ⅶ颈支

膝状神经节

岩浅大神经

鼓索神经

CN Ⅶ颞支

CN Ⅶ颧支

CN Ⅶ颊支

CN Ⅶ下颌支

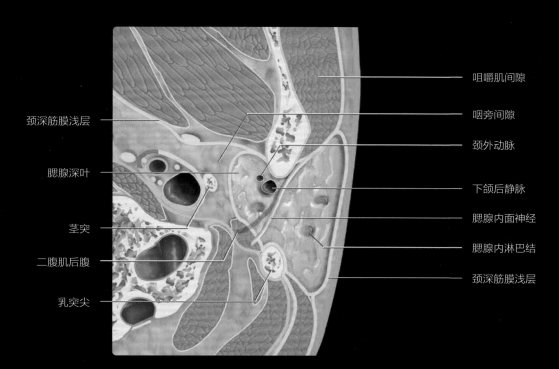

颈深筋膜浅层

腮腺深叶

茎突

二腹肌后腹

乳突尖

咀嚼肌间隙

咽旁间隙

颈外动脉

下颌后静脉

腮腺内面神经

腮腺内淋巴结

颈深筋膜浅层

上 腮腺和面神经矢状面示意图显示面神经在茎乳孔处出颅，然后进入腮腺，分为 6 个主要分支，手术医生采用腮腺内的面神经分支平面确定腮腺的浅叶和深叶，这是手术确定的、而不是放射学确定的分界。**下** C_1 椎体层面腮腺间隙的轴位示意图。腮腺内面神经是从乳突尖的紧内侧延伸到下颌后静脉的紧外侧。腮腺在胚胎晚期形成包膜解释了腮腺内淋巴结出现的原因，这是面深部、头皮和外耳恶性肿瘤的第一站引流淋巴结。正常腮腺包含约 20 个淋巴结

腮腺间隙的典型肿物

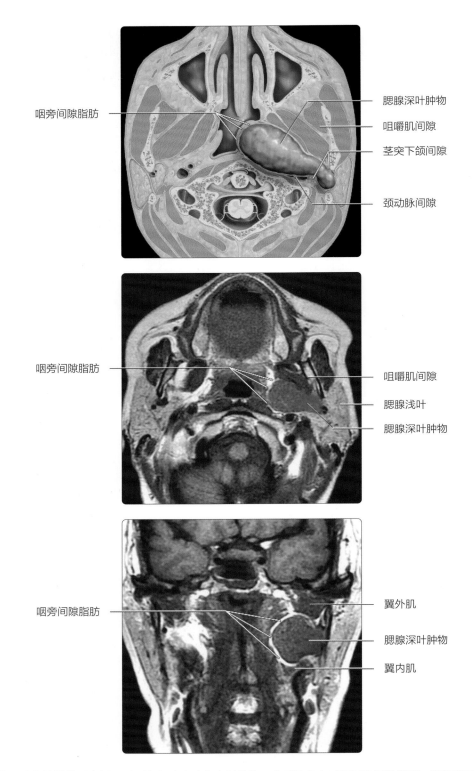

咽旁间隙脂肪

腮腺深叶肿物
咀嚼肌间隙
茎突下颌间隙
颈动脉间隙

咽旁间隙脂肪

咀嚼肌间隙
腮腺浅叶
腮腺深叶肿物

咽旁间隙脂肪

翼外肌
腮腺深叶肿物
翼内肌

上 腮腺深叶典型肿物的轴位示意图显示咽旁间隙脂肪向内侧移位，也可见茎突下颌间隙轻微增宽。腮腺浅叶的较小病变确定为腮腺内病变比较容易，对于较大的深叶病变，可能很难确定为起源于腮腺间隙的病变。**中** 上颌峡层面的轴位 T₁WI 显示起源于腮腺深叶的梨形肿物，该良性混合性肿瘤内侧部较大，导致咽旁间隙从外向内移位。**下** 冠状面 T₁WI 显示起源于腮腺深叶的良性混合瘤，内侧部分较大。尽管深叶肿瘤较大，但仍可显示新月形咽旁间隙脂肪，呈朝向内的弓形

腮腺间隙恶性肿瘤沿神经周围扩散

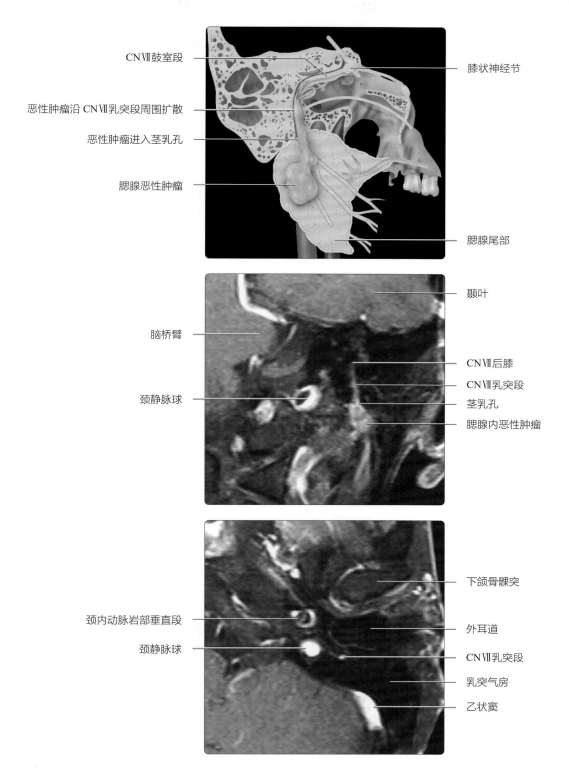

CN Ⅶ鼓室段

膝状神经节

恶性肿瘤沿 CN Ⅶ乳突段周围扩散

恶性肿瘤进入茎乳孔

腮腺恶性肿瘤

腮腺尾部

脑桥臂

颞叶

CN Ⅶ后膝

CN Ⅶ乳突段

茎乳孔

腮腺内恶性肿瘤

颈静脉球

下颌骨髁突

颈内动脉岩部垂直段

外耳道

颈静脉球

CN Ⅶ乳突段

乳突气房

乙状窦

上 矢状面示意图显示腮腺典型恶性肿瘤累及腮腺内面神经，肿瘤经茎乳孔沿 CN Ⅶ扩散到颞骨内乳突段近端。如果不及时治疗，这种恶性肿瘤神经周围扩散最终将通过内耳道进入颅内。中 左侧颞骨冠状面脂肪抑制增强后 T₁WI 显示强化的腮腺样囊性癌扩散到茎乳孔下部喇叭形部分，然后恶性肿瘤以神经周围扩散的方式从面神经的乳突段向上扩散到面神经后膝。下 轴位脂肪抑制增强后 T₁WI 显示腮腺间隙腺样囊性癌神经周围扩散导致 CN Ⅶ乳突段增粗并强化

轴位增强后 CT（一）

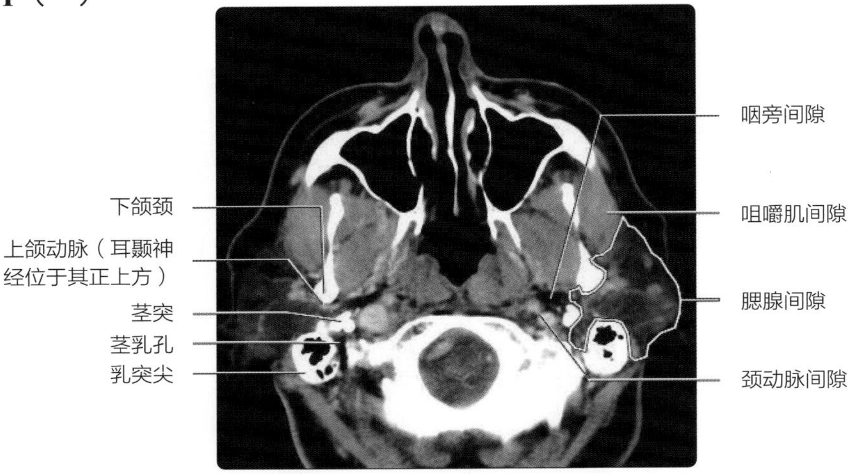
下颌颈
上颌动脉（耳颞神经位于其正上方）
茎突
茎乳孔
乳突尖
咽旁间隙
咀嚼肌间隙
腮腺间隙
颈动脉间隙

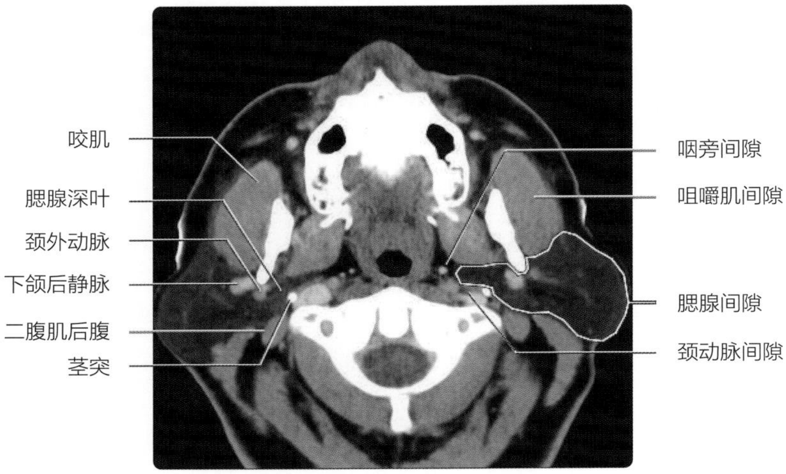
咬肌
腮腺深叶
颈外动脉
下颌后静脉
二腹肌后腹
茎突
咽旁间隙
咀嚼肌间隙
腮腺间隙
颈动脉间隙

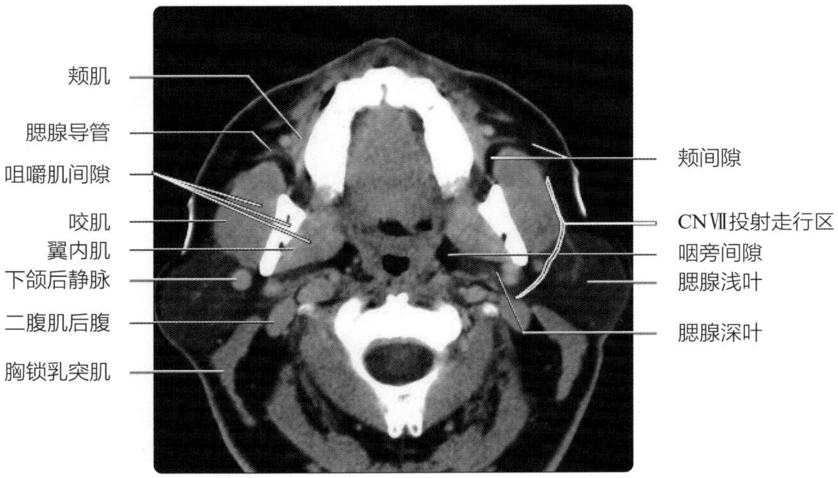
颊肌
腮腺导管
咀嚼肌间隙
咬肌
翼内肌
下颌后静脉
二腹肌后腹
胸锁乳突肌
颊间隙
CNⅦ投射走行区
咽旁间隙
腮腺浅叶
腮腺深叶

上 由上至下 6 幅轴位增强后 CT 图像中的第 1 幅，显示右侧内含低密度脂肪的茎乳孔。面神经在 CT 图像上无法显示。如果存在神经周围扩散肿瘤，则茎乳孔脂肪将被肿瘤取代。上颌动脉为腮腺内颈外动脉的两个末端分支之一，在前内侧离开腺体。此层面可见耳颞神经（CN V_3 分支）位于下颌颈后方上颌动脉的正上方。耳颞神经与面神经成直角穿过腮腺体，常在这里与 CNⅦ有直接交通，为面部肿瘤沿三叉神经周围扩散提供了机会。**中** 图像显示腮腺深叶经茎突下颌间隙突入到邻近咽旁间隙，可见内侧的颈外动脉和外侧的下颌后静脉。**下** 图像显示腮腺导管（在颊间隙内）紧邻第二上颌磨牙的外侧穿过颊肌。勾画的颅外 CNⅦ投射走行区位于下颌后静脉外侧和咬肌表面。与腮腺深叶相比，腮腺浅叶较大

轴位增强后 CT（二）

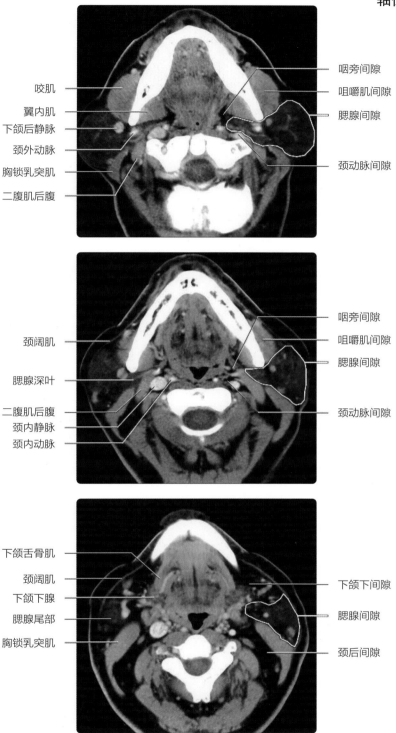

咬肌
翼内肌
下颌后静脉
颈外动脉
胸锁乳突肌
二腹肌后腹

咽旁间隙
咀嚼肌间隙
腮腺间隙
颈动脉间隙

颈阔肌
腮腺深叶
二腹肌后腹
颈内静脉
颈内动脉

咽旁间隙
咀嚼肌间隙
腮腺间隙
颈动脉间隙

下颌舌骨肌
颈阔肌
下颌下腺
腮腺尾部
胸锁乳突肌

下颌下间隙
腮腺间隙
颈后间隙

上 口咽中部层面图像清楚区分外侧较粗的下颌后静脉与内侧的颈外动脉，记住虽然腮腺内面神经在增强后 CT 上无法显示，但其路径投射在沿下颌后静脉外侧和咬肌外表面画的一条线上。**中** 下颌角层面，二腹肌后腹将腮腺间隙与颈动脉间隙分开，颈阔肌位于腮腺表面。**下** 紧邻下颌骨下方，可见腮腺尾部突出到下颌下间隙后部。对位于腮腺尾部位置较低的肿物切除活检，如果其在腮腺里，可能会损伤面神经

轴位 T$_1$WI（一）

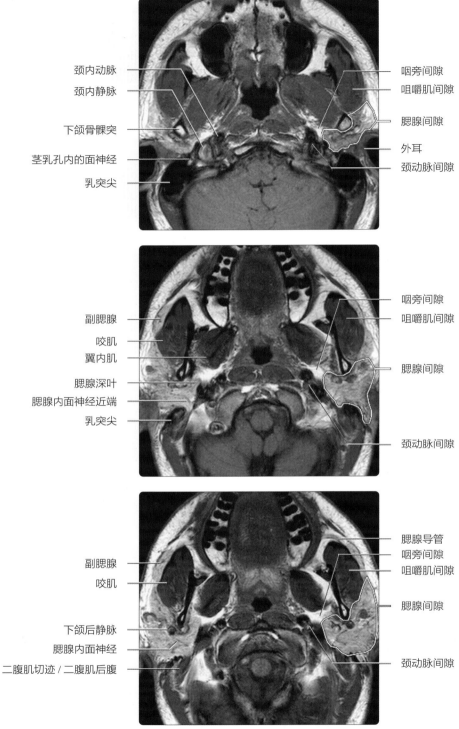

颈内动脉
颈内静脉
下颌骨髁突
茎乳孔内的面神经
乳突尖

咽旁间隙
咀嚼肌间隙
腮腺间隙
外耳
颈动脉间隙

副腮腺
咬肌
翼内肌
腮腺深叶
腮腺内面神经近端
乳突尖

咽旁间隙
咀嚼肌间隙
腮腺间隙
颈动脉间隙

副腮腺
咬肌
下颌后静脉
腮腺内面神经
二腹肌切迹 / 二腹肌后腹

腮腺导管
咽旁间隙
咀嚼肌间隙
腮腺间隙
颈动脉间隙

上 由上至下 6 幅轴位 T$_1$WI 图像中的第 1 幅，显示从茎乳孔出来的右侧面神经。茎乳孔的下部较宽，内有脂肪，因此可看到面神经的主干。**中** 可见右侧腮腺内面神经近端和双侧咬肌表面的副腮腺。**下** 在上颌峰水平，可见腮腺内面神经的一个分支在下颌后静脉外侧缘向前外侧走行。腮腺内面神经及其分支在常规成像中常不能显示，但可预测其在下颌后静脉外侧缘向前外侧走行，并沿咬肌外表面向前走行。耳颞综合征（Frey 综合征）是由于耳颞神经损伤导致的味觉性出汗，耳颞神经包含到腮腺和表面皮肤汗腺的副交感神经纤维。副交感神经纤维的异常再生可能会改变神经纤维走行，导致在即将进食时出汗，而不是正常的唾液反应

轴位 T₁WI（二）

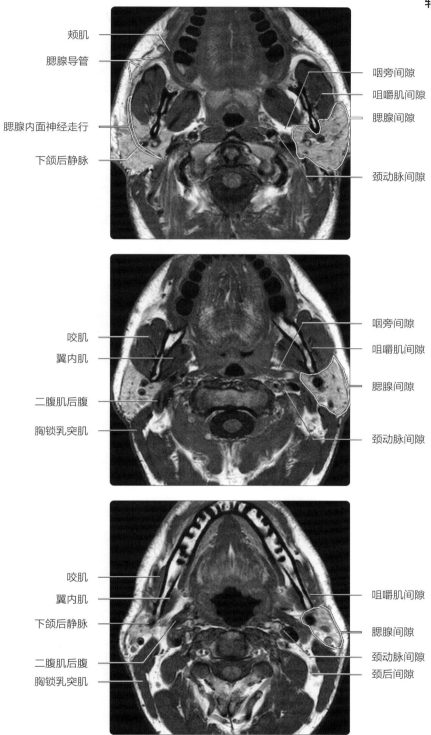

颊肌

腮腺导管

腮腺内面神经走行

下颌后静脉

咽旁间隙

咀嚼肌间隙

腮腺间隙

颈动脉间隙

咬肌

翼内肌

二腹肌后腹

胸锁乳突肌

咽旁间隙

咀嚼肌间隙

腮腺间隙

颈动脉间隙

咬肌

翼内肌

下颌后静脉

二腹肌后腹

胸锁乳突肌

咀嚼肌间隙

腮腺间隙

颈动脉间隙

颈后间隙

上 上颌牙齿层面可见腮腺间隙位于咀嚼肌间隙的外后侧。记住咀嚼肌间隙和腮腺间隙均由颈深筋膜的浅层包绕。可见勾画的右侧腮腺内面神经投射走行位置。**中** 显示二腹肌后腹位于腮腺间隙的内后侧缘，将腮腺间隙与颈动脉间隙分开。二腹肌后腹由面神经的分支支配。**下** 显示腮腺位于下颌角。左侧二腹肌后腹位于腮腺尾部和颈动脉间隙之间。当有腮腺间隙肿物时，二腹肌后腹向内侧移位有助于确定其位置

轴位脂肪抑制后 T₂WI

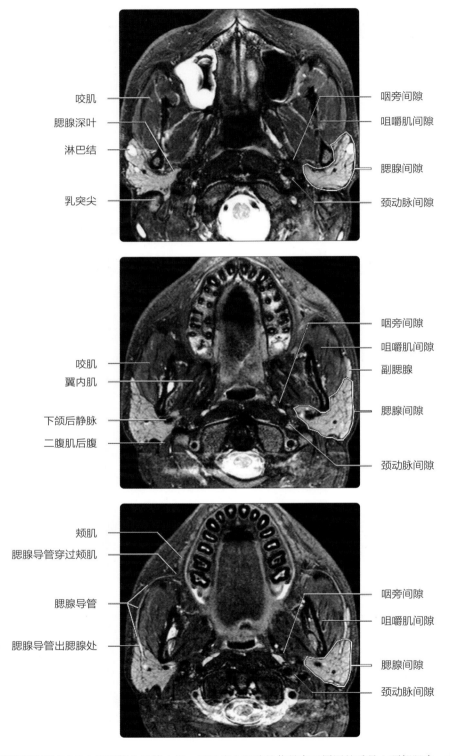

咬肌
腮腺深叶
淋巴结

乳突尖

咽旁间隙
咀嚼肌间隙

腮腺间隙

颈动脉间隙

咬肌
翼内肌

下颌后静脉
二腹肌后腹

咽旁间隙
咀嚼肌间隙
副腮腺

腮腺间隙

颈动脉间隙

颊肌
腮腺导管穿过颊肌

腮腺导管

腮腺导管出腮腺处

咽旁间隙
咀嚼肌间隙

腮腺间隙

颈动脉间隙

上 由上至下轴位脂肪抑制后 T₂WI 3 幅图像中的第 1 幅，显示成人腮腺的信号高于周围的舌骨上颈部肌肉。在此层面可见一些散在的高信号腮腺内淋巴结。由于是脂肪抑制序列，咽旁间隙脂肪呈低信号。**中** 腮腺间隙常紧邻咬肌表面的副腮腺，两者都在颈深筋膜的浅层内。**下** 上颌牙齿层面图像很容易显示高信号线状腮腺导管，从腮腺发出后沿咬肌表面向前延伸，然后穿过颊肌

超声横切面

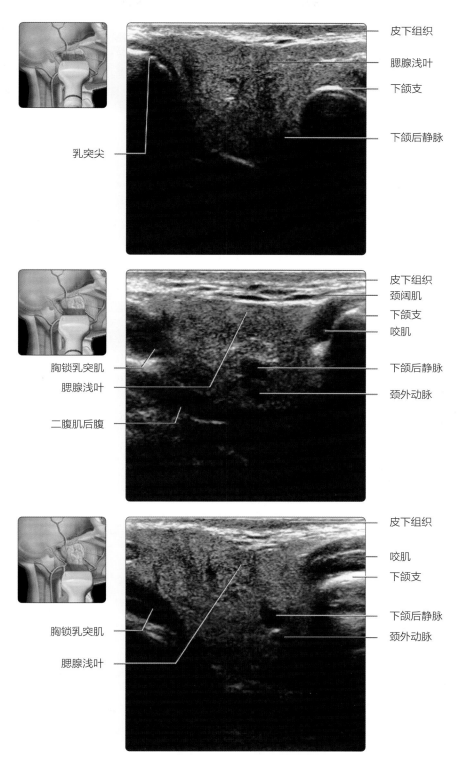

皮下组织
腮腺浅叶
下颌支

下颌后静脉

乳突尖

皮下组织
颈阔肌
下颌支
咬肌

胸锁乳突肌
腮腺浅叶

下颌后静脉
颈外动脉

二腹肌后腹

皮下组织

咬肌
下颌支

胸锁乳突肌

下颌后静脉
颈外动脉

腮腺浅叶

上 灰阶超声横切面显示腮腺区域，可见其与乳突和下颌支的关系。腺体实质呈均匀的强回声。下颌后静脉表现为腮腺内的圆形无回声结构（在此图像中部分模糊）。**中** 灰阶超声横切面显示腮腺尾部区域，可见胸锁乳突肌和二腹肌后腹与腮腺尾部后缘的关系。下颌后静脉和颈外动脉可作为推断 CNⅦ位置的标志物。**下** 灰阶超声横切面显示腮腺，下颌后静脉常较粗，位于腮腺内颈外动脉的外侧。深叶由于下颌支声影的影响，较模糊

超声纵切面

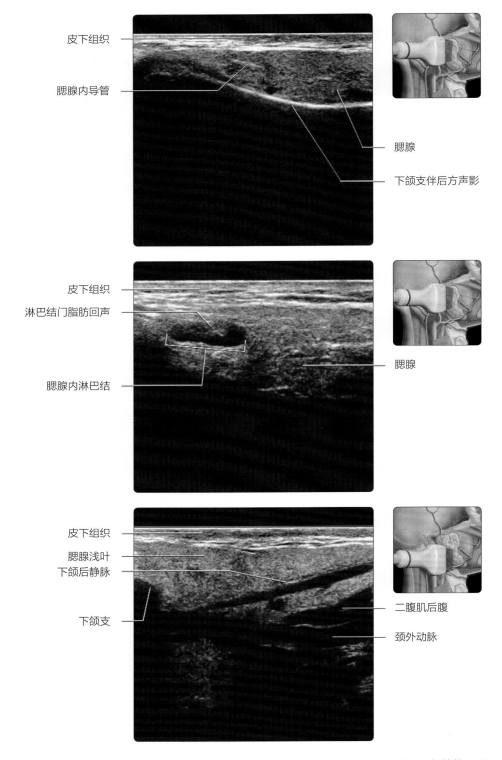

皮下组织

腮腺内导管

腮腺

下颌支伴后方声影

皮下组织

淋巴结门脂肪回声

腮腺

腮腺内淋巴结

皮下组织

腮腺浅叶

下颌后静脉

二腹肌后腹

下颌支

颈外动脉

上 腮腺灰阶超声纵切面连续图像中的第 1 幅图，由于下颌支较强的阴影，包括腮腺深叶在内的深部结构无法显示。**中** 显示腮腺浅叶内正常的淋巴结，在高分辨率超声上，正常淋巴结一般见于腮腺尾部和耳屏前腮腺中。椭圆形、淋巴结门内结构正常提示为良性。**下** 为下颌后静脉层面，此解剖结构在儿童和年轻人中显示最佳，因为他们的腺体中没有太多脂肪沉积

颈动脉间隙
Carotid Space

姜雨薇　于文玲　译　鲜军舫　校

一、术语

（一）缩略语
- 颈动脉间隙（CS）
- 舌骨上颈部（SHN）间隙和舌骨下颈部（IHN）间隙

（二）定义
- 成对的、由颈动脉鞘包围形成的管状间隙，内含颈动脉、颈内静脉（IJV）和舌骨上颈部间隙（CNⅨ～CNⅫ）及舌骨下颈部间隙（CNⅩ）

二、影像学解剖

（一）概述
- 颈动脉间隙上方从颈静脉孔 – 颈动脉管下缘开始，下至主动脉弓
- 舌骨上颈部颈动脉间隙包含 CNⅨ～CNⅫ、颈内动脉（ICA）和颈内静脉
- 舌骨下颈部颈动脉间隙仅包含 CNⅩ、颈总动脉（CCA）和颈内静脉；颈内静脉淋巴结链与其外表面密切相关

（二）范围
- 颈动脉间隙的界线是从颅底（颈动脉管和颈静脉孔）到主动脉弓下方
- 颈动脉间隙可分为以下部分
  - 鼻咽部、口咽部、颈部和纵隔部

（三）解剖关系
- 舌骨上颈部颈动脉间隙的邻近间隙
  - 内侧为咽后间隙（RPS）；后方为椎周间隙；前方为咽旁间隙（PPS）；外侧为腮腺间隙
    - 二腹肌后腹将颈动脉间隙与腮腺深叶分开
- 舌骨下颈部颈动脉间隙的邻近间隙
  - 内侧为内脏间隙和咽后间隙；后方为椎周间隙；前方为颈前间隙；外侧为颈后间隙

（四）内容物
- 舌骨上颈部颈动脉间隙
  - 血管：颈内动脉和颈内静脉
  - CNⅨ～CNⅫ位于鼻咽部颈动脉间隙内
  - 从口咽部颈动脉间隙向下，颈动脉间隙内仅有 CNⅩ
  - CNⅩ位于由颈内动脉和颈内静脉形成的后切迹中
  - 交感神经丛位于颈动脉鞘外，在颈动脉间隙后方或位于颈动脉间隙内侧和咽后间隙外侧之间，紧贴椎前筋膜
- 舌骨下颈部颈动脉间隙
  - 血管：颈总动脉和颈内静脉
  - 迷走神经
  - 嵌入颈动脉鞘前壁的颈襻
  - 上根（舌下神经降支）沿颈内动脉及颈总动脉下行，是舌下神经降支的延续；神经纤维来源于脊神经 C_1，支配肩胛舌骨肌上腹
  - 下根（颈神经降支）绕颈内静脉下行；神经纤维来源于脊神经 C_2 和 C_3，支配肩胛舌骨肌下腹；在颈总动脉的前下方与上根汇合形成颈襻，支配胸骨舌骨肌和胸骨甲状肌

- 颈内静脉淋巴结链与颈动脉间隙密切相关，但并没有位于颈动脉间隙内

（五）颈动脉间隙的筋膜
- 颈动脉鞘由颈深筋膜的全部三层组成
  - 舌骨上颈动脉间隙：颈动脉鞘不完整或不明显
  - 舌骨下颈动脉间隙：颈动脉鞘界线清楚，筋膜坚韧

三、解剖成像要点

（一）关注要点
- 确定病变为颈动脉间隙内原发性病变的影像学特征
- 舌骨上颈部颈动脉间隙病变
  - 病变中心位于咽旁间隙后的颈内动脉 – 颈内静脉区域内
  - 病变致咽旁间隙内脂肪向前移位、二腹肌后腹向外移位；如果病变位于鼻咽部颈动脉间隙，病变致茎突向前外方移位
  - 如果肿物发生于舌骨上颈部颈动脉间隙后部（迷走神经鞘瘤、神经纤维瘤、副神经节瘤），随着肿物增大，颈内动脉受压向前内侧移位，颈内静脉受压向后外侧移位
  - 交感神经鞘瘤不会将颈内动脉和颈内静脉分开（与迷走神经鞘瘤不同），而是将颈内动脉和颈内静脉都推向前方或前外方
- 舌骨下颈部颈动脉间隙病变
  - MRI 图像上显示病变可能包绕颈总动脉和颈内静脉，或将两者分开
  - 可能导致颈外动脉和颈内动脉分叉扩大（两者分开）（颈动脉体副神经节瘤）

（二）推荐的影像学检查方法
- 增强 CT 或 MRI 可很容易显示正常颈动脉间隙解剖结构和病变
- 如果采用 MRI 检查，切记扫描平扫 T_1WI（寻找副神经节瘤的快速流空血管）
- MRA 和 MRV 用于明确颈动脉间隙的正常和病变血管（颈内动脉夹层、假性动脉瘤或颈内静脉血栓形成）

（三）影像学检查方法
- 切记颈动脉间隙从上方颅底的颈静脉孔 – 颈动脉管，一直到下方的主动脉弓
- 如果因为左迷走神经病变而进行颈动脉间隙成像，则必须向下扫描至主肺动脉窗

（四）影像学易犯的错误
- 颈内静脉的正常血管流动现象可与神经鞘瘤或血栓形成的表现相似

四、临床意义

（一）临床重要性
- CNⅨ～CNⅫ和颈动脉是颈动脉间隙中的重要结构

（二）功能障碍
- 鼻咽部颈动脉间隙损伤可导致 CNⅨ～CNⅫ的复合性脑神经病变
- 迷走神经损伤：声带麻痹

轴位示意图

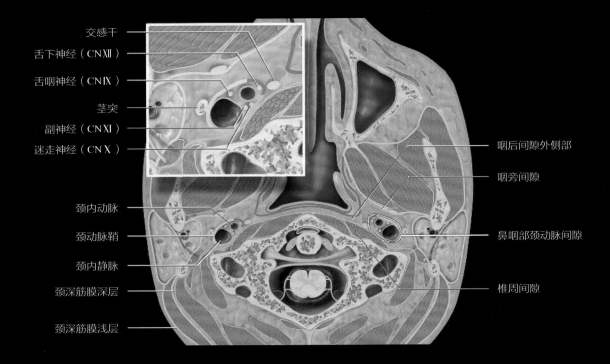

交感干
舌下神经（CN XII）
舌咽神经（CN IX）
茎突
副神经（CN XI）
迷走神经（CN X）

咽后间隙外侧部
咽旁间隙
鼻咽部颈动脉间隙
椎周间隙

颈内动脉
颈动脉鞘
颈内静脉
颈深筋膜深层
颈深筋膜浅层

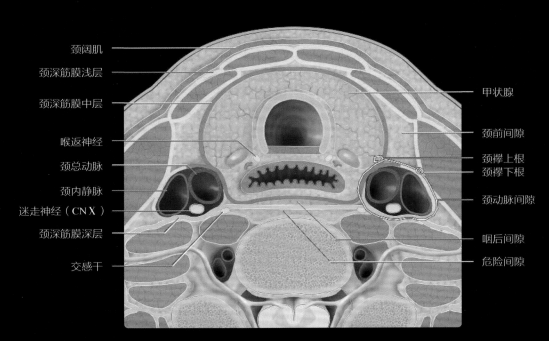

颈阔肌
颈深筋膜浅层
颈深筋膜中层
喉返神经
颈总动脉
颈内静脉
迷走神经（CN X）
颈深筋膜深层
交感干

甲状腺
颈前间隙
颈襻上根
颈襻下根
颈动脉间隙
咽后间隙
危险间隙

上 轴位示意图显示 C₁ 椎体水平的舌骨上颈部间隙，插图显示放大后的颈动脉间隙（CS）。舌骨上颈动脉间隙包含 CN IX～CN XII、颈内动脉和颈内静脉。颈动脉鞘由 3 层颈深筋膜（颈动脉间隙周围的三色线）组成。舌骨上颈部的颈动脉鞘不如舌骨下颈部的坚韧。交感干位于颈动脉间隙的紧内侧。**下** 轴位示意图显示舌骨下颈部的颈动脉间隙。颈动脉鞘包含 3 层颈深筋膜（三色线）。在舌骨下颈部，颈动脉鞘全长都较坚韧。舌骨下颈动脉间隙包括颈总动脉、颈内静脉和唯一的脑神经——迷走神经。交感神经丛位于颈动脉鞘后方、颈动脉鞘外，颈襻包埋于颈动脉鞘的前壁内

头颈部影像解剖学

颈动脉间隙示意图

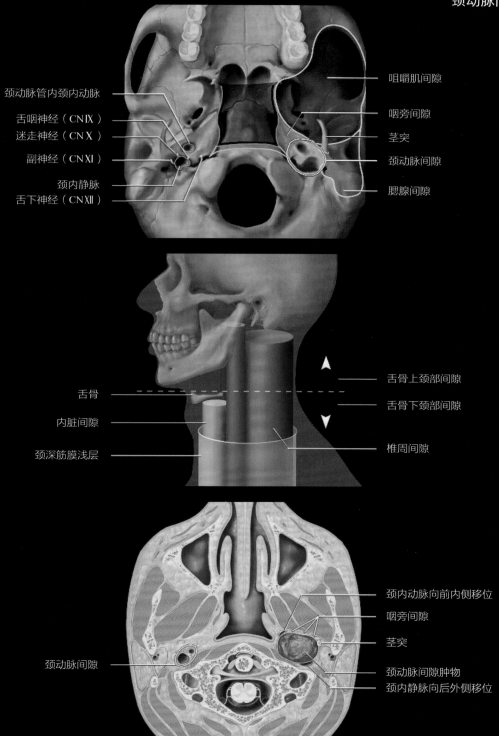

颈动脉管内颈内动脉

舌咽神经（CN IX）

迷走神经（CN X）

副神经（CN XI）

颈内静脉

舌下神经（CN XII）

咀嚼肌间隙

咽旁间隙

茎突

颈动脉间隙

腮腺间隙

舌骨

内脏间隙

颈深筋膜浅层

舌骨上颈部间隙

舌骨下颈部间隙

椎周间隙

颈动脉间隙

颈内动脉向前内侧移位

咽旁间隙

茎突

颈动脉间隙肿物

颈内静脉向后外侧移位

上 颅底下面观轴位示意图，显示颈动脉间隙和颅底之间的相互关系。鼻咽部颈动脉间隙是颈动脉管、颈静脉孔和舌下神经管的向下延续。颈内动脉、颈内静脉和CN IX～CN XII位于颈动脉间隙内。由于颈动脉鞘由三层颈深筋膜组成，所以显示为三色线。**中** 颈部外斜位示意图，显示颈动脉间隙呈管状，从颅底一直到主动脉弓。颈动脉间隙在舌骨水平分为舌骨上和舌骨下两部分。舌骨上颈动脉间隙内有CN IX～CN XII，舌骨下颈动脉间隙内只有迷走神经。**下** 轴位示意图显示了起源于颈动脉间隙的典型肿物。颈动脉间隙肿物导致咽旁间隙脂肪向前移位、茎突向前外侧移位。典型的病例是如图所示的迷走神经鞘瘤，像三明治样夹在向前内侧移位的颈内动脉和向后外侧移位的颈内静脉之间

颈动脉间隙内血管增强 CT 和 MRA

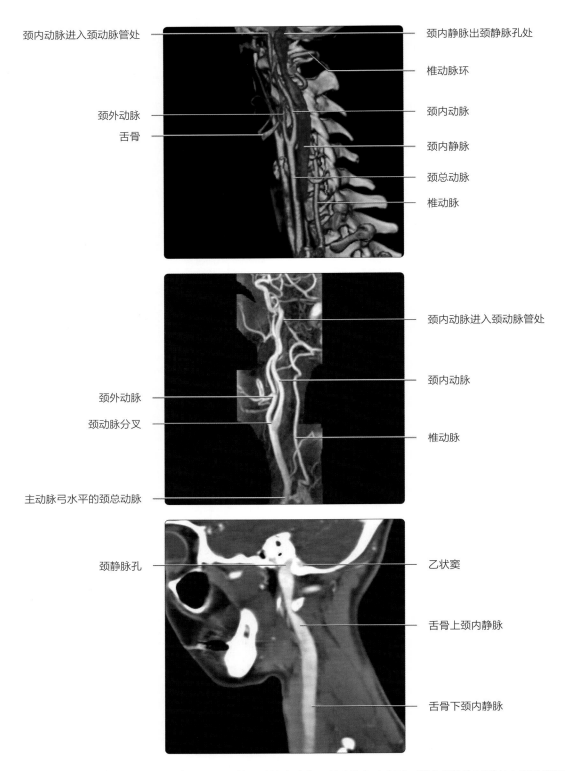

颈内动脉进入颈动脉管处

颈外动脉

舌骨

颈内静脉出颈静脉孔处

椎动脉环

颈内动脉

颈内静脉

颈总动脉

椎动脉

颈外动脉

颈动脉分叉

主动脉弓水平的颈总动脉

颈内动脉进入颈动脉管处

颈内动脉

椎动脉

颈静脉孔

乙状窦

舌骨上颈内静脉

舌骨下颈内静脉

上 增强后 CT 3D-VRT 重建侧位图显示颈部的主要血管。舌骨大致位于颈动脉分叉水平，颈内动脉位于舌骨上颈动脉间隙，颈总动脉位于舌骨下颈动脉间隙。中 颅外 MRA 侧位图显示颈动脉，从下方的主动脉弓到上方的床突上区。记住颈动脉全程都在颈动脉间隙走行。下 颅外头颈部增强后 CT 矢状面重建，显示颈内静脉，从上方颈静脉孔出来处一直到下方锁骨水平。该血管内血栓形成的表现可与感染（急性血栓性静脉炎）或肿瘤（慢性血栓形成）相似

轴位增强后 CT 图像（一）

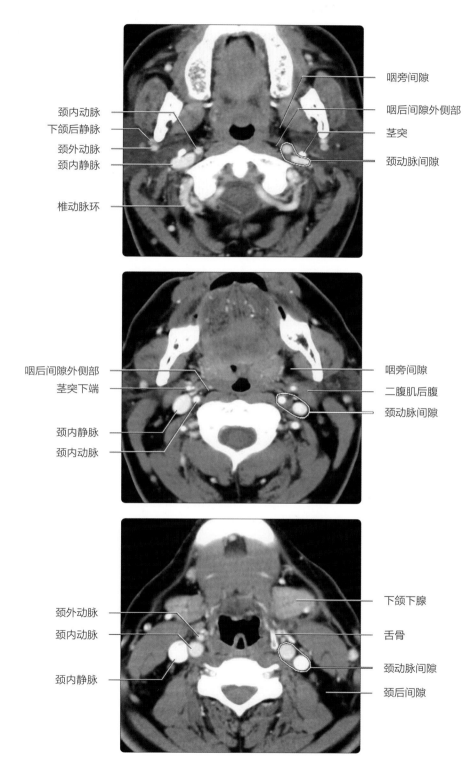

颈内动脉
下颌后静脉
颈外动脉
颈内静脉

椎动脉环

咽旁间隙
咽后间隙外侧部
茎突
颈动脉间隙

咽后间隙外侧部
茎突下端

颈内静脉
颈内动脉

咽旁间隙
二腹肌后腹
颈动脉间隙

颈外动脉
颈内动脉

颈内静脉

下颌下腺
舌骨

颈动脉间隙
颈后间隙

上 轴位增强后 CT 由上至下 6 幅图像中的第 1 幅，为 C_1 椎体层面图像，鼻咽部颈动脉间隙包含颈内动脉、颈内静脉和 CNIX～CNXII，颈动脉间隙位于茎突后方。在鼻咽层面，颈动脉间隙肿物导致咽旁间隙从后向前移位、茎突向前外侧移位。**中** 口咽中部层面图像显示二腹肌后腹位于颈动脉间隙前外侧，颈动脉间隙肿物推压二腹肌后腹向前外侧移位、咽旁间隙向前移位。**下** 舌骨层面图像可见颈动脉分叉，在此层面的颈动脉间隙内只有迷走神经

轴位增强后 CT 图像（二）

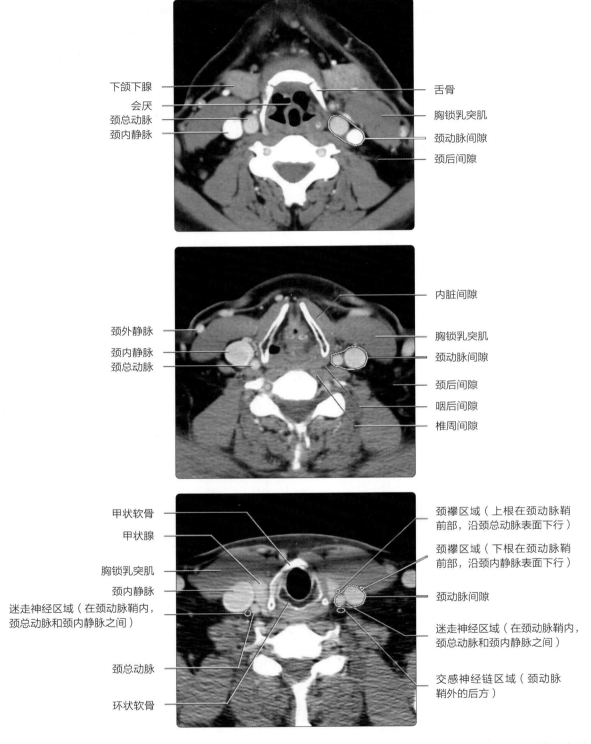

下颌下腺
会厌
颈总动脉
颈内静脉

舌骨
胸锁乳突肌
颈动脉间隙
颈后间隙

颈外静脉
颈内静脉
颈总动脉

内脏间隙
胸锁乳突肌
颈动脉间隙
颈后间隙
咽后间隙
椎周间隙

甲状软骨
甲状腺
胸锁乳突肌
颈内静脉
迷走神经区域（在颈动脉鞘内，颈总动脉和颈内静脉之间）
颈总动脉
环状软骨

颈襻区域（上根在颈动脉鞘前部，沿颈总动脉表面下行）
颈襻区域（下根在颈动脉鞘前部，沿颈内静脉表面下行）
颈动脉间隙
迷走神经区域（在颈动脉鞘内，颈总动脉和颈内静脉之间）
交感神经链区域（颈动脉鞘外的后方）

上 舌骨层面，颈动脉间隙内只有颈总动脉、颈内静脉和迷走神经。尽管 CT 图像分辨率较高，但无法显示迷走神经或颈动脉鞘。**中** 经舌骨下方颈动脉间隙的图像，可见周围深部组织解剖结构。在颈动脉鞘的后外侧，可见较大的充满脂肪的颈后间隙。后内侧为椎周间隙。颈动脉间隙的内侧是内脏间隙和咽后间隙。前方可见胸锁乳突肌。**下** 在环状软骨水平，舌骨下颈动脉间隙内包含颈总动脉、颈内静脉和迷走神经。尽管迷走神经干较粗，但在颈动脉鞘内颈总动脉和颈内静脉之间区域也无法显示。交感神经链位于颈动脉鞘外、颈动脉鞘后方，颈襻包埋于颈动脉鞘前壁内。这些结构也无法显示（标记了应该出现的位置）

颈总动脉超声

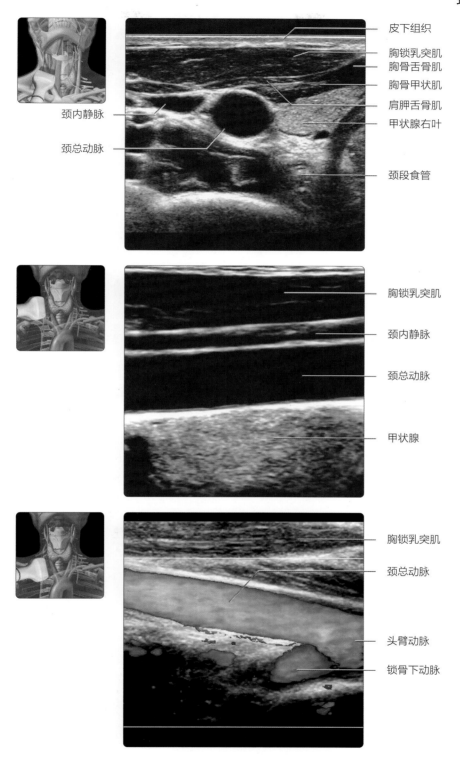

皮下组织

胸锁乳突肌
胸骨舌骨肌
胸骨甲状肌
肩胛舌骨肌
甲状腺右叶

颈段食管

颈内静脉

颈总动脉

胸锁乳突肌

颈内静脉

颈总动脉

甲状腺

胸锁乳突肌

颈总动脉

头臂动脉

锁骨下动脉

上 灰阶超声横切面显示甲状腺上极层面的颈总动脉远端，正常人的动脉壁是光滑的，没有内膜增厚或动脉粥样硬化斑块，管腔的横截面为圆形。分叉近端颈总动脉没有可命名的大的分支。**中** 颈总动脉的灰阶超声纵切面显示内膜层轮廓平滑。**下** 颈根部颈总动脉近端彩色多普勒超声纵切面，显示颅侧的正常顺行动脉血流，其与锁骨下动脉都起源于右头臂动脉

迷走神经超声

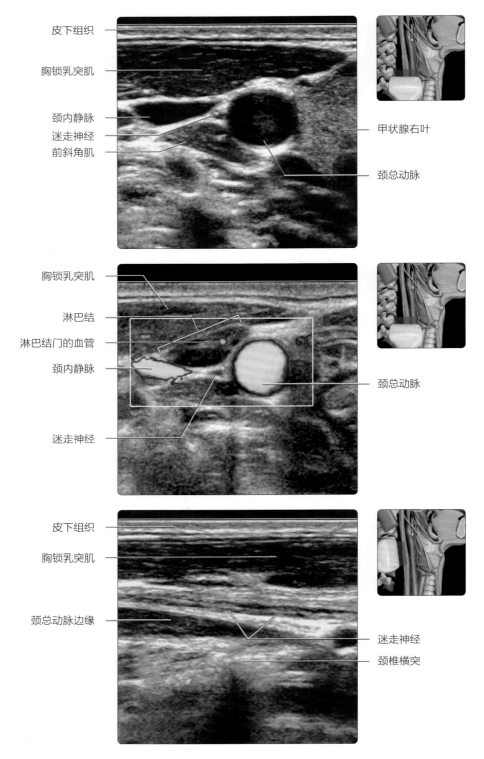

上 甲状腺层面下颈部灰阶超声横切面，显示迷走神经呈位于颈动脉鞘内的小圆形低回声结构，中央为高回声，走行于颈总动脉和颈内静脉之间。中 颈中段能量多普勒超声横切面，显示迷走神经为非血管性结构，与颈总动脉和颈内静脉相邻，邻近的正常颈深淋巴结的淋巴门有血管存在。下 灰阶超声纵切面显示迷走神经呈细长管状低回声结构，中央呈高回声的纤维表现。超声较易显示从颈动脉分叉到下颈部区域的迷走神经

咽后间隙
Retropharyngeal Space

姜雨薇　于文玲　译　鲜军舫　校

一、术语

(一)缩略语
- 咽后间隙(RPS);危险间隙(danger space,DS)

(二)定义
- 咽后间隙:位于咽及食管颈段后方的中线间隙,从颅底一直延伸到纵隔

二、影像学解剖

(一)范围
- 真性咽后间隙:颅底至上纵隔 T_3 椎体水平(可变化范围为 $C_6 \sim T_6$),翼状筋膜与颈深筋膜中层在此处融合
- 危险间隙:咽后间隙的正后方;向下延伸入纵隔,直到横膈

(二)解剖关系
- 舌骨上颈部(SHN)咽后间隙
  - 前方为咽黏膜间隙(PMS)
  - 危险间隙位于咽后间隙的正后方
- 舌骨下颈部(IHN)咽后间隙
  - 下咽和颈段食管位于其前方
  - 在 T_3 水平(可变化范围为 $C_6 \sim T_6$),咽后间隙通过"筋膜活盖"向下进入危险间隙,翼状筋膜与颈深筋膜中层在此处融合
  - 筋膜活盖是感染从真性咽后间隙向下进入危险间隙的入口,然后进入纵隔
  - 在舌骨上和舌骨下颈部,颈动脉间隙(CS)位于咽后间隙的外侧

(三)内容物
- 舌骨上颈部咽后间隙(颅底到舌骨)
  - 脂肪是舌骨上颈部咽后间隙的主要内容物
  - 咽后间隙淋巴结:外侧组包含 Rouvière 淋巴结;内侧组在影像上一般不能显示
- 舌骨下颈部咽后间隙(舌骨到纵隔 T_3 椎体水平)
  - 舌骨下颈部咽后间隙中仅包含脂肪;在舌骨下颈部没有咽后间隙淋巴结

(四)咽后间隙的筋膜
- 前壁筋膜:颈深筋膜中层(又名"颊咽筋膜",尤其是上部)
  - 筋膜紧邻咽黏膜间隙收缩肌的后方
- 翼状筋膜:颈深筋膜深层的筋膜片,构成真性咽后间隙的后壁,将咽后间隙与后方的危险间隙分开
- 翼状筋膜延伸至颅底是存在争议的
- 主要教学点是咽后间隙的最上部(鼻咽部分)筋膜是"致密的",在咽后间隙脓肿中,阻力最小的路径在下方
- 近期研究发现翼状筋膜始于 C_1 水平,疏松的纤维蜂窝状结缔组织填充在下颈线和颅底之间的间隙;这个移行区可能是感染进入危险间隙的上方入口
- 翼状筋膜的厚度和完整性与颊咽筋膜和椎前筋膜相当
- 翼状筋膜的外侧纤维是构成颈动脉鞘内侧部的主要部分,可能是感染扩散到颈动脉间隙的因素
- 后壁筋膜:颈深筋膜深层形成危险间隙后壁
  - 筋膜位于椎周间隙椎前肌群的紧前方

- 中缝将咽后间隙分成两部分
  - 相对薄弱的筋膜片常出现在咽后间隙的上部

三、解剖成像要点

(一)关注要点
- 确定病变为咽后间隙的原发性病变的影像学表现
- 舌骨上颈部单侧淋巴结肿物
  - 中心位于咽旁间隙(PPS)的后内侧,颈动脉间隙的内侧
  - 从后内侧向前外侧累及咽旁间隙(与颈动脉间隙肿物相似)
- 舌骨上或舌骨下颈部间隙的"淋巴结外"肿物(咽后间隙脓肿或肿瘤)
  - 中心位于咽黏膜间隙后方的矩形肿物
  - 椎前肌群前方的肿物,增大时使椎前肌群变平并始终位于椎前肌群的前方(而椎周间隙肿物在增大时致椎前肌群向前移位、抬升)
- 舌骨上颈部咽后间隙病变影像表现
  - 病变常起自咽后间隙淋巴结;CT 或 MRI 表现为单侧咽后间隙肿物
  - 如果是淋巴结外疾病(水肿、感染或肿瘤),将从一侧到另一侧填充咽后间隙
- 舌骨下颈部咽后间隙病变影像表现
  - 起源于舌骨上颈部咽后间隙,向下播散到舌骨下颈部间隙;从一侧到另一侧填充整个舌骨下颈部咽后间隙
  - 如果看到舌骨下颈部咽后间隙病变,记得观察舌骨上颈部咽后间隙

(二)影像学检查方法
- 增强后 CT 是评估咽后间隙感染的最佳影像学检查方法
- MRI 对显示咽后间隙肿瘤/淋巴结病变更敏感

(三)影像学易犯的错误
- CT/MRI 图像上,咽后间隙和危险间隙较难分开;认为危险间隙仅仅是咽后间隙疾病进入纵隔的通道,或者在解读影像时,只描述咽后间隙的病变,而忽略了危险间隙
- 咽后间隙外侧部的淋巴结肿物可与颈动脉间隙肿物相似
  - 寻找颈动脉间隙内侧的肿物
  - 肿物致颈动脉间隙向后外侧移位
  - 咽后间隙和颈动脉间隙肿物均使咽旁间隙向前移位
- 不是所有咽后间隙的液体都是脓肿:非脓肿性液体:壁无强化,占位效应较轻
  - 颈内静脉血栓形成、上腔静脉综合征(漏出液)、近期化疗/放疗(淋巴水肿)、咽炎、鼻窦炎、牙齿感染、血管性水肿和颈长肌腱炎(蜂窝织炎或漏出液)都可引起咽后间隙水肿

四、临床意义

临床重要性
- 咽后间隙淋巴结由咽炎播散而来
  - 一旦播散,就会发生反应性增生、化脓并最终破溃形成咽后间隙脓肿
- 鼻咽及口咽和下咽后壁的鳞状细胞癌可引流到咽后间隙淋巴结链

轴位示意图

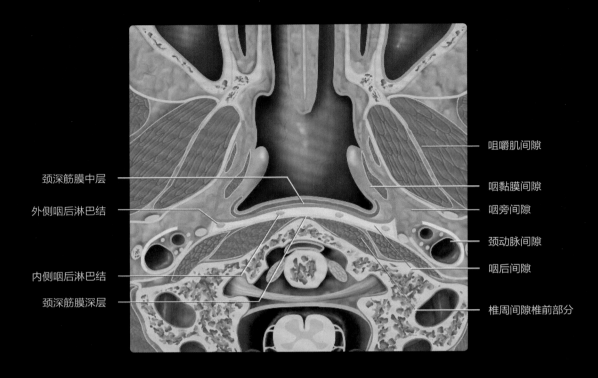

颈深筋膜中层
外侧咽后淋巴结

内侧咽后淋巴结
颈深筋膜深层

咀嚼肌间隙
咽黏膜间隙
咽旁间隙
颈动脉间隙
咽后间隙
椎周间隙椎前部分

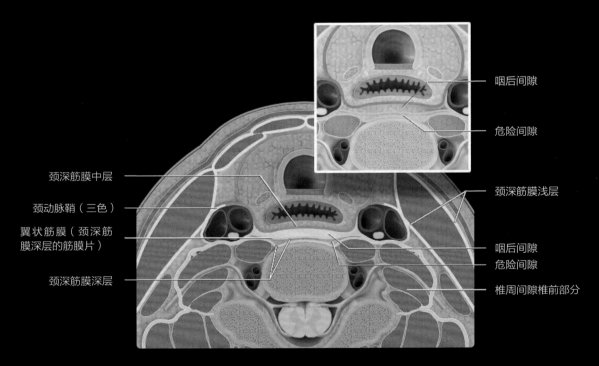

咽后间隙
危险间隙

颈深筋膜中层
颈动脉鞘（三色）
翼状筋膜（颈深筋膜深层的筋膜片）
颈深筋膜深层

颈深筋膜浅层
咽后间隙
危险间隙
椎周间隙椎前部分

上 轴位示意图显示舌骨上颈部咽后间隙，内有内侧和外侧咽后淋巴结，颈深筋膜中层（此处称为颊咽筋膜）是咽后间隙的前界，而翼状筋膜是颈深筋膜深层的一层筋膜片，构成其后界。**下** 轴位示意图显示构成舌骨下颈部咽后间隙和危险间隙边界的筋膜，翼状筋膜是颈深筋膜深层的一层筋膜片，构成位于前方的真性咽后间隙的后壁，并将其与位于后方的危险间隙分开。危险间隙的后壁也由颈深筋膜深层形成，将其与椎前间隙分开。舌骨下咽后间隙内只有脂肪，淋巴结仅出现在舌骨上咽后间隙

轴位和矢状面示意图

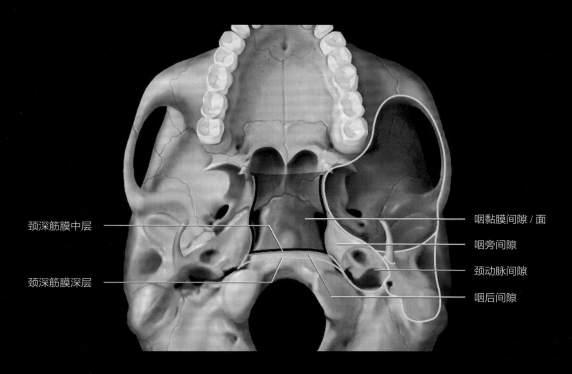

颈深筋膜中层

颈深筋膜深层

咽黏膜间隙 / 面

咽旁间隙

颈动脉间隙

咽后间隙

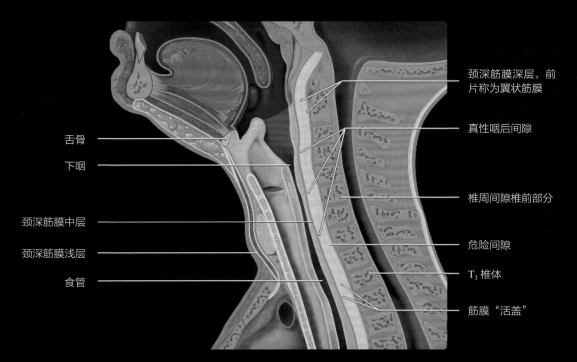

舌骨

下咽

颈深筋膜中层

颈深筋膜浅层

食管

颈深筋膜深层，前片称为翼状筋膜

真性咽后间隙

椎周间隙椎前部分

危险间隙

T₃椎体

筋膜"活盖"

上 颅底下面观轴位示意图，显示咽后间隙与颅底的连接处，咽后间隙在无孔道的区域与枕骨底外面连接。**下** 矢状面示意图显示舌骨下颈部间隙的纵向空间关系，着重显示咽后间隙和危险间隙。在脊柱的正前方，咽后间隙和危险间隙从颅底向下延伸至纵隔。在约 T₃ 椎体水平出现的筋膜"活盖"是从咽后间隙向下通向危险间隙的通道，咽后间隙感染或肿瘤可通过该传播途径进入纵隔。翼状筋膜延伸至颅底是有争议的；最近的一项尸体研究发现，翼状筋膜始于 C₁ 水平，疏松的纤维蜂窝状结缔组织填充于下颈线和颅底之间的间隙，此移行区可能是感染从上方进入危险间隙的另一入口

舌骨上颈部咽后间隙肿物轴位图像

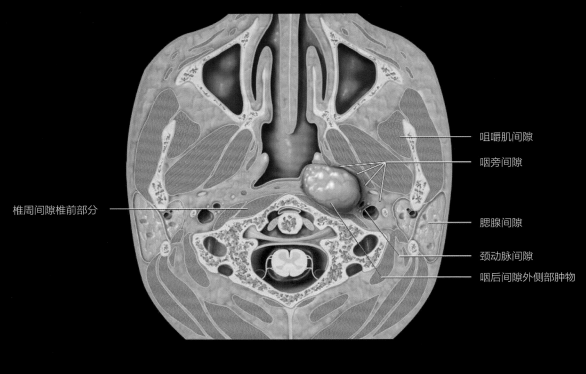

咀嚼肌间隙

咽旁间隙

椎周间隙椎前部分

腮腺间隙

颈动脉间隙

咽后间隙外侧部肿物

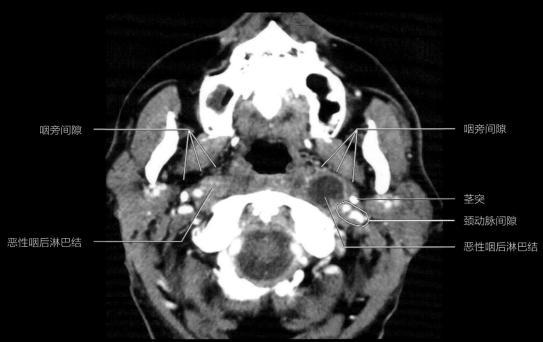

咽旁间隙

咽旁间隙

茎突

颈动脉间隙

恶性咽后淋巴结

恶性咽后淋巴结

上 轴位示意图显示起源于咽后间隙外侧咽后淋巴结群的典型肿物，颈动脉间隙向后外侧移位，咽旁间隙向前移位。如果阅片者未注意到病灶的位置偏内，肿物可能被误认为是颈动脉间隙肿物。**下** 鼻咽下部层面的轴位增强后 CT，显示来自口咽后壁鳞状细胞癌（未显示）的双侧外侧咽后淋巴结转移，左侧较大的坏死淋巴结将咽旁间隙向前移位，将颈动脉间隙向后外侧移位。较小的右侧淋巴结尚未导致咽旁间隙或颈动脉间隙出现明显的占位效应

舌骨下颈部咽后间隙典型肿物轴位图像

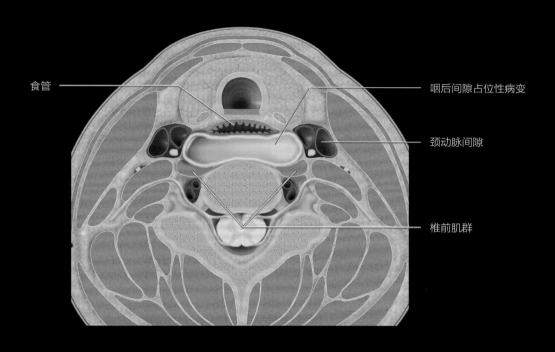

食管 —— 咽后间隙占位性病变

颈动脉间隙

椎前肌群

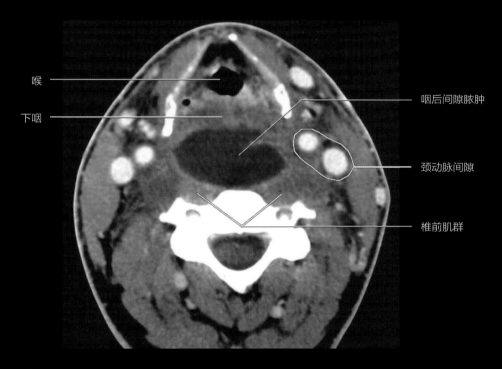

喉

下咽 —— 咽后间隙脓肿

颈动脉间隙

椎前肌群

上 舌骨下颈部咽后间隙典型病变的轴位示意图显示内脏间隙向前移位，颈动脉间隙向外侧移位。椎前肌群受压变平，而不是抬高。**下** 舌骨下颈部声门上喉水平轴位增强后 CT，显示脓肿填充咽后间隙，卵圆形脓肿致内脏间隙（下咽 / 喉）向前移位，颈动脉间隙向外侧移位。椎前肌群位于脓腔后方

轴位增强后 CT

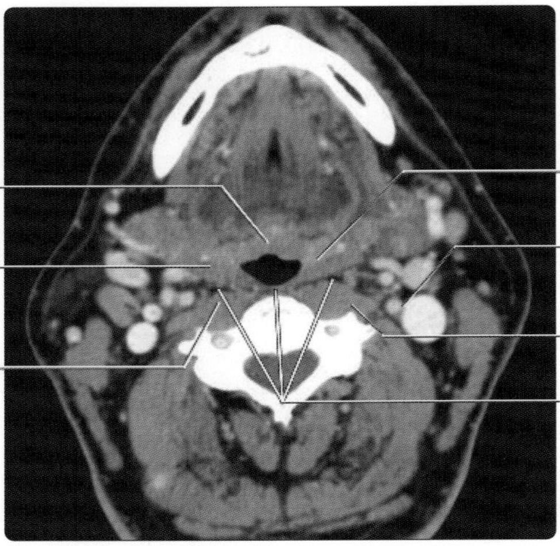
舌扁桃体
腭扁桃体
椎前肌群
咽黏膜间隙
颈动脉间隙
椎周间隙椎前部分
咽后间隙

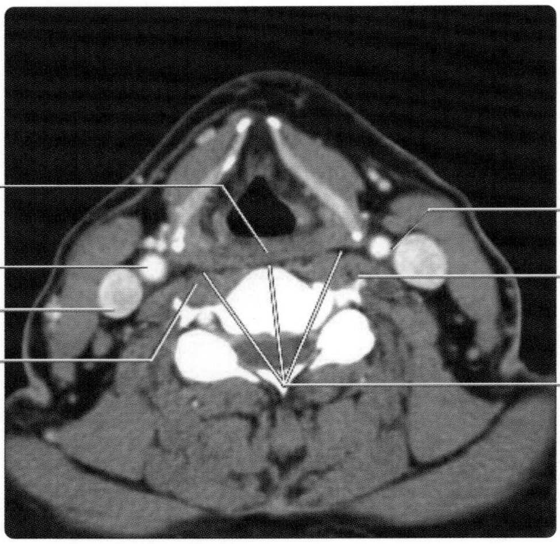
下咽
颈总动脉
颈内静脉
椎前肌群
颈动脉间隙
椎周间隙椎前部分
咽后间隙

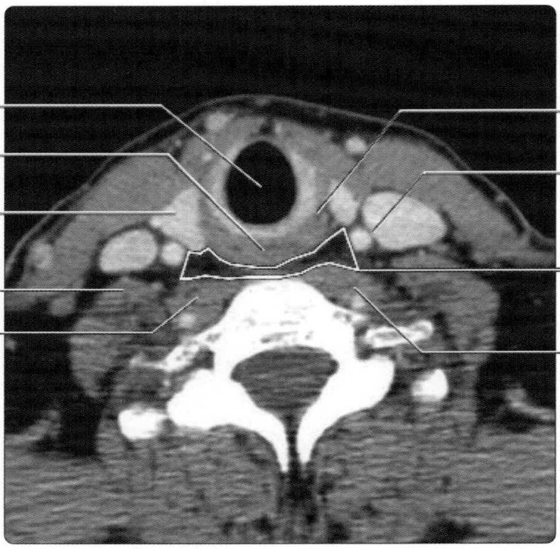
气管
下咽 – 食管交界处
甲状腺
前斜角肌
椎前肌
内脏间隙
颈动脉间隙
咽后间隙
椎周间隙椎前部分

上 颈部轴位增强后 CT 3 幅图像中的第 1 幅，口咽下部层面图像显示咽黏膜间隙后面的条带状脂肪，代表咽后间隙。咽后间隙后面是椎周间隙的椎前部分，外侧是颈动脉间隙。**中** 声门上层面图像，喉和下咽后面的条带状脂肪是咽后间隙，双侧颈动脉间隙位于双侧咽后间隙的外侧。**下** 舌骨下颈部中间层面，与舌骨上颈部咽后间隙相比，舌骨下颈部咽后间隙更大、更明显。前部是内脏间隙，下咽 – 食管交界处与咽后间隙毗邻。椎周间隙的椎前部分位于咽后间隙的后面

轴位 T₁WI

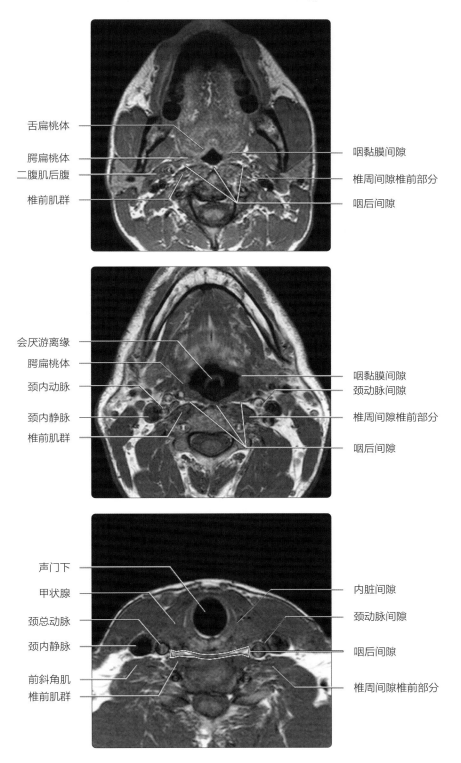

舌扁桃体 —— 咽黏膜间隙

腭扁桃体 —— 椎周间隙椎前部分
二腹肌后腹 ——
椎前肌群 —— 咽后间隙

会厌游离缘 —— 咽黏膜间隙
腭扁桃体 —— 颈动脉间隙
颈内动脉 ——
颈内静脉 —— 椎周间隙椎前部分
椎前肌群 —— 咽后间隙

声门下 —— 内脏间隙
甲状腺 ——
颈总动脉 —— 颈动脉间隙
颈内静脉 —— 咽后间隙
前斜角肌 ——
椎前肌群 —— 椎周间隙椎前部分

上 颅外头颈部 3 幅轴位 T₁WI 图像中的第 1 幅，口咽层面图像显示咽黏膜间隙后方的细带状高信号脂肪，代表咽后间隙，其后方是椎周间隙的椎前部分。**中** 口咽下部层面图像显示口咽黏膜间隙后面的高信号脂肪带是咽后间隙，颈动脉间隙位于双侧咽后间隙的外侧缘，椎周间隙的椎前肌群紧邻咽后间隙后方。**下** 舌骨下颈部中部层面可较易看到颈动脉间隙之间的咽后间隙。内脏间隙在咽后间隙的前方，椎周间隙的椎前部分在咽后间隙的后方

轴位 CT 骨窗和 T₂WI

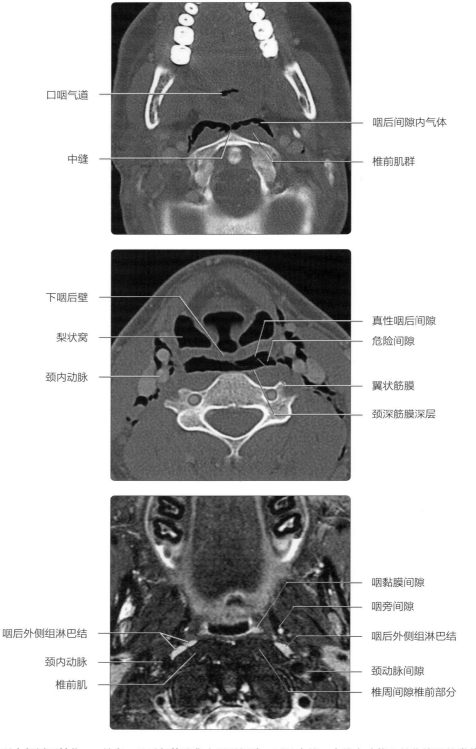

口咽气道

咽后间隙内气体

中缝

椎前肌群

下咽后壁

真性咽后间隙

梨状窝

危险间隙

颈内动脉

翼状筋膜

颈深筋膜深层

咽黏膜间隙

咽旁间隙

咽后外侧组淋巴结

咽后外侧组淋巴结

颈内动脉

颈动脉间隙

椎前肌

椎周间隙椎前部分

上 外伤患者口咽中部层面轴位 CT 骨窗，显示气体聚集在咽后间隙，可见中缝，中缝在功能上是收缩肌的附着处。此外，其还为防止病变从咽后间隙的一侧播散到另一侧提供了初始屏障。**中** 外伤患者声门上层面轴位 CT 骨窗，显示真性咽后间隙和危险间隙内的气体，气体可帮助识别将这两个间隙分开的翼状筋膜。**下** 青少年鼻咽下部层面的轴位脂肪抑制 T₂WI 图像，显示双侧咽后间隙外侧部的正常淋巴结，这些淋巴结位于颈内动脉的内侧和脂肪信号被抑制的咽旁间隙的后内侧

椎周间隙
Perivertebral Space

姜雨薇　于文玲　译　鲜军舫　校

一、术语

（一）缩略语
- 椎周间隙（PVS）

（二）定义
- "椎周"是一个内容物较广的术语，包括以颈深筋膜深层为界、脊柱周围圆柱形间隙内的所有组织
- 椎周间隙又分为前面的椎前部分和后面的椎旁部分

二、影像学解剖

（一）范围
- 实际上，前面的椎前部分从颅底延伸到 T_4 水平，在此处颈深筋膜深层的腹侧部分附着在 T_4
  - 一些解剖学家认为椎周间隙是椎体和深颈筋膜深层之间的潜在间隙，因此向下延伸至尾骨
- 后面的椎旁间隙向下延伸至骶骨

（二）解剖关系
- 椎周间隙由 2 个主要部分组成，在横突水平分开
  - 椎前部分或间隙
  - 椎旁部分或间隙
- 椎前间隙位于颅外头颈部咽后间隙和危险间隙的后方
  - 颈动脉间隙位于椎前间隙的前外侧
  - 颈后间隙的前部位于椎前间隙的外侧
- 椎旁间隙在颈后间隙的深部、颈椎横突的后面

（三）内容物
- 椎周间隙椎前部分或椎前间隙
  - 椎体
  - 椎前肌群（颈长肌和头长肌）
    - 头长肌：起点为 $C_3 \sim C_6$ 横突；止点为枕骨底
    - 颈长肌：起点为 $C_3 \sim C_5$ 横突、$C_5 \sim T_3$ 椎体；止点为 C_1 前弓、$C_2 \sim C_4$ 椎体
  - 斜角肌（前、中、后）
    - 起点：$C_3 \sim C_6$ 横突（前斜角肌）、$C_2 \sim C_7$ 横突（中斜角肌）、$C_5 \sim C_7$ 横突（后斜角肌）
    - 止点：第 1 肋斜角肌结节（前斜角肌），第 1 肋骨上表面（中斜角肌），第 2 肋骨外表面（后斜角肌）
  - 臂丛神经（BP）根
  - 膈神经（$C_3 \sim C_5$）
  - 椎动脉和静脉
- 椎周间隙椎旁部分或椎旁间隙
  - 椎旁肌群（包括头夹肌、颈夹肌、头半棘肌、头最长肌、肩胛提肌、多裂肌、棘间肌）
  - 脊柱后部结构
- 臂丛神经近端
  - 臂丛神经空间解剖复杂
  - $C_5 \sim T_1$ 神经根离开神经孔，在椎周间隙椎前部分的前和中斜角肌之间穿过

- 臂丛神经根穿过颈深筋膜深层，经颈后间隙向腋窝走行

（四）椎周间隙的筋膜
- 颈深筋膜深层完全包绕椎周间隙
  - 前部从颈椎横突呈弓形越过椎前肌群到对面横突
    - 外科医生称颈深筋膜前部为"地毯"
    - 咽部在这个光滑的地毯状表面上下滑动
    - "地毯"很坚韧，是疾病从咽部蔓延到椎周间隙的屏障，反之亦然
  - 颈深筋膜深层后部呈弓形覆于椎旁肌群表面，附着于椎体棘突的项韧带

三、解剖成像要点

（一）关注要点
- 确定肿物位于椎前间隙的影像学表现
  - 肿物中心位于椎前肌群或椎体
  - 肿物向前抬高或推压椎前肌群（咽后间隙肿物将它们向后推）

（二）影像学检查方法
- 侧位 X 线片
  - 评估椎前软组织肿胀和颈椎椎体完整性
  - 椎前软组织厚度：成人：C_2 水平 $<7mm$ 和 C_6 水平 $<22mm$；儿童：C_6 水平 $<14mm$
- 增强后 CT（软组织及骨算法重建、矢状面重建）
  - 评估颈部软组织和骨骼的最实用方法
- 颈部脂肪抑制后钆增强 MRI 评估骨髓病变和硬膜外病变最佳

（三）影像学易犯的错误
- 肩胛提肌肥大：误认为肿物或肿瘤复发
  - 继发于 CNXI 损伤（颈淋巴结清扫术时）
    - 胸锁乳突肌和斜方肌萎缩
    - 肩胛提肌肥大可有助于抬臂
  - 影像学：肩胛提肌肥大可伴强化，胸锁乳突肌和斜方肌萎缩、脂肪浸润

四、临床意义

临床重要性
- 重要结构：臂丛近端、膈神经、椎动脉
- 大多数椎周间隙病变起源于椎体或椎间盘间隙（感染或转移性肿瘤）
- 椎前间隙疾病可累及硬膜外间隙
  - 如果感染或恶性肿瘤从颈椎椎体延伸到椎前间隙，第一个阻挡病变扩散的是颈深筋膜深层
  - 脓肿或肿瘤扩散的最小阻力路径是深部通过神经孔进入硬膜外间隙
  - 当影像学发现椎前间隙疾病时，常需要检查病变是否扩散到硬膜外间隙

椎周间隙示意图

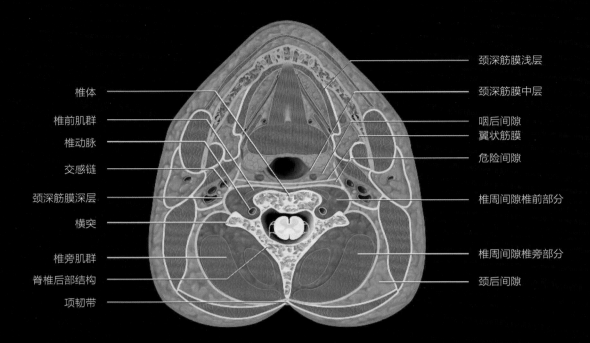

椎体

椎前肌群

椎动脉

交感链

颈深筋膜深层

横突

椎旁肌群

脊椎后部结构

项韧带

颈深筋膜浅层

颈深筋膜中层

咽后间隙

翼状筋膜

危险间隙

椎周间隙椎前部分

椎周间隙椎旁部分

颈后间隙

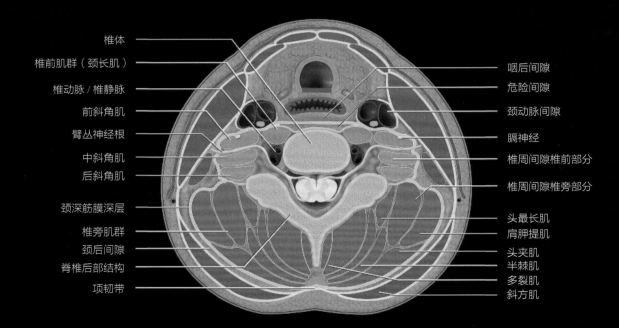

椎体

椎前肌群（颈长肌）

椎动脉 / 椎静脉

前斜角肌

臂丛神经根

中斜角肌

后斜角肌

颈深筋膜深层

椎旁肌群

颈后间隙

脊椎后部结构

项韧带

咽后间隙

危险间隙

颈动脉间隙

膈神经

椎周间隙椎前部分

椎周间隙椎旁部分

头最长肌

肩胛提肌

头夹肌

半棘肌

多裂肌

斜方肌

上 口咽层面轴位示意图显示颈深筋膜深层下方椎周间隙的椎前和椎旁部分，该筋膜向内侧弯曲达椎体横突，将椎周间隙分为椎前和椎旁部分。危险间隙和咽后间隙位于椎周间隙前方，而颈后间隙位于外侧和后方。**下** 甲状腺床层面轴位示意图显示颈深筋膜深层下方椎周间隙的椎前和椎旁部分，筋膜向内侧弯曲达椎体横突，将椎周间隙分为椎前和椎旁两部分。椎前部分是关键部分，因为它包含臂丛神经根

矢状面和侧位示意图

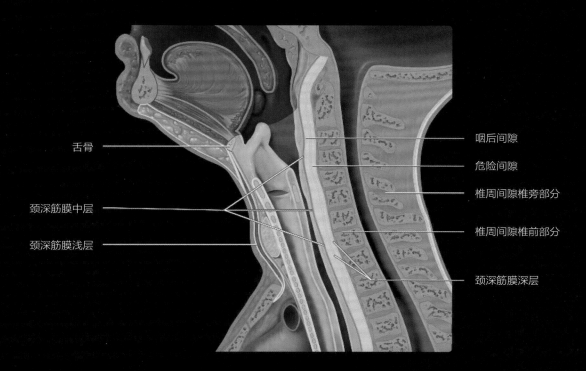

舌骨

颈深筋膜中层

颈深筋膜浅层

咽后间隙

危险间隙

椎周间隙椎旁部分

椎周间隙椎前部分

颈深筋膜深层

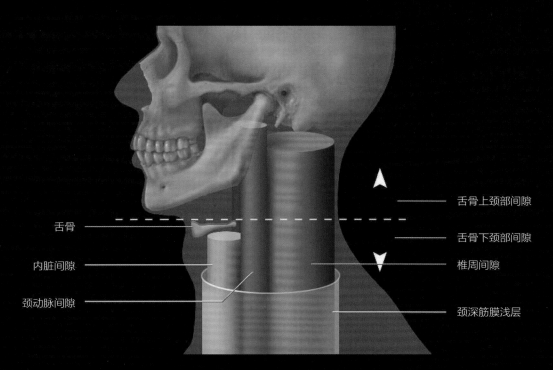

舌骨

内脏间隙

颈动脉间隙

舌骨上颈部间隙

舌骨下颈部间隙

椎周间隙

颈深筋膜浅层

上 矢状面示意图显示舌骨下颈部间隙中线处的纵向空间关系，椎周间隙的椎前部分只显示椎体。在脊柱正前方，咽后间隙和危险间隙向下延伸至纵隔。在中线，椎周间隙的椎旁部分只显示棘突。**下** 颅外头颈部侧位示意图，显示这些间隙在穿过此区域时呈"管状"，椎周间隙显示为组织管，从颅底向下伸入胸腔，颈深筋膜浅层包绕了舌骨下方颅外头颈部的所有间隙

舌骨上颈部椎周间隙典型肿物

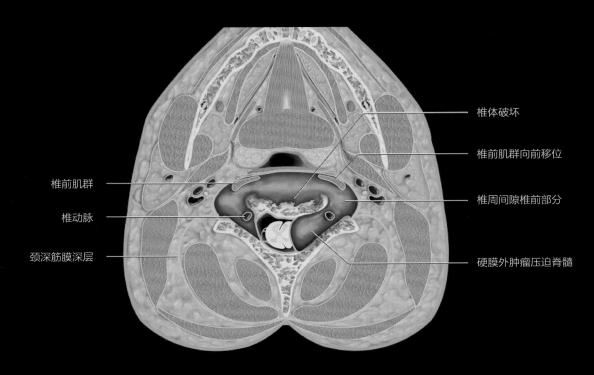

椎体破坏

椎前肌群向前移位

椎周间隙椎前部分

椎前肌群

椎动脉

颈深筋膜深层

硬膜外肿瘤压迫脊髓

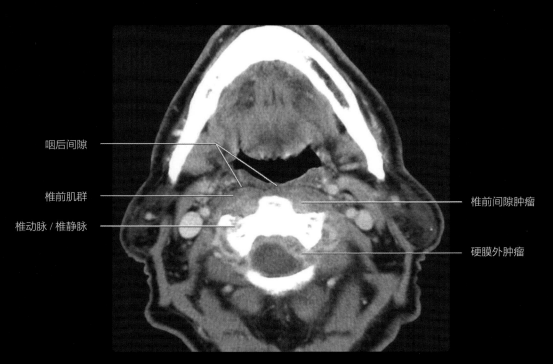

咽后间隙

椎前肌群

椎动脉 / 椎静脉

椎前间隙肿瘤

硬膜外肿瘤

上 口咽层面轴位示意图显示舌骨上颈部椎周间隙肿物，并累及椎体，椎体破坏，椎前肌群抬高。椎动脉为肿瘤包绕。此外，肿瘤为颈深筋膜深层限制，迫使其向中央移位，进入硬膜外间隙，导致脊髓受压。 **下** 轴位增强后 CT 显示强化的恶性肿瘤累及椎周间隙椎前部分。肿瘤被颈深筋膜深层局限于椎周间隙。因此，肿瘤向中央累及到硬膜外间隙，导致脊髓受压

舌骨下颈部椎周间隙典型肿物

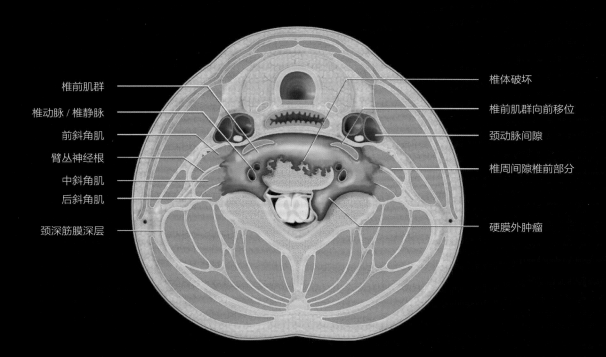

椎前肌群 ——

椎动脉 / 椎静脉 ——

前斜角肌 ——

臂丛神经根 ——

中斜角肌 ——

后斜角肌 ——

颈深筋膜深层 ——

—— 椎体破坏

—— 椎前肌群向前移位

—— 颈动脉间隙

—— 椎周间隙椎前部分

—— 硬膜外肿瘤

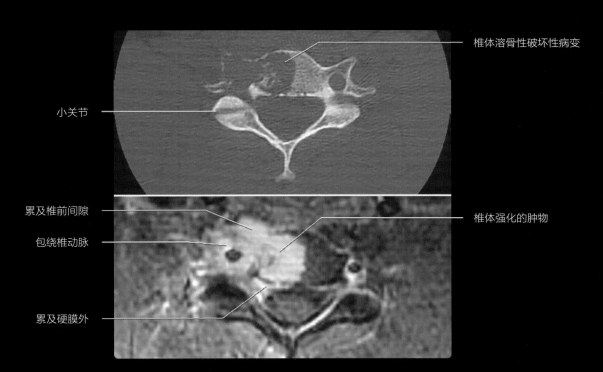

—— 椎体溶骨性破坏性病变

小关节 ——

累及椎前间隙 ——

包绕椎动脉 ——

—— 椎体强化的肿物

累及硬膜外 ——

上 甲状腺床层面的轴位示意图，显示源自椎体外的舌骨下椎周间隙的典型肿物，椎体破坏，椎前肌群抬高。椎动脉和静脉以及臂丛神经根被肿瘤包绕。此外，肿瘤被颈深筋膜深层限制，迫使其向中央生长，进入硬膜外间隙。**下** 轴位 CT 骨窗和轴位脂肪抑制增强后 MRI 图像，显示肿瘤起源于颈椎，并延伸到硬膜外间隙、神经孔和椎周间隙的椎前部分。CT 显示骨质溶骨性破坏最佳，而 MRI 显示软组织病变及骨髓腔受累最佳

轴位增强后 CT（一）

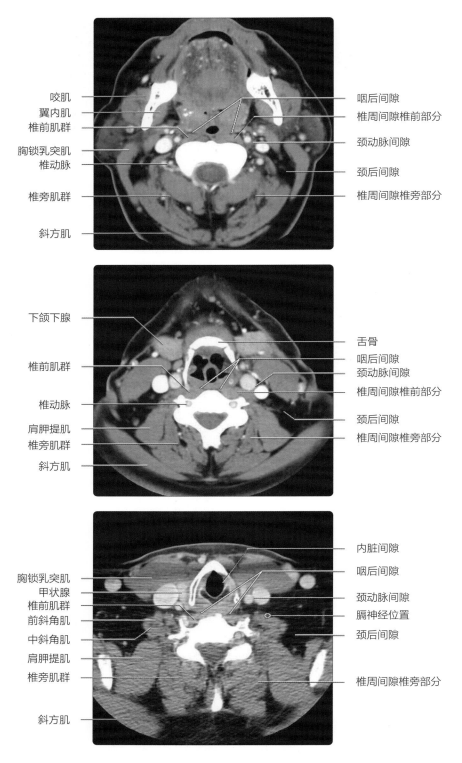

咬肌
翼内肌
椎前肌群
胸锁乳突肌
椎动脉
椎旁肌群
斜方肌

咽后间隙
椎周间隙椎前部分
颈动脉间隙
颈后间隙
椎周间隙椎旁部分

下颌下腺
椎前肌群
椎动脉
肩胛提肌
椎旁肌群
斜方肌

舌骨
咽后间隙
颈动脉间隙
椎周间隙椎前部分
颈后间隙
椎周间隙椎旁部分

胸锁乳突肌
甲状腺
椎前肌群
前斜角肌
中斜角肌
肩胛提肌
椎旁肌群
斜方肌

内脏间隙
咽后间隙
颈动脉间隙
膈神经位置
颈后间隙
椎周间隙椎旁部分

上 颅外头颈部轴位增强后 CT 6 幅图像中的第 1 幅，显示正常椎周间隙的特征，此图为 C$_2$ 椎体层面，显示椎周间隙的椎前部分仅包含椎前肌群、椎体和椎动脉，前方可见咽后间隙脂肪带。**中** 舌骨层面图像，肩胛提肌和椎旁肌群及椎体后部结构是椎周间隙椎旁部分的主要内容物。**下** 环状软骨层面图像可见斜角肌，标记出了左侧膈神经的位置，但其在影像上看不到

轴位增强后 CT（二）

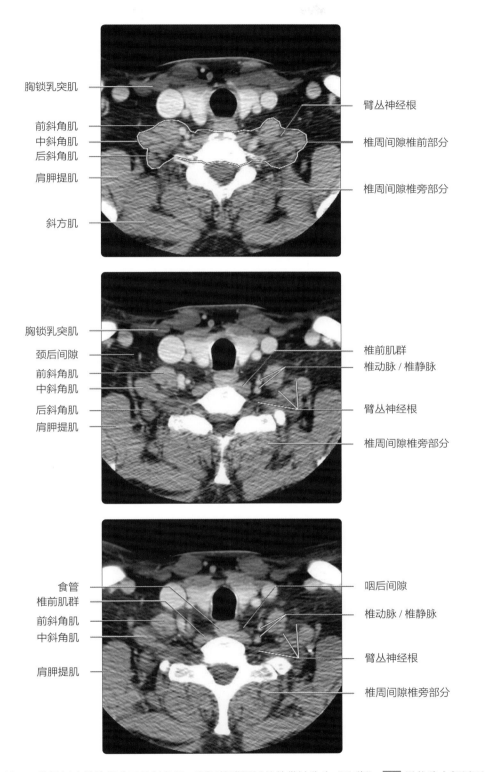

上部图标注：
胸锁乳突肌
前斜角肌
中斜角肌
后斜角肌
肩胛提肌
斜方肌
臂丛神经根
椎周间隙椎前部分
椎周间隙椎旁部分

中部图标注：
胸锁乳突肌
颈后间隙
前斜角肌
中斜角肌
后斜角肌
肩胛提肌
椎前肌群
椎动脉/椎静脉
臂丛神经根
椎周间隙椎旁部分

下部图标注：
食管
椎前肌群
前斜角肌
中斜角肌
肩胛提肌
咽后间隙
椎动脉/椎静脉
臂丛神经根
椎周间隙椎旁部分

上 甲状腺上部层面，椎周间隙椎前部分可见斜角肌。颈深筋膜深层的前带被称为"地毯"。**中** 甲状腺中部层面，可见低密度卵圆形臂丛神经根从颈椎神经孔发出，在椎周间隙椎前部分的前斜角肌和中斜角肌之间向前外侧走行。**下** 甲状腺下部层面，可见低密度臂丛神经根在椎周间隙椎前部分的前斜角肌和中斜角肌之间向前外侧走行，这些神经根继续通过颈深筋膜深层的开口进入颈后间隙，向腋尖走行

轴位脂肪抑制后 T₂WI 和冠状面 STIR

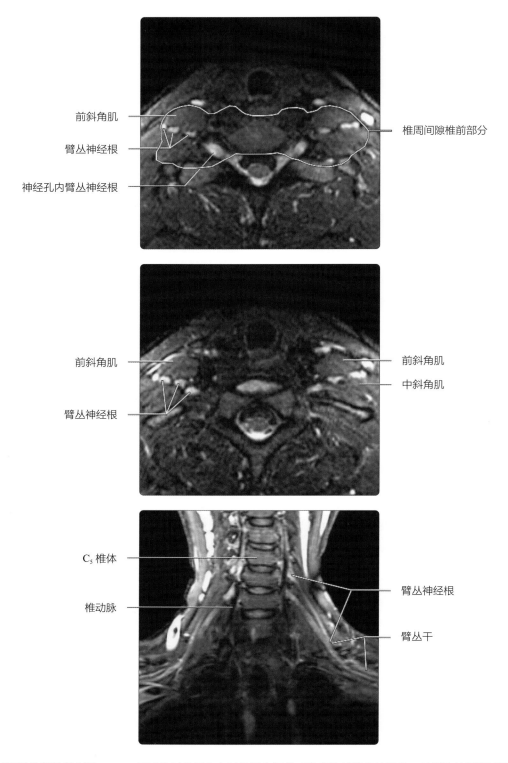

前斜角肌

臂丛神经根

神经孔内臂丛神经根

椎周间隙椎前部分

前斜角肌

臂丛神经根

前斜角肌

中斜角肌

C₅ 椎体

椎动脉

臂丛神经根

臂丛干

上 甲状腺层面轴位脂肪抑制后 T₂WI，显示前斜角肌和中斜角肌之间的正常高信号臂丛神经根，双侧神经根穿过神经孔。臂丛神经起源于 C₅~T₁ 的腹支。**中** 轴位脂肪抑制后 T₂WI 图像，在高信号臂丛神经根的前后方可见前斜角肌和中斜角肌。在远端，5 条神经根从斜角肌间穿出时变成 3 条神经干（上、中和下）。**下** 颈椎椎体下部冠状面 STIR，在同一断面上显示 5 条臂丛神经根和 3 条神经干，臂丛神经从根变为干，再分支成索，最后成为末端分支

颈后间隙
Posterior Cervical Space

姜雨薇　于文玲　译　鲜军舫　校

一、术语

（一）缩略语
- 颈后间隙（PCS）

（二）定义
- 放射学定义为颈部后外侧含脂肪的间隙，筋膜边界复杂；从后部的乳突尖延伸至锁骨
- 包括临床医生所说的颈后三角的主要部分

二、影像学解剖

（一）概述
- 后外侧充满脂肪的间隙，紧邻胸锁乳突肌（sternocleidomastoid，SCM）的深部和后方
- 颈后间隙病变源于脊副淋巴结（spinal accessory nodal，SAN）链
  - 累及这些淋巴结的感染、炎症和肿瘤占颈后间隙病变的绝大多数

（二）范围
- 颈后间隙从靠近乳突尖较小的上部延伸到锁骨水平较宽的底部

（三）解剖关系
- 胸锁乳突肌位于颈后间隙前外侧
- 颈后间隙的深部是椎周间隙
  - 颈后间隙前部位于椎周间隙椎前部分的表面
  - 颈后间隙后部位于椎周间隙椎旁部分的表面
- 颈后间隙的前内方是颈动脉间隙

（四）内容物
- 脂肪是颈后间隙的主要成分
- 脊副神经（CNXI）
- 脊副淋巴结（SAN）链
  - 淋巴结分区是 V 区
  - VA 区淋巴结位于环状软骨下缘上方，VB 区位于环状软骨下缘下方
- 腋前臂丛
  - 从斜角肌三角区出来后在颈后间隙走行的臂丛部分
- 肩胛背神经
  - 来自 CN V 的腹侧支
  - 支配菱形肌和肩胛提肌的运动

（五）颈后间隙的筋膜
- 包绕颈后间隙的复杂筋膜边界
  - 浅层：颈深筋膜浅层
  - 深层：颈深筋膜深层
  - 前内侧：颈动脉鞘（颈深筋膜的全部三层）

（六）手术三角
- 颈后三角
  - 胸锁乳突肌后外侧、斜方肌前内侧的颈部区域
  - 由肩胛舌骨肌下腹分为枕后三角和锁骨下三角
- 枕后三角
  - 边界：前内侧为胸锁乳突肌；后外侧为斜方肌；下界是肩胛舌骨肌的下腹
  - 内容物：脂肪、副神经（CNXI）、肩胛背神经和脊副链淋巴结
  - 包括颈后间隙的大部分
- 锁骨下三角
  - 边界：上方为肩胛舌骨肌下腹；前内侧为胸锁乳突肌；后外侧为斜方肌
  - 内容物：锁骨下动脉第三段、颈部臂丛
  - 锁骨下三角位于下部，是颈后三角的较小部分

三、解剖成像要点

关注要点
- 确定颈部肿物为颈后间隙原发病变的标准
  - 病变中心必须位于颈后间隙脂肪
  - 病变致颈动脉间隙向前内侧移位
  - 病变将胸锁乳突肌抬高
  - 病变致椎周间隙的深部结构变扁
- 如何区别脊副淋巴结与颈静脉淋巴结
  - 颈后间隙下部
    - 颈静脉淋巴结链毗邻颈动脉间隙
    - 脊副淋巴结（VB 区）与颈动脉间隙之间由脂肪分开，位于从胸锁乳突肌后缘到前斜角肌后缘画的斜线的外侧
  - 颈后间隙上部
    - 颈静脉淋巴结和脊副链淋巴结在上方汇合形成颈静脉二腹肌淋巴结群
    - 紧邻颈动脉间隙前部、外部或后部的淋巴结，考虑为颈静脉淋巴结
    - 如果淋巴结与颈动脉间隙之间有脂肪分隔，或者位于沿胸锁乳突肌后缘所画的冠状线的后方，考虑脊副淋巴结（VA 区）

四、临床意义

（一）临床重要性
- 成人最常见的病变是头颈部原发性恶性肿瘤或淋巴瘤引起的恶性淋巴结肿大
- 少见疾病：神经鞘瘤、脂肪瘤、先天性淋巴管畸形、第三鳃裂囊肿
- 假性肿物包括颈肋、较大的横突和肩胛提肌肥大

（二）功能障碍
- CNXI 受伤时可导致脊副神经病变
  - 最常见的是恶性鳞状细胞癌颈淋巴结清扫术时损伤
  - 功能障碍：胸骨乳突肌和斜方肌麻痹
    - 急性去神经支配：肌肉可肿胀和强化
    - 慢性去神经支配：肌肉萎缩和脂肪浸润
    - 肩胛提肌肥大
    - 患者上抬手臂困难

颈后间隙示意图

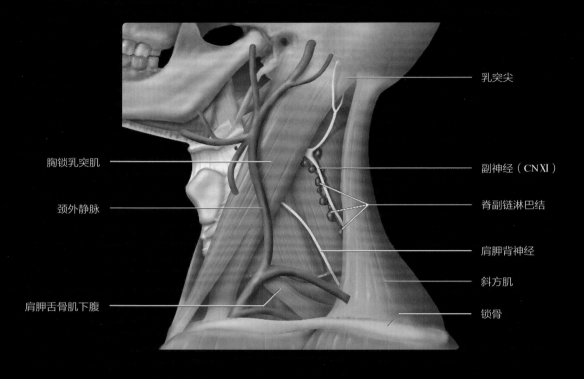

胸锁乳突肌

颈外静脉

肩胛舌骨肌下腹

乳突尖

副神经（CN XI）

脊副链淋巴结

肩胛背神经

斜方肌

锁骨

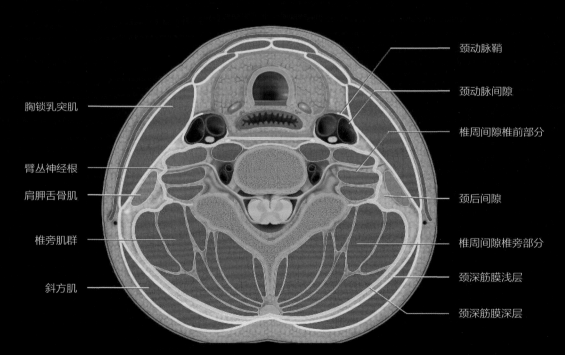

胸锁乳突肌

臂丛神经根

肩胛舌骨肌

椎旁肌群

斜方肌

颈动脉鞘

颈动脉间隙

椎周间隙椎前部分

颈后间隙

椎周间隙椎旁部分

颈深筋膜浅层

颈深筋膜深层

上 颅外头颈部侧位示意图显示颈后间隙呈"倾斜的帐篷"形状，上缘位于乳突尖水平，下缘位于锁骨，底部有 2 条主要神经，脊髓副神经（CN XI）和肩胛背神经。脊副链淋巴结是形成颈后间隙各种病变的关键结构。**下** 舌骨下颈部甲状腺床层面轴位示意图，显示颈后间隙及其复杂的筋膜边界，颈深筋膜浅层为其表浅缘，而颈深筋膜深层是其深缘，三色的颈动脉鞘是其前内侧缘。臂丛神经根穿过颈后间隙到达腋尖

颈后间隙淋巴结 / 疾病

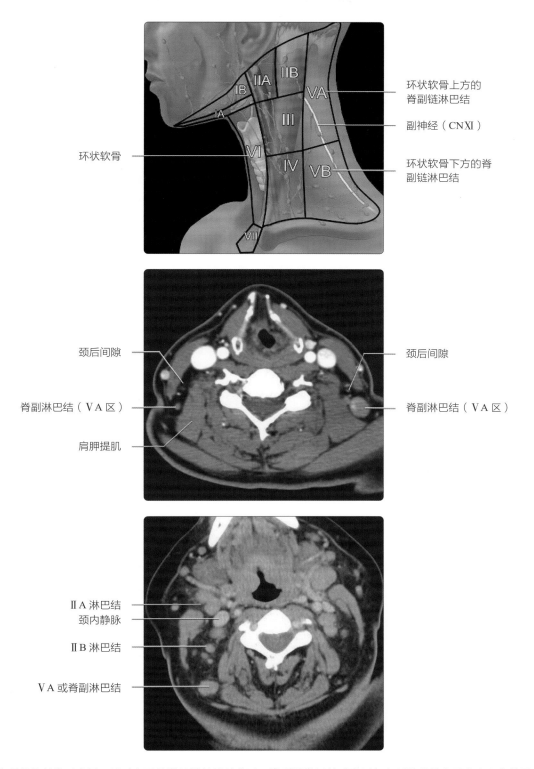

上 颅外头颈部的斜位示意图，显示主要的淋巴结链及其分区。脊副链淋巴结（Ⅴ区）在环状软骨水平分为上方的ⅤA和下方的ⅤB。Ⅱ区、Ⅲ区和Ⅳ区是颈静脉淋巴结链。**中** 颈部声门上层面轴位增强后CT显示双侧颈后间隙的ⅤA淋巴结，由于其位于环状软骨上方的颈后间隙，因此是ⅤA。**下** 增强后CT显示颈后间隙脊副链淋巴结ⅤA的淋巴结肿大。颈动脉鞘前或与颈动脉鞘接触的淋巴结为ⅡA淋巴结，颈动脉鞘后淋巴结为ⅡB淋巴结

颈后间隙典型肿物

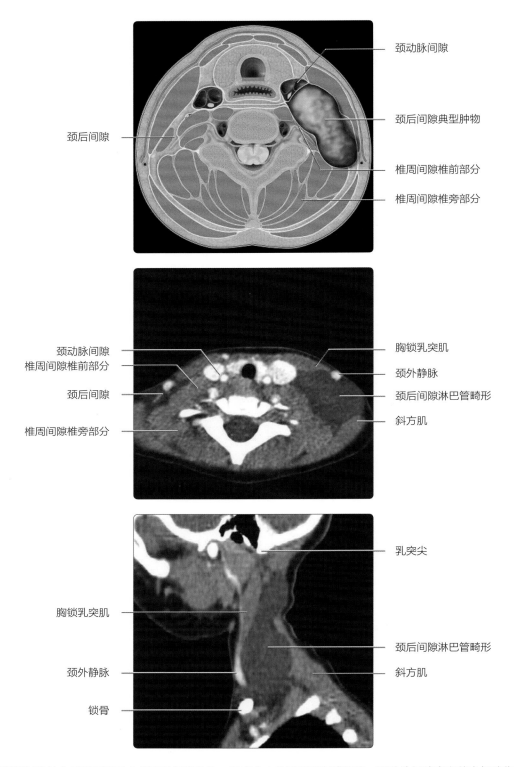

颈动脉间隙

颈后间隙典型肿物

椎周间隙椎前部分

椎周间隙椎旁部分

颈后间隙

颈动脉间隙
椎周间隙椎前部分
颈后间隙
椎周间隙椎旁部分

胸锁乳突肌
颈外静脉
颈后间隙淋巴管畸形
斜方肌

乳突尖

胸锁乳突肌

颈后间隙淋巴管畸形

颈外静脉

斜方肌

锁骨

上 舌骨下颈部间隙轴位示意图显示左侧颈后间隙肿物，病变中心位于颈后间隙脂肪，颈动脉间隙常向前内侧移位，胸锁乳突肌抬高，椎周间隙的深部结构受压变平。**中** 甲状腺床层面轴位增强后 CT，左侧淋巴管畸形充满颈后间隙。**下** 增强后 CT 矢状面重建图像显示颈后间隙淋巴管畸形，可见颈后间隙呈"倾斜的帐篷"形状，上缘为乳突尖，下缘为锁骨

轴位增强后 CT

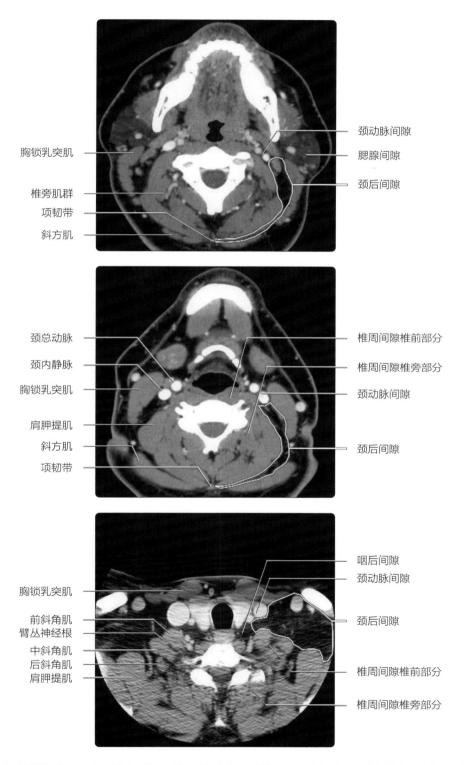

胸锁乳突肌

椎旁肌群
项韧带
斜方肌

颈动脉间隙
腮腺间隙
颈后间隙

颈总动脉
颈内静脉
胸锁乳突肌
肩胛提肌
斜方肌
项韧带

椎周间隙椎前部分
椎周间隙椎旁部分
颈动脉间隙
颈后间隙

胸锁乳突肌
前斜角肌
臂丛神经根
中斜角肌
后斜角肌
肩胛提肌

咽后间隙
颈动脉间隙
颈后间隙
椎周间隙椎前部分
椎周间隙椎旁部分

上 口咽中部层面轴位增强后 CT 3 幅图像中的第 1 幅，显示充满脂肪的颈后间隙在椎旁肌群和斜方肌之间向后内侧延伸，达项韧带。**中** 舌骨层面增强后 CT，颈后间隙前内侧缘紧邻颈动脉间隙，颈后间隙的深部是椎周间隙的椎旁部分，椎旁肌群最外侧的肌肉是肩胛提肌。**下** 锁骨层面，可见颈后间隙沿下外侧方向扩大，达到腋尖。臂丛神经根从前斜角肌和中斜角肌之间穿出后，必须在颈后间隙穿行

359

冠状面 T₁WI

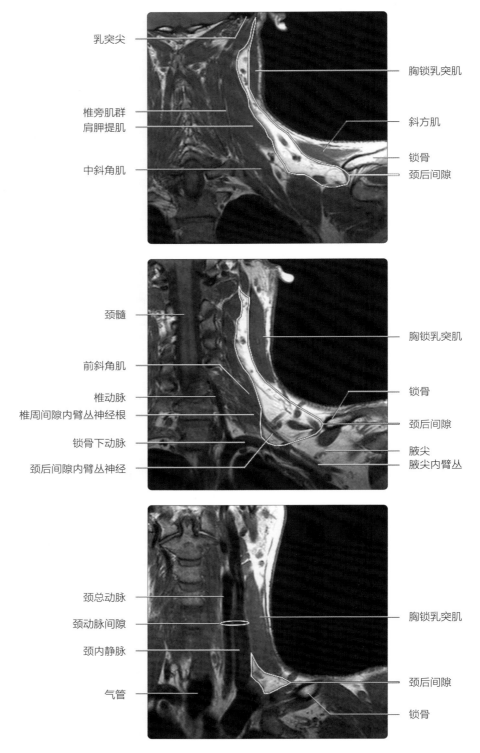

上 颅外头颈部冠状面 T₁WI 由后至前 3 幅图像中的第 1 幅，重点显示颈后间隙的解剖结构。此图显示颈后间隙从上方的乳突尖一直到外下方的腋尖，颈后间隙的高信号脂肪中可见一些散在的 V 区脊副淋巴结。中 颈髓图像可见臂丛神经根从椎周间隙进入颈后间隙，然后到达腋尖。颈后间隙下部脊副链淋巴结的淋巴结疾病可累及臂丛。下 颈动脉间隙图像可见颈后间隙的最前下部

超声横切面

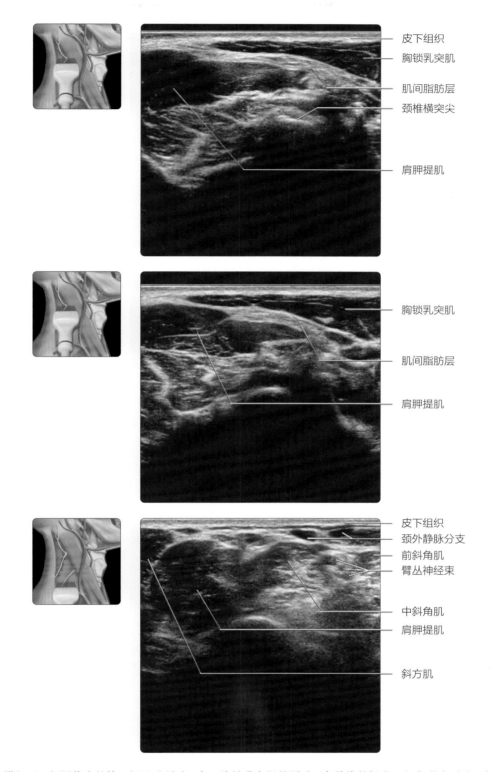

皮下组织
胸锁乳突肌
肌间脂肪层
颈椎横突尖

肩胛提肌

胸锁乳突肌

肌间脂肪层

肩胛提肌

皮下组织
颈外静脉分支
前斜角肌
臂丛神经束

中斜角肌
肩胛提肌

斜方肌

上 灰阶超声横切面3幅图像中的第1幅显示颈后三角，胸锁乳突肌是颈后三角前缘的标志，肌肉形成颈后三角的底，副神经和淋巴结位于肌间脂肪层。**中** 标准灰阶超声横切面显示肌间脂肪层，是筛查的最好切面。一旦检测到病变，最好进一步行纵切面检查，尤其是多普勒检查。**下** 颈后三角较下方层面，斜方肌是颈后三角后缘的标志。肩胛提肌的主要部分形成肌性底部

超声纵切面和横切面

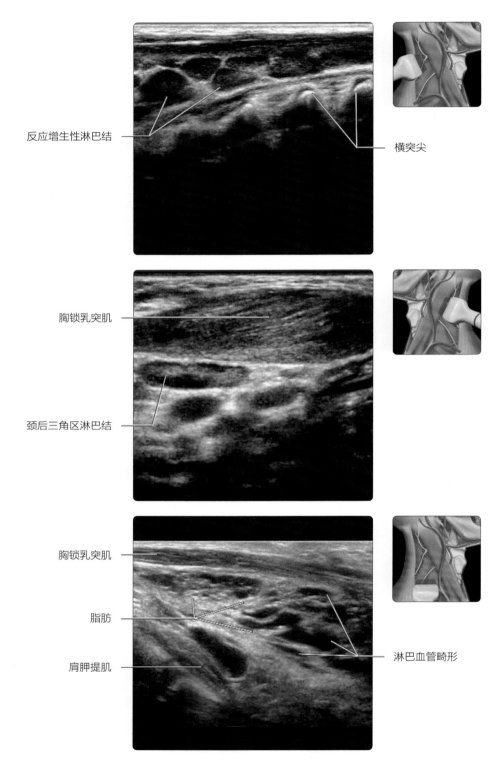

反应增生性淋巴结 — 横突尖

胸锁乳突肌

颈后三角区淋巴结

胸锁乳突肌

脂肪

肩胛提肌 — 淋巴血管畸形

上 颈后三角灰阶超声纵切面显示一串脊副链淋巴结反应性增生，位于肌间脂肪层中。不要将横突尖误认为钙化的淋巴结。**中** 斜颈婴儿灰阶超声纵切面显示胸锁乳突肌肥大（假瘤），其内部肌肉纹理仍存在，有助于确定其为肌肉而不是肿物。**下** 一例因较大的多房性淋巴血管畸形而接受了2次超声引导下硬化治疗的儿童，灰阶超声斜行横切面小囊性病变仍存在，然而大部分淋巴管畸形已被脂肪组织取代。超声引导病灶内注射较安全，并易于监测治疗后大小和表现的变化

内脏间隙
Visceral Space

姜雨薇 于文玲 译 鲜军舫 校

一、术语

（一）缩略语

- 内脏间隙（VS）

（二）定义

- 内脏间隙：舌骨下颈部（IHN）中线区的圆柱状间隙，由颈深筋膜中层包绕

二、影像学解剖

（一）概述

- 包含舌骨下部中央区内容的圆柱状间隙；从舌骨延伸到上纵隔
- 关键内容物：喉、气管、下咽、食管、甲状腺和甲状旁腺

（二）解剖关系

- 内脏间隙是舌骨下颈部间隙中最大的间隙，内有多个重要的解剖亚区
- 内脏间隙外侧是成对的颈前间隙
- 内脏间隙后外侧是成对的颈动脉间隙（CS）
- 内脏间隙后方是咽后间隙（RPS）

（三）内容物

- 喉
  - 颈部内脏间隙内中空、内衬黏膜、肌性和软骨性的器官
  - 参与几个重要的呼吸和气道功能：呼吸、发声和防止误吸
  - 声门上区：从会厌上缘到下方的喉室
  - 声门区：由真声带、前后连合及由这些结构形成的中央含气腔隙组成
  - 声门下区：从真声带的下表面到环状软骨下方
- 颈部气管
  - 气管是半柔性管道，由软骨、平滑肌、结缔组织和内衬的黏膜组成，保护从喉到肺主支气管的气道
  - 为吸入的空气加湿和加温，也具有黏液纤毛清除功能
  - 从 C_6 椎体到 T_5 水平的气管隆嵴
  - 气管全长包含 15～20 个透明软骨；每块软骨呈马蹄形"不完整环"，环绕气管前 2/3
  - 气管后壁由纤维肌肉组织形成，无软骨
  - 后膜（气管肌肉）内的平滑肌纤维附着在气管软骨的游离端，可改变气道的横截面积
  - 黏膜由假复层纤毛柱状上皮组成，其间散布杯状细胞，均位于基底层
  - 测量尺寸的变化范围：前后径为 10～25mm，横径为 10～25mm
  - 在甲状腺水平，气管前缘和双侧外侧缘均为甲状腺；在此水平上方，颈部气管的前部为脂肪层和带状肌肉
  - 薄层脂肪组织将气管后壁与食管分开
- 下咽部
  - 口咽部向下的延续
  - 起始于舌骨水平的咽会厌皱襞，下方在食管边缘与食管汇合
  - 复合的黏膜和肌肉管道，主要由 5 层结构组成
    - 黏膜：管腔内衬的复层鳞状上皮
    - 黏膜下层：包含脂肪的疏松基质，在断面图像上可显示，表现为较薄的脂肪层
    - 纤维层代表咽基底筋膜（咽部腱膜）局限性向下延续
    - 肌层由中缩肌和下缩肌组成
    - 外筋膜层源自颊咽筋膜
  - 由 3 个主要区域组成
    - 梨状窝（PS）
      - 下咽的前外侧隐窝
      - 每侧梨状窝呈倒锥形，基底在上，位于咽会厌皱襞水平，尖（梨状窝顶点）在下，位于真声带水平
      - 大多数下咽鳞状细胞癌（2/3）起源于梨状窝
    - 后壁
      - 口咽后壁的向下延续，大约从舌骨水平到环状软骨下端
      - 由中缩肌和下缩肌构成肌层
      - 咽后间隙将后壁与椎周间隙分开
    - 环后区
      - 下咽下部的前壁
      - 环后区黏膜面朝后，在常规横断面图像上常与后壁黏膜直接相对
      - 正常环后区软组织前后径应＜1cm
- 颈段食管
  - 下咽在食管边缘与下方的食管连接
  - 食管边缘最好由包绕交界处的环咽肌界定，但此肌肉在断面成像中不易识别
  - 环咽肌大致位于环状软骨下缘水平
  - 在气管和甲状腺后部下行，位于颈椎下部前方
  - 在下颈部和上纵隔，位置略偏左
  - 非角化复层鳞状上皮
  - 薄层脂肪组织将气管后壁与食管分开
  - 颈段食管外缘一般可见较薄的脂肪层

○ 食管直径不等，取决于扩张程度

○ 食管壁厚度一般＜5mm

● 喉返神经

○ 位于双侧气管食管沟内

○ 起自迷走神经，支配除环甲肌以外的所有喉肌

○ 左侧：在主动脉弓处穿过主肺动脉窗反折

○ 右侧：在舌骨下颈部最下方绕过右锁骨下动脉反折

● 甲状腺

○ 下颈部盾形内分泌器官，产生甲状腺激素（T_3 和 T_4），参与多种功能，包括代谢（心率和心输出量）和蛋白质合成（生长）；还产生降钙素

○ 在舌骨下颈部内脏间隙内，位于气管前方和外侧，在 $C_5 \sim T_1$ 水平

○ 由峡部连接 2 个叶

● 甲状旁腺

○ 颈部内脏间隙中的小腺体，紧邻甲状腺后缘，产生甲状旁腺素，调节血清和间质液中钙浓度

○ 4 个，位于甲状腺上、下极后方的两对

○ 上方 2 个腺体位置较固定

○ 下方 2 个腺体位置不固定

－ 可位于颈胸交界处或上纵隔

● 内脏间隙淋巴结

○ Ⅵ区淋巴结

○ 气管旁淋巴结群

－ 甲状腺恶性病变的第一站引流淋巴结群

－ 是淋巴结扩散到上纵隔的主要通道

○ 喉前淋巴结群

○ 气管前淋巴结群

（四）筋膜

● 颈深筋膜中层完全包绕内脏间隙

● 颈深筋膜中层也称为"内脏筋膜"

三、解剖成像要点

（一）影像学检查方法

● 影像学方法根据临床症状和需检查的解剖亚区确定

● 甲状腺

○ 超声 ± 针吸活检是甲状腺病变的首选方法

○ 如果是分化型甲状腺癌，则行甲状腺全切除术，然后在手术后 6 周行核医学（^{131}I）检查

○ 如果临床检查或 ^{131}I 检查怀疑淋巴结转移或甲状腺床残留大量放射性摄取，则给予 ^{131}I 治疗性剂量

○ 为避免碘负荷延迟基于碘的核医学治疗，上纵隔分期首选磁共振成像

○ 如果怀疑内脏间隙恶性肿瘤，成像范围应到气管隆嵴，包括Ⅵ区（气管旁、喉前和气管前）淋巴结和上纵隔淋巴结（Ⅶ区）

○ 最常见的症状是触及甲状腺肿物或淋巴结肿大

● 甲状旁腺

○ 超声是最佳的一线检查方法

○ $^{99m}Tc-$ 甲氧基异丁基异腈（Tc-99m sestamibi，MIBI）可用于甲状旁腺腺瘤的定位

○ CT、CTA 和 MRI 对疑难病例有用，尤其是异位甲状旁腺腺瘤

○ 寻找甲状旁腺腺瘤范围应包括上纵隔

○ 症状与甲状旁腺激素过多引起的高钙血症相关

● 下咽和颈段食管

○ 增强后 CT 是全面评估下咽和颈段食管软组织肿物的最佳方法

○ MRI 有助于解决问题，尤其是局部浸润的评估

○ 钡剂造影可评估运动障碍、梗阻或误吸

○ 症状包括吞咽困难、不能吃固体食物

● 喉部和颈部气管

○ 增强后 CT 是全面评估喉部和近端气管病变的最佳方法

○ 症状包括咳嗽、喘鸣、误吸、声音嘶哑

○ 喉返神经：远端迷走神经病变伴单发的声带麻痹；声音嘶哑

（二）影像学易犯的错误

● 扩张的食管可能从气管左侧缘后方突出，与甲状旁腺腺瘤相似

● 内脏间隙断面成像只到颈胸交界处是严重的影像检查错误

○ 多种内脏间隙病变成像范围需到气管隆嵴

－ 对内脏间隙肿瘤分期，尤其是分化型甲状腺癌病例，必须评估上纵隔淋巴结（Ⅶ区）

－ 如果发生左侧迷走神经远端病变，成像范围需一直扫描到隆嵴

● 断面成像中内脏间隙中的小淋巴结可误认为甲状旁腺腺瘤；CTA 动脉期有助于鉴别甲状旁腺腺瘤，但 $^{99m}Tc-$MIBI 扫描对于识别甲状旁腺腺瘤更特异

内脏间隙示意图

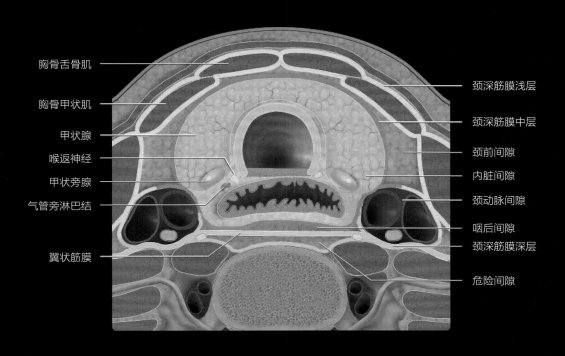

胸骨舌骨肌

胸骨甲状肌

甲状腺

喉返神经

甲状旁腺

气管旁淋巴结

翼状筋膜

颈深筋膜浅层

颈深筋膜中层

颈前间隙

内脏间隙

颈动脉间隙

咽后间隙

颈深筋膜深层

危险间隙

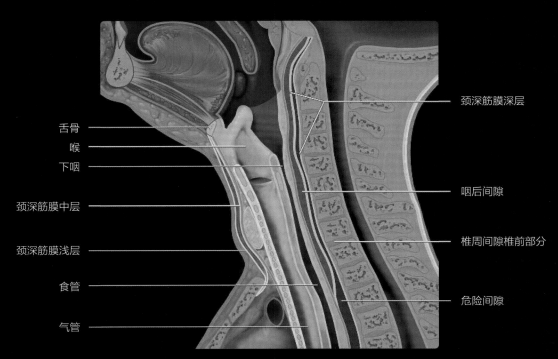

舌骨

喉

下咽

颈深筋膜中层

颈深筋膜浅层

食管

气管

颈深筋膜深层

咽后间隙

椎周间隙椎前部分

危险间隙

上 轴位示意图显示了由颈深筋膜中层（粉红色）围成的内脏间隙。颈深筋膜的中层，也称为"内脏筋膜"，沿着带状肌的深面延伸，向前与颈深筋膜的浅层（黄色）融合，并分开包裹甲状腺。颈深筋膜中层也构成了咽后间隙的前缘，并参与构成颈动脉鞘。喉返神经位于气管食管沟，损伤会导致声带麻痹和声音嘶哑。**下** 矢状示意图显示舌骨下颈部间隙的纵向关系，内脏间隙（橙色）是舌骨下颈部间隙唯一的间隙，从舌骨延伸到上纵隔。内脏间隙是颈前部中线区的圆柱形间隙，为颈深筋膜中层（粉红色）包绕

轴位增强后 CT（一）

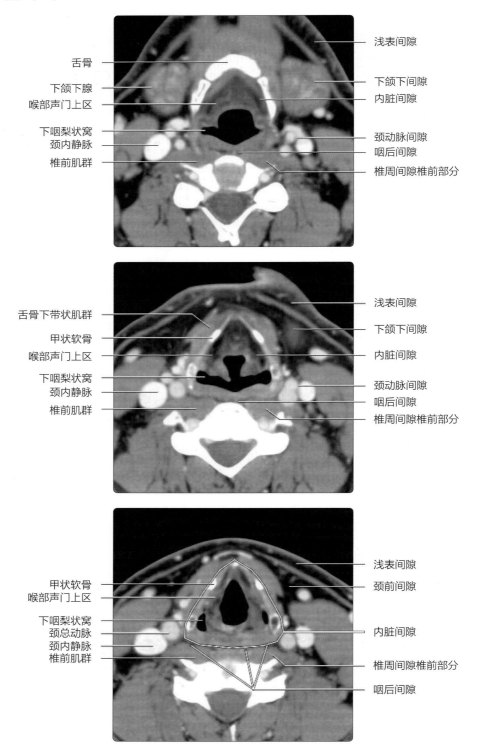

舌骨

下颌下腺

喉部声门上区

下咽梨状窝
颈内静脉
椎前肌群

浅表间隙

下颌下间隙
内脏间隙

颈动脉间隙
咽后间隙
椎周间隙椎前部分

舌骨下带状肌群

甲状软骨

喉部声门上区

下咽梨状窝
颈内静脉
椎前肌群

浅表间隙

下颌下间隙

内脏间隙

颈动脉间隙
咽后间隙
椎周间隙椎前部分

甲状软骨
喉部声门上区

下咽梨状窝
颈总动脉
颈内静脉
椎前肌群

浅表间隙

颈前间隙

内脏间隙

椎周间隙椎前部分

咽后间隙

上 内脏间隙轴位增强后 CT 由上至下 6 幅图像中的第 1 幅显示舌骨，代表内脏间隙的上部。舌骨下颈部中线区的这个圆柱形间隙由颈深筋膜中层包绕，并延伸到上纵隔。下颌下间隙与颈前间隙相延续。中 显示内脏间隙包含喉和下咽。后方是咽后间隙，后外侧是颈动脉间隙。下 显示内脏间隙完全被线条勾画出的颈深筋膜中层包绕。成对的颈前间隙位于内脏间隙的外侧，与上方下颌下间隙相连续。咽后间隙表现为下咽后壁和椎前肌群之间的脂肪带

轴位增强后 CT（二）

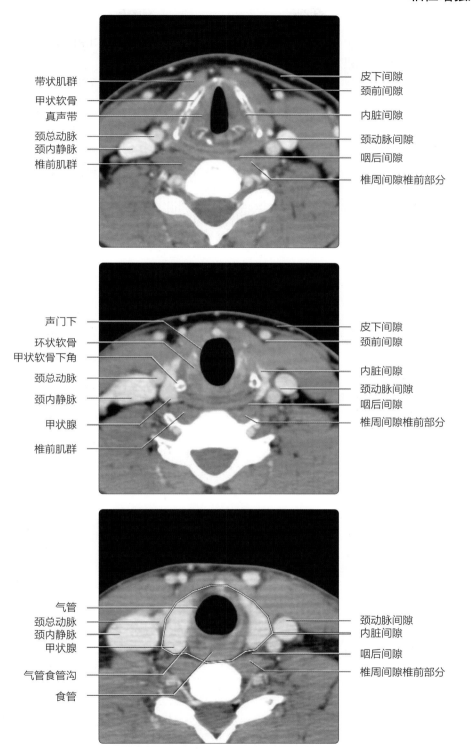

带状肌群
甲状软骨
真声带
颈总动脉
颈内静脉
椎前肌群

皮下间隙
颈前间隙
内脏间隙
颈动脉间隙
咽后间隙
椎周间隙椎前部分

声门下
环状软骨
甲状软骨下角
颈总动脉
颈内静脉
甲状腺
椎前肌群

皮下间隙
颈前间隙
内脏间隙
颈动脉间隙
咽后间隙
椎周间隙椎前部分

气管
颈总动脉
颈内静脉
甲状腺
气管食管沟
食管

颈动脉间隙
内脏间隙
咽后间隙
椎周间隙椎前部分

上 声门水平图像显示颈前中线区的内脏间隙被颈前间隙、颈动脉间隙和咽后间隙包围。喉返神经位于气管食管沟内，但在常规影像上看不到，该神经损伤会导致声带麻痹，左侧喉返神经损伤患者扫描范围应延伸至气管隆嵴水平。**中** 喉部声门下水平图像，显示甲状腺上极。**下** 甲状腺水平图像，显示包括食管和气管在内的内脏间隙下部，甲状腺疾病是内脏间隙最常见的病变之一，采用超声评估最好。如果存在分化型甲状腺癌，核医学 ^{131}I 是下一步的首选检查。对计划接受基于碘的核医学治疗患者，增强后 CT 可能会延迟治疗

甲状腺肿物示意图和冠状面增强后 CT

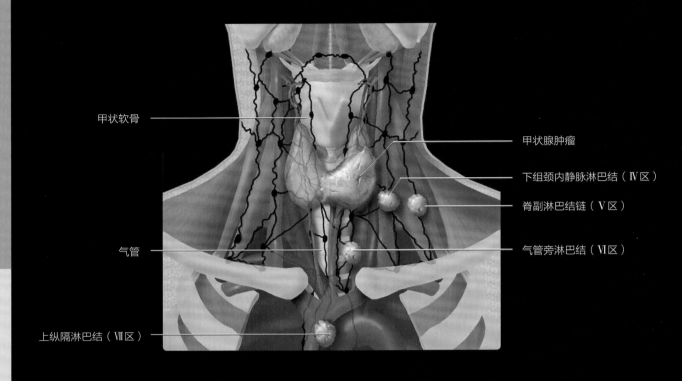

甲状软骨

甲状腺肿瘤

下组颈内静脉淋巴结（Ⅳ区）

脊副淋巴结链（Ⅴ区）

气管

气管旁淋巴结（Ⅵ区）

上纵隔淋巴结（Ⅶ区）

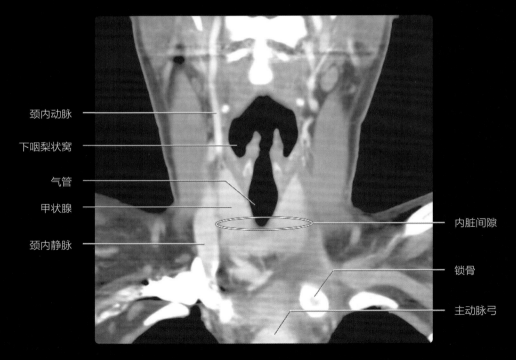

颈内动脉

下咽梨状窝

气管

甲状腺

内脏间隙

颈内静脉

锁骨

主动脉弓

上 冠状面示意图显示典型的内脏间隙肿物——分化型甲状腺癌，位于甲状腺左叶内。可见几组转移性淋巴结，包括气管旁淋巴结（内脏间隙内）、上纵隔淋巴结、下组颈内静脉淋巴结和脊副链淋巴结。气管旁淋巴结是甲状腺恶性肿瘤的第一站引流淋巴结，是淋巴结扩散至上纵隔的主要通道。**下** 冠状面增强后 CT 能最清楚显示甲状腺的 V 字形状。内脏间隙内容物包括喉、下咽、气管、食管、甲状腺和甲状旁腺，喉返神经和气管旁淋巴结（Ⅵ区）是内脏间隙的其他重要结构。扫描范围在颈胸交界处结束是一个重要的错误，因为许多内脏间隙病变的扫描范围需要达到气管隆嵴水平

内脏间隙常见肿物示意图和矢状面解剖

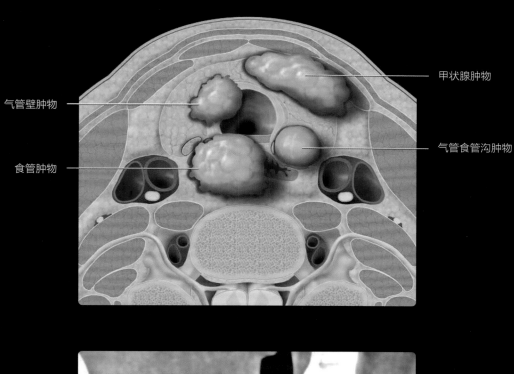

气管壁肿物

食管肿物

甲状腺肿物

气管食管沟肿物

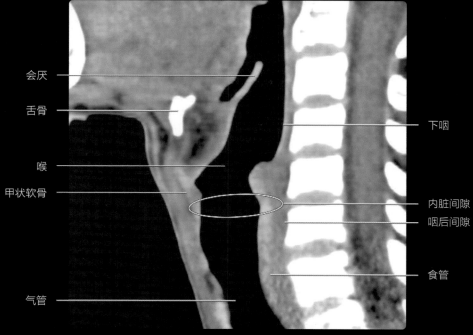

会厌

舌骨

喉

甲状软骨

气管

下咽

内脏间隙

咽后间隙

食管

上 轴位示意图显示内脏间隙内 4 种不同肿物的发生位置。甲状腺肿物是指至少有部分被甲状腺组织包围的肿物。累及气管食管沟的肿物常会导致喉返神经损伤。气管食管沟病变的鉴别诊断包括气管旁淋巴结转移（常源于分化型甲状腺癌）、甲状旁腺腺瘤、环甲关节外伤性脱位、喉返神经的神经鞘瘤或食管扩张。气管壁肿物以气管壁为中心，甲状腺受压向外侧移位，食管受压向后移位。食管肿物常位于中线，气管和甲状腺受压向前移位。**下** 重建的矢状面 CT 平扫显示舌骨下颈部中线区的内脏间隙，位于咽后间隙的前面

内脏间隙：临床 – 影像对照

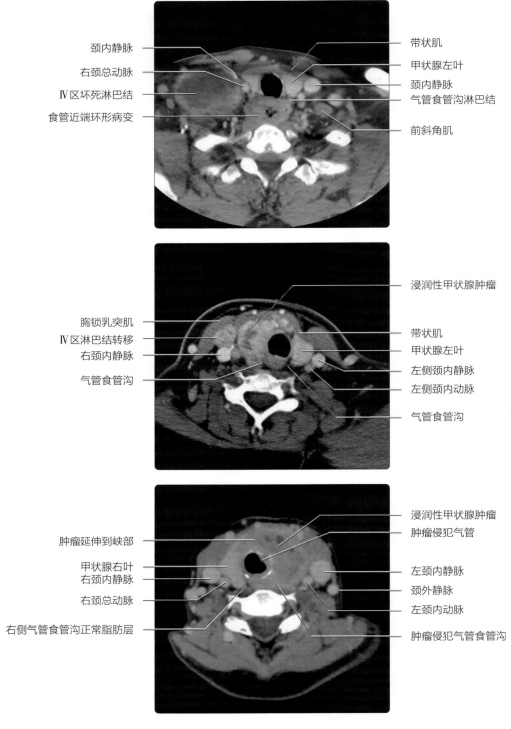

上图标注（从上到下）：

左侧：
- 颈内静脉
- 右颈总动脉
- Ⅳ区坏死淋巴结
- 食管近端环形病变

右侧：
- 带状肌
- 甲状腺左叶
- 颈内静脉
- 气管食管沟淋巴结
- 前斜角肌

中图标注：

左侧：
- 胸锁乳突肌
- Ⅳ区淋巴结转移
- 右颈内静脉
- 气管食管沟

右侧：
- 浸润性甲状腺肿瘤
- 带状肌
- 甲状腺左叶
- 左侧颈内静脉
- 左侧颈内动脉
- 气管食管沟

下图标注：

左侧：
- 肿瘤延伸到峡部
- 甲状腺右叶
- 右颈内静脉
- 右颈总动脉
- 右侧气管食管沟正常脂肪层

右侧：
- 浸润性甲状腺肿瘤
- 肿瘤侵犯气管
- 左颈内静脉
- 颈外静脉
- 左颈内动脉
- 肿瘤侵犯气管食管沟

（上）甲状腺水平轴位增强后 CT 显示累及颈段食管的较大环形病变，符合鳞状上皮细胞癌表现。右侧Ⅳ区淋巴结较大并可见坏死（表现为外周强化和中央低密度）。食管腔中央存在气体。（中）右侧声带麻痹和声嘶患者的甲状腺水平轴位增强后 CT，显示存在不均匀强化的肿瘤（甲状腺髓样癌）侵犯甲状腺右叶，右叶增大，肿瘤包膜外侵犯累及右侧气管食管沟。肿瘤向内侧延伸累及甲状腺峡部。右侧Ⅳ区淋巴结增大并不均匀强化，符合淋巴结转移表现。（下）甲状腺轴位增强后 CT 显示甲状腺左叶较大的浸润性、侵袭性病变（活检证实为甲状腺未分化癌）。病变向内侧延伸到甲状腺峡部，肿瘤延伸超出甲状腺内侧包膜边缘，通过气管壁扩散。气管左外侧腔可见结节性软组织肿瘤。肿瘤使左侧气管食管沟的正常脂肪层消失

喉
Larynx

姜雨薇　于文玲　译　鲜军舫　校

一、术语

（一）缩略语

- 真声带（true vocal cord，TVC）；假声带（false vocal cord，FVC，室带）
- 下咽（hypopharynx，HP）；杓会厌皱襞（aryepiglottic，AEF）

（二）定义

- 喉：位于颈部腹侧的中空、内衬黏膜、由肌肉和软骨构成的器官，参与呼吸、发声和防止误吸等重要呼吸功能

二、影像学解剖

（一）范围

- 位于颈部腹侧，悬吊在舌骨上，在 C_3 和 C_6 上下延伸
- 向下延续为气管，向上开口于咽部

（二）内容物

- 喉软骨
  - 25 岁后甲状软骨、环状软骨和杓状软骨基底部（透明软骨）骨化
  - 会厌、小角软骨、楔形软骨和杓状软骨突（弹性软骨）不骨化
  - 甲状软骨：最大的软骨；"保护着"喉
    - 双侧外侧板向前汇合，呈锐角，上缘形成切迹
    - 上角细长，附着于甲状舌骨外侧韧带
    - 下角短粗，在内侧与环状软骨外侧板形成关节
    - 甲状舌骨膜从甲状软骨上缘延伸至舌骨
      - 膜的中线局部增厚称为甲状舌骨正中韧带
      - 膜外侧缘增厚＝甲状舌骨外侧韧带
      - 麦粒软骨是一小软骨，偶尔钙化，位于甲状舌骨外侧韧带中央
      - 外侧甲状舌骨膜上的小孔有喉上动脉和喉上神经内支通过
  - 环状软骨：喉内唯一的完整环
    - 后部"板"较宽，前部"弓"较窄
    - 环状软骨下缘是上面喉和下面气管的交界处
  - 杓状软骨：成对的锥形软骨，位于环状软骨后部的上方
    - 声带突和肌突位于声带水平
    - 声带突：杓状软骨向前突出形成，声带后缘附着于此
  - 小角软骨：位于杓状软骨上突上方的杓会厌皱襞内
  - 楔形软骨：在小角软骨腹侧的杓会厌皱襞内

- 喉内声门上区
  - 声门上区从会厌上缘至下方的喉室
  - 包含会厌、会厌前脂肪、杓会厌皱襞、室带、喉旁间隙、喉室和杓状软骨上部
  - 喉孔：喉部上方开口，由会厌、杓会厌皱襞、杓状软骨之间的间隙形成；喉前庭为喉的上部气道，从上方开口延伸至下方声带
  - 会厌：叶状软骨，为喉盖，包括游离缘（舌骨上）和固定部（舌骨下）
    - 会厌柄是叶子的"茎"，通过甲状会厌韧带将会厌附着在甲状软骨板上
    - 舌骨会厌韧带将会厌附着于舌骨；舌会厌皱襞是覆盖在舌骨会厌韧带上方的中线区黏膜
  - 会厌前间隙：前部舌骨和后部会厌之间充满脂肪的间隙
    - 无淋巴结
  - 杓会厌皱襞：从杓状软骨上端伸出到会厌外下缘
    - 代表声门上区的外上缘，将其与梨状窝分开（下咽）
  - 室带（假声带，也称为前庭皱襞）：喉黏膜表面向内侧对称性隆起，造成喉前庭下部轻度变窄
    - 黏膜覆盖于起支持作用的前庭韧带上（方形膜下缘）
    - 前庭韧带深处是声门旁脂肪
    - 室带之间的气道开口称为前庭裂
  - 方形膜：从后方的杓状软骨和小角软骨上部延伸到前方会厌外侧缘的纤维膜；形成声门旁间隙的内侧缘；杓会厌皱襞的一部分
    - 下部游离缘是前庭韧带，位于室带之下
  - 声门旁间隙：成对的含脂肪间隙，位于室带和声带外侧/深部
    - 向上，声门旁间隙与会厌前间隙汇合
    - 内下缘为弹性圆锥
    - 在室带水平，间隙因富含脂肪容易判断
    - 在真声带水平，甲杓肌外侧的脂肪非常薄，几乎看不到
    - 关于声带肌和甲杓肌是在声门旁间隙内还是在声门旁间隙的内侧，学者意见不一
  - 上皮由呼吸性假复层柱状上皮组成，有丰富的黏液腺和淋巴管
  - 主要供血血管是喉上动脉
  - 喉上神经内支是声门上喉黏膜主要的感觉传入神经
  - 喉室：位于上方室带和下方声带之间的外侧膨隆
    - 每侧喉室的前顶部有一个小的膨出，称为喉囊，功能为润滑同侧声带
    - 喉囊向上突入到声门旁间隙脂肪内
    - 喉囊扩张可导致喉囊肿形成

- 喉内声门

○ 包括声带、前联合和后联合，以及由这些结构形成的中央含气间隙
○ 声带
  – 也称为真声带
  – 复杂显微解剖：声带由多层组织排列形成
    □ 鳞状上皮为最浅层，由基底膜支撑；可发生声带鳞状细胞癌
    □ 固有层浅层：由疏松弹力和胶原组织形成的软胶状组织；Reinke 间隙是固有层浅层和固有层中层之间的潜在间隙
    □ 固有层中层和固有层深层
    □ 两层致密胶原蛋白和弹力蛋白纤维结构联合形成薄的线状组织带，称为声韧带，保证声带有强度和弹性
    □ 声韧带从杓状软骨声突向前走行至甲状软骨
    □ 声韧带在下方与弹性圆锥融合
  – 两侧声带之间气道开口 / 间隙称为声门裂
○ 前连合
  – 声带在前方中线的会合处，厚度 ≤1mm
  – 声韧带在甲状软骨附着处的前联合韧带由致密结缔组织组成
    □ 声门平面上方，前联合韧带阻止声门癌侵犯
    □ 紧邻声门平面下方，前联合韧带为薄的结缔组织取代，易受肿瘤侵犯
    □ 前联合韧带在甲状软骨附着处，软骨缺乏软骨膜，易受肿瘤侵犯
○ 后连合
  – 实质上为声门固定在中线区的后壁
● 喉内声门下区
○ 从声带下表面延伸到环状软骨下缘
○ 黏膜面紧紧贴合在环状软骨上
○ 弹性圆锥：起支撑作用的纤维弹性膜，从上方的声带内侧缘延伸至下方的环状软骨；与前方的环甲膜相延续
  – 游离上缘与声韧带融合
● 喉肌
○ 喉外肌功能为上抬和降低喉部；包括二腹肌、下颌舌骨肌、颏舌骨肌、茎突舌骨肌、胸骨甲状肌、胸骨舌骨肌、甲状舌骨肌和肩胛舌骨肌
○ 喉内肌
  – 杓会厌肌：位于杓会厌皱襞内，从会厌侧面延伸，附着于同侧杓状软骨
  – 杓斜肌：从一个杓状软骨的肌突延伸到对侧杓会厌肌和小角软骨；成对的肌肉相互交叉，在杓横肌表面形成 X 形结构
  – 甲状会厌肌：从甲状软骨板上缘到会厌侧面
  – 甲杓肌：从前面甲状软骨内面到杓状软骨，平行于

声韧带；内侧份称为声带肌；甲杓肌占声带组织的大部分
  – 环杓后肌：从后面环软骨板到杓状软骨的肌突；使声带外展
  – 环杓侧肌：从环状软骨外侧至杓状软骨外侧肌突，使声带内收
  – 杓横肌：将杓状软骨后面连接在一起的纤维，使声带内收
  – 环甲肌：甲状软骨板内缘至环状软骨前缘，保证声带张力
● 喉神经支配
○ 迷走神经（CN X）支配喉部的感觉和运动
○ 喉上神经从迷走神经下神经节发出，下行至喉部
  – 内支：在后方穿过甲状舌骨膜，进入喉部，支配喉黏膜的感觉
  – 外支：位于喉外，支配环甲肌的运动
○ 喉返神经：迷走神经分支，开始下行，然后在下颈部气管食管沟上升，返回喉部
  – 左喉返神经在下方绕过主动脉
  – 右喉返神经绕过右锁骨下动脉
  – 喉返神经支配除环甲肌以外的所有喉内肌
● 胚胎学
○ 喉声门上区来自原始颊咽原基，有丰富的淋巴管
○ 喉声门和声门下区来自气管支气管芽，淋巴管很少
○ 临床意义：声门上鳞状细胞癌发生淋巴结转移远多于声门和声门下鳞状细胞癌

喉示意图

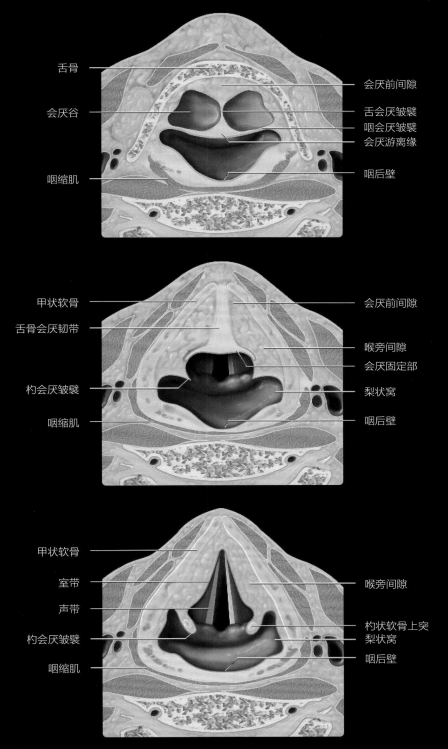

舌骨

会厌谷

咽缩肌

会厌前间隙

舌会厌皱襞

咽会厌皱襞

会厌游离缘

咽后壁

甲状软骨

舌骨会厌韧带

杓会厌皱襞

咽缩肌

会厌前间隙

喉旁间隙

会厌固定部

梨状窝

咽后壁

甲状软骨

室带

声带

杓会厌皱襞

咽缩肌

喉旁间隙

杓状软骨上突

梨状窝

咽后壁

上 喉和下咽由上至下 6 幅轴位示意图中的第 1 幅，显示舌骨水平的下咽顶部和上部声门上区结构。会厌游离缘通过舌骨会厌韧带附着于舌骨，舌骨会厌韧带上方由舌会厌皱襞（黏膜嵴）覆盖。**中** 声门上区中部示意图显示舌骨会厌韧带将会厌前间隙下部分为两部分，没有筋膜将会厌前间隙与喉旁间隙分隔，这两个喉内间隙位于黏膜下，此处的肿瘤临床检查无法发现。杓会厌皱襞（声门上区边缘）为喉和下咽之间的交界处。**下** 声门上区下部水平示意图显示由喉前庭黏膜表面形成的室带，喉旁间隙位于室带下方，是黏膜下肿瘤扩散的常见部位

声门、声带示意图

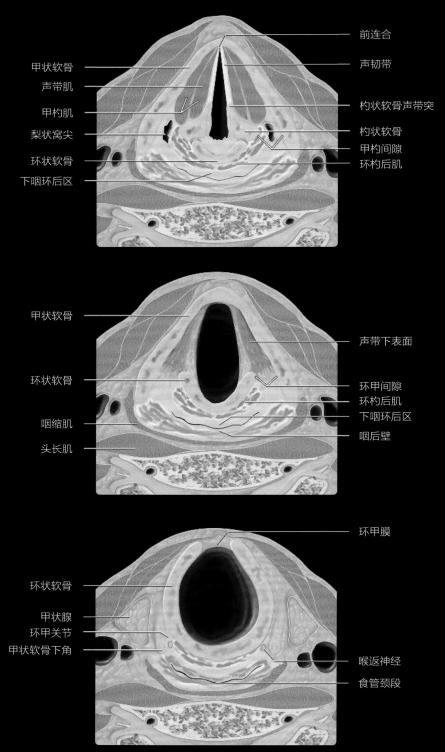

前连合

甲状软骨

声带肌

甲杓肌

梨状窝尖

环状软骨

下咽环后区

声韧带

杓状软骨声带突

杓状软骨

甲杓间隙

环杓后肌

甲状软骨

环状软骨

咽缩肌

头长肌

声带下表面

环甲间隙

环杓后肌

下咽环后区

咽后壁

环甲膜

环状软骨

甲状腺

环甲关节

甲状软骨下角

喉返神经

食管颈段

上 声门、声带水平示意图，显示构成声带大部分的甲杓肌，甲杓肌的内侧纤维称为声带肌，梨状窝尖位于声门水平，甲杓间隙是肿瘤在喉部和下咽部之间扩散的部位。 **中** 声带下表面水平示意图显示环状软骨后板。下咽环后区代表下咽前壁，从环杓关节延伸至环状软骨下缘环咽肌处。下咽后壁是口咽后壁向下方的延续，并延伸至食管颈段。 **下** 声门下水平示意图显示环甲关节紧邻气管食管沟内的喉返神经，挽救生命的紧急喉切开术操作就是通过针穿过环甲膜完成

喉软骨示意图

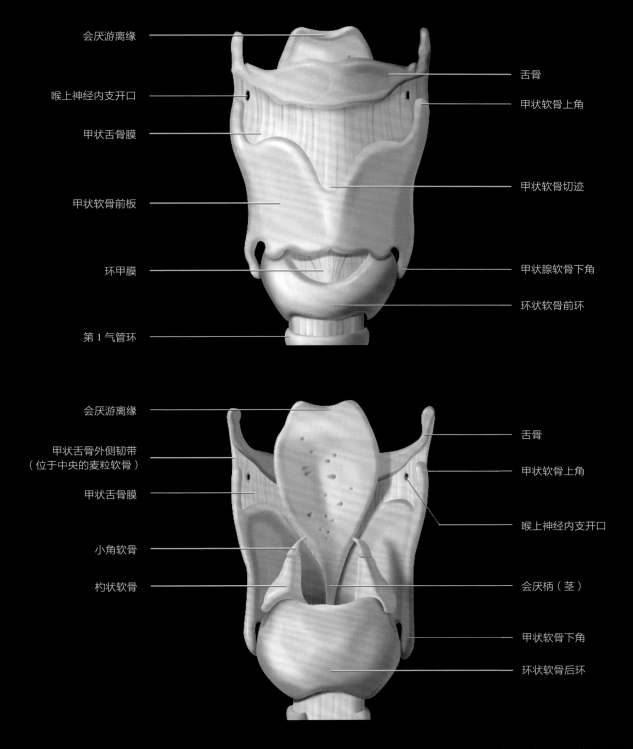

会厌游离缘

喉上神经内支开口

甲状舌骨膜

甲状软骨前板

环甲膜

第 1 气管环

舌骨

甲状软骨上角

甲状软骨切迹

甲状腺软骨下角

环状软骨前环

会厌游离缘

甲状舌骨外侧韧带
（位于中央的麦粒软骨）

甲状舌骨膜

小角软骨

杓状软骨

舌骨

甲状软骨上角

喉上神经内支开口

会厌柄（茎）

甲状软骨下角

环状软骨后环

上 喉软骨前面观。甲状软骨的 2 个较大的前板 "保护" 喉部，甲状舌骨膜上有一个孔，喉上神经内支和伴随的血管从此穿过。喉内神经在梨状窝黏膜下方通过；从梨状窝取异物可能会损伤该神经，导致声门上麻痹和保护性咳嗽反射受损。混合性（外部）喉膨出通过甲状舌骨膜疝出到下颌下间隙。**下** 后面观显示杓状软骨位于环状软骨后部的上方。声带附着于杓状软骨的声带突并形成声门。会厌是一叶状软骨，形成喉盖，包含固定部和游离缘。环状软骨是喉内唯一完整的环，提供结构的完整性。在影像上容易将钙化的麦粒软骨误认为异物

矢状面和冠状面示意图

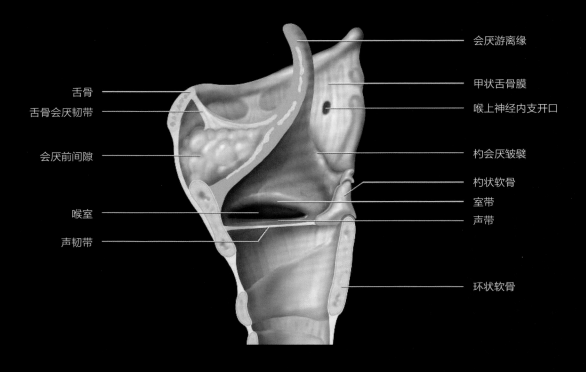

会厌游离缘

甲状舌骨膜

喉上神经内支开口

杓会厌皱襞

杓状软骨

室带

声带

环状软骨

舌骨

舌骨会厌韧带

会厌前间隙

喉室

声韧带

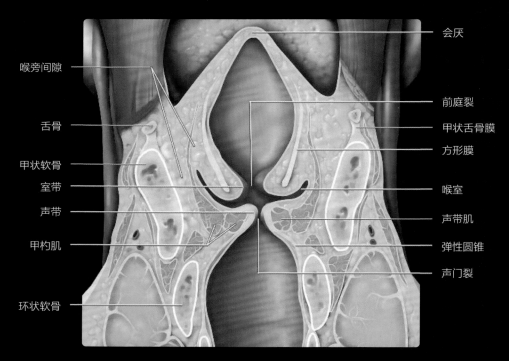

会厌

前庭裂

甲状舌骨膜

方形膜

喉室

声带肌

弹性圆锥

声门裂

喉旁间隙

舌骨

甲状软骨

室带

声带

甲杓肌

环状软骨

上 喉中线矢状面示意图显示喉室，即将上方室带与下方声带分开的含气间隙。杓会厌皱襞从杓状软骨尖投射到会厌的外下缘，是声门上区和下咽的交界处，内侧壁是喉内，后外壁是梨状窝的前内缘。**下** 冠状面后面观示意图显示喉室将室带和声带分开。方形膜是纤维膜，从杓状软骨上部和小角软骨延伸到会厌外侧。弹性圆锥是弹性纤维膜，从声带延伸到环状软骨。这些膜是肿瘤扩散的相对屏障，但在常规影像中不能显示

喉内肌示意图和重建 CT

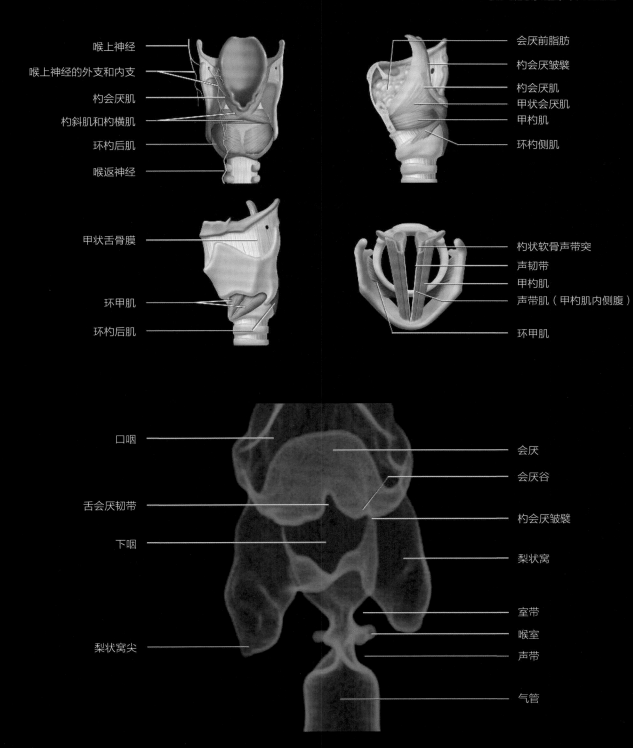

喉上神经

喉上神经的外支和内支

杓会厌肌

杓斜肌和杓横肌

环杓后肌

喉返神经

会厌前脂肪

杓会厌皱襞

杓会厌肌

甲状会厌肌

甲杓肌

环杓侧肌

甲状舌骨膜

环甲肌

环杓后肌

杓状软骨声带突

声韧带

甲杓肌

声带肌（甲杓肌内侧腹）

环甲肌

口咽

舌会厌韧带

下咽

梨状窝尖

会厌

会厌谷

杓会厌皱襞

梨状窝

室带

喉室

声带

气管

（**上**）多幅示意图显示喉内肌。环杓后肌是唯一直接司声带外展（分离）功能的肌肉。喉返神经支配除环甲肌（喉上神经的外支支配）以外的所有喉内肌。甲杓肌构成了大部分声襞襞，包括内侧成分，即声带肌。（**下**）冠状面 3D 重建 CT 显示喉部和下咽部的黏膜表面。梨状窝是下咽的前外侧隐窝，是下咽肿瘤最常见的部位。梨状窝尖（下面尖部）位于声带水平，因此，梨状窝肿瘤可累及声带（由 C. Glastonbury, MBBS 提供）

声带外展（分离）轴位增强后 CT（一）

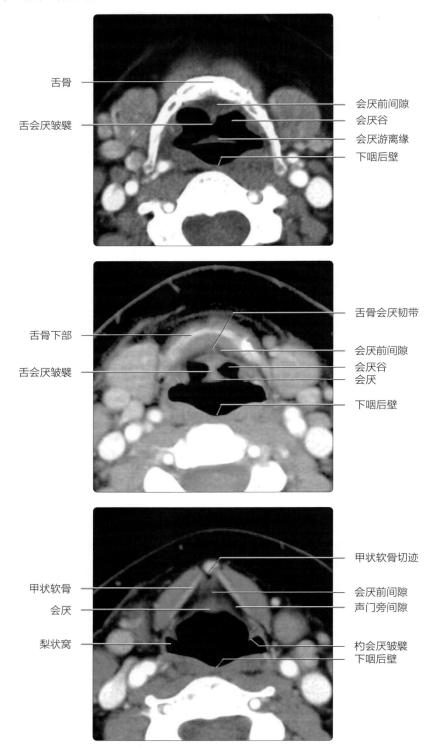

舌骨

舌会厌皱襞

会厌前间隙
会厌谷
会厌游离缘
下咽后壁

舌骨下部

舌会厌皱襞

舌骨会厌韧带

会厌前间隙
会厌谷
会厌

下咽后壁

甲状软骨
会厌

梨状窝

甲状软骨切迹

会厌前间隙
声门旁间隙

杓会厌皱襞
下咽后壁

上 处于平静呼吸状态患者的喉和下咽由上至下 9 幅轴位增强后 CT 图像中的第 1 幅。舌骨为喉和下咽顶部水平。舌会厌皱襞和咽会厌皱襞是上方口咽部到下方喉部和下咽部的移行区。**中** 喉部声门上区较上层面的图像显示 C 形的会厌前间隙，为肿瘤隐藏的常见位置。如果声门上肿瘤延伸到会厌前间隙，则为 T_3 期。**下** 声门上区较上层面的图像显示会厌前间隙和声门旁间隙是连续的，无筋膜分隔，肿瘤可以在这些区域的黏膜下扩散。杓会厌皱襞是喉部的一部分，为喉部和下咽部之间的移行区。杓会厌皱襞的后外侧壁是梨状窝的前内侧缘

声带外展（分离）轴位增强后 CT（二）

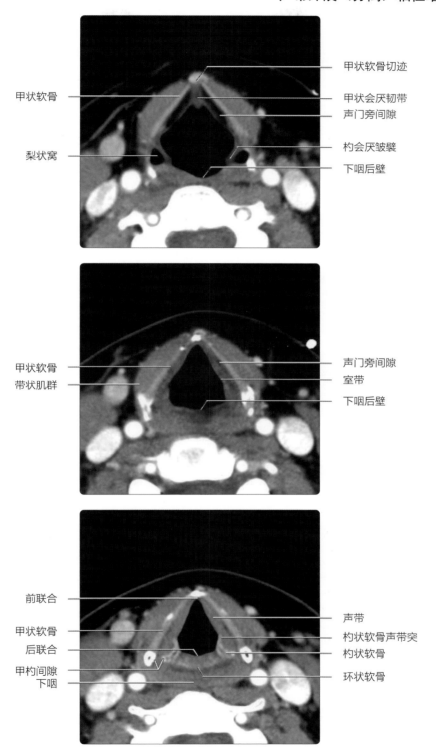

上图标注（从左至右）：
甲状软骨
梨状窝
甲状软骨切迹
甲状会厌韧带
声门旁间隙
杓会厌皱襞
下咽后壁

中图标注：
甲状软骨
带状肌群
声门旁间隙
室带
下咽后壁

下图标注：
前联合
甲状软骨
后联合
甲杓间隙
下咽
声带
杓状软骨声带突
杓状软骨
环状软骨

上 声门上区中部水平图像显示甲状会厌韧带将会厌前间隙分开。杓会厌皱襞位于梨状窝和喉的边缘；原发于杓会厌皱襞的肿瘤被认为是"边缘性声门上"肿瘤。**中** 声门上区较低层面图像显示室带水平。声门旁间隙为室带下方的深部脂肪间隙。跨喉室累及室带和声带的肿瘤为跨声门肿瘤。**下** 声门水平图像显示平静呼吸状态下外展的声带。当在 CT 上看到杓状软骨和环状软骨并且肌肉填充下部声门旁间隙时，可确认为声带水平。正常人声带的前、后联合应＜ 1mm。下咽环后部一般呈塌陷状态

声带外展（分离）轴位增强后 CT（三）

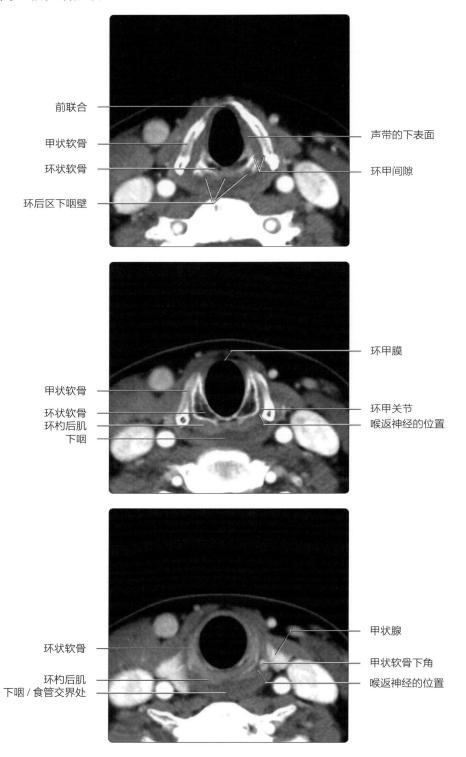

前联合

甲状软骨

环状软骨

环后区下咽壁

声带的下表面

环甲间隙

环甲膜

甲状软骨

环状软骨
环杓后肌
下咽

环甲关节
喉返神经的位置

甲状腺

环状软骨

环杓后肌
下咽 / 食管交界处

甲状软骨下角
喉返神经的位置

上 声带下表面图像可见环甲间隙。无杓状软骨的层面可确定为声带下表面水平。**中** 较下方图像显示声门下水平，环状软骨近乎完整。环状软骨是喉部唯一完整的软骨环，保证结构的完整性。环甲关节脱位可导致继发于喉返神经损伤的声带麻痹，声带麻痹侧可伴有环杓后肌萎缩。环杓后肌是声带唯一的外展肌，^{18}F-FDG PET/CT 显示其呈轻微生理代谢增高。**下** 在环状软骨下部水平，喉和下咽的下缘移行为气管和食管颈段。正常人声门下黏膜不超过 1mm，黏膜增厚应考虑有肿瘤的可能性

声带内收（闭合）轴位增强后 CT

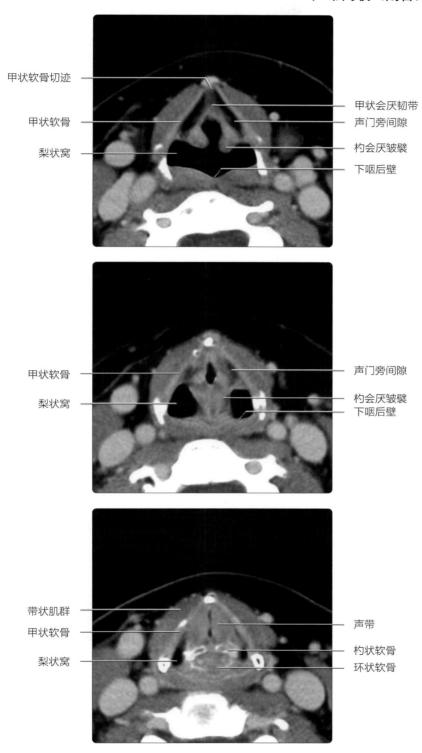

甲状软骨切迹 — 甲状会厌韧带
甲状软骨 — 声门旁间隙
梨状窝 — 杓会厌皱襞
— 下咽后壁

甲状软骨 — 声门旁间隙
梨状窝 — 杓会厌皱襞
— 下咽后壁

带状肌群 — 声带
甲状软骨 — 杓状软骨
梨状窝 — 环状软骨

上 一位患者在屏气状态下，轴位增强后 CT 图像由上至下 3 幅中的第 1 幅，显示室带和声带以及杓会厌皱襞内收。**中** 声门上区较低层面图像显示内收的室带，可见杓会厌皱襞的黏膜与下咽后壁接触。**下** 声门水平图像显示声带内收。屏气时，声带在中线处相接触。如一侧声带保持在正中旁位置，则可能是声带麻痹或机械性固定。声带麻痹常导致声带位于正中旁，伴有杓状软骨位置异常——杓状软骨固定在前内侧处。屏气时，麻痹的声带保持固定，对侧正常声带为闭合声门常跨过中线，并可伴随发生梨状窝扩张

冠状面平扫 CT（一）

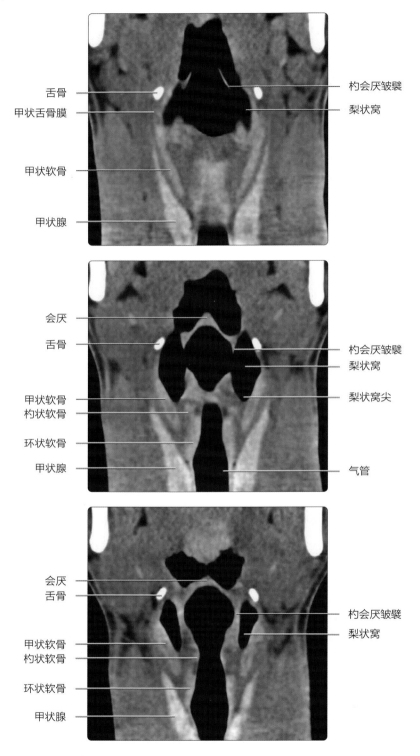

左侧标注（从上到下）：
- 舌骨
- 甲状舌骨膜
- 甲状软骨
- 甲状腺

右侧标注（从上到下）：
- 杓会厌皱襞
- 梨状窝

中图左侧标注：
- 会厌
- 舌骨
- 甲状软骨
- 杓状软骨
- 环状软骨
- 甲状腺

中图右侧标注：
- 杓会厌皱襞
- 梨状窝
- 梨状窝尖
- 气管

下图左侧标注：
- 会厌
- 舌骨
- 甲状软骨
- 杓状软骨
- 环状软骨
- 甲状腺

下图右侧标注：
- 杓会厌皱襞
- 梨状窝

上 喉和下咽部平扫 CT 冠状位重建由后至前 6 幅图像中的第 1 幅显示了舌骨，代表喉和下咽顶部水平。CT 特别适合于评估喉部和下咽部疾病患者，因为这些患者常有分泌物、咳嗽和吞咽困难，缩短检查时间至关重要。中 较前面图像显示喉软骨。成人喉软骨的骨化程度不一，这使病理改变，如软骨侵犯难以明确诊断。梨状窝尖向下延伸至声带水平。下 可清楚显示杓会厌皱襞从会厌外侧延伸到杓状软骨。梨状窝是下咽肿瘤最好发部位

冠状面平扫 CT（二）

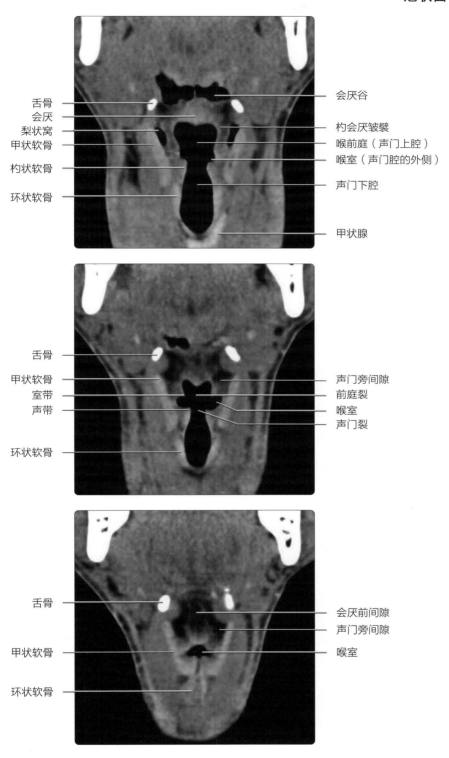

舌骨
会厌
梨状窝
甲状软骨
杓状软骨
环状软骨

会厌谷
杓会厌皱襞
喉前庭（声门上腔）
喉室（声门腔的外侧）
声门下腔
甲状腺

舌骨
甲状软骨
室带
声带
环状软骨

声门旁间隙
前庭裂
喉室
声门裂

舌骨
甲状软骨
环状软骨

会厌前间隙
声门旁间隙
喉室

上 显示中线处会厌的固定部分，可见杓会厌皱襞，其为前部喉与后部下咽之间的交界处，也可见声门上腔、声门腔和声门下腔。中 可见喉室，为位于上方室带和下方声带之间的含气间隙。当肿瘤跨过喉室累及声带和室带时，称为跨声门肿瘤，对于治疗具有重要的意义。冠状面图像对于评估跨声门疾病特别有帮助。前庭裂是室带之间的裂隙，声门裂是声带之间的裂隙，是喉腔最窄的部分。下 显示会厌前间隙脂肪与声门旁间隙脂肪相延续，这些是喉内最重要的间隙，可发生肿瘤的黏膜下扩散，临床检查无法发现

矢状面平扫 CT

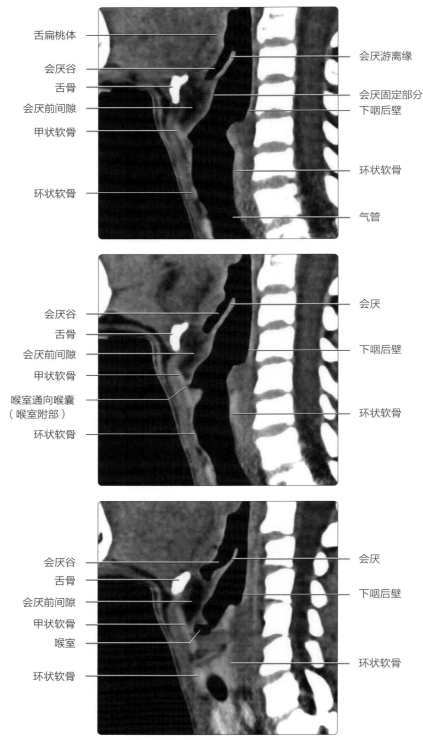

舌扁桃体

会厌谷

舌骨

会厌前间隙

甲状软骨

环状软骨

会厌游离缘

会厌固定部分

下咽后壁

环状软骨

气管

会厌谷

舌骨

会厌前间隙

甲状软骨

喉室通向喉囊
（喉室附部）

环状软骨

会厌

下咽后壁

环状软骨

会厌谷

舌骨

会厌前间隙

甲状软骨

喉室

环状软骨

会厌

下咽后壁

环状软骨

上 矢状面平扫 CT 由内至外 3 幅图像中的第 1 幅显示了中线区的喉／下咽，会厌前间隙脂肪位于舌骨的后下方。下咽后壁病变在矢状面图像上显示较好，也有助于确定病变的上下范围。**中** 较外侧图像显示了喉室，是声门腔外侧的含气间隙，将上方的室带与下方的声带分开。喉室可有向前上方的呈管状的延伸，位于前庭皱襞和甲状软骨之间，称为喉囊或喉室附部，内含有可润滑声带的黏液腺，称为"喉油罐"。喉囊肿是扩张的充满气或液体的喉囊。**下** 更靠外侧图像显示喉软骨，成人喉软骨的骨化程度不一，难以评估有无病变，特别是肿瘤和外伤引起的软骨受累。环状软骨是喉部唯一完整的环，呈印戒状，较大的戒面部分突向后方

轴位 T₁WI（一）

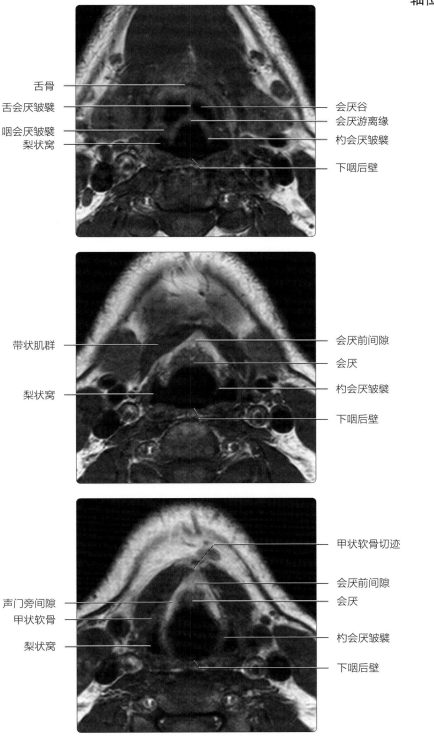

舌骨
舌会厌皱襞
咽会厌皱襞
梨状窝

会厌谷
会厌游离缘
杓会厌皱襞
下咽后壁

带状肌群
梨状窝

会厌前间隙
会厌
杓会厌皱襞
下咽后壁

声门旁间隙
甲状软骨
梨状窝

甲状软骨切迹
会厌前间隙
会厌
杓会厌皱襞
下咽后壁

上 在患者平静呼吸状态下，喉和下咽部轴位 T₁WI 由上至下 6 幅图像中的第 1 幅显示喉顶部，即会厌、舌会厌皱襞和咽会厌皱襞。MRI 不是喉或下咽疾病患者的首选影像学检查，而是用来回答特定问题，例如有无软骨侵犯。**中** 声门上区较高层面图像显示 C 形、充满脂肪的会厌前间隙和会厌的固定部分。喉软骨的骨化程度不一，在 T₁WI 图像上显示有些困难。**下** 声门上区中部层面图像显示会厌前间隙的脂肪与声门旁间隙的脂肪相延续，两者之间无筋膜分隔，肿瘤可从一个间隙蔓延到另一个间隙，并且临床检查难以发现

轴位 T₁WI（二）

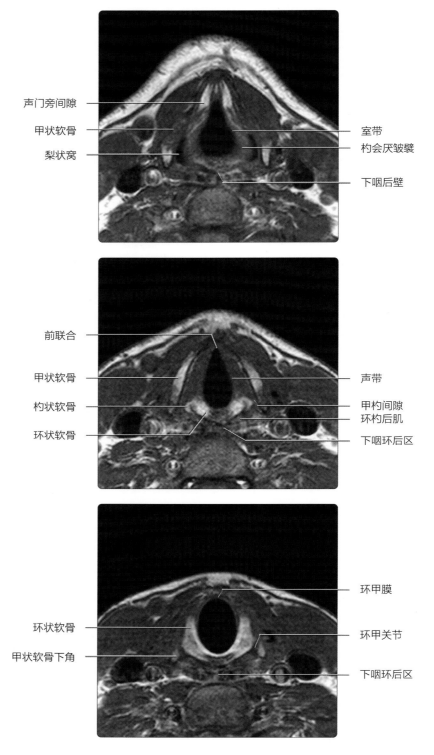

声门旁间隙 —
甲状软骨 —
梨状窝 —
— 室带
— 杓会厌皱襞
— 下咽后壁

前联合 —
甲状软骨 —
杓状软骨 —
环状软骨 —
— 声带
— 甲杓间隙
— 环杓后肌
— 下咽环后区

环状软骨 —
甲状软骨下角 —
— 环甲膜
— 环甲关节
— 下咽环后区

（上）声门上较低层面的图像显示室带和杓会厌皱襞，室带下方的声门旁间隙主要为脂肪填充。正常人杓会厌皱襞常与下咽后壁相接触。（中）声门水平图像显示声带下方声门旁间隙内的肌肉。在声带水平可见环状软骨和杓状软骨。甲杓肌构成声带的大部分。声带麻痹患者的环杓后肌常萎缩。（下）声门下水平图像显示大而宽的环状软骨后部，环甲关节是喉返神经所在的部位，此关节脱位常伴有喉返神经损伤。下咽环后区从环杓关节延伸到环状软骨下缘

矢状面 T₁WI

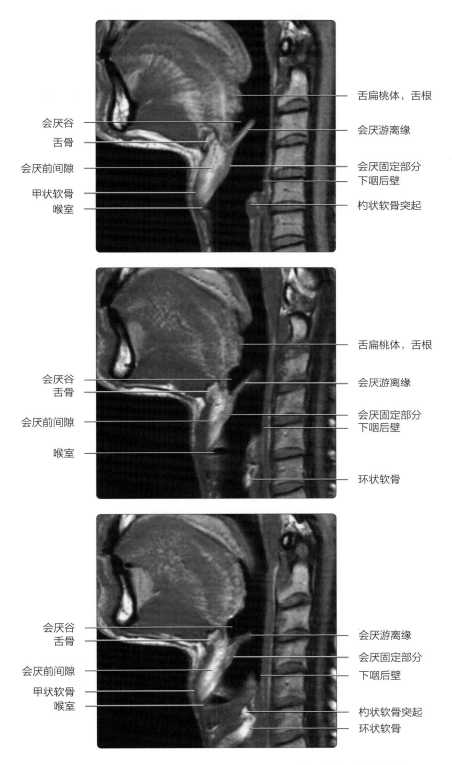

舌扁桃体，舌根

会厌谷

舌骨

会厌游离缘

会厌前间隙

会厌固定部分
下咽后壁

甲状软骨
喉室

杓状软骨突起

舌扁桃体，舌根

会厌谷
舌骨

会厌游离缘

会厌前间隙

会厌固定部分
下咽后壁

喉室

环状软骨

会厌谷
舌骨

会厌游离缘

会厌前间隙

会厌固定部分
下咽后壁

甲状软骨
喉室

杓状软骨突起
环状软骨

上 喉和下咽由内至外矢状面 T₁WI 3 幅图像中的第 1 幅显示中线结构。会厌前间隙主要由脂肪填充，T₁WI 呈高信号。矢状面图像清晰显示会厌的游离缘（舌骨上）和固定部分（舌骨下），可用于评估会厌病变。**中** 中线外侧图像显示喉室，为将上方室带与下方声带分开的含气间隙，此结构很重要。了解肿瘤是否跨喉室对于制订手术计划至关重要。**下** 通过环杓关节的旁中线图像，显示杓状软骨位于环状软骨后部的上方。杓状软骨的外伤性脱位在临床和影像学上与声带麻痹相似。在气管导管放气不完全的情况下，拔出气管导管时可能发生杓状软骨后脱位，而前脱位的机制是插管时杓状软骨尖端卡在管腔远端开口

临床－影像对照

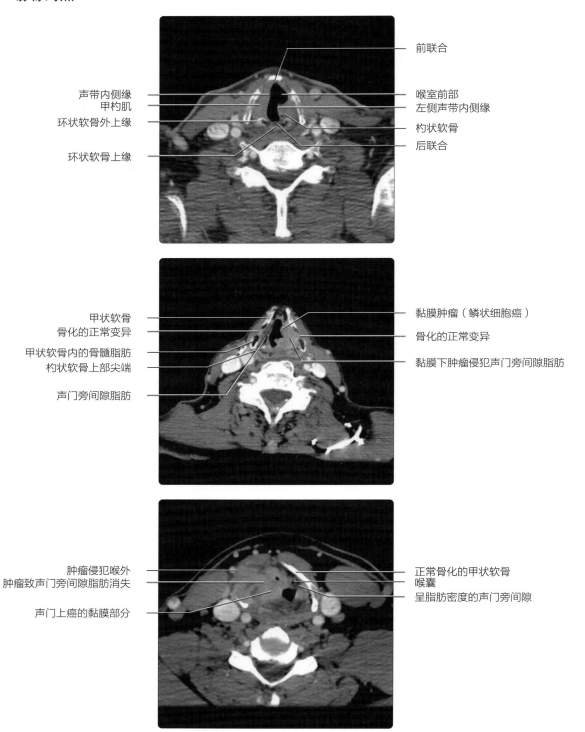

声带内侧缘
甲杓肌
环状软骨外上缘

环状软骨上缘

前联合

喉室前部
左侧声带内侧缘
杓状软骨
后联合

甲状软骨
骨化的正常变异
甲状软骨内的骨髓脂肪
杓状软骨上部尖端

声门旁间隙脂肪

黏膜肿瘤（鳞状细胞癌）
骨化的正常变异

黏膜下肿瘤侵犯声门旁间隙脂肪

肿瘤侵犯喉外
肿瘤致声门旁间隙脂肪消失

声门上癌的黏膜部分

正常骨化的甲状软骨
喉囊
呈脂肪密度的声门旁间隙

上 左侧声带麻痹患者的声带水平轴位 CT 显示左侧杓状软骨略向内、向下旋转，左侧喉室也略微增宽并前移。右侧声带在平静呼吸状态下处于正常位置，其软组织主要是甲杓肌（包括声带肌）。可见声带水平声门旁间隙内的少量脂肪（如果有）。环状软骨上部支撑中线处声门后壁，称为后联合。**中** 经过室带的轴位增强后 CT，显示左侧浸润性肿瘤，强化的肿瘤累及内侧的气道并延伸至左侧声门旁间隙，可见右侧杓状软骨上部尖端和右侧声门旁间隙的脂肪。肿瘤累及室带和声带（未显示），为"跨声门"型肿瘤。**下** 右侧较大的浸润性声门上癌从内侧黏膜向外延伸，穿过声门旁间隙脂肪，破坏甲状软骨板，并延伸到喉外软组织

横切面超声

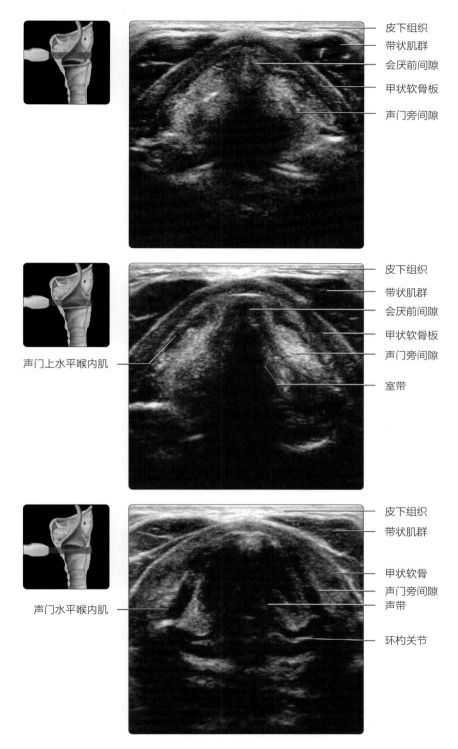

皮下组织
带状肌群
会厌前间隙
甲状软骨板
声门旁间隙

声门上水平喉内肌

皮下组织
带状肌群
会厌前间隙
甲状软骨板
声门旁间隙
室带

声门水平喉内肌

皮下组织
带状肌群

甲状软骨
声门旁间隙
声带

环杓关节

（上）喉部声门上水平的横切面灰阶超声，显示甲状软骨板是喉部最大的软骨结构，呈薄的低回声带，在前方中线相连。高回声、脂肪填充的声门旁间隙和会厌前间隙是喉癌分期的重要手术标志。（中）喉部室带水平的横切面灰阶超声显示声门旁间隙有大量脂肪。喉部回声差的喉内肌位于声门旁间隙脂肪回声中。（下）喉部声带水平横切面灰阶超声，显示杓状软骨为后方的回声灶，附在声带上，表现为明显的无回声

纵切面超声

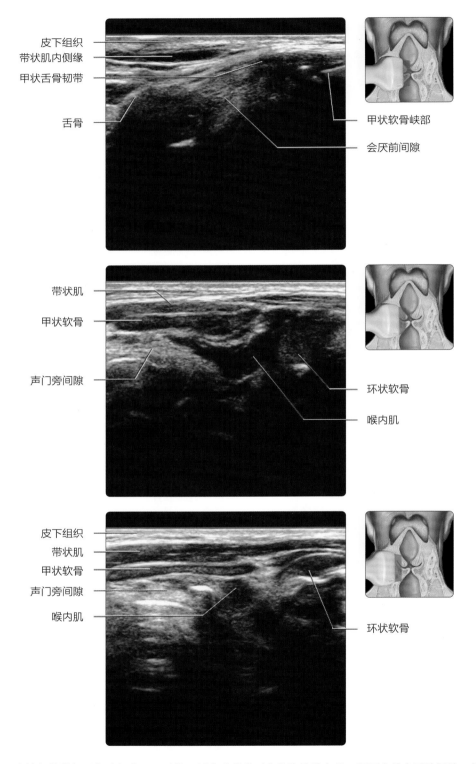

皮下组织
带状肌内侧缘
甲状舌骨韧带
舌骨
甲状软骨峡部
会厌前间隙

带状肌
甲状软骨
声门旁间隙
环状软骨
喉内肌

皮下组织
带状肌
甲状软骨
声门旁间隙
喉内肌
环状软骨

(上) 喉部声门上区中线矢状纵切面灰阶超声，显示位于甲状舌骨膜下方的脂肪填充的、强回声的会厌前间隙。超声评估该位置的肿瘤扩散较容易。(中) 喉部旁矢状纵切面灰阶超声，显示年轻人无回声的没有钙化/骨化的甲状软骨和环状软骨。声门旁间隙充满脂肪并有回声。喉内肌位于声门旁间隙，在超声下呈低回声。(下) 旁矢状纵切面灰阶超声显示喉的外侧部。喉腔内的气体呈高回声，后方有声影

下咽
Hypopharynx

郭　冉　于文玲　译　鲜军舫　校

一、术语

（一）缩略语

- 下咽（HP）

（二）定义

- 咽黏膜间隙的向下延伸，位于口咽和食管之间

二、影像学解剖

（一）范围

- 从口咽下缘到食管上缘

（二）解剖关系

- 下咽是口咽的向下延续
- 下咽起始于咽会厌皱襞水平，位于舌骨水平面
- 下咽下方在食管上缘与食管合并
- 食管上缘通过环绕结合部的环咽肌确定最佳，但该肌在横断面图像上不易识别
- 环咽肌大致位于环状软骨下缘水平
- 如用颈椎来定位，下咽位于 $C_3 \sim C_6$ 水平
- 下咽位于喉的后方，双侧颈动脉间隙的内侧，咽后间隙的前方

（三）内容物

- 下咽由 3 个以字母 P 开头的区域构成
- 梨状窝（pyriform sinuses）
  - 下咽前外侧隐窝
  - 每侧梨状窝均呈倒锥形，锥底在上方，位于咽会厌皱襞水平，下方的尖部（梨状窝尖）位于声带水平
  - 梨状窝的前内侧界为杓会厌皱襞（AE），杓会厌皱襞将下咽和喉气腔分开
  - 外侧界为咽侧壁及甲状舌骨膜（上方）和甲状软骨（下方）的内表面
  - 后界为下咽后壁
  - 大多数下咽鳞状细胞癌（SCCa）（2/3）起源于梨状窝
  - 吞咽时，鼻咽和喉前庭封闭，食物常由会厌和杓会厌皱襞向外分流进入梨状窝，而不进入喉部
- 咽后壁（posterior wall）
  - 口咽后壁的向下延续，大致从舌骨水平至环状软骨下缘
  - 肌层由咽中和咽下缩肌组成
    - 在 CT 和 MRI 上，我们认为是下咽后壁的软组织大部分是咽缩肌层
  - 咽后间隙将咽后壁与椎前间隙分开

- 环后区（postcricoid region）
  - 下咽下部的前壁
  - 从环杓关节延伸至食管上缘（位于环状软骨下缘水平）
  - 环后区黏膜朝向后方，在常规横断面图像上常与咽后壁黏膜直接接触
- 分层：总的来说，咽是复杂的黏膜和肌肉管道，主要由 5 层构成；下咽可见这 5 层结构或其衍生物
  - 黏膜：覆盖管腔的复层鳞状上皮
  - 黏膜下层：内含脂肪的疏松基质，在断面图像上表现为薄脂肪层
  - 纤维层是咽颅底筋膜（咽腱膜）的局限性向下延续
  - 肌层由咽中、下缩肌组成
  - 外部的筋膜层起自颊咽筋膜
    - 咽静脉丛和神经丛位于肌层（主要是咽中缩肌）和颊咽筋膜之间
- 肌肉及毗邻关系
  - 咽中缩肌起自舌骨两侧，向后止于中线咽缝
  - 咽下缩肌起自甲状软骨和环状软骨腹侧面的两侧，止于中线咽缝
  - 咽下缩肌分为两部分：斜行纤维的甲咽肌和横行纤维并与食管环状纤维相延续的环咽肌，两者之间有潜在间隙，即 Killian 裂
  - 茎突咽肌和舌咽神经从咽上、中缩肌之间的间隙通过
  - 喉内神经和喉上血管经过咽中、下缩肌之间的间隙穿过甲状舌骨膜，并在梨状窝走行，到达喉部
  - 喉返神经和喉下血管从咽下缩肌与食管之间的间隙通过
- 神经支配
  - 咽丛（CNⅨ～CNⅩ的分支和颈上神经节的交感神经纤维）
  - 咽丛内的运动纤维来自迷走神经咽支，携有副神经纤维，支配除茎突咽肌（由 CNⅨ支配）和腭帆张肌（由 CNⅤ支配）外的所有咽肌和软腭肌
  - 咽丛中的感觉纤维来自舌咽神经，支配咽部的全部 3 个部分
- 血供：下咽由颈外动脉（咽升支）和锁骨下动脉（甲状腺下动脉）的分支供应；位于咽后外侧的静脉丛接受来自咽部、软腭部和椎前区的血液，并引流至颈内静脉

三、解剖成像要点

（一）推荐的影像学检查方法

- 增强后 CT 是评估下咽软组织肿物最好的全面检查方法

- MRI 有助于解决问题，尤其是评估下咽肿瘤对喉软骨和椎前软组织的侵犯
- PET/CT 检查对发现隐匿性梨状窝原发肿瘤尤其有用

（二）影像学要点

- 梨状窝肿瘤的评估
  - 梨状窝的小肿瘤可以是隐匿性的，为临床和放射学检查的盲点，可能是某些原发肿瘤不明的转移性鳞状细胞癌的主要病因
  - 梨状窝肿瘤可沿多个方向蔓延到以下解剖区域
    - 向前：喉部
    - 向外：甲状舌骨膜、甲状软骨
    - 向后：椎前侵犯
    - 向下：下咽的环后区及食管
    - 向上：常蔓延到口咽
  - 大多数下咽鳞状细胞癌（2/3）起源于梨状窝
- 咽后壁肿瘤的评估
  - 由于下颈部咽后间隙脂肪较少，很难辨别下咽后壁与椎前肌群之间的分界
  - 累及咽后壁的黏膜下鳞状细胞癌可侵犯椎前软组织，妨碍手术彻底切除
  - CT 和 MRI 在预测椎前侵犯和固定方面准确性有限
  - 然而，MRI 显示的咽后壁肿瘤与椎前间隙之间的完整咽后脂肪带为肿瘤侵袭提供了很好的阴性预测指标
- 环后区肿瘤的评估
  - 在常规横断面图像上，下咽一般不含气，环后区黏膜常与咽后壁黏膜直接接触
  - 在 CT 或 MRI 上很难区分环后区软组织成分，但黏膜强化和壁内脂肪层存在时可分辨出来
  - 环状软骨后方软组织由环杓后肌、环后黏膜间隙、咽后壁黏膜间隙和颈长肌组成
  - 环后区软组织的前后径正常应<1cm
  - 此区域软组织厚度增加时，应考虑有肿瘤的可能性
- 牵涉性耳痛
  - 由于颞骨和颈部神经通路之间连接复杂，牵涉性耳痛常见于颞骨以外的病变
  - 来自喉上神经和咽丛的感觉神经最后可在颈静脉孔水平与 Arnold 神经（支配耳朵）相交通
  - 下咽癌可以是牵涉性耳痛的来源
  - 当颞骨没有发现耳痛的来源时，推荐对头颈部（包括下咽）进一步行临床和增强后 CT 或 PET/CT 放射学评估，排除头颈部病变为牵涉性疼痛的原因
- 咽食管憩室（Zenker 憩室）
  - Killian 裂（或 Killian 三角）是咽下缩肌的斜行肌（甲咽肌）和横行肌（环咽肌）之间的肌肉薄弱的三角形区域
  - 咽食管憩室由 Killian 裂向外膨出形成，是咽下缩肌的甲咽部和环咽部之间神经肌肉失调所致
  - 当前推食物的甲咽肌（由咽丛支配）收缩时，如果括约肌环咽肌（由喉返神经支配）不能松弛，那么食物团就会向后推，常形成憩室
  - 钡餐造影是最佳影像检查方法
    - 确诊并显示憩室颈部
    - 评估相关的反流和食管裂孔疝

四、胚胎学

胚胎发育问题

- 咽部由前肠的最上端——颊咽原基发育而来
- 内胚囊由此处前肠的外侧壁形成，大部分与咽壁分开
- 前肠底形成中线气管支气管憩室，随后整个呼吸系统由此发育
- 中线呼吸憩室处成为喉部入口
- 随着腭部和口腔的形成，咽部又细分为鼻咽、口咽和下咽
- 咽壁肌肉由第三咽弓和之后的咽弓发育而来

下咽示意图

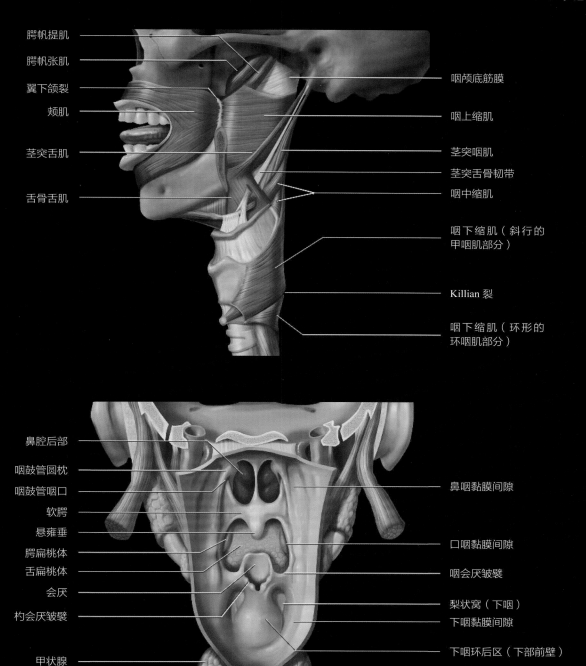

腭帆提肌

腭帆张肌

翼下颌裂

颊肌

茎突舌肌

舌骨舌肌

咽颅底筋膜

咽上缩肌

茎突咽肌

茎突舌骨韧带

咽中缩肌

咽下缩肌（斜行的甲咽肌部分）

Killian 裂

咽下缩肌（环形的环咽肌部分）

鼻腔后部

咽鼓管圆枕

咽鼓管咽口

软腭

悬雍垂

腭扁桃体

舌扁桃体

会厌

杓会厌皱襞

甲状腺

颈段食管

鼻咽黏膜间隙

口咽黏膜间隙

咽会厌皱襞

梨状窝（下咽）

下咽黏膜间隙

下咽环后区（下部前壁）

上 侧位示意图显示咽黏膜间隙（PMS）的主要肌肉，可见咽上（鼻/口咽）、中和下缩肌（下咽）位于咽黏膜间隙后壁，从鼻咽、口咽一直到下咽。咽下缩肌有两部分：有斜行纤维的甲咽肌及有横行纤维并与食管的环状纤维相延续的环咽肌，两者之间有一个潜在的裂隙，称为 Killian 裂。咽颅底筋膜（在鼻咽层面）将咽上缩肌与颅底相连。腭帆提肌的远端位于颈深筋膜中层的气道面，成为咽黏膜间隙的一部分。 **下** 咽黏膜间隙/面后面观示意图，显示该区域可分为鼻咽、口咽和下部。咽黏膜间隙的淋巴环包括鼻咽腺样体及口咽腭扁桃体和舌扁桃体。下咽前壁由上方的喉入口和下方的环状软骨与杓状软骨的后表面构成

咽后部和侧面示意图

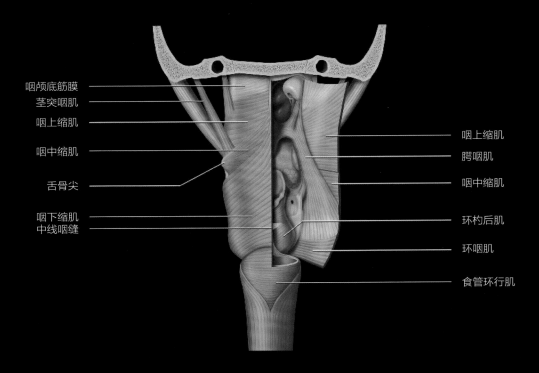

咽颅底筋膜
茎突咽肌
咽上缩肌
咽中缩肌
舌骨尖
咽下缩肌
中线咽缝

咽上缩肌
腭咽肌
咽中缩肌
环杓后肌
环咽肌
食管环行肌

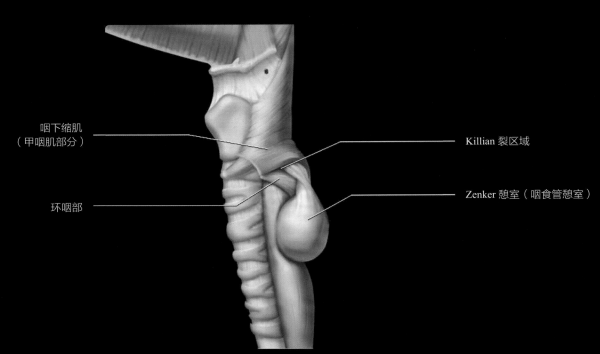

咽下缩肌
（甲咽肌部分）

环咽部

Killian 裂区域

Zenker 憩室（咽食管憩室）

上 咽部后面观显示咽部肌肉叠瓦状排列。附着在颅底的增厚的纤维是咽颅底筋膜。咽缩肌起源于骨和软骨，后面附着在中线咽缝。**下** 显示 Zenker 憩室，从咽下缩肌甲咽部和环咽部纤维之间的 Killian 裂处疝出

轴位示意图

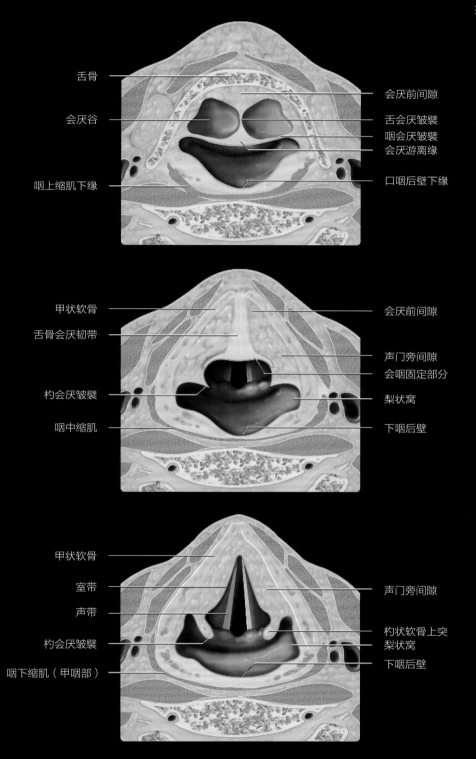

舌骨

会厌谷

咽上缩肌下缘

会厌前间隙

舌会厌皱襞

咽会厌皱襞

会厌游离缘

口咽后壁下缘

甲状软骨

舌骨会厌韧带

杓会厌皱襞

咽中缩肌

会厌前间隙

声门旁间隙

会咽固定部分

梨状窝

下咽后壁

甲状软骨

室带

声带

杓会厌皱襞

咽下缩肌（甲咽部）

声门旁间隙

杓状软骨上突

梨状窝

下咽后壁

上 喉和下咽部轴位示意图由上至下 6 幅中的第 1 幅，显示舌骨水平的下咽顶部与口咽下缘交界区及声门上区上部结构。会厌游离缘通过舌骨会厌韧带附着于舌骨，韧带被覆舌会厌皱襞（黏膜形成的嵴）。下咽（喉咽）上方起自舌会厌皱襞及咽会厌皱襞（在舌骨水平的会厌谷下缘），向下达环状软骨（环咽肌）。**中** 声门上区中部示意图，显示舌骨会厌韧带将会厌前间隙下部分成两部分。会厌前间隙和声门旁间隙之间没有筋膜分隔。这两个喉内间隙是黏膜下间隙，此处的肿瘤临床检查不易发现。杓会厌皱襞位于喉与下咽的交界处。此层面可看到咽中缩肌位于下咽后壁上部深处。咽中缩肌起自茎突舌骨韧带和舌骨的大、小角。**下** 声门上区下部示意图，可见室带。咽下缩肌（甲咽肌上部）位于下咽后壁中部的深处

声门和声带示意图

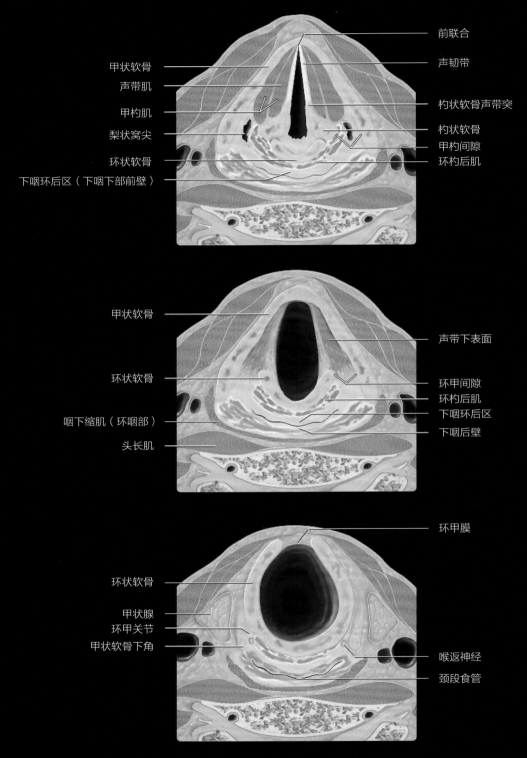

前联合

甲状软骨
声韧带

声带肌
杓状软骨声带突

甲杓肌
杓状软骨

梨状窝尖
甲杓间隙

环状软骨
环杓后肌

下咽环后区（下咽下部前壁）

甲状软骨

声带下表面

环状软骨
环甲间隙

环杓后肌

咽下缩肌（环咽部）
下咽环后区

头长肌
下咽后壁

环甲膜

环状软骨

甲状腺
环甲关节

甲状软骨下角
喉返神经

颈段食管

上 声门和声带水平示意图显示甲杓肌是声带的主要组成部分。甲杓肌的内侧纤维称为声带肌。在声门层面可见梨状窝尖（下咽）。甲杓间隙是肿瘤在喉和下咽之间的扩散途径。环后区为下咽下部的前壁。 **中** 声带下表面水平示意图显示环状软骨后板。下咽环后区是下咽下部的前壁，从环杓关节延伸至环咽肌水平的环状软骨下缘。在该层面，下咽下部的后壁由咽下缩肌的下部环行环咽肌构成。与其他咽缩肌不同，咽下缩肌下部的纤维绕过咽缝，与食管的环形纤维相连，起着食管上括约肌的作用。 **下** 声门下水平示意图显示颈段食管上部，可见环甲关节紧邻气管食管沟内的喉返神经

轴位增强后 CT（一）

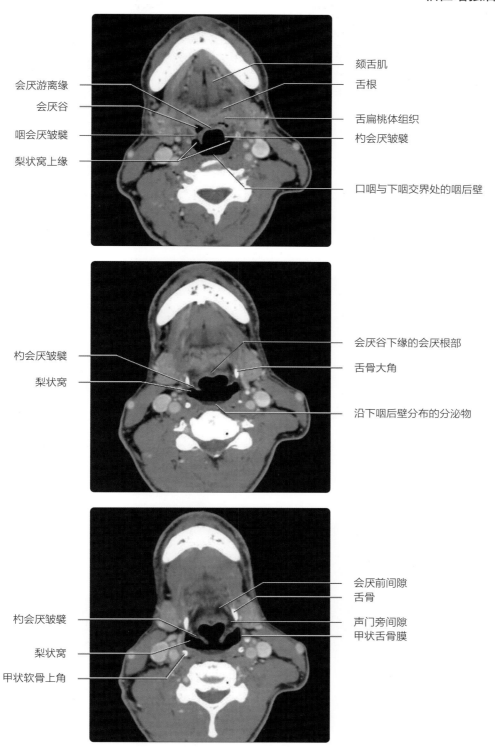

会厌游离缘

会厌谷

咽会厌皱襞

梨状窝上缘

颏舌肌

舌根

舌扁桃体组织

杓会厌皱襞

口咽与下咽交界处的咽后壁

杓会厌皱襞

梨状窝

会厌谷下缘的会厌根部

舌骨大角

沿下咽后壁分布的分泌物

杓会厌皱襞

梨状窝

甲状软骨上角

会厌前间隙

舌骨

声门旁间隙

甲状舌骨膜

上 颈部口咽至下咽下部由上至下轴位增强后 CT 图像。第 1 幅轴位图是口咽层面，可见舌根和会厌游离缘。杓会厌皱襞的上部开始出现，为沿着会厌外侧缘走行的弧形皱襞。**中** 会厌谷底部轴位图像显示会厌根部与舌根难以区分，双侧可见舌骨。**下** 会厌前间隙和声门旁间隙是相连的，无筋膜分隔，肿瘤可在这些部位的黏膜下间隙扩散。杓会厌皱襞是喉的一部分，也是喉和下咽之间的移行区。杓会厌皱襞的后外侧壁是梨状窝的前内侧缘，梨状窝外侧壁紧邻甲状舌骨膜的内侧，肿瘤可从梨状窝通过甲状舌骨膜扩散到颈外侧部

轴位增强后 CT（二）

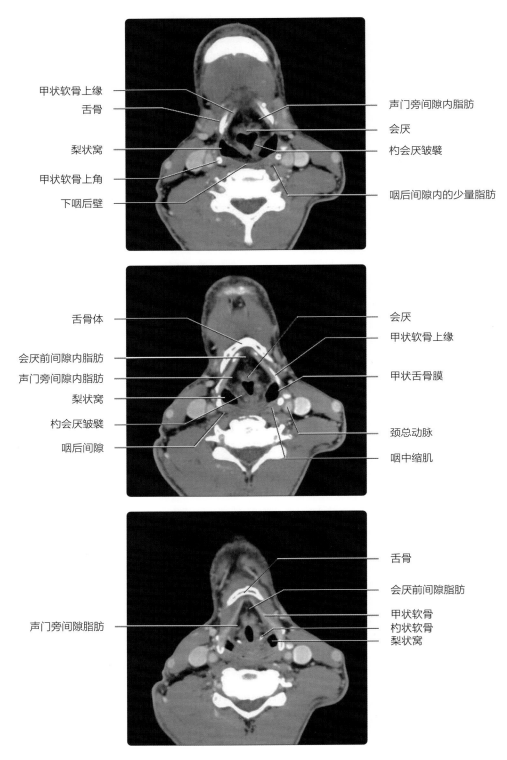

甲状软骨上缘
舌骨
梨状窝
甲状软骨上角
下咽后壁

声门旁间隙内脂肪
会厌
杓会厌皱襞
咽后间隙内的少量脂肪

舌骨体
会厌前间隙内脂肪
声门旁间隙内脂肪
梨状窝
杓会厌皱襞
咽后间隙

会厌
甲状软骨上缘
甲状舌骨膜
颈总动脉
咽中缩肌

声门旁间隙脂肪

舌骨
会厌前间隙脂肪
甲状软骨
杓状软骨
梨状窝

上 会厌前间隙和声门旁间隙内的低密度脂肪容易显示。杓会厌皱襞形成喉部漏斗状前庭，且将下咽和喉部分开。**中** 舌骨体水平轴位增强后 CT 显示会厌下方开始变窄。**下** 杓状软骨上部水平喉 / 下咽的轴位增强后 CT 显示梨状窝向下延伸，可见梨状窝与声门旁间隙内脂肪后缘和甲状软骨内缘的关系，梨状窝肿瘤易侵犯声门旁间隙和甲状软骨

轴位增强后 CT（三）

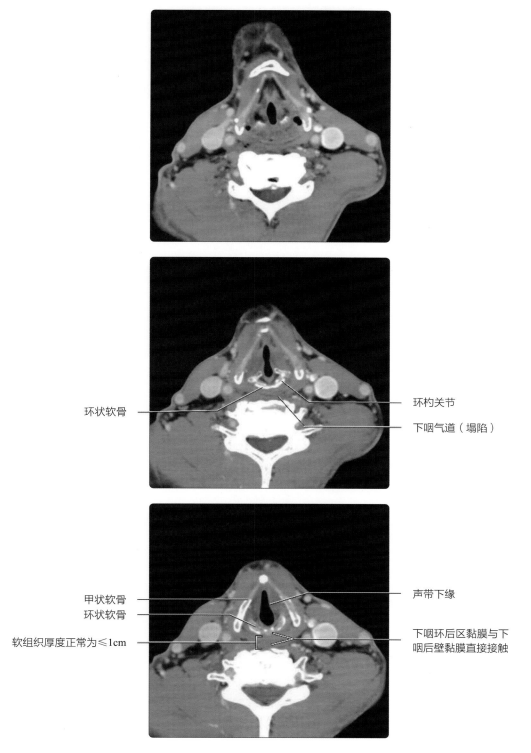

环状软骨

环杓关节

下咽气道（塌陷）

甲状软骨

声带下缘

环状软骨

软组织厚度正常为≤1cm

下咽环后区黏膜与下咽后壁黏膜直接接触

上 室带水平轴位图像显示声门旁间隙内脂肪和室带导致的喉气道轻微狭窄。**中** 声带水平轴位增强后 CT。声带肌构成了声带的大部分。在此水平，梨状窝不再显示，整个下咽不含气（塌陷），很难辨别下咽环后区或后壁的各黏膜层。**下** 环状软骨上部水平轴位图像，环状软骨后的软组织从前到后依次为环杓后肌、环后区黏膜、下咽后壁黏膜（包括咽中 / 下缩肌和椎前间隙的颈长肌）。椎体前缘与环状软骨之间软组织前后径正常应≤ 1cm

轴位增强后 CT（四）

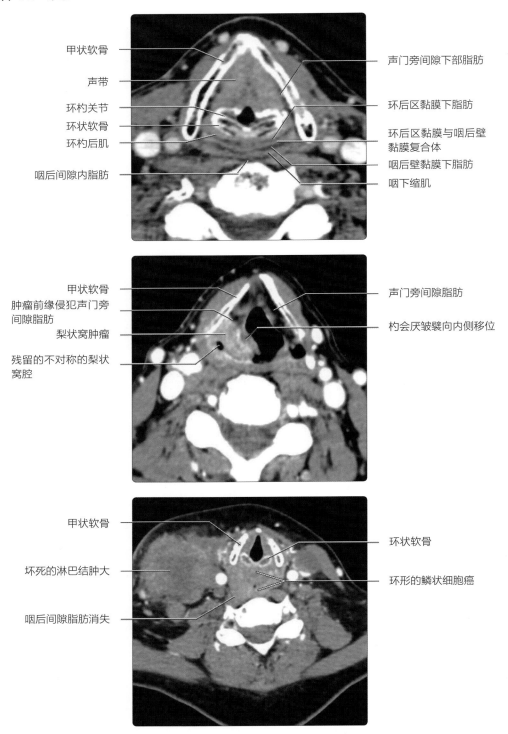

甲状软骨

声带

环杓关节

环状软骨

环杓后肌

咽后间隙内脂肪

声门旁间隙下部脂肪

环后区黏膜下脂肪

环后区黏膜与咽后壁
黏膜复合体

咽后壁黏膜下脂肪

咽下缩肌

甲状软骨

肿瘤前缘侵犯声门旁
间隙脂肪

梨状窝肿瘤

残留的不对称的梨状
窝腔

声门旁间隙脂肪

杓会厌皱襞向内侧移位

甲状软骨

坏死的淋巴结肿大

咽后间隙脂肪消失

环状软骨

环形的鳞状细胞癌

上 环杓关节水平正常下咽 / 喉的轴位增强后 CT 显示环状软骨后的多层组织，呈层状。壁内脂肪层有助于区分此层面下咽的正常组织结构及其与喉和咽后间隙的关系。在常规横断面图像中，此层面的下咽腔不含气，环后区黏膜直接与咽后壁黏膜接触。**中** 室带和下咽水平的轴位增强后 CT，显示患者右侧梨状窝内强化病变，主要累及前壁和内侧壁，病变向前累及同侧声门旁间隙脂肪的后面部分，向外与甲状软骨直接接触。**下** 轴位增强后 CT 显示患者下咽环形肿瘤和右侧坏死的淋巴结肿大。环状软骨水平轴位图显示环状软骨后方环形的增厚的软组织肿物，正常组织层面消失，环状软骨后缘与椎体前缘之间宽度增加。患者右侧咽后间隙脂肪层消失，应高度关注椎前间隙侵犯，然而，CT 不能准确判断是否有椎前间隙侵犯

甲状腺和甲状旁腺解剖
Thyroid and Parathyroid Anatomy

郭　冉　于文玲　译　鲜军舫　校

一、术语

（一）缩略语

- 甲状旁腺（parathyroid gland，PTG）

（二）定义

- 甲状腺：下颈部的盾形内分泌器官，分泌甲状腺激素（T_3 和 T_4），参与许多功能，包括新陈代谢（心率和心输出量）与蛋白质合成（生长）；也产生降钙素
- 甲状旁腺：颈部内脏间隙内的小腺体，与甲状腺后缘关系密切，分泌甲状旁腺激素，调节血清和间质液体中钙浓度

二、甲状腺

（一）影像学解剖

- 概述
  - 甲状腺是颈前部呈盾形或 U 形的腺体
  - 2 个细长的侧叶，有上、下极，中间有峡部相连
- 解剖关系
  - 甲状腺位于气管的前方和外侧，在舌骨下颈部内脏间隙内，位于 $C_5 \sim T_1$ 水平
  - 后内侧是气管食管沟（气管旁淋巴结、喉返神经和甲状旁腺）
  - 后外侧是颈动脉间隙
  - 前面是舌骨下带状肌群
  - 前外侧为胸锁乳突肌
  - 甲状旁腺紧附于甲状腺深面
- 内容物
  - 甲状腺（约 25g）
  - 右叶和左叶各约 5.0cm×2.5cm×2.5cm，女性较大，通常不对称
    - 每个叶有顶、底及外侧面、内侧面和后面；前缘和后缘
    - 顶在上部通过胸骨甲状带肌附着于其内侧甲状软骨斜线上
  - 侧叶在第 2～4 气管环水平由中线的峡部相连
  - 40% 的人出现锥状叶；在中线往上伸出，源于峡部，少数源于其中 1 个叶
    - 甲状腺提肌：从舌骨体至峡部或锥状叶的纤维肌性带
  - Zuckerkandl 结节：从腺体后方到气管食管沟的突起
    - 手术医生将其作为上部甲状旁腺和喉返神经的标志
    - 见于 70% 的患者；右侧多于左侧，也可为双侧
- 组织学
  - 甲状腺滤泡由单层排列的细胞包绕胶体核心构成，胶体核心主要由甲状腺激素前体蛋白（甲状腺球蛋白）和碘化糖蛋白组成
  - 滤泡细胞：沿滤泡边缘排列的立方形或柱状细胞；在促甲状腺激素刺激下分泌甲状腺激素（T_3 和 T_4）
  - 滤泡旁细胞分布在滤泡之间，分泌降钙素
- 甲状腺的动脉供血
  - 甲状腺上动脉
    - 甲状腺上动脉是颈外动脉向前发出的第一个分支
    - 近端走行与喉外（上）神经关系密切
    - 前支在甲状腺叶前缘下行，发出深部分支进入腺体，然后沿峡部上缘弯曲走行，与对侧前支吻合
    - 后支走行于甲状腺叶后缘，与甲状腺下动脉升支吻合，为甲状旁腺供血
    - 吻合处是找到甲状旁腺的较好标志，常位于吻合处附近
  - 甲状腺下动脉
    - 起自锁骨下动脉分支——甲状颈干
    - 垂直上升，然后向内侧弯曲走行，进入颈动脉间隙后面的气管食管沟
    - 其分支大多穿入甲状腺叶后面；1 根升支与甲状腺上动脉分支吻合
    - 近甲状腺的末端部分与喉返神经关系密切，而近端远离神经
    - 甲状腺切除术结扎甲状腺下动脉时，要远离腺体，以保护喉返神经，而结扎甲状腺上动脉时，则要靠近腺体，以保护喉外神经
  - 甲状腺最下动脉偶尔出现（3%）
    - 起源于主动脉弓或无名动脉的单根血管
    - 在峡部下缘进入甲状腺
- 甲状腺的静脉引流
  - 甲状腺表面静脉丛汇成 3 对静脉
  - 甲状腺上和中静脉汇入颈内静脉
  - 甲状腺下静脉止于左头臂静脉
- 淋巴引流
  - 淋巴引流广，向多个方向引流
  - 起初引流到腺体周围淋巴结（Ⅵ区）
    - 喉前（Delphian）、气管前和气管旁淋巴结
    - 局部引流至颈内静脉链（Ⅱ～Ⅳ区）和脊副链淋巴结（Ⅴ区）
- 筋膜
  - 颈深筋膜中层包绕内脏间隙，构成甲状腺和甲状旁腺被膜
  - 甲状腺内层真被膜由甲状腺周围致密结缔组织形成
    - 真被膜深部有致密的毛细血管丛，因此甲状腺要与真被膜一起切除
  - 外层假被膜由颈深筋膜气管前层构成，内侧较厚，形成连接甲状腺和环状软骨的 Berry 悬韧带

（二）胚胎学：甲状腺

- 胚胎发育问题
  - 甲状腺是第一个发育的内分泌腺（孕 24 天）
  - 起源于第一咽囊和第二咽囊（内侧原基）
  - 起源于发育中的咽底正中表面内胚层细胞的增殖，称为盲孔
  - 甲状腺双侧叶沿着甲状舌管在咽肠前方下降
    - 管状甲状舌管随后硬化，最后闭塞（孕 7～10 周）
  - 甲状腺在舌骨和喉软骨的前方下降，最后到达气管前位置
- 临床意义
  - 甲状舌管囊肿是甲状舌管部分退化不全所致
    - 发生在甲状舌管走行（从舌根的盲孔到甲状腺叶前方）的任何位置
    - 大多数发生在舌骨中线或附近
    - 当发生在舌骨下时，最常发生于旁中线处甲状腺侧叶的背侧
    - 壁上常有甲状腺组织
  - 甲状腺组织残余，来自沿甲状舌管分布遗留的甲状腺组织
    - 见于甲状舌管走行区
    - 甲状腺锥状叶为中线正常变异的甲状腺残余组织
    - 异位甲状腺发生于甲状腺下降不全
      - 可发生于舌根到上纵隔的任何位置
      - 最常见的位置：舌根盲孔深部（舌甲状腺异位）

（三）影像学检查方法

- 超声为最佳一线检查方法
- CT 和 MRI 可评估甲状腺病变及其与其他结构的关系和淋巴结肿大
- 如果怀疑甲状腺肿瘤，则不应进行碘造影剂增强检查；会延误行 [131]I 治疗

三、甲状旁腺

（一）影像学解剖

- 解剖关系
  - 甲状旁腺在内脏间隙内紧附于甲状腺叶的后表面
  - 大多数位于被膜（甲状腺外层被膜）外气管食管沟附近
- 组织学
  - 由包埋在纤维囊内的主细胞和嗜酸细胞组成，其间可见脂肪组织
  - 主细胞分泌甲状旁腺激素
    - 甲状旁腺激素调节间质液中的钙浓度
    - 血清钙水平调节甲状旁腺激素的分泌
- 内容物
  - 内脏间隙内甲状腺后方的小豆状腺体
  - 长约 6mm，横径 3～4mm，前后径 1～2mm

- 正常数量为 4 个，2 个为上甲状旁腺，2 个为下甲状旁腺
  - 甲状旁腺也可多达 12 个
- 上甲状旁腺正常位置
  - 75% 位于甲状腺中 1/3 的后缘
  - 25% 位于甲状腺上或下 1/3 的后方
  - 7% 位于甲状腺下动脉下方
  - 罕见于咽部或食管后面
- 下甲状旁腺正常位置
  - 下甲状旁腺位于甲状腺下极的外侧（50%）
  - 15% 位于甲状腺下极 1cm 以内
  - 35% 位置不定，可位于从下颌角到前纵隔下部的任何位置
  - 甲状腺内甲状旁腺罕见
- 动脉供血
  - 上甲状旁腺由甲状腺上动脉供血
  - 下甲状旁腺由甲状腺下动脉供血
- 筋膜：内脏间隙及其内容物，包括甲状旁腺，由颈深筋膜中层包绕

（二）胚胎学

- 上甲状旁腺与甲状腺原基一起由第 4 鳃囊发育而来
  - <2% 的上甲状旁腺为异位
- 下甲状旁腺与胸腺原基一起由第 3 鳃囊发育而来
  - 在胸腺咽管走行区，胸腺原基下降距离不一
  - 可下降至前纵隔，最远可至心包
- 甲状旁腺异常下降可能导致下甲状旁腺出现在"异位"处
  - 在寻找甲状旁腺腺瘤时具有重要意义
  - 在未行影像学检查的情况下做甲状旁腺腺瘤手术探查时，如果甲状旁腺异位，则可能找不到甲状旁腺腺瘤
  - 最常见的异位位置是甲状腺下极下方
  - 不常见位置，甲状旁腺可与胸腺一起迁移至上纵隔，形成异位的纵隔甲状旁腺腺瘤
  - 罕见情况下，甲状旁腺没有明显下降，形成上颈部的异位甲状旁腺腺瘤
  - 报道的最罕见位置包括咽后、食管后和后纵隔异位甲状旁腺腺瘤

（三）影像学检查方法

- 原发性甲状旁腺功能亢进伴高钙血症最常继发于甲状旁腺腺瘤
- 甲状旁腺影像学检查主要是为发现甲状旁腺腺瘤
- 超声是定位大多数甲状旁腺腺瘤的最佳一线检查方法
- [99m]Tc- 甲氧基异丁基异腈可在甲状旁腺腺瘤中浓聚，用于异位甲状旁腺腺瘤的定位
- CT、CTA 和 MRI 用于疑难病例的评估，尤其是异位病例

甲状腺和甲状旁腺矢状位示意图

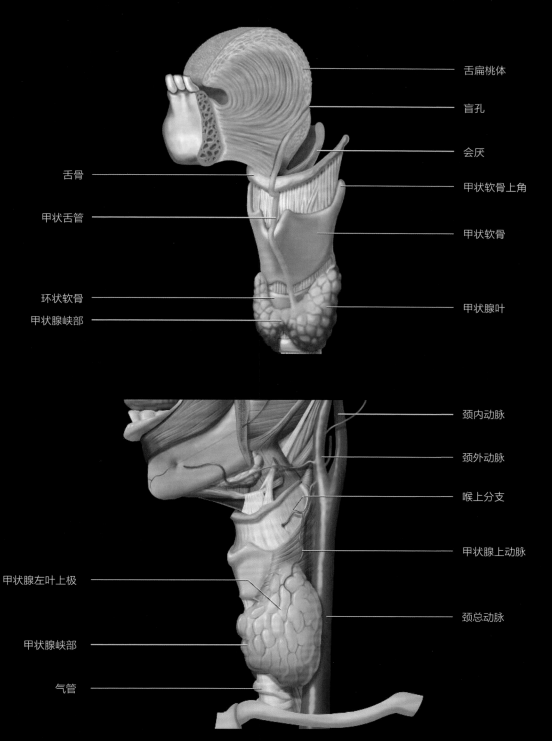

舌扁桃体

盲孔

会厌

甲状软骨上角

甲状软骨

舌骨

甲状舌管

环状软骨

甲状腺峡部

甲状腺叶

颈内动脉

颈外动脉

喉上分支

甲状腺上动脉

甲状腺左叶上极

颈总动脉

甲状腺峡部

气管

上 斜矢状面示意图显示甲状舌管在颈部的走行，起自盲孔，止于舌骨下颈部内脏间隙前外侧。甲状腺是人体第一个发育的内分泌腺。在妊娠第 24 天左右，由中线内胚层甲状腺憩室（即内侧原基）发展而来，起源于第 1 鳃囊和第 2 鳃囊（舌区盲孔）的中线旁。憩室下端扩大形成腺体，其余部分仍较窄（称为甲状舌管），在舌根、口底、舌骨周围和前面下降，并通过舌骨下带状肌群到达最终位置——内脏间隙的甲状腺床。甲状舌管在妊娠 7～10 周开始退化；其下端常持续存在，成为锥状叶。甲状腺外侧叶可由第 4 鳃囊和第 6 鳃囊（外侧原基）形成。在妊娠第 3 个月，胎儿甲状腺已有功能。**下** 颈部斜位示意图显示甲状腺上动脉为颈外动脉的第一分支，其近端走行与喉上神经关系密切

甲状腺和甲状旁腺水平轴位及冠状位示意图

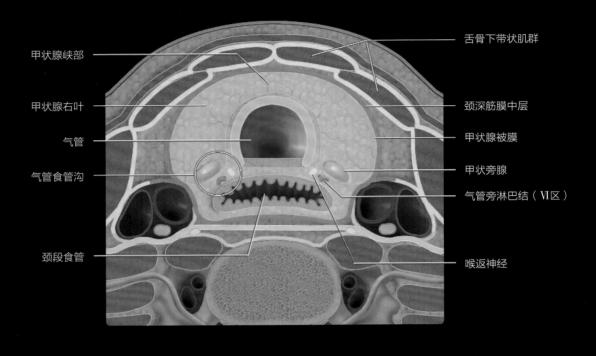

舌骨下带状肌群

甲状腺峡部

甲状腺右叶

气管

气管食管沟

颈段食管

颈深筋膜中层

甲状腺被膜

甲状旁腺

气管旁淋巴结（Ⅵ区）

喉返神经

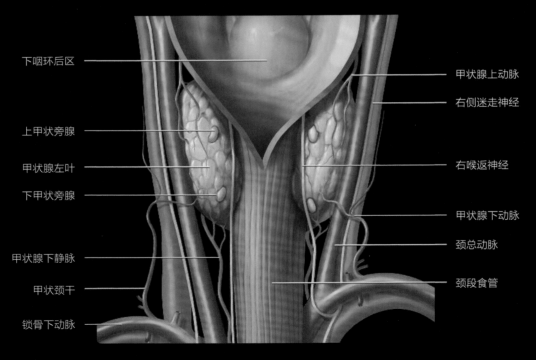

下咽环后区

上甲状旁腺

甲状腺左叶

下甲状旁腺

甲状腺下静脉

甲状颈干

锁骨下动脉

甲状腺上动脉

右侧迷走神经

右喉返神经

甲状腺下动脉

颈总动脉

颈段食管

上 甲状腺水平轴位示意图显示内脏间隙前部环绕气管的甲状腺叶和峡部，可见在气管食管沟内有 3 个关键结构：喉返神经、气管旁淋巴结链和甲状旁腺（PTG）。甲状旁腺可位于甲状腺被膜内或被膜外。**下** 冠状面示意图显示甲状腺和甲状旁腺后面观，显示成对的上、下甲状旁腺与甲状腺叶后部关系密切的典型解剖关系。可见分别向甲状腺叶上、下部供血的甲状腺上、下动脉

轴位增强后 CT

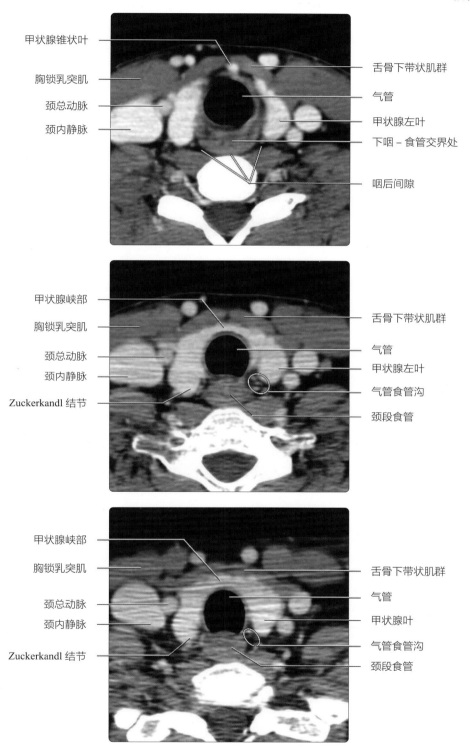

甲状腺锥状叶
胸锁乳突肌
颈总动脉
颈内静脉

舌骨下带状肌群
气管
甲状腺左叶
下咽 – 食管交界处
咽后间隙

甲状腺峡部
胸锁乳突肌
颈总动脉
颈内静脉
Zuckerkandl 结节

舌骨下带状肌群
气管
甲状腺左叶
气管食管沟
颈段食管

甲状腺峡部
胸锁乳突肌
颈总动脉
颈内静脉
Zuckerkandl 结节

舌骨下带状肌群
气管
甲状腺叶
气管食管沟
颈段食管

上 轴位增强后 CT 由上至下 3 幅图像中的第 1 幅，显示前部中线区小的、向上突出的锥状叶，紧邻舌骨下带肌群的下方。可见咽后间隙脂肪带延伸到甲状腺叶和食管后方。**中** 可见甲状腺叶沿着气管的外侧缘分布，甲状腺右叶后部有一明显的突起，称为 Zuckerkandl 结节，这是确定喉返神经和上甲状旁腺位置的标志。这部分腺体内的结节易与气管食管沟淋巴结或增大的甲状旁腺混淆。**下** 甲状腺峡部在此层面很明显，气管食管沟用圆圈标明，记住喉返神经、气管旁淋巴结和甲状旁腺常在这个位置发现，但这些结构在常规增强 CT 图像上一般不能显示

冠状面增强后 CT

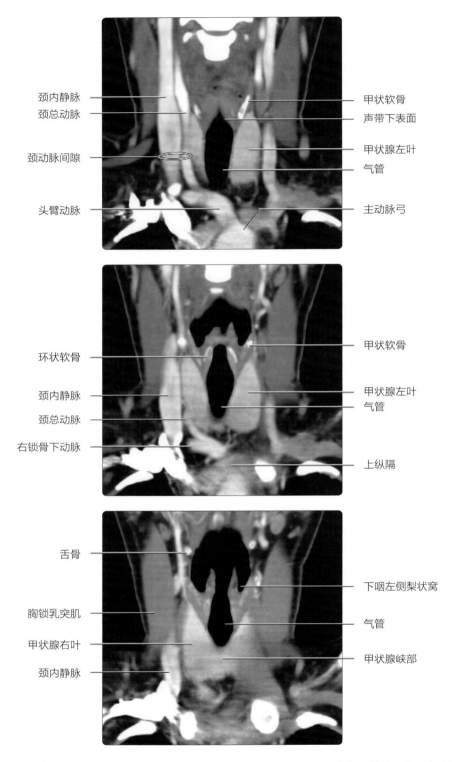

上 冠状面增强后 CT 重建由后至前 3 幅图像中的第 1 幅，显示甲状腺的 2 个叶，气管位于其内侧缘。每个甲状腺叶的外侧是颈动脉间隙，内有迷走神经、颈总动脉和颈内静脉。**中** 显示 V 形甲状腺叶非常好，可见甲状腺内上侧与喉之间关系密切。记住甲状腺恶性肿瘤转移的第一站淋巴结是气管旁淋巴结，向下引流至上纵隔，因此，甲状腺恶性肿瘤病例的影像检查范围应达主动脉弓，这一点对于放射科医生来说非常重要。**下** 显示甲状腺峡部位于气管的正前方

横切面超声

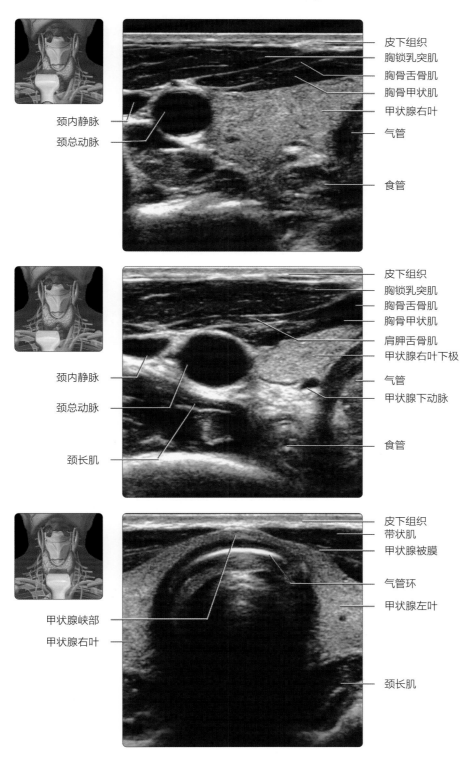

皮下组织
胸锁乳突肌
胸骨舌骨肌
胸骨甲状肌
甲状腺右叶
气管

颈内静脉
颈总动脉

食管

皮下组织
胸锁乳突肌
胸骨舌骨肌
胸骨甲状肌
肩胛舌骨肌
甲状腺右叶下极
气管
甲状腺下动脉

颈内静脉
颈总动脉

颈长肌

食管

皮下组织
带状肌
甲状腺被膜

气管环

甲状腺左叶

甲状腺峡部
甲状腺右叶

颈长肌

上 甲状腺右叶横切面灰阶超声图像显示腺体实质呈均匀高回声，可见其与外侧颈血管鞘内大血管（颈内静脉和颈总动脉）、内侧气管和后内侧颈段食管的密切解剖关系。**中** 横切面灰阶超声图像显示甲状腺下极层面，甲状腺下动脉与甲状腺下极关系恒定，并为其供血。**下** 中线横切面灰阶超声显示连接两叶的甲状腺峡部，峡部位于气管的前面。由于甲状腺和气管之间的解剖关系密切，甲状腺恶性肿瘤侵入气管可发生气管内局部肿瘤，手术切除的范围比全甲状腺切除的范围要更广

纵切面超声

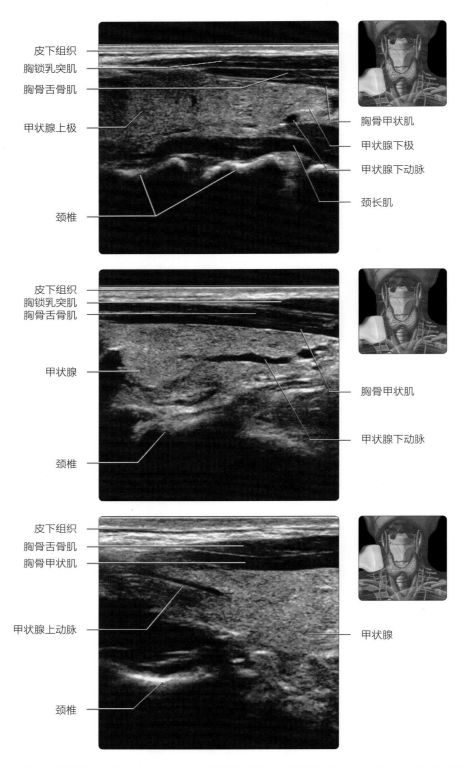

皮下组织
胸锁乳突肌
胸骨舌骨肌

甲状腺上极

胸骨甲状肌
甲状腺下极
甲状腺下动脉
颈长肌

颈椎

皮下组织
胸锁乳突肌
胸骨舌骨肌

甲状腺

胸骨甲状肌

甲状腺下动脉

颈椎

皮下组织
胸骨舌骨肌
胸骨甲状肌

甲状腺上动脉

甲状腺

颈椎

上 旁矢状面纵切面灰阶超声图像显示甲状腺，均匀高回声的腺体实质在纵切面图像上显示较好，可见甲状腺下极与迂曲走行的部分甲状腺下动脉的关系。**中** 旁矢状面纵切面灰阶超声图像显示甲状腺下动脉在腺体内从下极向上走行。**下** 旁矢状面纵切面灰阶超声图像显示颈外动脉向前发出的第一分支——甲状腺上动脉，在腺体内向下走行并为甲状腺上极供血。纵切面扫描图像评估腺体实质和血管最佳

甲状腺病变示意图

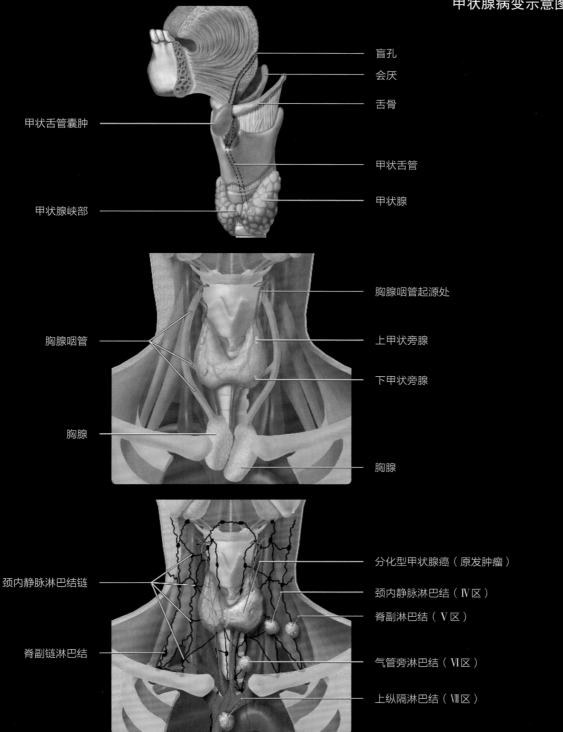

盲孔

会厌

舌骨

甲状舌管囊肿

甲状舌管

甲状腺

甲状腺峡部

胸腺咽管起源处

胸腺咽管

上甲状旁腺

下甲状旁腺

胸腺

胸腺

分化型甲状腺癌（原发肿瘤）

颈内静脉淋巴结链

颈内静脉淋巴结（Ⅳ区）

脊副淋巴结（Ⅴ区）

脊副链淋巴结

气管旁淋巴结（Ⅵ区）

上纵隔淋巴结（Ⅶ区）

上 斜矢状面示意图显示发生在舌骨水平的甲状舌管囊肿。甲状舌管囊肿（甲状舌管退化不全）或甲状腺残余组织可发生于甲状舌管走行区的任何部位，从舌根部盲孔至甲状腺叶正前方。大多数甲状舌管囊肿位于舌骨周围，50% 位于舌骨，20%～25% 位于舌骨上颈部，常在中线区。其余 25% 位于舌骨下颈部，在中线区或中线旁带状肌内。最常见的甲状腺异位是舌甲状腺。**中** 颈部前后位示意图显示胸腺原基和下甲状旁腺沿成对的胸腺咽管向内下移行的路径，可见胸腺咽管从下咽外侧区延伸至前纵隔。下甲状旁腺下降位置的变异可形成沿胸咽导管的下甲状旁腺异位。**下** 舌骨下颈部和上纵隔冠状面示意图显示甲状腺左叶和峡部原发性分化型甲状腺癌，注意除了发生颈内静脉链和脊副链淋巴结转移外，还可能发生气管旁和上纵隔淋巴结转移

气管食管沟常见肿物

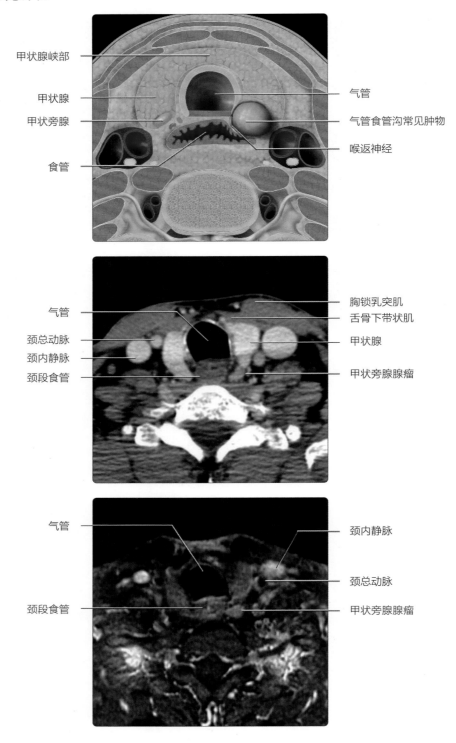

甲状腺峡部

甲状腺

甲状旁腺

食管

气管

气管食管沟常见肿物

喉返神经

气管

颈总动脉

颈内静脉

颈段食管

胸锁乳突肌

舌骨下带状肌

甲状腺

甲状旁腺腺瘤

气管

颈段食管

颈内静脉

颈总动脉

甲状旁腺腺瘤

（上）轴位示意图显示左侧气管食管沟内边界清楚的肿物，出现压迫喉返神经、食管、气管和甲状腺左叶的占位效应。甲状旁腺腺瘤（PTA）、喉返神经鞘瘤和气管旁淋巴结病变均可出现此表现。（中）甲状腺水平轴位增强后 CT 显示左侧气管食管沟内强化的甲状旁腺腺瘤，位于甲状腺左叶后方。在有高钙血症和甲状旁腺激素升高的患者中，此位置及表现具有诊断意义。（下）甲状腺床水平轴位脂肪抑制增强后 T_1WI 显示甲状腺左叶后方左侧气管食管沟内强化的甲状旁腺腺瘤

甲状旁腺及甲状腺胚胎学示意图

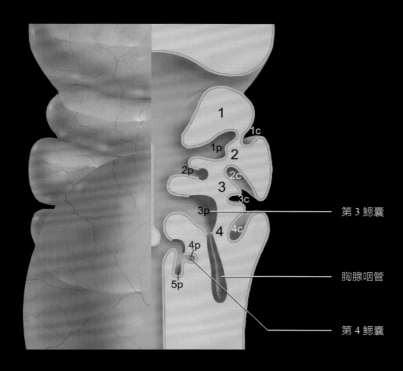

第 3 鳃囊

胸腺咽管

第 4 鳃囊

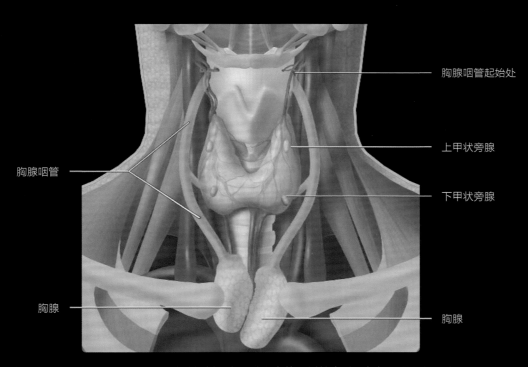

胸腺咽管起始处

上甲状旁腺

下甲状旁腺

胸腺咽管

胸腺

胸腺

上 6 周龄胎儿前后位示意图显示鳃器的胚胎学解剖。在胚胎发育第 4 周结束时，每侧鳃器包括 6 个鳃弓（中胚层）及与其连接的 4 个鳃裂（外胚层）和鳃囊（内胚层）。第 5 个鳃弓发育不全，不参与形成成人的任何结构。上甲状旁腺与甲状腺原基由第 4 鳃囊发育而来，并一起沿甲状舌管向下迁移。不到 2% 的上甲状旁腺为异位。下甲状旁腺与胸腺原基一起由第 3 鳃囊发育而来，并一起沿胸腺咽管向下迁移，可下降到前纵隔。多达 35% 的下甲状旁腺可为异位。**下** 颈部前后位示意图显示胸腺原基和下甲状旁腺沿成对的胸腺咽管向内下方迁移的路线，可见胸腺咽管从下咽外侧区延伸至前纵隔。下甲状旁腺最常见的异位位置在甲状腺下极紧下方，不常见位置为上纵隔和前纵隔

异位甲状旁腺腺瘤

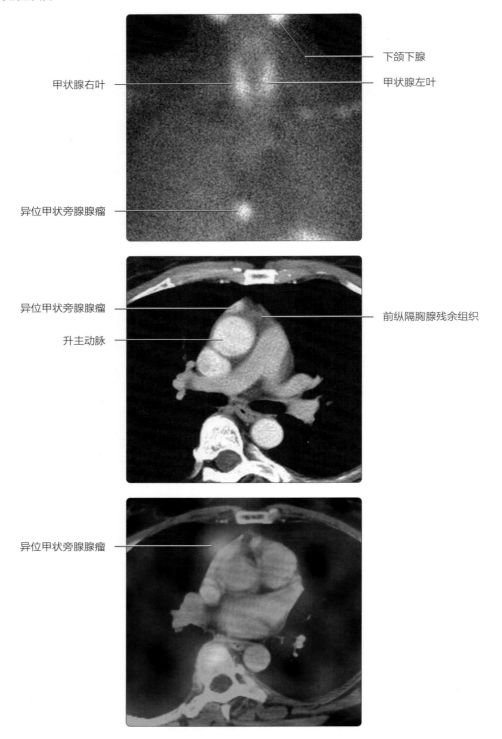

下颌下腺

甲状腺右叶

甲状腺左叶

异位甲状旁腺腺瘤

异位甲状旁腺腺瘤

前纵隔胸腺残余组织

升主动脉

异位甲状旁腺腺瘤

上 甲状旁腺激素升高伴高钙血症患者行 ^{99m}Tc-MIBI 核素扫描，延迟 120min 扫描，纵隔内可见持续性放射性浓聚区，此例可诊断为异位甲状旁腺腺瘤。甲状腺和下颌下腺中也可见持续性放射性浓聚。增强后 CT 用于术前定位。**中** 主肺动脉水平轴位增强后 CT 显示前纵隔内强化的甲状旁腺腺瘤，位于升主动脉前方。**下** 左心房水平增强后 CT 与 ^{99m}Tc-MIBI 核素扫描轴位融合图像显示前纵隔甲状旁腺腺瘤的异位放射示踪剂活性增高

临床 – 影像对照：甲状旁腺腺瘤

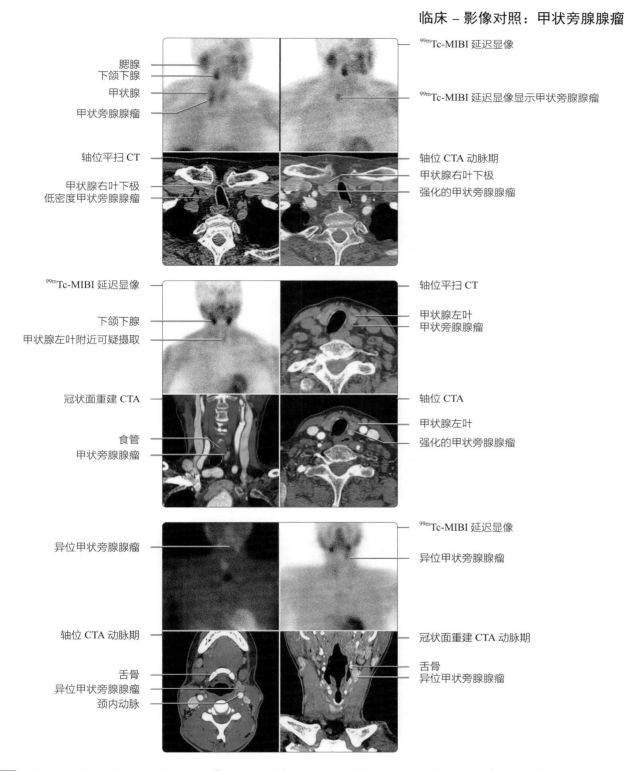

腮腺
下颌下腺
甲状腺
甲状旁腺腺瘤

^{99m}Tc-MIBI 延迟显像

^{99m}Tc-MIBI 延迟显像显示甲状旁腺腺瘤

轴位平扫 CT

甲状腺右叶下极
低密度甲状旁腺腺瘤

轴位 CTA 动脉期
甲状腺右叶下极
强化的甲状旁腺腺瘤

^{99m}Tc-MIBI 延迟显像

下颌下腺
甲状腺左叶附近可疑摄取

轴位平扫 CT
甲状腺左叶
甲状旁腺腺瘤

冠状面重建 CTA

食管
甲状旁腺腺瘤

轴位 CTA
甲状腺左叶
强化的甲状旁腺腺瘤

异位甲状旁腺腺瘤

^{99m}Tc-MIBI 延迟显像
异位甲状旁腺腺瘤

轴位 CTA 动脉期

舌骨
异位甲状旁腺腺瘤
颈内动脉

冠状面重建 CTA 动脉期
舌骨
异位甲状旁腺腺瘤

上 甲状旁腺功能亢进症和甲状旁腺腺瘤，^{99m}Tc-MIBI 早期和延迟相显示甲状腺右叶下缘附近的甲状旁腺腺瘤摄取，延迟相甲状腺摄取消失，甲状旁腺腺瘤显影更清晰。该区域平扫 CT 显示内侧略高密度的甲状腺组织和后外侧低密度的甲状旁腺腺瘤。在动脉早期，甲状旁腺腺瘤强化，与甲状腺密度相等。**中** 甲状旁腺功能亢进症和甲状旁腺腺瘤，^{99m}Tc-MIBI 延迟相显示左侧可疑甲状旁腺腺瘤。平扫 CT 显示左侧气管食管沟内的软组织密度小结节，CTA 动脉期显示结节快速强化，有助于甲状旁腺腺瘤的定位。**下** 甲状旁腺功能亢进症和甲状旁腺腺瘤，患者行甲状旁腺腺瘤探查术，但未发现甲状旁腺腺瘤。^{99m}Tc-MIBI 延迟相显示左侧舌骨上颈部异常摄取的小病灶，位于下颌下腺下方；CTA 显示颈内动脉正前方、下颌下腺下方强化的甲状旁腺腺瘤

甲状旁腺超声

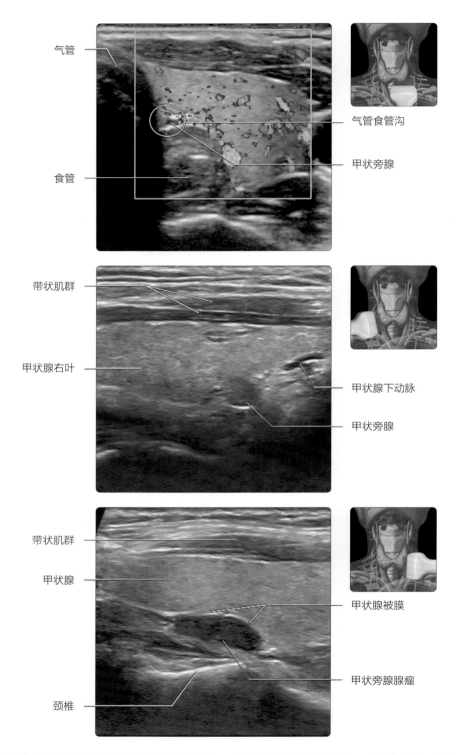

气管

气管食管沟

甲状旁腺

食管

带状肌群

甲状腺右叶

甲状腺下动脉

甲状旁腺

带状肌群

甲状腺

甲状腺被膜

甲状旁腺腺瘤

颈椎

上 甲状腺左叶中部横切面彩色多普勒超声显示气管食管沟，正常甲状旁腺位于该区域，表现为小的、圆形或椭圆形低回声，但一般很难明确显示。**中** 甲状腺右叶纵切面扫描显示在正常甲状旁腺位置有一较大的低回声结节，位于甲状腺后部中 1/3 处，这是上甲状旁腺的典型位置。实时扫描中应仔细分析，以证明其在甲状腺被膜外，而不是甲状腺结节。甲状旁腺有时与小淋巴结不易鉴别，但正常淋巴结显示有淋巴结门。**下** 高钙血症患者甲状腺左叶纵切面超声显示一边界清楚、卵圆形的低回声肿物，可见明显的甲状腺被膜，证明其位于甲状腺后方，因此很可能是甲状旁腺而不是甲状腺结节

颈段气管和食管
Cervical Trachea and Esophagus

郭　冉　于文玲　译　鲜军舫　校

一、术语

定义

- 颈段气管：由软骨和纤维肌膜构成的输送空气的弹性管道，连接喉和肺
- 颈段食管：输送食物和液体的肌肉管道，连接咽和胃

二、影像学解剖

（一）概述

- 气管
  - 10~13cm 长的管道，在中线走行，从 C_6 椎体水平喉部下方至 T_5 椎体上缘水平气管隆凸
- 食管
  - 25cm 长的管道，在中线走行，从 C_6 椎体下咽下缘处至 T_{11} 椎体水平
  - 在气管和甲状腺后方下行，位于下部颈椎前面
    - 在下颈部和上纵隔略向左偏斜，在 T_5 椎体水平回到中线

（二）解剖关系

- 颈段气管
  - 前方结构：舌骨下带状肌群；甲状腺峡部（第 2~4 气管软骨环）
  - 外侧结构：甲状腺叶
    - 气管食管沟结构：喉返神经、气管旁淋巴结、甲状旁腺
  - 后方结构：颈段食管
- 颈段食管
  - 前方结构：颈段气管
  - 前外侧结构：气管食管沟结构
  - 外侧结构：两侧颈动脉间隙，C_6 椎体水平左侧有胸导管
  - 后方结构：咽后间隙／危险间隙

（三）内容物

- 颈段气管
  - 软骨解剖
    - 共 15~20 块软骨；每个软骨都是"不完整软骨环"，包绕气管的前 2/3
    - 后部软骨缺失的平坦部分是纤维肌肉组织
    - 气管的横截面形状为字母 D 形，后侧平坦
    - 后膜中的平滑肌纤维（气管肌）附着于气管软骨的游离端，可改变气管横截面面积
  - 颈段气管黏膜
    - 与上方的喉黏膜相延续
    - 假复层纤毛柱状上皮层，其间散在杯状细胞，两者均位于基底膜上
    - 小涎腺散在分布于气管黏膜
    - 气管分为 3 层：黏膜、软骨和外膜

- 血液供应：甲状腺下动脉和静脉
- 淋巴引流：Ⅵ区，气管前和气管旁淋巴结
- 颈段食管
  - 始于环状软骨下缘，是下咽的延续
    - 环咽肌始于环状软骨的两侧，形成环绕食管近端的肌索，参与构成食管上括约肌复合体
    - 由咽丛支配
  - 颈部食管黏膜
    - 非角化复层鳞状上皮
  - 血液供应：甲状腺下动脉和甲状腺下静脉
  - 淋巴引流：Ⅳ区、Ⅵ区和气管旁淋巴结

（四）筋膜

- 颈深筋膜中层包绕内脏间隙，气管和食管位于其内

三、解剖成像要点

影像学检查方法

- 颈段气管
  - 多层螺旋 CT 及矢状面和冠状面重建是气管首选检查方法
- 颈段食管
  - 气钡双重造影是评估食管的首要诊断方法
  - 多层螺旋增强后 CT 用于食管肿瘤分期

四、临床意义

临床重要性

- 颈部气管病变表现为气短和喘鸣
  - 确诊前可能按哮喘进行治疗
- 颈段食管病变表现为吞咽困难
  - 确诊之前可能发生吸入性肺炎

五、胚胎学

胚胎发育问题

- 妊娠第 4 周时，呼吸原基开始形成喉气管沟，紧邻咽囊尾侧的肠底部纵行延伸
- 然后喉气管沟加深形成喉气管憩室，其腹侧外胚层形成喉和气管
- 外侧沟在喉气管憩室的任一侧发育，然后加深形成喉气管管道
- 然后气管食管分隔从下往上发育，将呼吸系统与食管分开

钡剂造影

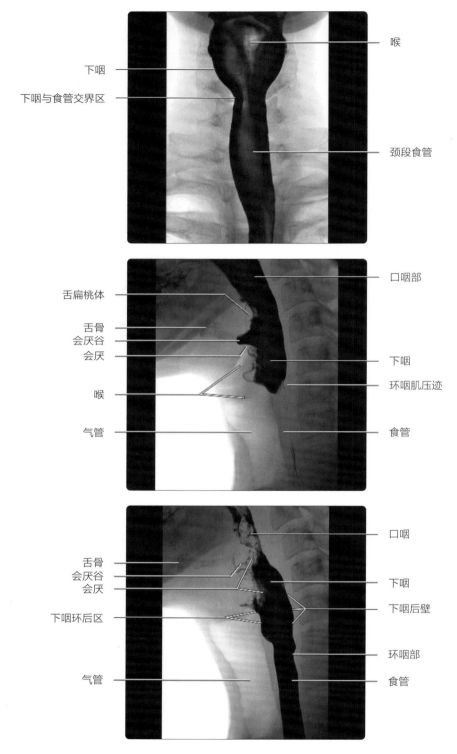

喉
下咽
下咽与食管交界区
颈段食管

口咽部
舌扁桃体
舌骨
会厌谷
会厌
下咽
环咽肌压迹
喉
气管
食管

口咽
舌骨
会厌谷
会厌
下咽
下咽后壁
下咽环后区
环咽部
气管
食管

上 正常钡剂造影正位图像显示钡剂在喉部周围转向，表现为充盈缺损。在 CT 检查中环状软骨下部是喉下部、下咽的边界及下咽与颈部食管的连接处。**中** 咽部钡剂造影侧位图像显示舌骨处口咽和下咽交界区。舌扁桃体（舌根）在口咽前部形成分叶状压迹，吞咽时会厌闭合，以避免喉部吸入。会厌谷是舌和会厌之间的隐窝。**下** 钡剂造影侧位图像显示喉和气管后方的下咽和颈段食管。下咽从舌骨延伸到环咽肌。在钡剂造影检查中，环咽肌勾画出下咽与颈段食管的分界，常位于 $C_5 \sim C_6$ 水平

肌肉及间隙示意图

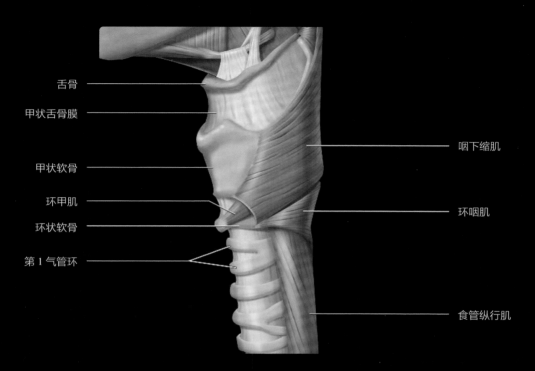

舌骨
甲状舌骨膜

甲状软骨
环甲肌
环状软骨
第 1 气管环

咽下缩肌

环咽肌

食管纵行肌

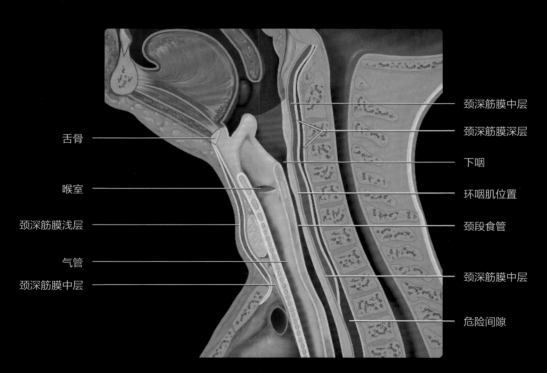

舌骨

喉室

颈深筋膜浅层

气管
颈深筋膜中层

颈深筋膜中层
颈深筋膜深层
下咽
环咽肌位置
颈段食管
颈深筋膜中层
危险间隙

上 侧位示意图显示喉和下咽及气管和食管的连接处。将下咽与颈段食管分隔的环咽肌是咽下缩肌的一部分。食管由外部纵行肌和内层环行肌（未显示）组成。第 1 气管环是所有气管软骨中最宽的，常与环状软骨或第 2 气管环融合。气管后部的黏膜部分通过一层薄薄的结缔组织与食管分开，常称为"共壁"，因为其将前方气管与后方的食管分开。**下** 矢状面示意图显示舌骨下颈部的纵向关系，可见颈部深筋膜中层（粉红色）包绕气管和食管，其为内脏间隙的一部分。气管和食管是气道和咽部的向下延续

冠状面和轴位示意图

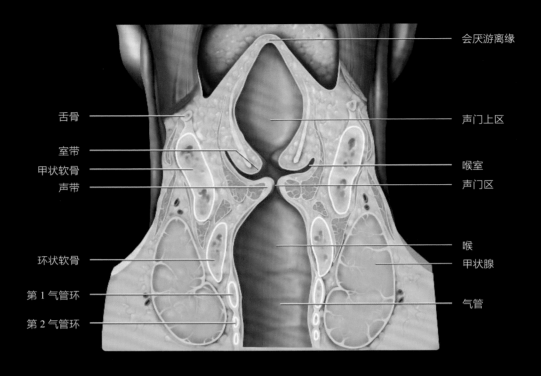

会厌游离缘

舌骨

室带
甲状软骨
声带

声门上区

喉室
声门区

环状软骨

第1气管环
第2气管环

喉
甲状腺

气管

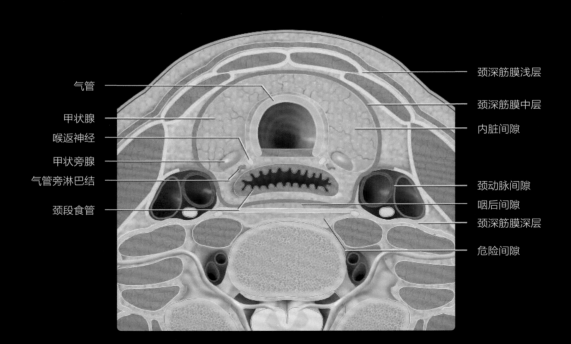

气管
甲状腺
喉返神经
甲状旁腺
气管旁淋巴结
颈段食管

颈深筋膜浅层
颈深筋膜中层
内脏间隙

颈动脉间隙
咽后间隙
颈深筋膜深层

危险间隙

上 冠状面示意图显示喉和气管。声门上区包括会厌、杓会厌皱襞、室带、会厌前间隙和声门旁间隙。声门区包括声带。声门下区在环状软骨下缘处与气管分开。第1气管环位于声带下方1.5~2cm处，是所有软骨环中最宽的。第2、3气管环和第4气管环前外侧为甲状腺包绕。冠状和矢状面重建图像对评估气管狭窄和其他疾病非常有用。**下** 轴位示意图显示舌骨下颈部的颈深筋膜各层，颈深筋膜中层包绕内脏间隙。气管食管沟的重要成分包括喉返神经、气管旁淋巴结和甲状旁腺

轴位增强后 CT（一）

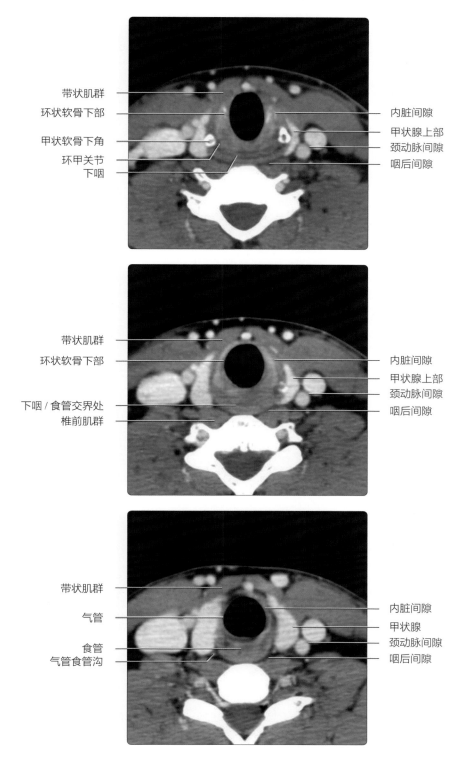

带状肌群
环状软骨下部
甲状软骨下角
环甲关节
下咽

内脏间隙
甲状腺上部
颈动脉间隙
咽后间隙

带状肌群
环状软骨下部
下咽 / 食管交界处
椎前肌群

内脏间隙
甲状腺上部
颈动脉间隙
咽后间隙

带状肌群
气管
食管
气管食管沟

内脏间隙
甲状腺
颈动脉间隙
咽后间隙

（上）轴位增强后 CT 由上至下 6 幅图像中的第 1 幅，显示喉下部和下咽及其与颈段气管和食管的移行部。在横断面图像，环状软骨下部可帮助确定喉下部和下咽。此图显示声门下区，从声带下表面到环状软骨下部的区域。环甲关节毗邻喉返神经，该关节脱位可导致声带麻痹。（中）显示下咽和喉的交界区，在钡剂造影检查中环咽肌可帮助确定出此区域，该肌是咽下缩肌的下部，通常位于 C_5～C_6 水平。（下）显示颈段气管和食管。第 2 至第 4 气管环被甲状腺包绕

轴位增强后 CT（二）

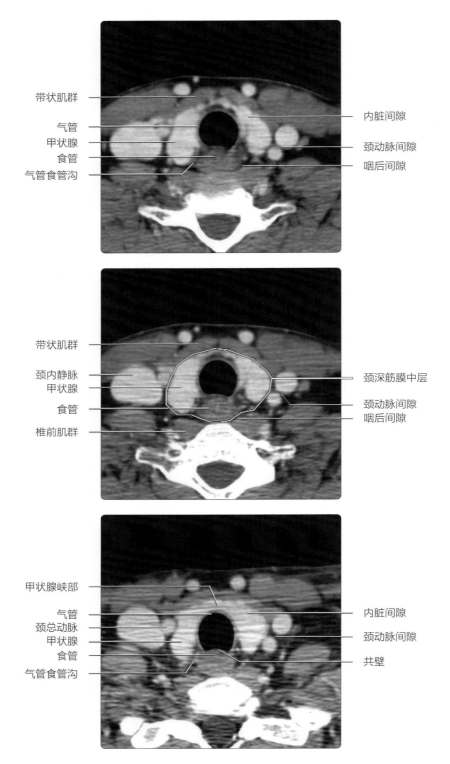

带状肌群
气管
甲状腺
食管
气管食管沟

内脏间隙
颈动脉间隙
咽后间隙

带状肌群
颈内静脉
甲状腺
食管
椎前肌群

颈深筋膜中层
颈动脉间隙
咽后间隙

甲状腺峡部
气管
颈总动脉
甲状腺
食管
气管食管沟

内脏间隙
颈动脉间隙
共壁

上 显示内脏间隙下部的颈段气管和食管，颈段气管的前方是舌骨下带状肌群，前面和外侧面是甲状腺和气管食管沟，后方是食管。食管前方是颈段气管，前外侧是气管食管沟，外侧是颈动脉间隙，后方是咽后间隙。**中** 显示包绕内脏间隙的颈深筋膜中层。**下** 显示"共壁"，为将气管后方黏膜部与食管前部分开的薄层结缔组织。气管食管沟内包括喉返神经、气管旁淋巴结和甲状旁腺

气管常见肿物示意图及增强后 CT

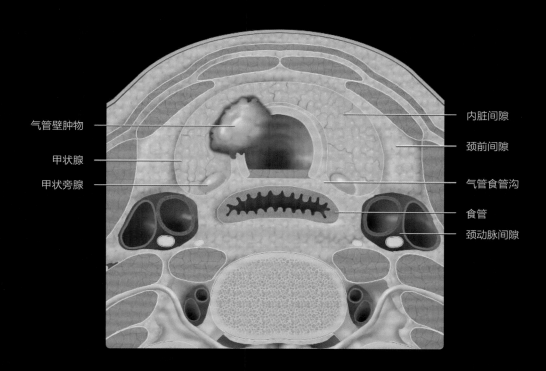

气管壁肿物 ——
甲状腺 ——
甲状旁腺 ——

—— 内脏间隙
—— 颈前间隙
—— 气管食管沟
—— 食管
—— 颈动脉间隙

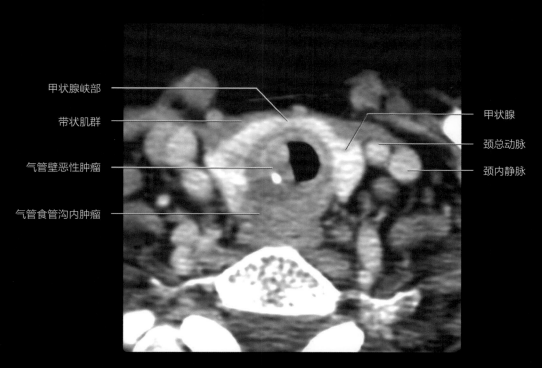

甲状腺峡部 ——
带状肌群 ——
气管壁恶性肿瘤 ——
气管食管沟内肿瘤 ——

—— 甲状腺
—— 颈总动脉
—— 颈内静脉

上 轴位示意图显示典型气管壁肿物，气管壁内的肿物常会使甲状腺向外侧移位、食管向后移位。气管原发肿瘤很少见，占上呼吸道肿瘤的 2%。最常见的原发恶性肿瘤包括鳞状细胞癌（SCCa）和腺样囊性癌。鳞状细胞癌常起源于气管下部和隆突。腺样囊性癌常位于气管后外侧壁。**下** 轴位增强后 CT 显示气管右侧壁腺样囊性癌向后蔓延累及右侧气管食管沟和颈段气管前壁。在出现喘鸣之前，此类病变可能相对无症状

食管常见肿物示意图及增强后 CT

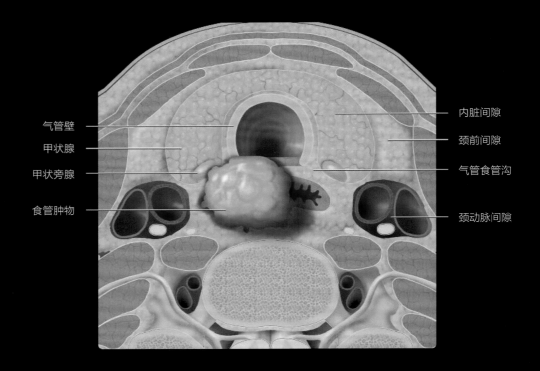

气管壁
甲状腺
甲状旁腺
食管肿物

内脏间隙
颈前间隙
气管食管沟
颈动脉间隙

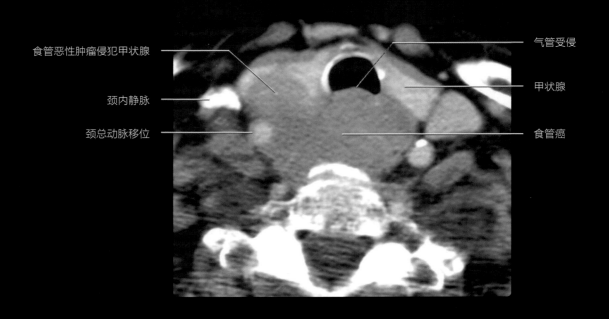

食管恶性肿瘤侵犯甲状腺
颈内静脉
颈总动脉移位

气管受侵
甲状腺
食管癌

上 轴位示意图显示典型食管肿物，通常位于中线，气管和甲状腺向前移位。90% 的食管癌是鳞状细胞癌，其余为与 Barrett 食管有关的腺癌。CT 有助于确定疾病的范围及伴随的转移，常发生在食管周围、气管旁、锁骨上、纵隔淋巴结及肝脏。平滑肌瘤是最常见的食管良性肿瘤，常为偶然发现。**下** 颈部甲状腺床下部的轴位增强后 CT，显示较大的气管后侵袭性肿物（食管癌），气管和甲状腺左叶向前移位，右侧颈总动脉向外侧移位，肿瘤已侵犯甲状腺右叶和气管后部

横切面超声

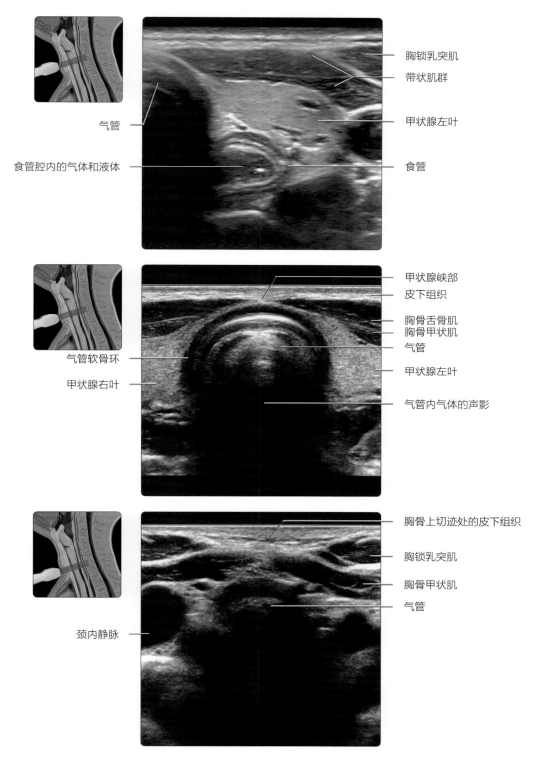

气管

食管腔内的气体和液体

胸锁乳突肌

带状肌群

甲状腺左叶

食管

气管软骨环

甲状腺右叶

甲状腺峡部

皮下组织

胸骨舌骨肌
胸骨甲状肌

气管

甲状腺左叶

气管内气体的声影

颈内静脉

胸骨上切迹处的皮下组织

胸锁乳突肌

胸骨甲状肌

气管

上 左下颈部横切面灰阶超声图像显示颈段食管位于甲状腺左叶后方和气管后外侧。通过交替的低回声／高回声环（肠道特征）很容易识别。如果有疑问，可以让患者做吞咽动作。喉返神经位于气管食管沟，在超声上看不到。**中** 甲状腺水平颈前中线区横切面灰阶超声图像显示气管是中线结构，位于甲状腺峡部下方，与甲状腺侧面相连。可见低回声气管环由透明软骨组成，后部不完整。**下** 胸骨上区横切面灰阶超声图，显示位于带状肌群附着点下方的下颈段气管

纵切面超声及矢状面 CT

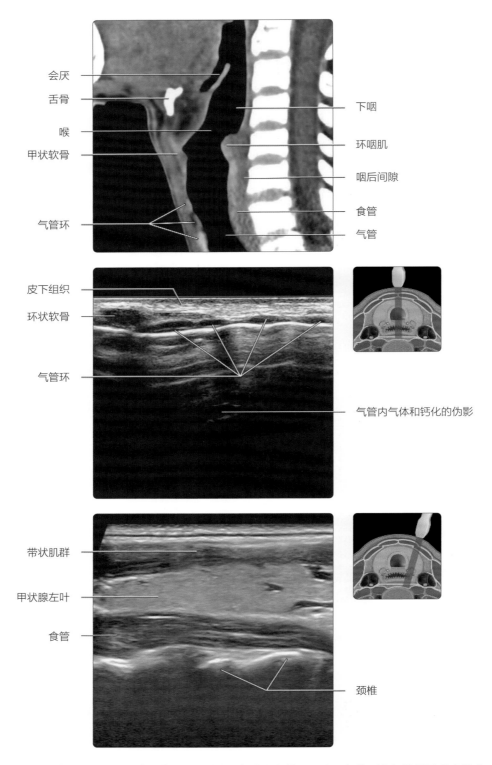

会厌

舌骨

喉

甲状软骨

气管环

下咽

环咽肌

咽后间隙

食管

气管

皮下组织

环状软骨

气管环

气管内气体和钙化的伪影

带状肌群

甲状腺左叶

食管

颈椎

上 舌骨下颈部中线区平扫 CT 矢状面重建图像，显示前方未钙化的气管环，这些气管环在气管周围形成拱形，后面不完整。后壁由一层厚的纤维肌膜组成，紧邻食管。**中** 颈前部中线纵切面灰阶超声，显示沿颈段气管有低回声气管环，气管环上方可见低回声、未钙化的环状软骨。**下** 左侧下颈部甲状腺水平纵切面灰阶超声，显示甲状腺左叶后方的颈段食管，为长管状结构，等回声 / 低回声层交替分布，分别代表黏膜、黏膜下层、肌层和浆膜层

颈部淋巴结
Cervical Lymph Nodes

郭 冉 于文玲 译 鲜军舫 校

一、术语

（一）缩略语

- 颈内静脉链（internal jugular chain，IJC）；脊副链（spinal accessory chain，SAC）；胸锁乳突肌（SCM）；颈内动脉（internal carotid artery，ICA）；颈总动脉（common carotid artery，CCA）；咽后（retropharyngeal，RP）；咽后间隙（RPS）

（二）定义

- 淋巴结是小的豆状器官，分布于全身，是淋巴系统的一部分
  - 对淋巴管收集的淋巴液进行机械过滤
  - 为免疫系统的细胞成分与淋巴液中的抗原相互作用和抗原识别并产生适当的免疫反应提供环境

二、影像学解剖

（一）概述

- 颈部淋巴系统包括广泛的毛细淋巴管和血管网、约 300 个淋巴结和 Waldeyer 环：腭扁桃体、鼻咽扁桃体（腺样体）和舌扁桃体
- 淋巴结是呈豆状的腺体，接收 1 条或多条传入淋巴管，这些淋巴管从外周组织（或从上游淋巴结）输送淋巴
- 淋巴结边缘局灶性凹陷为淋巴门，包括小动脉、小静脉和输出淋巴管
- 淋巴结的支持结构包括菲薄纤维结缔组织构成的外周被膜、从被膜穿过腺体的内部纤维小梁及网状细胞构成的精细网络
- 淋巴结内含有多种免疫细胞组成的不同功能区，使细胞最大限度地暴露于抗原并激发免疫反应
  - 皮质：位于淋巴结外周，包含淋巴滤泡，主要由 B 淋巴细胞组成，负责体液免疫
  - 皮质旁：细胞免疫的主要位置；T 细胞聚集处，受到刺激时会增殖
  - 髓质：包含淋巴细胞、浆细胞样淋巴细胞和浆细胞；抗体产生的主要场所
- 颈部淋巴结左侧引流至胸导管，右侧引流至右侧淋巴管，开口均在相应侧的颈内静脉和锁骨下静脉夹角处

（二）淋巴结的命名和分类

- 颈部淋巴结的早期分类（Rouvière 分类、Trotter 分类、Poirier 分类和 Charpy 分类）主要基于颈部可触及的标志
- 1981 年，Shah 提出了基于分区的命名系统
- 自 1981 年以来，为根据可预测的肿瘤扩散模式来标准化头颈部癌症分期和手术方法，已经提出了几个分区系统
- 1997 年，美国癌症联合委员会分类法
- 1998 年，美国耳鼻咽喉头颈外科学会分类法
- 1999 年，基于 CT 或 MRI 断面图像的影像分类方法（Som 分类、Curtin 分类和 Mancuso 分类）

（三）基于影像的分类方法

- 依靠 CT 或 MRI 断面图像上容易识别的解剖标志
- 需要在轴位图像中沿着特定解剖结构的边缘画线，确定淋巴结分区的边界
- 必须在颈部的两侧分别勾画来确定淋巴结分区的边界
- 如果淋巴结位于分区线两侧相邻的两个区，则应将其分到淋巴结最大截面积所属的区
- Ⅰ区：颏下和颌下淋巴结
  - 下颌舌骨肌下方、舌骨下缘上方以及沿两侧下颌下腺后缘画的横线前方的淋巴结
  - Ⅰ A 区（颏下淋巴结）：位于二腹肌前腹内缘之间
  - Ⅰ B 区（颌下淋巴结）：二腹肌前腹内缘后外侧的淋巴结，位于下颌下间隙的下颌下腺周围
- Ⅱ区：颈内静脉链上组淋巴结（舌骨上）从颈静脉窝下部水平的颅底至舌骨体下缘
  - 沿胸锁乳突肌后缘所画横线的前方，以及沿两侧下颌下腺后缘所画横线之后
  - 如果颅底 2cm 范围内的淋巴结位于颈血管鞘的外侧、前部或后部，为Ⅱ区淋巴结；如果淋巴结位于颅底 2cm 范围内且在颈内动脉内侧，则为咽后淋巴结
  - 在颅底 2cm 以下，Ⅱ区淋巴结可位于颈内静脉（IJV）的内侧、外侧、前部或后部
  - Ⅱ A 区：颈内静脉前、内侧、外侧、前部或后部的Ⅱ区淋巴结；如果位于颈内静脉后方，淋巴结必须与颈内静脉分不开
  - Ⅱ B 区：颈内静脉后方的Ⅱ区淋巴结，淋巴结和颈内静脉之间可见脂肪层；位于脊副链上方和后方
    - 以前被归类为上部脊副链淋巴结
- Ⅲ区：颈内静脉链中组淋巴结从舌骨下缘到环状软骨弓下缘
  - 沿胸锁乳突肌后缘所画横线的前方、颈总动脉/颈内动脉内侧缘的外侧（Ⅵ区淋巴结见于颈总动脉/颈内动脉内侧缘的内侧）
  - Ⅲ区和Ⅳ区前界是胸骨舌骨肌
- Ⅳ区：颈内静脉链下组淋巴结（环状软骨下）从环状软骨弓下缘至锁骨
  - 沿胸锁乳突肌后缘和前斜角肌后外侧缘所画斜线的前、内侧；颈总动脉内侧缘的外侧（Ⅵ区淋巴结见于颈总动脉内侧缘的内侧）
- Ⅴ区：颈后间隙淋巴结（脊副链淋巴结）
  - 沿斜方肌前缘所画横线的前方
  - Ⅴ A 区：颅底至环状软骨弓下缘的上脊副链淋巴结；沿胸锁乳突肌后缘所画横线的后方

425

- ○ ＶB区：从环状软骨弓下缘到锁骨的下脊副链淋巴结（颈横淋巴结）；沿胸锁乳突肌后缘和前斜角肌后外侧缘所画斜线的后方
- Ⅵ区：内脏淋巴结从上方的舌骨下缘到下方的胸骨柄上缘；包括食管前、气管前和气管旁3个亚组
  - ○ 颈总动脉／颈内动脉内侧缘的内侧
- Ⅶ区：上纵隔淋巴结，双侧颈动脉之间，从上方胸骨柄顶部至下方无名静脉
  - ○ 颈总动脉内侧缘的内侧
- 锁骨上淋巴结：在轴位图像中看到锁骨任何部分的层面，下颈部颈总动脉内侧缘外侧的淋巴结
  - ○ 如果轴位图像为锁骨上方且未显示该侧锁骨的任何部分，则下颈部外侧淋巴结为Ⅳ区（前方）或ＶB区（后方）
- 腋窝淋巴结：锁骨以下和肋骨外侧的淋巴结
- 腮腺淋巴结组：腺体内或腺体外
  - ○ 腺体内或腺体外淋巴结均位于包绕腮腺间隙的筋膜内
  - ○ 引流至颈内静脉链上组淋巴结（Ⅱ区）
  - ○ 累及该组淋巴结的最常见原发肿瘤是皮肤鳞状细胞癌（SCCa）、黑色素瘤和腮腺恶性肿瘤
- 咽后淋巴结组：2个亚组
  - ○ 距颅底2cm内、颈内动脉内侧的淋巴结
  - ○ 咽后间隙内侧组淋巴结：见于舌骨上颈部（SHN）的旁正中咽后间隙
  - ○ 咽后间隙外侧组淋巴结：见于舌骨上颈部咽后间隙外侧、椎前肌群外侧、颈内动脉内侧
  - ○ 引流方式：引流后咽至颈内静脉链上部
- 面部淋巴结组
  - ○ 颌下淋巴结：沿下颌外表面
  - ○ 颊淋巴结：在颊间隙内
  - ○ 眶下淋巴结：在鼻唇沟内
  - ○ 颧部淋巴结：位于颧部隆起处
  - ○ 颧后淋巴结：颧弓深部

三、解剖成像要点

影像学检查方法

- 鳞状细胞癌淋巴结分期：增强后CT或增强后T_1WI；扫描范围：颅底至锁骨
- PET/CT用于头颈部鳞状细胞癌淋巴结检查：识别小的活动性恶性淋巴结和制订治疗计划
- 甲状腺或颈段食管癌
  - ○ 扫描范围：颅底至气管隆嵴，包括上纵隔
  - ○ 甲状腺癌首选MRI，因为增强CT使用的碘对比剂可能会影响放射性 ^{131}I 甲状腺消融术的治疗决策

四、临床意义

临床重要性

- 在感染、炎性和肿瘤性疾病患者，识别肿大或病理性淋巴结很重要
- 良性和恶性淋巴结的鉴别

- ○ 颈部大部分正常淋巴结在常规影像上无法显示
- ○ 正常淋巴结边缘光滑
- ○ 判断淋巴结转移对癌症分期和治疗至关重要
- ○ 正常大小标准：下颌角周围的颈内静脉链淋巴结<1.5cm；咽后淋巴结<8mm；其他淋巴结组<1cm
- ○ 诊断头颈部癌淋巴结转移时，将短径最大径为1cm作为临界值时的灵敏度和特异度分别为88%和39%，而以1.5cm作为临界值时的灵敏度和特异度分别为56%和84%
- ○ 小于临界值标准的淋巴结也可能是恶性的，尤其是在原发肿瘤的引流区，应仔细评估形态是否异常
- ○ 形态：正常淋巴结为卵圆形，中央有含脂肪的淋巴门；转移性淋巴结可为圆形，正常淋巴门的脂肪消失，显示坏死、囊变、明显强化或钙化
- 颈内静脉链是上呼吸消化道和颈部所有淋巴管的最终共同通道
  - ○ 由于颈内静脉链注入左侧胸导管和右侧淋巴导管（开口均在相应侧的颈内静脉和锁骨下静脉夹角处），鳞状细胞癌通常不会直接引流至纵隔
  - ○ 评估鳞状细胞癌的分期颈部成像范围：颅底至锁骨
  - ○ 远端胸导管或右淋巴导管可能会误诊为锁骨上淋巴结肿大；在平扫CT上可能误诊为假性动脉瘤；由于位于颈血管鞘附近，可能误诊为神经源性肿瘤如神经鞘瘤；年龄较小患者可能误诊为先天性囊性肿物如鳃裂囊肿或淋巴管畸形
- 咽后间隙淋巴结组
  - ○ 咽后间隙反应性淋巴结常见于年龄较小患者的脑部MRI检查
  - ○ 在鳞状细胞癌患者的影像检查中发现该组淋巴结肿大时有重要意义，因为临床上一般无症状
- 腮腺淋巴结组
  - ○ 接受从外耳道、咽鼓管、额颞部外侧皮肤、面颊后部、牙龈及颊黏膜（特别是皮肤鳞状细胞癌和黑色素瘤）来的淋巴引流
- 重要命名的淋巴结
  - ○ 前哨淋巴结（Virchow淋巴结）：颈内静脉淋巴结链最下方淋巴结；如果无明确的颈部原发肿瘤，则考虑原发灶来自胸部或腹部，通过胸导管转移；左侧多于右侧
  - ○ Rouvière淋巴结：最上方的咽后组淋巴结，距颅底2cm范围内，是鼻咽癌、嗅神经母细胞瘤淋巴结转移的区域
  - ○ 颈内静脉二腹肌（前哨）淋巴结：位于舌骨上方的颈内静脉链淋巴结；较周围淋巴结大
  - ○ Delphian（喉前／环状软骨前）淋巴结：正常的在影像上常不能显示；在晚期甲状腺癌和头颈部鳞状细胞癌病例中可有病理性肿大
  - ○ 颈内静脉肩胛舌骨肌淋巴结："舌淋巴结"，见于肩胛舌骨肌中间腱附近（Ⅲ区）

淋巴结解剖及组织学示意图

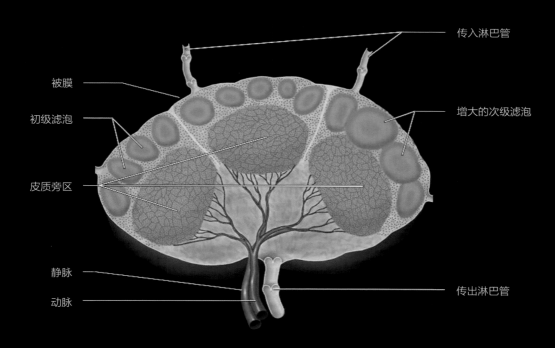

传入淋巴管

被膜

初级滤泡

皮质旁区

增大的次级滤泡

静脉

动脉

传出淋巴管

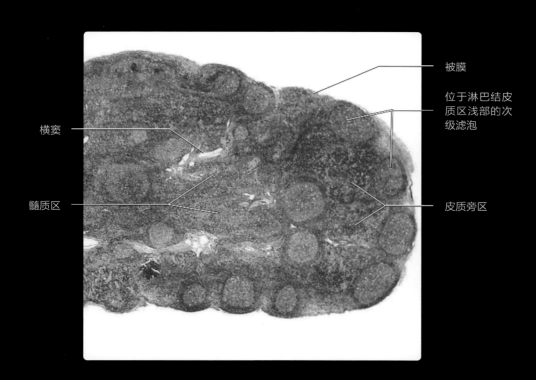

横窦

髓质区

被膜

位于淋巴结皮质区浅部的次级滤泡

皮质旁区

上 几条传入淋巴管进入淋巴结宽广的凸面。淋巴从外周经一系列淋巴窦流向淋巴门。外周淋巴组织形成包含初级滤泡的浅表皮质。当初级滤泡受到刺激时，形成具有生发中心的次级滤泡。滤泡主要包含 B 细胞。皮质旁区包含所谓的深部皮质单位，受到刺激时，T 细胞在此处聚集和增殖。B 细胞增殖产生的浆细胞前体迁移至髓质，最终在那里分泌抗体。**下** 反应性淋巴结的组织学切片显示淋巴结的主要区域，包括含有滤泡（B 细胞）的浅表皮质，含有深部皮质单位（T 细胞）的皮质旁区，以及 B 细胞成熟并产生抗体的髓质区域

颈部淋巴结示意图

颈内静脉链上组淋巴结

颈内静脉二腹肌淋巴结
颌下淋巴结
颏下淋巴结

脊副链上组淋巴结

颈内静脉链中组淋巴结

环状软骨
内脏间隙淋巴结
上纵隔淋巴结

颈内静脉链下组淋巴结
脊副链下组淋巴结

颧部淋巴结
眶下淋巴结

颧骨后淋巴结

颊淋巴结

乳突淋巴结
枕淋巴结

下颌淋巴结

腮腺淋巴结
颈内静脉二腹肌淋巴结

脊副链淋巴结

咽后淋巴结

颌下淋巴结（ⅠB区）

枕淋巴结
乳突淋巴结
腮腺淋巴结
颈内静脉二腹肌淋巴结

颏下淋巴结（ⅠA区）

舌骨平面
内脏间隙淋巴结

环状软骨平面

脊副链淋巴结组
颈横淋巴结

颈内静脉淋巴结组

上 颈部斜侧位示意图，显示颈部主要淋巴结组的解剖位置，以舌骨和环状软骨下缘为界，将颈内静脉淋巴结链分为上、中、下三个区域。类似地，以环状软骨下缘为界，将脊副链淋巴结分为上、下两个区域。**中** 侧位示意图显示面部和腮腺淋巴结，这些淋巴结都没有分区编号，必须通过其解剖位置来描述。**下** 颈部淋巴结斜侧位示意图显示舌骨上颈部的轴位断面，咽部后面的咽后淋巴结在临床上常较隐匿。专门标出了舌骨（蓝色弧线）和环状软骨（橙色圆圈）平面，用它们来细分颈内静脉链和脊副链淋巴结的分区。颈部淋巴结在左侧注入胸导管，右侧注入右淋巴导管，开口均在各自侧别的颈内静脉和锁骨下静脉的夹角处

影像学分类法：轴位 CT（一）

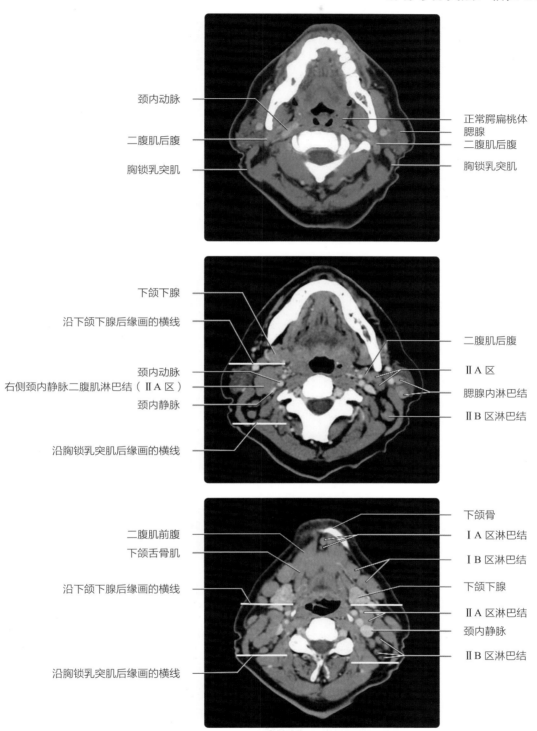

颈内动脉

二腹肌后腹

胸锁乳突肌

正常腭扁桃体
腮腺
二腹肌后腹
胸锁乳突肌

下颌下腺

沿下颌下腺后缘画的横线

颈内动脉
右侧颈内静脉二腹肌淋巴结（ⅡA 区）
颈内静脉

沿胸锁乳突肌后缘画的横线

二腹肌后腹
ⅡA 区
腮腺内淋巴结
ⅡB 区淋巴结

二腹肌前腹
下颌舌骨肌

沿下颌下腺后缘画的横线

沿胸锁乳突肌后缘画的横线

下颌骨
ⅠA 区淋巴结
ⅠB 区淋巴结
下颌下腺
ⅡA 区淋巴结
颈内静脉
ⅡB 区淋巴结

上 新近诊断白血病患者的轴位增强后 CT，显示双侧弥漫性淋巴结肿大。扫描范围从颅底至下方的锁骨。二腹肌后腹起自乳突尖，在腮腺和颈血管鞘之间穿过，是轴位 CT 图像上明显的标志。紧邻二腹肌后腹下方可见颈内静脉二腹肌淋巴结，常是颈部正常淋巴结中最大的，正常上限为 1.5cm。**中** 此层面可见多个肿大的淋巴结，包括右侧 Ⅱ 区一个明显肿大的淋巴结，即颈内静脉二腹肌淋巴结。所画横线是沿下颌下腺后缘（区分 ⅠB 区与 ⅡA 区淋巴结）和胸锁乳突肌（SCM）后缘（区分 Ⅱ 区与 Ⅴ 区淋巴结）所画的线。**下** 舌骨上方颌下区的轴位增强后 CT。横线是沿下颌下腺后缘和胸锁乳突肌后缘画的线，可见弥漫性肿大淋巴结。这些淋巴结中的一小部分可在正常人 CT 上看见

影像学分类法：轴位 CT（二）

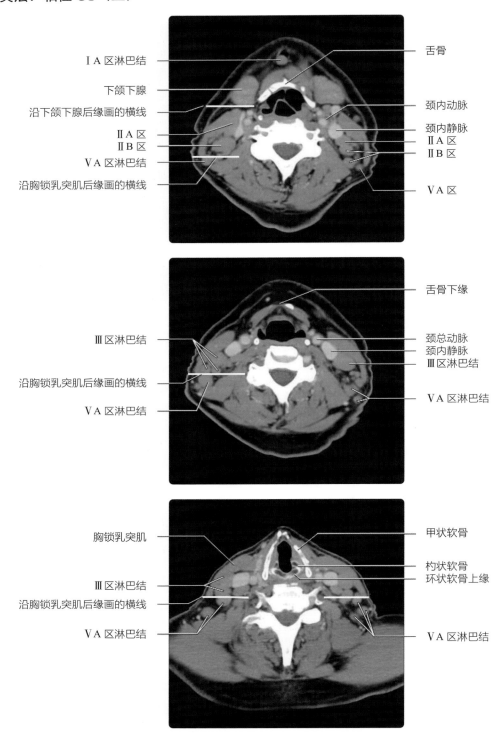

ⅠA 区淋巴结

下颌下腺

沿下颌下腺后缘画的横线

ⅡA 区
ⅡB 区
ⅤA 区淋巴结
沿胸锁乳突肌后缘画的横线

舌骨

颈内动脉

颈内静脉
ⅡA 区
ⅡB 区

ⅤA 区

Ⅲ区淋巴结

沿胸锁乳突肌后缘画的横线

ⅤA 区淋巴结

舌骨下缘

颈总动脉
颈内静脉
Ⅲ区淋巴结

ⅤA 区淋巴结

胸锁乳突肌

Ⅲ区淋巴结
沿胸锁乳突肌后缘画的横线

ⅤA 区淋巴结

甲状软骨

杓状软骨
环状软骨上缘

ⅤA 区淋巴结

上 舌骨水平轴位增强后 CT，显示前方的舌骨体中部，在患者右侧颈部画的两条横线分别区分Ⅰ区和Ⅱ区、Ⅱ区和Ⅴ区。ⅡB 区淋巴结位于颈内静脉（IJV）后方，并且淋巴结与颈内静脉之间的脂肪层清晰可见。左颈内静脉后方一个淋巴结与静脉接触，划分为ⅡA 区淋巴结。**中** 紧邻舌骨水平下方层面的轴位增强后 CT，舌骨下缘是一个重要标志，标志着从上方的颈内静脉链Ⅱ区移行为下方的颈内静脉链Ⅲ区，Ⅲ区从舌骨下缘至环状软骨下缘。沿患者右侧胸锁乳突肌后缘画的横线将Ⅱ区淋巴结与后面的ⅤA 区淋巴结区分开。**下** 舌骨下方、环状软骨下缘上方的轴位增强后 CT，分别沿两侧胸锁乳突肌后缘画的横线将Ⅲ区淋巴结与ⅤA 区淋巴结区分开

影像学分类法：轴位 CT（三）

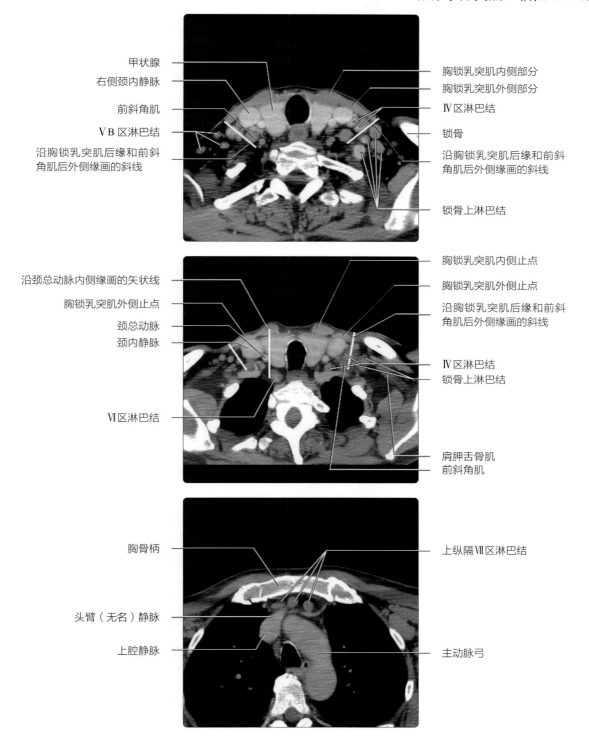

甲状腺
右侧颈内静脉
前斜角肌
ⅤB 区淋巴结
沿胸锁乳突肌后缘和前斜
角肌后外侧缘画的斜线

胸锁乳突肌内侧部分
胸锁乳突肌外侧部分
Ⅳ区淋巴结
锁骨
沿胸锁乳突肌后缘和前斜
角肌后外侧缘画的斜线
锁骨上淋巴结

沿颈总动脉内侧缘画的矢状线
胸锁乳突肌外侧止点
颈总动脉
颈内静脉
Ⅵ区淋巴结

胸锁乳突肌内侧止点
胸锁乳突肌外侧止点
沿胸锁乳突肌后缘和前斜
角肌后外侧缘画的斜线
Ⅳ区淋巴结
锁骨上淋巴结
肩胛舌骨肌
前斜角肌

胸骨柄
头臂（无名）静脉
上腔静脉

上纵隔Ⅶ区淋巴结
主动脉弓

上 环状软骨下缘下方轴位增强后 CT，环状软骨下缘很重要，因为其区分上方颈内静脉链（IJC）Ⅲ区淋巴结与下方Ⅳ区淋巴结，也是ⅤA 区下缘的标志。在患者右侧，锁骨未显示，斜线外侧淋巴结划分为ⅤB 区，而在患者左侧可看到锁骨，按照惯例将斜线外侧淋巴结划分为锁骨上淋巴结。**中** 甲状腺水平的轴位增强后 CT，因为双侧锁骨在图像中均显示，斜线将Ⅳ区淋巴结与外侧的锁骨上淋巴结区分开。沿右侧颈总动脉内侧缘在矢状平面上前后方向画的线将其外侧的Ⅳ区淋巴结与其内侧的Ⅵ区淋巴结区分开。右侧气管食管沟可见单个Ⅵ区淋巴结。**下** 胸骨柄上缘下方的轴位增强后 CT 显示胸骨柄顶部是上方Ⅵ区淋巴结和下方Ⅶ区上纵隔淋巴结的分界标志

轴位增强后 CT

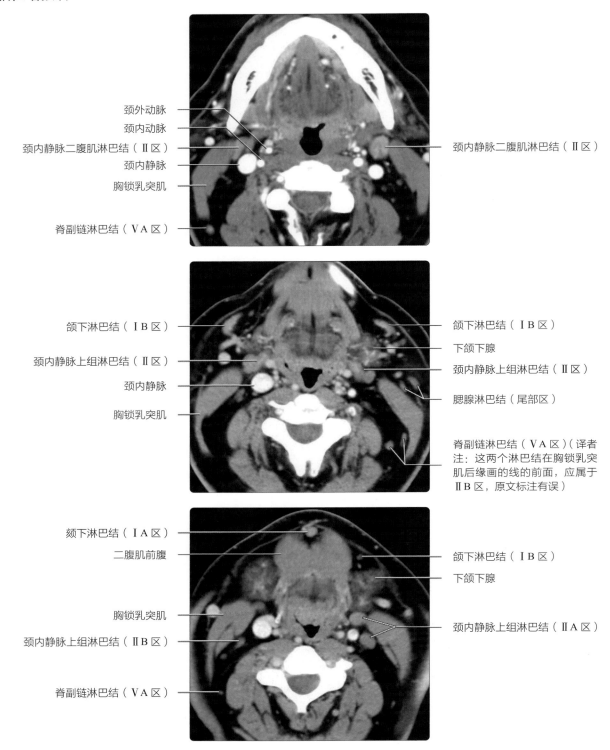

颈外动脉

颈内动脉

颈内静脉二腹肌淋巴结（Ⅱ区）

颈内静脉

胸锁乳突肌

脊副链淋巴结（ⅤA区）

颈内静脉二腹肌淋巴结（Ⅱ区）

颌下淋巴结（ⅠB区）

颈内静脉上组淋巴结（Ⅱ区）

颈内静脉

胸锁乳突肌

颌下淋巴结（ⅠB区）

下颌下腺

颈内静脉上组淋巴结（Ⅱ区）

腮腺淋巴结（尾部区）

脊副链淋巴结（ⅤA区）（译者注：这两个淋巴结在胸锁乳突肌后缘画的线的前面，应属于ⅡB区，原文标注有误）

颏下淋巴结（ⅠA区）

二腹肌前腹

胸锁乳突肌

颈内静脉上组淋巴结（ⅡB区）

脊副链淋巴结（ⅤA区）

颌下淋巴结（ⅠB区）

下颌下腺

颈内静脉上组淋巴结（ⅡA区）

上 舌骨上颈部轴位增强后 CT 由上至下 3 幅图像中的第 1 幅，显示颈内静脉链（Ⅱ区）和脊副链（Ⅴ区）淋巴结。颈内静脉二腹肌淋巴结是颈内静脉链的最上或"前哨"淋巴结。**中** 此图可见颈内静脉链和脊副链淋巴结及下颌下间隙内下颌下腺前外侧的颌下淋巴结（ⅠB区），可见颈内静脉链淋巴结与颈动脉间隙关系密切，而脊副链淋巴结位于颈后间隙。**下** 舌骨上方图像，在两侧二腹肌前腹之间可见颏下淋巴结（ⅠA区），同时可见颌下淋巴结（ⅠB区）、颈内静脉链上组淋巴结（ⅡA区和ⅡB区）和脊副链淋巴结（ⅤA区）

轴位 T₁WI 和 T₂WI

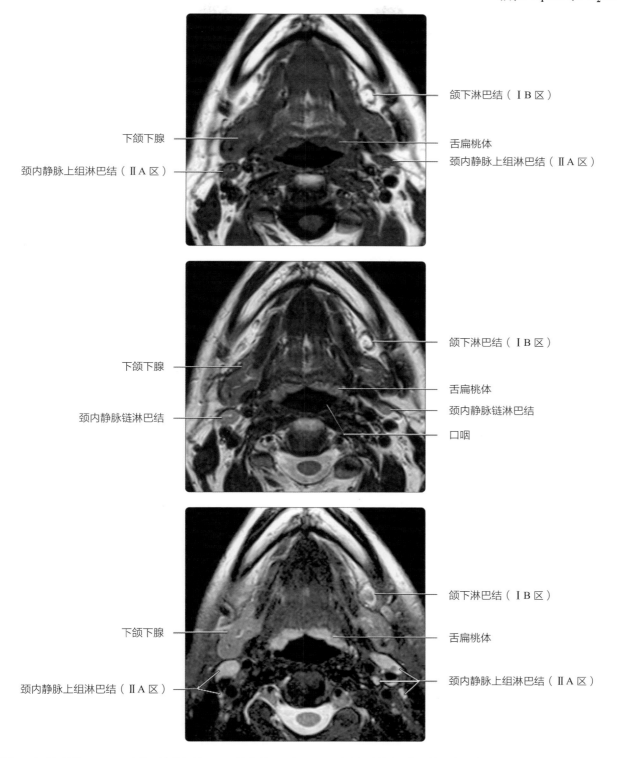

下颌下腺

颈内静脉上组淋巴结（ⅡA区）

颌下淋巴结（ⅠB区）

舌扁桃体

颈内静脉上组淋巴结（ⅡA区）

下颌下腺

颈内静脉链淋巴结

颌下淋巴结（ⅠB区）

舌扁桃体

颈内静脉链淋巴结

口咽

下颌下腺

颈内静脉上组淋巴结（ⅡA区）

颌下淋巴结（ⅠB区）

舌扁桃体

颈内静脉上组淋巴结（ⅡA区）

上 口咽下部轴位 T₁WI 显示淋巴结特征性 T₁WI 低信号。左侧可见一个明显的颌下淋巴结，淋巴结门脂肪显示清晰。双侧可见颈内静脉ⅡA区淋巴结。**中** 口咽下部水平轴位 T₂WI 显示双侧颈内静脉上组淋巴结呈等信号。**下** 轴位脂肪抑制后 T₂WI 显示淋巴结更清楚（译者注：该图脂肪抑制效果不好），对颈动脉间隙周围的较小的颈内静脉上组淋巴结显示较清楚。STIR 序列可同样清楚显示淋巴结。脂肪抑制后 T₂WI 对舌扁桃体的显示也比较清楚

咽后淋巴结

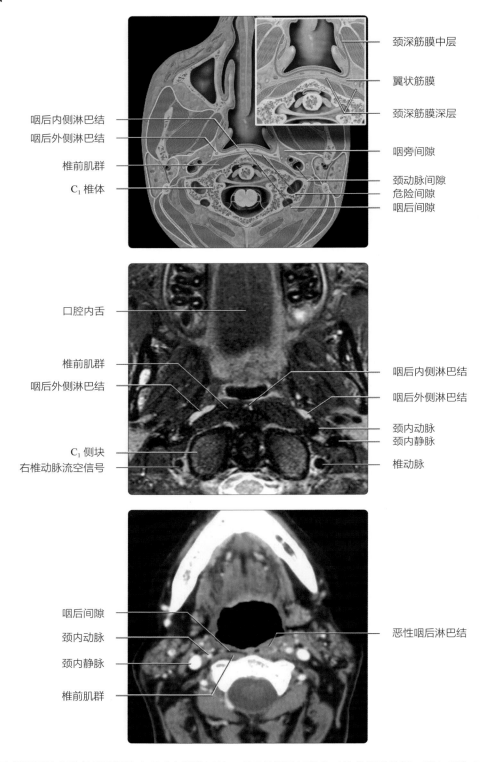

颈深筋膜中层

翼状筋膜

颈深筋膜深层

咽后内侧淋巴结
咽后外侧淋巴结
椎前肌群
C₁椎体

咽旁间隙

颈动脉间隙
危险间隙
咽后间隙

口腔内舌

椎前肌群
咽后外侧淋巴结

咽后内侧淋巴结

咽后外侧淋巴结

颈内动脉
颈内静脉

C₁侧块
右椎动脉流空信号

椎动脉

咽后间隙
颈内动脉
颈内静脉
椎前肌群

恶性咽后淋巴结

上 颅底轴位示意图显示中线旁咽后间隙内咽后内侧淋巴结；咽后外侧淋巴结位于椎前肌群外侧、颈内动脉（ICA）内侧。如果淋巴结位于颅底2cm以内、颈内动脉内侧，则为咽后淋巴结；如果位于颅底2cm以内的淋巴结在颈血管鞘的外侧、前方或后方，则为Ⅱ区淋巴结。注意在颅底以下2cm或更下方，Ⅱ区淋巴结可位于颈内静脉的内侧、外侧、前方或后方。**中** 轴位脂肪抑制后T₂WI显示咽后内侧和外侧淋巴结的位置，外侧组位于椎前肌群的前外方、颈动脉间隙内侧。**下** 下咽后壁鳞状细胞癌（未显示）患者口咽下部水平的轴位增强后CT，显示咽后内侧一个小淋巴结，尽管小，但中央低密度提示为恶性淋巴结

正常和反应性淋巴结：灰阶超声

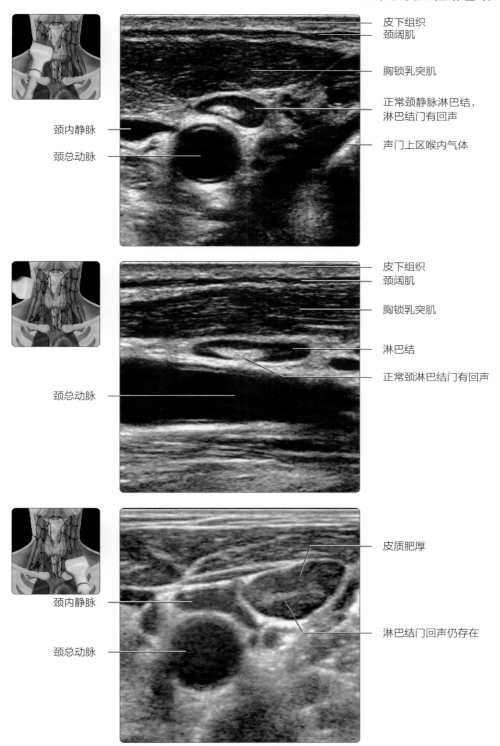

皮下组织
颈阔肌

胸锁乳突肌

正常颈静脉淋巴结，
淋巴结门有回声

声门上区喉内气体

颈内静脉

颈总动脉

皮下组织
颈阔肌

胸锁乳突肌

淋巴结

正常颈淋巴结门有回声

颈总动脉

皮质肥厚

颈内静脉

淋巴结门回声仍存在

颈总动脉

上 颈中部水平横切面灰阶超声显示颈部淋巴结的正常表现（卵圆形，淋巴结门有回声），常位于颈动脉/颈内静脉前方。**中** 颈中部纵切面灰阶超声显示颈总动脉前方正常椭圆形淋巴结，呈低回声，淋巴结门有回声。**下** 横切面灰阶超声显示沿颈深部/颈静脉链方向有一低回声淋巴结，皮质肥厚，淋巴结门回声仍存在。这是反应性淋巴结的典型表现，可见其与颈内静脉、颈总动脉的关系。此处是反应性淋巴结的常见部位，常为双侧对称

正常和反应性淋巴结：能量多普勒超声

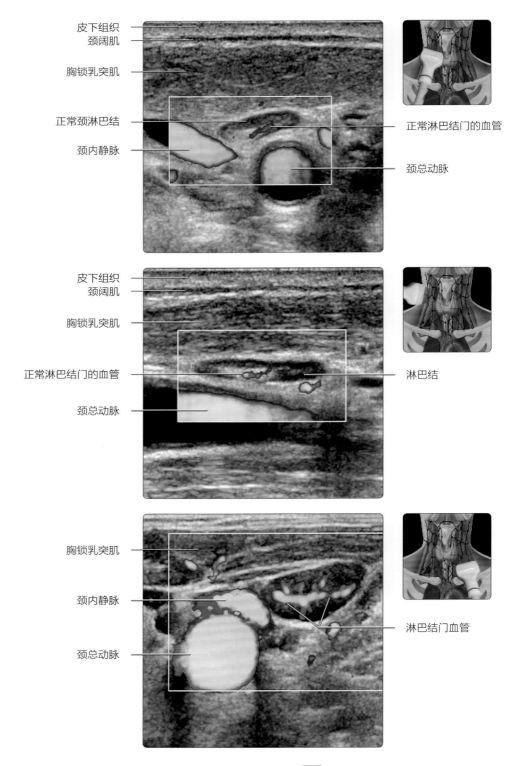

皮下组织
颈阔肌
胸锁乳突肌
正常颈淋巴结
颈内静脉
正常淋巴结门的血管
颈总动脉

皮下组织
颈阔肌
胸锁乳突肌
正常淋巴结门的血管
颈总动脉
淋巴结

胸锁乳突肌
颈内静脉
颈总动脉
淋巴结门血管

上 横切面能量多普勒超声，显示正常颈部淋巴结门回声内存在血管。**中** 纵切面能量多普勒超声，显示正常颈淋巴结门回声内可见血管。存在淋巴结门回声和血管是判断颈部淋巴结为良性的较好征象。**下** 能量多普勒超声清楚显示反应性淋巴结门血管呈放射状及其与颈内静脉和颈总动脉的关系

灰阶超声病变

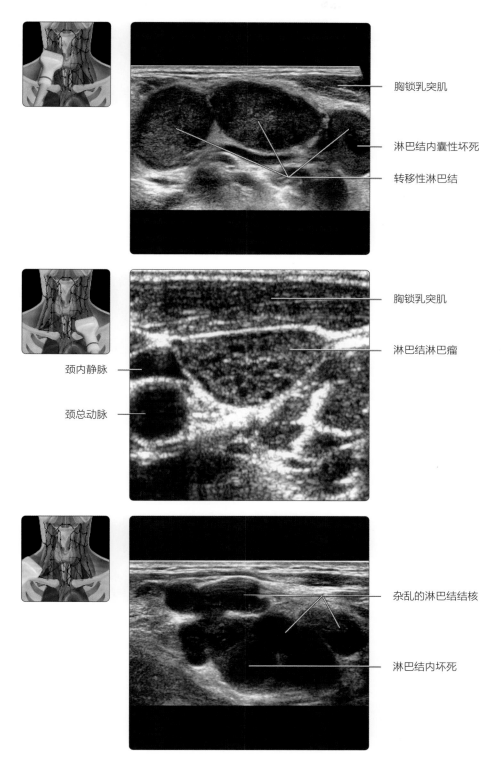

胸锁乳突肌

淋巴结内囊性坏死

转移性淋巴结

胸锁乳突肌

淋巴结淋巴瘤

颈内静脉

颈总动脉

杂乱的淋巴结结核

淋巴结内坏死

上 上颈部横切面灰阶超声显示多发肿大、圆形、实性为主的低回声淋巴结，患者有头颈部癌的病史，原发性恶性肿瘤患者淋巴结内存在囊性坏死提示淋巴结转移。**中** 颈内静脉链中组淋巴结淋巴瘤的横切面灰阶超声，显示典型的网状回声表现，中央无坏死。**下** 横切面灰阶超声显示结核患者颈后三角区多发杂乱、肿大、不均匀、低回声的淋巴结，部分淋巴结内有坏死，邻近软组织有轻度水肿，这些特征与结核性淋巴结炎一致

能量多普勒超声病变

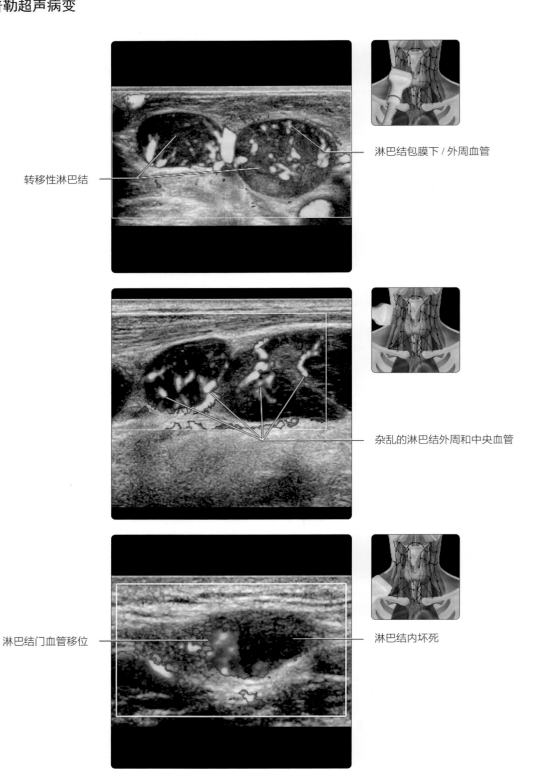

转移性淋巴结

淋巴结包膜下 / 外周血管

杂乱的淋巴结外周和中央血管

淋巴结门血管移位

淋巴结内坏死

上 上颈部水平横切面能量多普勒超声显示多发圆形、低回声、实性淋巴结包膜下 / 外周血管，病理证实为转移性鳞状细胞癌。
中 多发淋巴结淋巴瘤的纵切面能量多普勒超声，显示淋巴结外周和中央血管分布杂乱，淋巴结门血管比外周的血管更显著。
下 横切面能量多普勒超声，显示颈后三角区结核性淋巴结，大部分区域为乏血供，淋巴结门血管移位，乏血供区域对应淋巴结内干酪性坏死

面部肌肉和浅表肌腱膜系统
Facial Muscles and Superficial Musculoaponeurotic System

郭　冉　于文玲　译　鲜军舫　校

一、术语

（一）缩略语

- 浅表肌腱膜系统（superficial musculoaponeurotic system，SMAS）

（二）定义

- 面部肌肉的主要功能是面部表情，称为"模拟肌肉 / 模仿肌肉 / 面部模仿肌肉"
  - 在面部，肌肉经浅表肌腱膜系统直接止于真皮以控制面部表情（而在身体的其余部分则通过筋膜层将皮下组织与肌肉分开）
- 浅表肌腱膜系统：连接面部肌肉和真皮层的连续有序排列的纤维网络
- 口角轴：口角外侧缘的致密纤维肌肉结构，由附着在此处的肌肉汇聚而成

二、影像学解剖

（一）概述

- 虽然面部模仿肌肉起自骨骼，但直接止于真皮（通过浅表肌腱膜系统）
- 例外的是笑肌和颧肌，其起点和止点都在软组织
- 其他例外是鼻部小肌肉，即缩鼻小肌、前鼻孔扩大肌（DNA）（两者均起自鼻软骨并止于皮肤）和鼻前庭扩大肌（DNV）（起自并止于皮肤）
- 模拟肌肉的作用为括约肌、面部孔道扩张及面部结构升降
- 相邻的肌肉因共同起自第二鳃弓中胚层而紧密联系在一起；大的肌肉随后分化为多条独立的肌肉
- 每一组面部肌肉群有共同的止点；因此最容易的识别方法是从止点追踪到相对分散的起点
- 为便于识别，6 组肌肉根据止点命名：①头皮；②眼眶；③鼻；④上唇；⑤口角 / 口角轴；⑥下唇

（二）解剖关系

- 脸的分层，由浅至深
  - 皮肤
  - 皮下脂肪：在眼睑、嘴唇和鼻处较少；广泛分布在脸颊区域，称为颊脂肪垫（眼轮匝肌下的脂肪垫称为眼轮匝肌下脂肪垫）
    - 颊脂肪垫牢固地固定在真皮及浅表肌腱膜系统较厚的上部，但松散地附着在浅表肌腱膜系统较薄的下部；颧韧带为位于颧小肌（Zmi）起始部外侧颧骨上的骨骼皮肤韧带，将颊脂肪固定于深部组织层
    - 随着年龄的增长，颊脂肪垫在浅表肌腱膜系统上面向内下方移行，鼻唇沟纹加深
  - 浅表肌腱膜系统（浅筋膜）：将肌肉连接到皮肤真皮层；浅表肌腱膜系统向上延续为颞顶筋膜（又称颞浅筋膜或在经过颧弓时称颅顶腱膜，依次与上方头皮的帽状腱膜、前方的额肌和后方的枕肌相延续）
    - 颞顶筋膜通常为纤维性，有时含有残留肌肉，即颞顶肌和耳上肌
    - 浅表肌腱膜系统进入颊区时，在咬肌前缘外极薄，从颈阔肌边缘的位置几乎找不到
    - 浅表肌腱膜系统向下与颈阔肌汇合，并在到达鼻外侧缘时，内侧逐渐消失
    - 浅表肌腱膜系统下 1/2 非常薄，有些不连续，没有机械承载能力
    - 浅表肌腱膜系统止于及延伸入面部肌肉的外部，主要有额肌、眼轮匝肌、颧小肌、颧大肌（Zmj）、笑肌、口轮匝肌（OOr）和颈阔肌
    - 浅表肌腱膜系统由胶原和弹性纤维组成三维支架，伴散在的脂肪细胞
    - 浅表肌腱膜系统有 2 种不同的组织学亚型
      - 1 型包括位于鼻唇沟外侧的所有肌腱膜系统，有纤维分隔网状结构，包裹着大的脂肪细胞小叶，可与面部肌肉和骨膜连接；比 2 型更容易衰老
      - 2 型由上、下唇鼻唇沟内侧的浅表肌腱膜系统组成，有混合胶原蛋白、弹性纤维和肌纤维组成的网状组织到达真皮，与皮肤的连接比 1 型更紧密，而且与 1 型中明显的脂肪小叶不一样，2 型中脂肪细胞是分散分布的
      - 1 型和 2 型浅表肌腱膜系统在鼻唇沟的移行处对面部年轻化手术是个挑战
      - CT：表现为浅、深层纤维脂肪组织间的高密度线。MRI：T_1WI/T_2WI 为低信号线
    - 面神经（CN Ⅶ）在腮腺内发出分支，位于浅表肌腱膜系统深部的颊部腮腺 / 腮腺咬肌筋膜（深筋膜）下，在面部提升手术中剥离部分浅表肌腱膜系统是安全的
    - 面神经分支最终在前内侧面面穿过深筋膜，支配浅表肌腱膜系统中的肌肉，其中大部分从肌肉深面接受神经支配
    - 面神经纤维在通过面动脉、静脉后在更浅表和内侧的区域走行；在面部提升手术时，掌握这一解剖特点非常重要，可避免神经损伤
    - 在颧弓水平，面神经分支位于骨膜与颞顶筋膜之间的疏松结缔组织内；在颧弓上方 1cm 处，位于颞筋膜与颞顶筋膜之间；然后在颧弓上方约 2cm 处穿过疏松结缔组织及更表浅的颞顶筋膜，与颞浅动脉前支伴行

- 面动脉在咬肌前下角下颌骨体上方呈曲线形向上走行，向前上方穿过脸颊，到达唇连合外侧8～23mm处，然后沿鼻侧上行，终止在眼内眦联合处，变成角动脉；与面静脉和角静脉伴行
- 颌内动脉，包括位于提上唇肌和提口角肌之间的眶下动脉分支，颞浅动脉也为面部供血
  - 面部表浅肌肉（"模拟肌肉"）
  - 深筋膜：腮腺咬肌筋膜包绕腮腺、导管和咬肌，也包绕面神经周围分支及部分颊脂垫，向下方延续至颈深筋膜浅层，向上达颞筋膜（又称颞深筋膜，覆盖颞肌，下方分支附着于颧弓周围，向上在颅骨颞上线及上方附着于颅骨膜）
  - 维持韧带：将被覆结构与下面的颅面骨骨膜连接

（三）内容物

- 根据止点，面部肌肉分为6组

1. 止于头皮的肌肉

- 枕额肌的额腹（额肌）：在冠状缝附近起自颅外腱膜，止于额部皮肤和帽状腱膜
  - 部分与相邻的皱眉肌、降眉间肌和眼轮匝肌的肌纤维交织在一起
  - 皱前额、扬眉和睁大眼睛
  - 可引起前额横行皱纹增多；通常在这块肌肉中注射肉毒杆菌毒素来减少这些皱纹

2. 止于眼眶的肌肉

- 眼轮匝肌：起源：睑部起自眼睑内侧韧带，又称内眦肌腱（附着在外侧眼睑缝）；眶部起自睑内侧缘（止于睑部外侧）；泪道部起自泪骨（止于上和下眼睑）
  - 在内侧，肌肉位于内眦肌腱深面
  - 眼睑部有助于眼睑的轻度闭合，而眶部则随着眼睑向内侧移位而更有力地闭合，从而压迫眼球和泪囊，使眼泪流入鼻泪管
  - 眼轮匝肌外侧部过度活跃可产生来自外眼角的辐射线（"鱼尾纹"）
  - 颧肌是眼轮匝肌不恒定的外侧肌带，起自颞浅筋膜，止于颧弓、颊部或口角；参与完成面部动作表情
  - 不恒定的内侧肌带可防止眼轮匝肌下垂
  - 眼轮匝肌和颧小肌之间的许多肌肉连接可参与完成面部表情
- 皱眉肌：在眶上缘内侧起自额骨，附着在额肌；有2个肌腹，深层横行肌腹和浅层斜行肌腹
  - 位于额肌深面

- 使眉毛下垂，向中间牵拉，并在皱眉时产生纵行的皮肤皱纹
- 降眉肌：起自额颌缝下方2～5mm处上颌骨额突的内侧眶缘；部分纤维来自泪囊
  - 止于内眦肌腱（眼睑内侧韧带）上方14～15mm的真皮
  - 降眉肌与相邻的眼轮匝肌和皱眉肌相互交错
  - 在皱眉时使眉毛内侧下降
- 降眉间肌：起自鼻骨下端和鼻软骨上外侧的上部
  - 止于眼内侧前额皮肤，并与额肌交错
  - 使眉毛内侧角下降，也会形成横行的面部皮肤皱纹和皱眉
  - 鼻部上提

3. 止于鼻部的肌肉

- 包括提鼻肌（鼻顶部肌和2块外部肌肉，即上文描述的止于眼眶肌肉的降眉间肌和提上唇鼻翼肌，该肌止于上唇，内部止于鼻翼软骨）；缩鼻肌（鼻肌横部和缩鼻小肌）、降鼻肌（鼻肌翼部和降鼻中隔肌）和扩鼻肌（前鼻孔扩大肌、鼻前庭扩大肌和来自鼻肌翼部的作用）
- 鼻顶部肌：起自上颌骨额突，止于鼻骨、鼻软骨上外侧、降眉间肌和鼻横肌；鼻部上提
- 鼻肌横部：鼻肌有两部分，即鼻肌横部和鼻肌翼部
  - 鼻横肌起自上颌切牙窝上外侧尖牙突处，止于鼻梁上与对侧鼻横肌和降眉间肌腱膜相连的薄肌腱膜；主要的缩鼻肌
  - 活动过度可导致沿鼻背向下延伸至下外侧软骨（鼻翼大软骨）下缘的放射线，即所谓的"兔子线"
- 鼻肌翼部：起自侧切牙上方鼻横肌内侧的上颌骨；位于鼻横肌前方，并向前外侧上行附着于鼻翼-面部皱褶和相邻鼻翼小叶外部皮肤深面；降鼻，也有助于扩大鼻孔（因此有时也称为后部鼻孔扩大肌），防止呼吸时塌陷
- 降鼻中隔肌：起自鼻翼起点内侧的上颌切牙窝，止于鼻翼大软骨内侧脚基底部和外表面；降鼻
  - 内侧止于真皮软骨韧带，真皮软骨韧带像三明治样被鼻翼大软骨内侧脚夹在中间
- 前鼻孔扩大肌：起自鼻翼大软骨外侧脚外侧1/2的前面及邻近副鼻翼软骨，止于鼻翼沟上方鼻部皮肤（鼻翼上皱褶）；扩张鼻前庭（鼻前庭位于鼻腔最前面）
- 鼻前庭扩大肌：起自鼻翼小叶外部皮肤，沿鼻前庭穹顶放射，止于鼻翼小叶前庭皮肤；扩张鼻前庭

- 缩鼻小肌：起自鼻翼大软骨前部，止于鼻孔边缘附近的皮肤；缩鼻

4. 止于上唇的肌肉

- 提上唇肌：起自眼轮匝肌深面眶下孔正上方的眶下缘，止于上唇；提高上唇
- 提上唇鼻翼肌：起自上颌骨额突，止于两处，一处止于鼻翼大软骨和鼻部皮肤，另一处止于上唇肌肉；提升鼻子，扩大鼻孔，上唇向内上方移位
  - 可在提上唇鼻翼肌和提上唇肌注射肉毒杆菌毒素，阻止它们收缩，减少上唇向上移位，从而减少牙龈显露或"露龈笑"
- 颧小肌：起自颧上颌缝后方的颧骨，止于上唇，使上唇向上移位，在做轻蔑表情时鼻唇沟加深
  - 约 1/4 的病例附着在上唇和鼻翼上
  - 提上唇肌、提上唇鼻翼肌和颧小肌穿过口轮匝肌止于上唇，作用于鼻唇沟

5. 止于口角轴／口角的肌肉

- 20% 的患者在口角轴可见肌腱组织结节；面动脉从口角轴外侧缘的外侧 1mm 穿过
- 颧大肌：起自颧颞缝前方的颧骨（颧小肌起点后方），止于口角轴；向上后提升口角，有助于微笑或大笑；由于分叉的颧大肌的筋膜束止于真皮，可引起皮肤拴系效应而形成脸颊"酒窝"
  - 在提口角肌深面的口角轴附着处，或者当颧大肌有分叉时，提口角肌在它的两个头之间通过
  - 颧大肌深肌带主要止于颊肌及其筋膜前缘；与面部表情之间有很重要的关系（尽管颊肌不属于面部模仿肌肉）
- 口轮匝肌：起自汇聚在口的面部其他肌肉；上部的骨性起源起自上颌骨牙槽缘，下部起自颏部外侧的下颌骨；止于口角
  - 口括约肌，嘴唇靠近牙齿和牙槽，使嘴唇合拢、向前突出
  - 过度活跃可导致口周围的放射线，也称为"口红线"或"吸烟者线"；用肉毒杆菌毒素联合唇部填充物治疗
- 提口角肌：起自远低于眶下孔的上颌尖牙窝，止于颧大肌止点正前方的口角轴；使唇角向上移位，鼻唇沟加深
  - 在其上部，提口角肌位于提上唇肌深面；眶下血管和神经丛位于两者之间
- 降口角肌：起自降下唇肌外下方的下颌骨斜线，也与颈阔肌交叉，以窄束止于口角；在表达悲伤时使口角下降，在与提口角肌同时收缩时，使口角向内侧移位
  - 部分纤维可继续延伸至颏结节下方，与对侧降口角肌融合，形成颏横肌
- 笑肌：不恒定的肌肉，大部分纤维起自浅表肌腱膜系统（浅筋膜），部分纤维起自腮腺咬肌筋膜（深筋膜）；在某些人群中，接受颈阔肌纤维，止于口角轴三层不同

的筋膜（与降口角肌相关的浅层、中层和深层筋膜）；在露齿笑时，使面颊皮肤向后移位，下唇伸展，口角向外下方移位

6. 止于下唇的肌肉

- 降下唇肌：起自颏孔和联合体（降口角肌起点的上内侧）之间下颌骨的斜线，也与颈阔肌交错，止于下唇和口轮匝肌的皮肤；使下唇向下移位、稍微向外移位
- 颏肌：起自下颌切牙窝，止于颏部皮肤；仅使下唇上提；下唇上提和向前突出，可使颏部出现皱纹，如果皱纹很深，可用肉毒毒素治疗
- 颈阔肌：起自胸肌浅筋膜和三角肌筋膜，止于下颌骨体下部及皮肤和皮下组织；下颌骨下部和下唇下降

三、解剖成像要点

推荐的影像学检查方法

- 如果准确掌握解剖学知识，大部分"模拟肌肉"可在薄层 CT 和 3mm T_1WI 和 T_2WI 上识别

四、临床意义

（一）临床重要性

- 外科手术的重要标志：面部年轻化、除皱术（面部拉皮）、唇裂／腭裂修复
- 面部皱纹实际上与肌肉用力方向是垂直的，在考虑像肉毒毒素这样的注射疗法去除皱纹时，这一点是非常重要的
- 面部脂肪垫萎缩在衰老过程中起着重要作用，其解剖对于整容手术非常重要
- "木偶纹"或"口角沟纹"是在颏部周围外侧的长垂直线，从口腔联合处向下延伸，随着年龄的增长，当口与颏周围的韧带、皮肤和脂肪下垂时出现；可通过注射填充物和手术包括面部拉皮手术来治疗
- 影像学显示面部肌肉去神经支配改变：多种病因，包括肿瘤（面神经和听神经的神经鞘瘤）、Bell 麻痹、强直性肌营养不良、重症肌无力和医源性（腮腺切除术）
- 肿瘤累及，包括沿浅表肌腱膜系统和面部肌肉分布的病变，以及与浅表肌腱膜系统相关的三叉神经和面神经的神经周围扩散：淋巴瘤或鳞状细胞癌

（二）常见面部表情的主要参与肌肉

- 惊讶：额肌
- 皱眉：皱眉肌、降眉肌和降眉间肌
- 愤怒：前鼻孔扩大肌、鼻前庭扩大肌和降鼻中隔肌
- 蔑视：颧小肌
- 微笑与大笑：颧大肌
- 露齿笑：笑肌
- 悲伤：提上唇肌和提上唇鼻翼肌；悲痛：降口角肌
- 怀疑：颏肌
- 吹口哨：颊肌和口轮匝肌
- 惊骇、恐怖和惊恐：颈阔肌

面部模仿肌示意图

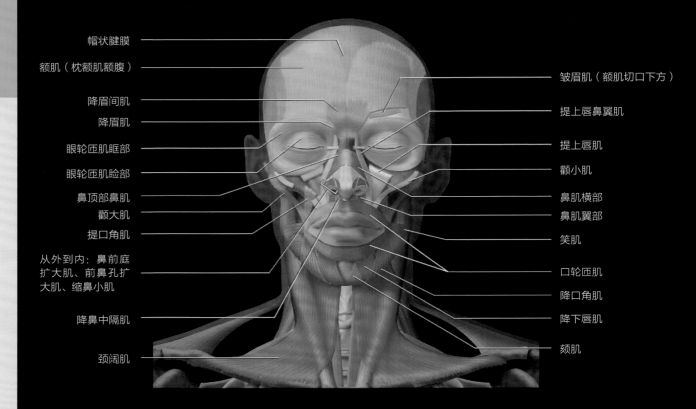

帽状腱膜

额肌（枕额肌额腹）

降眉间肌

降眉肌

眼轮匝肌眶部

眼轮匝肌睑部

鼻顶部鼻肌

颧大肌

提口角肌

从外到内：鼻前庭
扩大肌、前鼻孔扩
大肌、缩鼻小肌

降鼻中隔肌

颈阔肌

皱眉肌（额肌切口下方）

提上唇鼻翼肌

提上唇肌

颧小肌

鼻肌横部

鼻肌翼部

笑肌

口轮匝肌

降口角肌

降下唇肌

颏肌

正面示意图显示面部模仿肌，根据相同的止点分为 6 组并用颜色标注：止于头皮是绿色，止于眼眶是蓝色，止于鼻部是紫色，止于上唇是黄色，止于口角轴/口角是红色，止于下唇是品红色（紫红色）

面部肌肉起点示意图

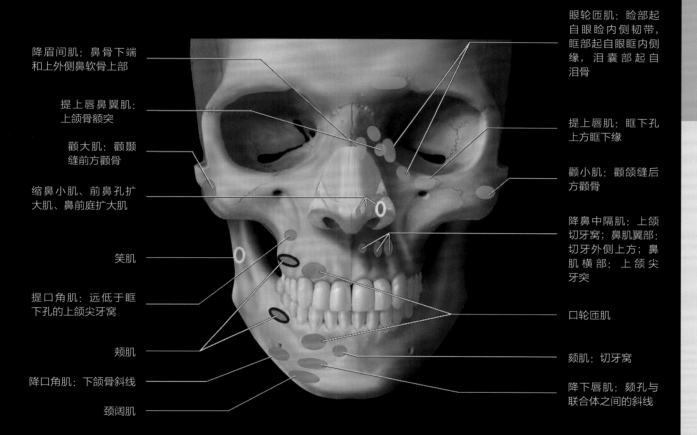

降眉间肌：鼻骨下端和上外侧鼻软骨上部

提上唇鼻翼肌：上颌骨额突

颧大肌：颧颞缝前方颧骨

缩鼻小肌、前鼻孔扩大肌、鼻前庭扩大肌

笑肌

提口角肌：远低于眶下孔的上颌尖牙窝

颊肌

降口角肌：下颌骨斜线

颈阔肌

眼轮匝肌：睑部起自眼睑内侧韧带，眶部起自眼眶内侧缘，泪囊部起自泪骨

提上唇肌：眶下孔上方眶下缘

颧小肌：颧颌缝后方颧骨

降鼻中隔肌：上颌切牙窝；鼻肌翼部：切牙外侧上方；鼻肌横部：上颌尖牙突

口轮匝肌

颏肌：切牙窝

降下唇肌：颏孔与联合体之间的斜线

肌群采用与上一示意图相同的颜色标注。面部模仿肌起自骨骼，通过浅表肌腱膜系统（SMAS）止于真皮；例外情况是起自和止于软组织的笑肌和颧肌，以及小鼻肌群即缩鼻小肌和前鼻孔扩大肌（两者均起自鼻软骨并止于皮肤）与鼻前庭扩大肌（起自皮肤并止于皮肤）。注意构成面颊部大部分并形成口腔侧壁的颊肌不属于面部模仿肌肉，其起自下颌牙槽突、磨牙附近的上颌和翼突下颌缝，止于口周，内侧纤维交叉并与上下唇肌肉融合

冠状面 T₂WI

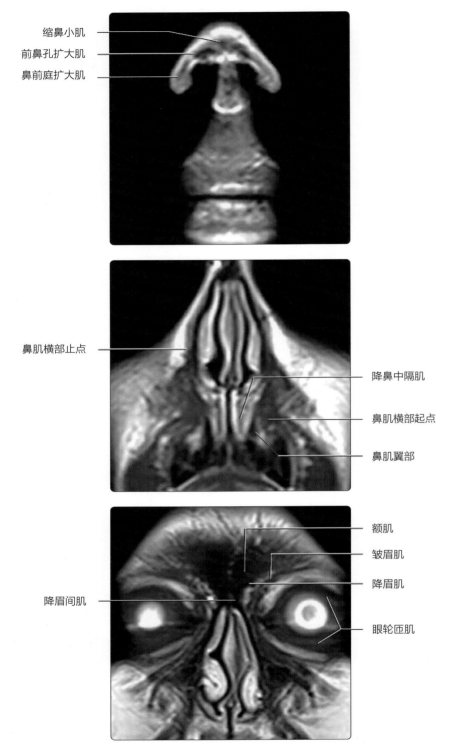

缩鼻小肌
前鼻孔扩大肌
鼻前庭扩大肌

鼻肌横部止点

降鼻中隔肌
鼻肌横部起点
鼻肌翼部

额肌
皱眉肌
降眉肌
眼轮匝肌

降眉间肌

上 冠状面 3mm 层厚 T₂WI 由前至后图像中的第 1 幅，显示缩鼻小肌、前鼻孔扩大肌和鼻前庭扩大肌，均不起自骨骼。中 鼻部软组织冠状面 T₂WI，显示起自上颌切牙窝的降鼻中隔肌，紧邻外侧的是起自上颌侧切牙上方的鼻肌翼部，更外侧的是起自上颌尖牙突的鼻肌横部。降鼻中隔肌在鼻中隔附近止于鼻翼大软骨内侧脚，鼻肌翼部位于鼻肌横部前方，止于鼻翼小叶皮肤和鼻翼－面部皱褶处，鼻肌横部继续向上穿过鼻梁。下 眼眶前面冠状面 T₂WI，显示止于头皮的额肌及止于眼部周围的皱眉肌、降眉肌、降眉间肌和眼轮匝肌

轴位 T₁WI（一）

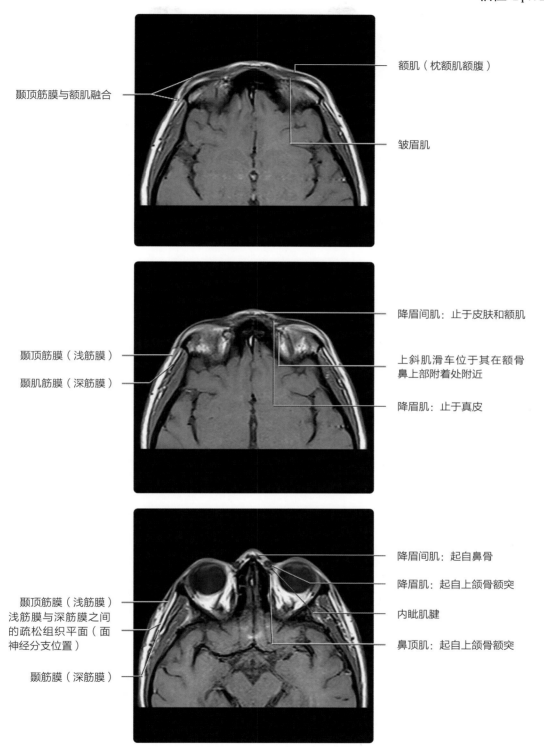

颞顶筋膜与额肌融合

额肌（枕额肌额腹）

皱眉肌

颞顶筋膜（浅筋膜）

颞肌筋膜（深筋膜）

降眉间肌：止于皮肤和额肌

上斜肌滑车位于其在额骨鼻上部附着处附近

降眉肌：止于真皮

颞顶筋膜（浅筋膜）
浅筋膜与深筋膜之间的疏松组织平面（面神经分支位置）

颞筋膜（深筋膜）

降眉间肌：起自鼻骨

降眉肌：起自上颌骨额突

内眦肌腱

鼻顶肌：起自上颌骨额突

上 轴位 3mm 层厚 T₁WI 由上至下图像，前额部 MRI 显示皱眉肌起自眶上缘内侧的额骨，位于其附着的额肌深处，可见颞顶筋膜（浅筋膜）与额肌融合。**中** 眼眶最上层面轴位 T₁WI 显示降眉间肌和降眉肌的止点。**下** 眼晶状体水平轴位 T₁WI 显示降眉间肌起自鼻骨（止于眼眶周围，同时也起到鼻提肌的作用）及降眉肌（止于眼眶周围）和鼻顶肌（止于鼻部）起自上颌骨额突，可见颞部面神经分支位于颞顶筋膜与颞肌筋膜之间疏松组织平面的脂肪内，直至颧弓上方 2cm，然后穿过颞顶筋膜

轴位 T₁WI（二）

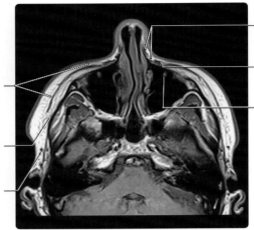

浅表肌腱膜系统在前方与眼轮匝肌汇合，上方与颞顶筋膜（浅筋膜）汇合

颧弓

腮腺咬肌筋膜（深筋膜）与上方的颞肌筋膜（深筋膜）汇合

提上唇鼻翼肌：至前方鼻部和后方上唇部的纤维

位于眶下缘起点下方的提上唇肌

眶下血管和神经在上颌窦内的部分容积效应

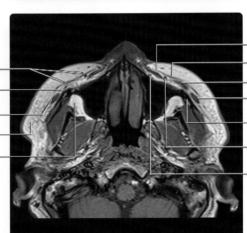

浅表肌腱膜系统

右侧极薄的颧小肌

颧大肌

颧部脂肪垫

上颌窦后脂肪垫（颊间隙的一部分）

提上唇肌

浅表肌腱膜系统

颧小肌

颧大肌

颧骨

面部血管

眶下血管／神经

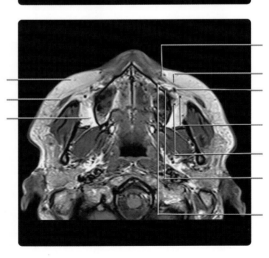

颧部脂肪垫

颧大肌

颊脂肪垫

上唇止点处附近的提上唇肌

浅表肌腱膜系统

面部静脉（预测的走行路径；比动脉粗）

面动脉（走行多变、纤曲）

颊动脉

提口角肌：起自上颌尖牙窝（上颌骨前方最深的肌）

提上唇肌与提口角肌之间的眶下血管和神经

上 眼眶紧下方的上颌窦上部层面轴位 T₁WI，显示止于上唇的两条主要肌肉：提上唇鼻翼肌（也称鼻提肌）和提上唇肌，第三块上唇肌肉是颧小肌（ZMi），将在下幅图标示。提上唇鼻翼肌很容易从其在上颌骨额突的起点处追踪，提上唇肌起自眶下孔上方的眶下缘，因此眶下血管和神经在其深处沿上颌骨前面向下走行。**中** 颧弓下部水平轴位 T₁WI，显示颧小肌（止于上唇）起自颧骨，位于颧大肌（止于口角轴／口角）前方。单／双侧颧小肌可能非常薄。**下** 上颌牙槽突上方层面的轴位 T₁WI，显示提口角肌起自上颌尖牙窝，是上颌骨前面最深处的肌肉，为将该肌（止于口角轴或口角区域）与较浅表的提上唇肌和提上唇鼻翼肌（可追踪至上唇）区分的关键特征。在提上唇肌深面下行的眶下血管和神经此时位于提上唇肌和提口角肌之间，而面血管在外侧走行

轴位 T₁WI（三）

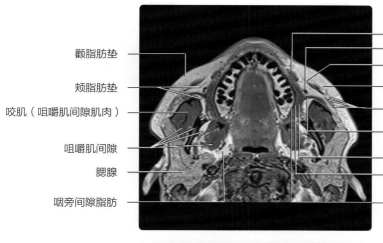

颧脂肪垫

颊脂肪垫

咬肌（咀嚼肌间隙肌肉）

咀嚼肌间隙

腮腺

咽旁间隙脂肪

提口角肌

面静脉

浅表肌腱膜系统

腮腺导管前方的颧大肌

笑肌：起自浅表肌腱膜系统和腮腺咬肌筋膜

腮腺导管在对着上颌第二磨牙处穿过颊肌

颊肌

颊黏膜下脂肪垫（口腔潜在间隙外侧的亮线）

上颌牙槽颊缘（口腔潜在间隙内侧的黑线）

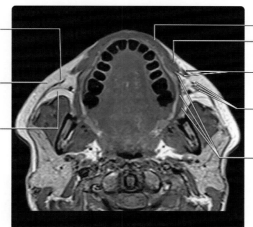

浅表肌腱膜系统向下走行并与颈阔肌汇合

颧部脂肪垫

颊脂肪垫

上唇口轮匝肌

提口角肌：止于口角轴 / 口角

颧大肌：有分叉，分别在提口角肌的深部和浅面止于口角轴

笑肌分成多条纤维束，向下走行在下方的降口角肌（未显示）周围止于口角轴

颊肌及被覆的颊咽筋膜

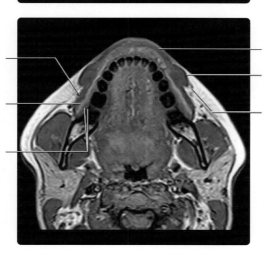

颊肌

颊黏膜下脂肪垫（口腔潜在间隙外侧的亮线）

下颌牙槽颊缘和牙龈线（位于口腔潜在间隙的内侧，分别为黑线和软组织信号）

下唇口轮匝肌

降口角肌

笑肌：在口角轴分别止于与降口角肌相关的浅、中和深筋膜三层筋膜

上 上颌牙槽层面轴位 T₁WI，显示腮腺导管将脂肪填充的颊肌间隙分成两个部分，前部脂肪垫在腮腺导管和面静脉前面延伸。颧部脂肪垫位于皮下，而颊部脂肪垫位置较深。注意颧大肌或笑肌可能会误认为腮腺导管。**中** 上唇层面轴位 T₁WI，显示口轮匝肌构成了上唇的大部分。颧大肌可有分叉，分别止于口角轴，提口角肌在这两个头之间穿过（如果不分叉，颧大肌的止点位于提口角肌深面）。颧大肌深带的主要止点位于颊肌 / 筋膜的前缘，对完成面部表情很关键。**下** 下唇层面轴位 T₁WI，显示口轮匝肌构成下唇的大部分以及降口角肌和笑肌的三层止点。降口角肌在下唇和下颌骨水平显示很清楚，但止点不在下唇，可向上追踪降口角肌位于口角轴的止点

轴位和冠状面 T₁WI

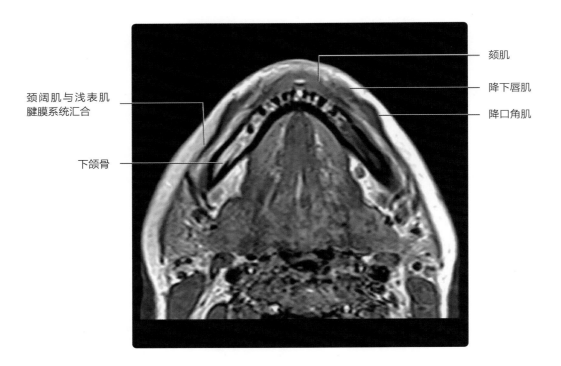

颏肌

降下唇肌

降口角肌

颈阔肌与浅表肌腱膜系统汇合

下颌骨

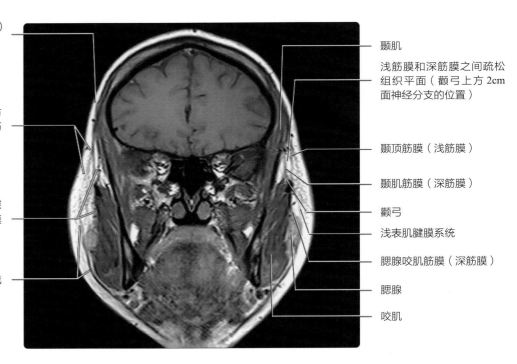

下方的颞顶筋膜（浅筋膜）与上方头皮帽状腱膜汇合

下方的浅表肌腱膜系统与上方的颞顶筋膜（颞浅筋膜）汇合

下方的腮腺咬肌筋膜（深筋膜）与上方的颞肌筋膜（颞深筋膜）汇合

下方的颈阔肌与上方的浅表肌腱膜系统汇合

颞肌

浅筋膜和深筋膜之间疏松组织平面（颧弓上方 2cm 面神经分支的位置）

颞顶筋膜（浅筋膜）

颞肌筋膜（深筋膜）

颧弓

浅表肌腱膜系统

腮腺咬肌筋膜（深筋膜）

腮腺

咬肌

上 下颌骨下部轴位 T₁WI，显示止于下唇的肌肉：降下唇肌、颏肌和颈阔肌。**下** 冠状面 T₁WI 显示筋膜反折。腮腺咬肌筋膜向上与颞肌筋膜（又称颞深筋膜）相延续，颞筋膜覆盖颞肌，下方附着在颧弓浅、深表面，上方附着在颅骨颞上线及以上的颅骨膜。浅表肌腱膜系统向上走行，过颧弓后与颞顶筋膜（又称颞浅筋膜）相连续，颞顶筋膜又依次与上方的头皮帽状腱膜、前方的额肌和后方的枕肌相连续。面神经分支在颧弓水平骨膜与颞顶筋膜之间的疏松组织平面、颧弓上方 1cm 的颞肌筋膜与颞顶筋膜之间走行，然后在颧弓上方约 2cm 处穿过疏松组织平面及更表浅的颞顶筋膜

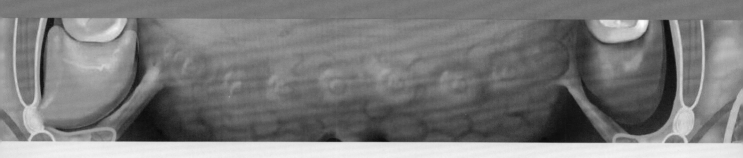

第六篇
口　腔
Oral Cavity

口腔概述
Oral Cavity Overview

李　铮　于文玲　译　鲜军舫　校

一、术语

定义

- 口腔（oral cavity，OC）：鼻窦下方、口咽前方的舌骨上颈部区域

二、影像解剖

（一）概述

- 口腔通过软腭、扁桃体前柱和轮廓乳头与口咽分开
- 建议口腔影像解剖分为 4 个不同的区域。
  - 口腔黏膜间隙 / 面（OMS）
  - 舌下间隙（SLS）：下颌舌骨肌内上方的无筋膜覆盖区域
  - 下颌下间隙（SMS）：位于下颌舌骨肌外下方
  - 舌底（root of tongue，ROT，译者注：按照解剖部分，应翻译为舌底，舌根应指舌后 1/3，见下文"舌根"和"包含内容"部分）：由颏舌肌 – 颏舌骨肌复合体和舌中隔组成

（二）解剖关系

- 口腔解剖关系
  - 上方：硬腭和上颌牙槽嵴
  - 外侧：面颊 – 颊间隙
  - 下方：下颌舌骨肌、下颌牙槽嵴和牙齿
  - 后方：软腭、扁桃体前柱和舌扁桃体（舌根）
  - 前方：口轮匝肌括约肌及上下唇的皮肤 – 黏膜交界区
- 舌下间隙解剖关系
  - 位于口底黏膜下方、下颌舌骨肌内上方；舌外肌外侧（颏舌肌 – 颏舌骨肌）
  - 双侧舌下间隙在舌系带下方的前部相通
    - 在口内舌下方形成"水平马蹄"
  - 舌下间隙后部与下颌下间隙的后上部和咽旁间隙（PPS）下部相通
  - 无筋膜将舌下间隙后部与下颌下间隙和咽旁间隙下部分开
- 下颌下间隙解剖关系
  - 下颌下间隙是位于下方的舌骨和上方的下颌舌骨肌吊带之间的"垂直马蹄"
  - 下颌下间隙在后方与咽旁间隙下部和舌下间隙后部相通
  - 下颌下间隙向下延续为颈前间隙
- 舌底（ROT）解剖关系
  - 舌底在下方止于舌骨和下颌舌骨肌吊带
  - 前方止于下颌联合（颏舌肌 / 颏舌骨肌附着于颏结节）

（三）包含内容

- 口内舌
  - 口内舌：舌前 2/3
    - 舌根：舌后 1/3，包括口咽的舌扁桃体，被认为是口咽的一部分
  - 舌内肌：是口内舌的主要组织
  - 舌外肌
    - 颏舌肌、舌骨舌肌、茎突舌肌和腭舌肌将口内舌主体固定在骨性结构和纤维结缔组织上，从而影响舌运动和改变舌形状
- 下颌舌骨肌
  - 下颌舌骨肌除游离后缘外，将口腔下部分为下颌下间隙和舌下间隙
  - 起自下颌骨的下颌舌骨线
  - 下颌舌骨裂位于下颌舌骨肌前 1/3 和后 2/3 交界处
    - 主要是脂肪 ± 血管 ± 副唾液腺组织
- 口腔黏膜间隙 / 面
  - 口腔表面覆盖着鳞状上皮，包括舌、颊、牙龈、腭和舌表面
  - 整个口腔黏膜下分布着小唾液腺
    - 最常见的部位是唇内表面、颊黏膜和腭
  - 磨牙后三角：下颌支最后一颗磨牙后面的小三角形黏膜区域
    - 口腔、口咽、软腭、颊间隙、口底、咀嚼肌间隙和咽旁间隙之间的解剖交叉区域
- 舌下间隙
  - 舌神经：下颌神经感觉支通过下颌下神经节与面神经鼓索神经（舌前 2/3 的味觉）的联合
  - 舌咽神经远端（支配茎突咽肌运动）和舌下神经（支配舌运动）
  - 舌深动脉和静脉
  - 舌下腺和 Wharton 导管（舌下腺导管）
  - 舌骨舌肌前缘伸入舌下间隙后部
  - 下颌下腺深部和下颌下腺导管
  - 舌深淋巴结
- 下颌下间隙
  - 下颌下腺较大的浅表部分
  - 颏下（ⅠA 区）和下颌下（ⅠB 区）淋巴结组
  - 面静脉和动脉
  - 舌下神经的下环
  - 二腹肌前腹
- 翼突下颌缝
  - 从下颌骨后部下颌舌骨线到翼内板钩的纤维带
  - 颊肌和咽上缩肌在翼突下颌缝交汇
  - 位于磨牙后三角黏膜下
  - 鳞状细胞癌沿筋膜周围扩散的路径

（四）筋膜

- 舌下间隙无筋膜覆盖
- 下颌下间隙有颈深筋膜浅层覆盖
  - 筋膜深部分布于下颌舌骨肌的外表面，浅部平行于颈阔肌的深缘
  - 无筋膜将下颌下间隙后部和舌下间隙与咽旁间隙下部分开

口腔上面观示意图

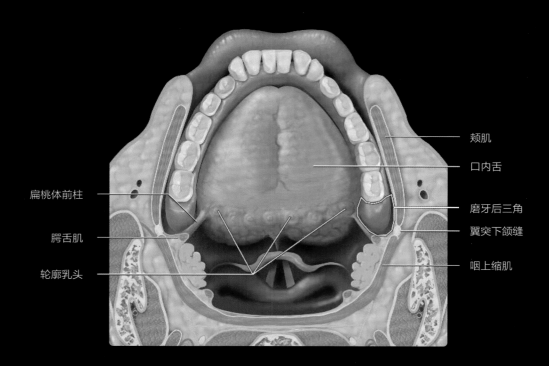

扁桃体前柱

腭舌肌

轮廓乳头

颊肌

口内舌

磨牙后三角

翼突下颌缝

咽上缩肌

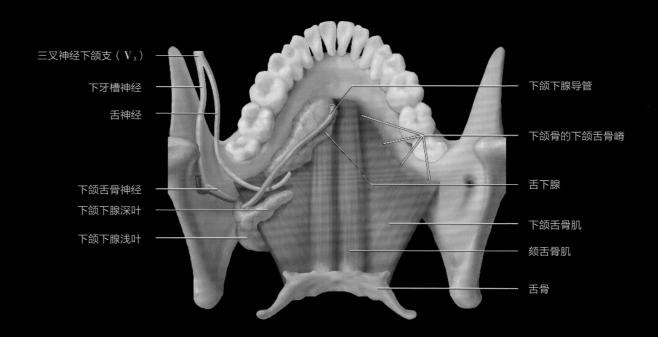

三叉神经下颌支（V₃）

下牙槽神经

舌神经

下颌舌骨神经

下颌下腺深叶

下颌下腺浅叶

下颌下腺导管

下颌骨的下颌舌骨嵴

舌下腺

下颌舌骨肌

颏舌骨肌

舌骨

上 上面观示意图显示标注成蓝色的口腔黏膜间隙／面，可见轮廓乳头——表浅的味蕾线将口腔前部与口咽后部分开。舌扁桃体是口咽的一部分，而不是口腔的结构。翼突下颌缝连接颊肌后缘和咽上缩肌前缘，也是磨牙后三角鳞癌沿筋膜周围扩散的重要途径。**下** 口底上面观示意图，下颌舌骨肌吊带是口底的主要结构，该肌附着于下方的舌骨和下颌皮质骨内侧的下颌舌骨嵴，下颌舌骨肌的内上方是舌下间隙，而下颌下间隙位于该肌的外下方

口腔轴位和冠状面示意图

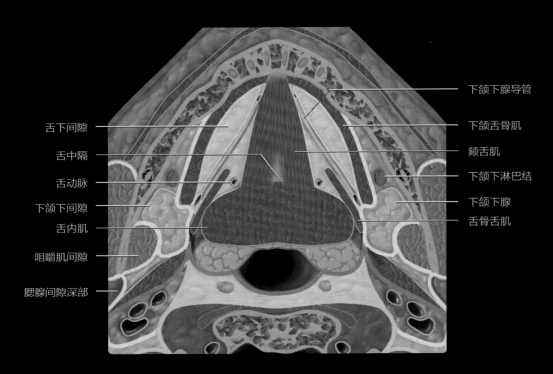

左侧标注（自上而下）：
舌下间隙
舌中隔
舌动脉
下颌下间隙
舌内肌
咀嚼肌间隙
腮腺间隙深部

右侧标注（自上而下）：
下颌下腺导管
下颌舌骨肌
颏舌肌
下颌下淋巴结
下颌下腺
舌骨舌肌

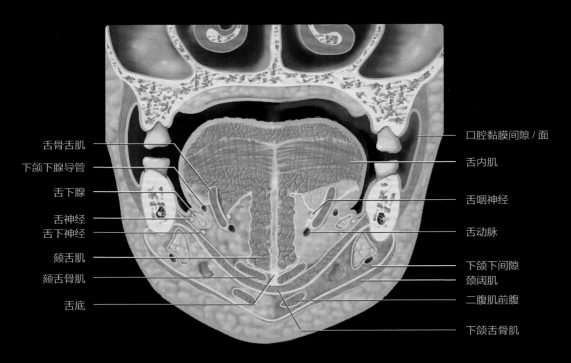

左侧标注（自上而下）：
舌骨舌肌
下颌下腺导管
舌下腺
舌神经
舌下神经
颏舌肌
颏舌骨肌
舌底

右侧标注（自上而下）：
口腔黏膜间隙 / 面
舌内肌
舌咽神经
舌动脉
下颌下间隙
颈阔肌
二腹肌前腹
下颌舌骨肌

上 口腔轴位示意图显示颈深筋膜浅层（黄线）包绕后面的咀嚼肌间隙和腮腺间隙，界定了前面下颌下间隙（蓝色标注）的深缘。可见下颌下间隙的内容物主要为下颌下腺和淋巴结。绿色标注的舌下间隙内有许多结构，包括舌下腺、下颌下腺导管和舌骨舌肌前缘，仅举这几个例子。**下** 口腔冠状面示意图显示下颌舌骨肌在两侧下颌舌骨嵴间伸展。下颌舌骨肌将舌下间隙（绿色标注）与下颌下间隙（蓝色标注）分开。舌下间隙内有舌神经和舌动脉、下颌下腺导管、舌咽神经和舌下神经以及舌下腺。颏舌肌和颏舌骨肌复合体以及舌分隔的下部构成舌底（ROT）

轴位增强后 CT（一）

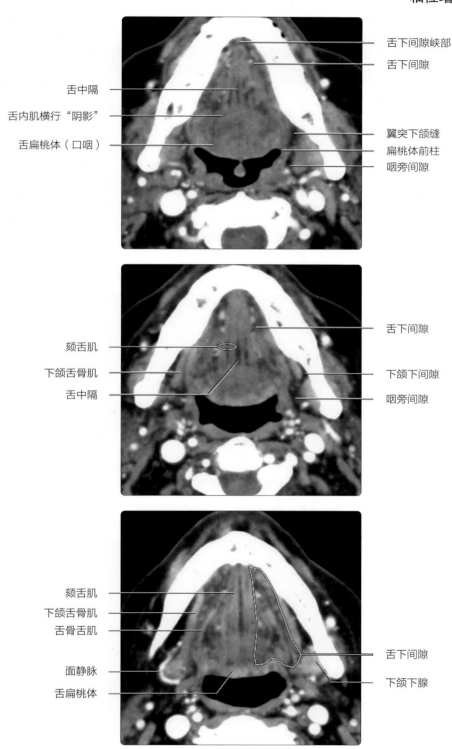

舌下间隙峡部

舌下间隙

舌中隔

舌内肌横行"阴影"

舌扁桃体（口咽）

翼突下颌缝

扁桃体前柱

咽旁间隙

颏舌肌

下颌舌骨肌

舌中隔

舌下间隙

下颌下间隙

咽旁间隙

颏舌肌

下颌舌骨肌

舌骨舌肌

面静脉

舌扁桃体

舌下间隙

下颌下腺

上 口腔轴位增强后 CT 由上至下 6 幅图像中的第 1 幅，最上方图像显示咽旁间隙向前经翼突下颌缝与下颌下间隙相通。**中** 在舌中隔两侧可见较大成对的颏舌肌，上方的下颌下间隙脂肪刚进入显示野。**下** 舌下间隙位于颏舌肌的外侧、下颌舌骨肌的内上侧和舌扁桃体的前方，右侧面静脉沿下颌下腺外侧缘绕行

轴位增强后 CT（二）

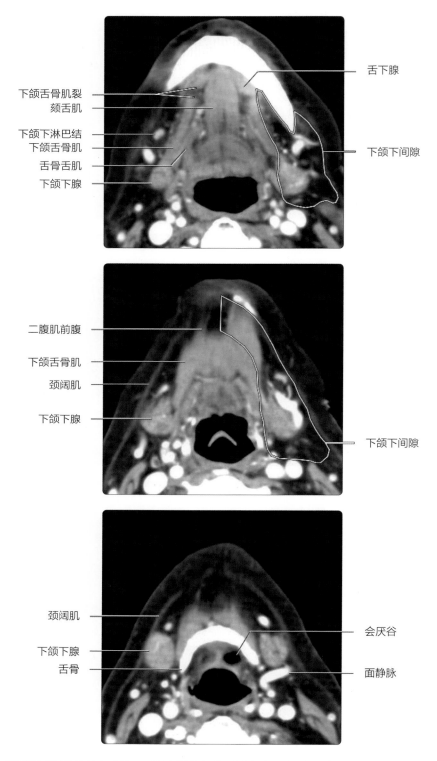

下颌舌骨肌裂
颏舌肌
下颌下淋巴结
下颌舌骨肌
舌骨舌肌
下颌下腺

舌下腺
下颌下间隙

二腹肌前腹
下颌舌骨肌
颈阔肌
下颌下腺

下颌下间隙

颈阔肌
下颌下腺
舌骨

会厌谷
面静脉

上 勾画出了患者左侧下颌下间隙的复杂形状，可见右侧前方的下颌舌骨肌裂，为正常变异，裂可能较大并为脂肪填充，如此图所示。**中** 勾画出了下颌下间隙下部的左侧 1/2，可见正常包含的下颌下腺和二腹肌的前腹。记住没有垂直走行的筋膜将双侧下颌下间隙分开。**下** 颈阔肌为下颌下间隙的浅表边缘。舌骨下颈部的颈前间隙与下颌下间隙相连

轴位 T₂WI（一）

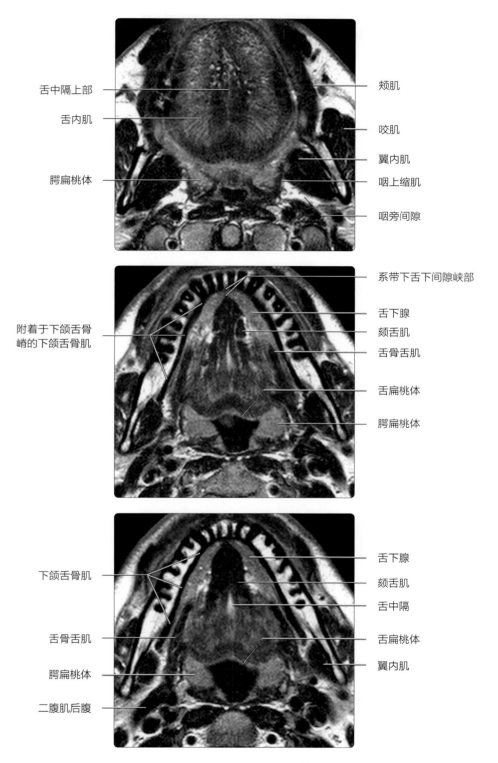

舌中隔上部

舌内肌

腭扁桃体

颊肌

咬肌

翼内肌

咽上缩肌

咽旁间隙

附着于下颌舌骨嵴的下颌舌骨肌

系带下舌下间隙峡部

舌下腺

颏舌肌

舌骨舌肌

舌扁桃体

腭扁桃体

下颌舌骨肌

舌骨舌肌

腭扁桃体

二腹肌后腹

舌下腺

颏舌肌

舌中隔

舌扁桃体

翼内肌

上 口腔轴位 T₂WI 由上至下 6 幅图像中的第 1 幅，显示口内舌的上表面。**中** 可见下颌舌骨肌附着在双侧的下颌舌骨嵴上，舌下间隙在前部系带下的峡部相通。**下** 可见舌骨舌肌伸入舌下间隙的后部

轴位 T₂WI（二）

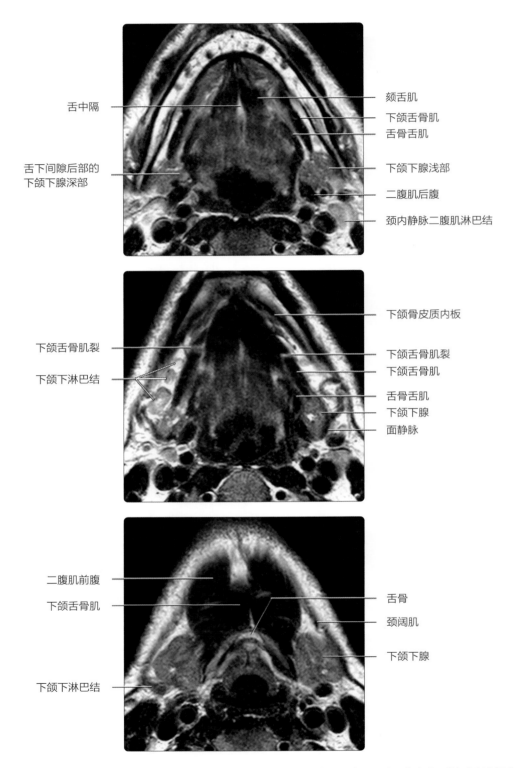

舌中隔

舌下间隙后部的
下颌下腺深部

颏舌肌
下颌舌骨肌
舌骨舌肌

下颌下腺浅部

二腹肌后腹

颈内静脉二腹肌淋巴结

下颌舌骨肌裂

下颌下淋巴结

下颌骨皮质内板

下颌舌骨肌裂
下颌舌骨肌

舌骨舌肌
下颌下腺
面静脉

二腹肌前腹

下颌舌骨肌

舌骨
颈阔肌

下颌下腺

下颌下淋巴结

上 在口腔下部，可见下颌下腺，可见下颌下腺深部"插"在舌下间隙的后部（左侧可见）。较大的下颌下腺浅部位于下颌下间隙固有部分。**中** 在下颌骨体下部水平，可见下颌舌骨肌内的脂肪裂隙，也可见左侧多发反应性下颌下淋巴结。**下** 在舌骨水平，可见二腹肌前腹的大部分。颈阔肌为下颌下间隙的浅缘

冠状面 T₁WI

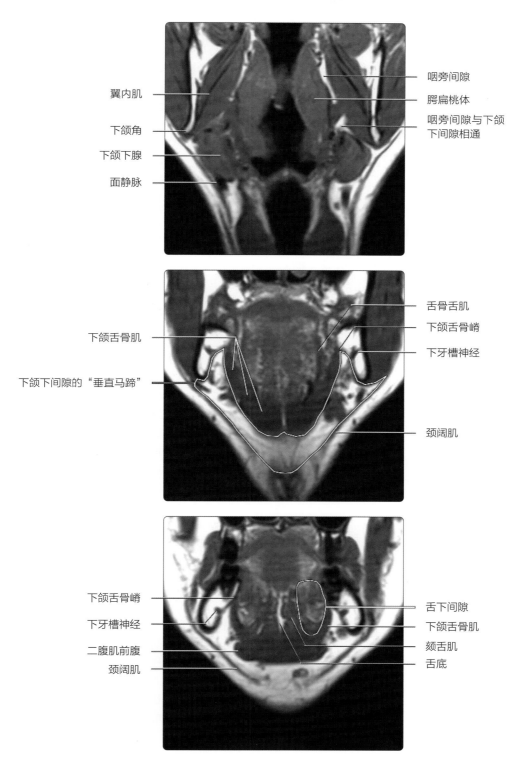

翼内肌

下颌角

下颌下腺

面静脉

咽旁间隙

腭扁桃体

咽旁间隙与下颌
下间隙相通

下颌舌骨肌

下颌下间隙的"垂直马蹄"

舌骨舌肌

下颌舌骨嵴

下牙槽神经

颈阔肌

下颌舌骨嵴

下牙槽神经

二腹肌前腹

颈阔肌

舌下间隙

下颌舌骨肌

颏舌肌

舌底

上 口腔冠状面 T₁WI 由后至前 3 幅图像中的第 1 幅，最后方图像可见右侧咽旁间隙在下方与下颌下间隙后部相通。**中** 较前部层面标出了下颌下间隙的"垂直马蹄"，浅面为颈阔肌，内上界为下颌舌骨肌。**下** 在口腔前部，舌下间隙更明显，右侧画出的是一个潜在的间隙，位于颏舌肌外侧、下颌舌骨肌的内上方（译者注：按照冠状面常规，该图示说明中说的"右侧"应该为"左侧"，但不影响对结构的理解）

口腔黏膜间隙
Oral Mucosal Space

李 铮 于文玲 译 鲜军舫 校

一、术语

(一)缩略语

- 口腔黏膜间隙/面（oral mucosal space/surface，OMS）

(二)定义

- 口腔黏膜面从唇部皮肤 – 红唇交界处延伸到上方的软腭和硬腭交界处及下方的轮廓乳头线

二、影像解剖

(一)概述

- 口腔黏膜间隙的构建是为了帮助放射科医生明确口腔（OC）特定病变的主要发生部位
- 由于口腔黏膜间隙描述的是整个口腔的黏膜面，代表连续的黏膜层，鳞状细胞癌（SCCa）可起源于这些部位

(二)范围

- 口腔黏膜间隙/面的前界：上唇和下唇的皮肤 – 红唇交界处
- 口腔黏膜间隙/面的后界
  - 后上界：软腭和硬腭交界处
  - 后下界：舌前 2/3 与舌后 1/3 在轮廓乳头处的交界处
    - 舌前 2/3 是口内舌
    - 舌后 1/3 为舌扁桃体；为口咽的一部分

(三)解剖关系

- 口腔黏膜间隙/面是指口腔的连续黏膜面，位于口咽黏膜面的前方
- 口腔黏膜间隙/面上部覆盖硬腭
  - 鼻底和上颌窦（上颌腭骨的腭突）位于该黏膜的深处。
- 口腔黏膜间隙/面下部位于舌下间隙和下颌舌骨肌之上

(四)包含内容

- 口腔黏膜间隙/面分为 8 个特定区域
  - 唇黏膜
    - 唇部始于皮肤与红唇缘交界处
    - 仅包括红唇表面或与相对的唇部接触的区域
  - 上牙槽嵴黏膜面
    - 指覆盖在上颌牙槽突上的黏膜
    - 从上牙龈颊沟黏膜附着线延伸至硬腭交界处
    - 后缘是翼腭弓上端
  - 下牙槽嵴黏膜面
    - 指覆盖在下颌牙槽突上的黏膜
    - 从颊沟黏膜附着线延伸到口底游离黏膜线
    - 向后延伸至下颌升支
  - 磨牙后三角黏膜面
    - 覆盖下颌升支的附着黏膜
    - 从最后磨牙后面水平延伸至上方的根尖，毗邻上颌骨粗隆
  - 颊黏膜
    - 包括脸颊和嘴唇内表面被覆的所有黏膜
    - 从上下唇接触线延伸到牙槽嵴（上、下）和翼突下颌缝黏膜附着线
  - 口底黏膜面
    - 覆盖在下颌舌骨肌和舌骨舌肌上的半月形黏膜面
    - 从下牙槽嵴内表面延伸至舌的下面
    - 后界是扁桃体前柱的底部
    - 舌系带将其分成两部分
    - 包含下颌下腺和舌下腺的开口
  - 硬腭黏膜面
    - 位于上牙槽嵴与覆盖上颌腭骨腭突黏膜之间的半月形黏膜区
    - 从上牙槽嵴内表面延伸至腭骨后缘
  - 舌（口内舌）前 2/3 黏膜面
    - 覆盖口内舌的黏膜面
    - 从轮廓乳头线（舌扁桃体前缘）向前延伸至与口底黏膜面交界处的舌下表面
    - 由 4 个区域组成，包括舌尖、舌外侧缘、舌背和舌下表面（无绒毛的口内舌腹侧）
- 口腔黏膜间隙的包含内容
  - 口腔黏膜面
  - 小唾液腺（minor salivary gland，MSG）
    - 位于口腔、鼻窦、咽、喉、气管和支气管的黏膜下层
    - 尤其集中在颊、腭部和舌部黏膜下区域
    - 性质为黏液性的或浆黏液性

(五)筋膜

- 口腔黏膜间隙/面无筋膜

三、临床意义

临床重要性

- 起自口腔黏膜间隙/面的原发恶性肿瘤包括鳞状细胞癌和小唾液腺恶性肿瘤
- 口腔黏膜间隙/面的恶性肿瘤绝大多数是鳞状细胞癌，而小唾液腺恶性肿瘤相对少见
- 组织学从口腔角化性黏膜移行为口咽部非角化性被覆黏膜，为人乳头状瘤病毒相关性鳞状细胞癌病毒侵犯提供了重要途径

口腔黏膜间隙示意图

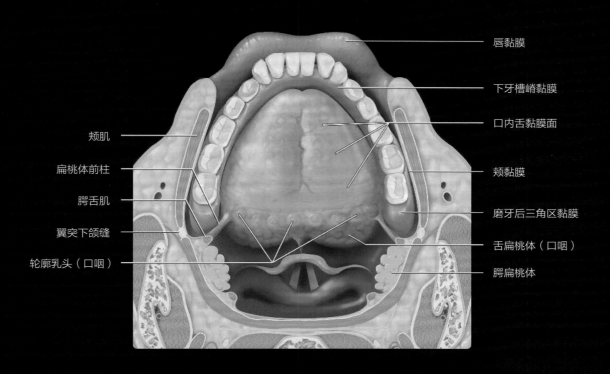

唇黏膜

下牙槽嵴黏膜

口内舌黏膜面

颊黏膜

磨牙后三角区黏膜

舌扁桃体（口咽）

腭扁桃体

颊肌

扁桃体前柱

腭舌肌

翼突下颌缝

轮廓乳头（口咽）

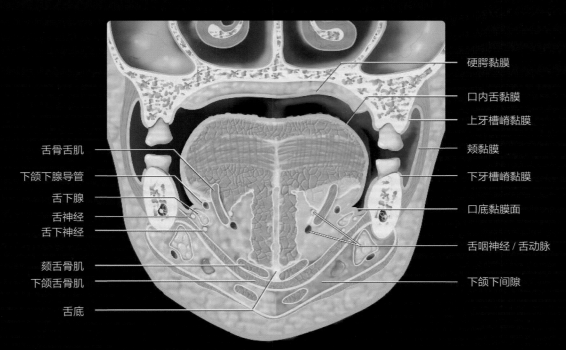

硬腭黏膜

口内舌黏膜

上牙槽嵴黏膜

颊黏膜

下牙槽嵴黏膜

口底黏膜面

舌咽神经 / 舌动脉

下颌下间隙

舌骨舌肌

下颌下腺导管

舌下腺

舌神经

舌下神经

颏舌骨肌

下颌舌骨肌

舌底

上 口腔和口咽轴位示意图，蓝色区域标示的是口腔黏膜间隙／面，可见口咽后部包括舌扁桃体和腭扁桃体。轮廓乳头是一表浅的味蕾线，将前部口腔与后部口咽分开。**下** 口腔冠状面示意图，口腔黏膜间隙／面再次以蓝色标记，此图可见硬腭、口内舌、上下牙槽嵴、颊和口腔底部的黏膜面。口腔的 4 个主要区域也均有显示：①口腔黏膜间隙／面(蓝色)；②舌下间隙（绿色)；③下颌下间隙（浅蓝色）；④舌底

舌下间隙
Sublingual Space

李 铮 于文玲 译 鲜军舫 校

一、术语

（一）缩略语
● 舌下间隙（SLS）

（二）定义
● 舌下间隙：位于口底（floor of mouth，FOM）黏膜与下颌舌骨肌吊带之间成对的口腔的无筋膜覆盖的黏膜下间隙；在中线由舌外肌分开

二、影像解剖

（一）概述
● 舌下间隙包括舌下腺、下颌下腺导管和重要的神经血管结构，包括舌下神经（CNⅫ）、舌神经（V₃分支）、舌咽神经（CNⅨ）及舌动脉和静脉

（二）解剖关系
● 舌下间隙位于口底黏膜下方和下颌舌骨肌的内上方；舌外肌（颏舌肌–颏舌骨肌）的外侧
● 双侧舌下间隙在中线前部相通，在舌系带下方狭窄的峡部；当病变累及双侧舌下间隙并向前穿过峡部时，呈与下颌骨内侧面平行的水平马蹄形
● 舌下间隙在下颌舌骨肌后缘与下颌下间隙（SMS）相通
● 下颌舌骨肌的中部有大小不等的裂缝，在舌下间隙和下颌下间隙之间形成交通

（三）包含内容
● 舌骨舌肌将舌下间隙后部分为内侧部和外侧部
● 外侧部内容
　○ 舌下腺和导管
　　– 舌下腺是最小的大唾液腺，大小约为3cm×1cm
　　– 位于舌下间隙前部和外侧部，可通过下颌舌骨肌裂缝延伸至下颌下间隙
　　– 5～15条小导管开口于口内舌下方、舌下皱襞的顶部，并流入口腔；偶尔有少数导管联合形成Bartholin管，汇入下颌下导管
　○ 下颌下腺深部和下颌下腺导管（Wharton导管）
　　– 下颌下腺深缘延伸至舌下间隙的后部开口
　　– 舌下间隙病变增大，从舌下间隙延伸到下颌下间隙时推挤下颌下腺的深缘移位
　　– 下颌下腺导管在前内侧系带下黏膜内向前走行至舌下乳头
　○ 舌下神经：支配舌肌运动
　　– 舌内肌包括舌上肌、垂直肌和横肌
　　– 舌外肌包括颏舌肌、舌骨舌肌、茎突舌肌和腭舌肌
　○ 舌神经：与鼓索神经混合
　　– 三叉神经下颌支（CN V₃）的舌神经支：口内舌前2/3的感觉
　　– 面神经鼓索支：舌前2/3味觉；通过从脑桥上涎核

到下颌下神经节的节前副交感神经发出的下颌下腺和舌下唾液腺的副交感分泌运动纤维
　　– 鼓索神经通过岩鼓裂出中耳，进入咀嚼肌间隙，并在颅底下2cm处与舌神经会合
　○ 下颌下神经节
　　– 紧邻下颌下深部上方的舌骨舌肌上方的梭形神经节
　　– 通过两个神经根悬吊于舌神经；后根携带副交感神经纤维至神经节
　　– 前根有节后副交感神经纤维重新进入舌神经，支配舌下唾液腺；支配下颌下唾液腺的神经是经由神经节的5～6个直接分支直达下颌下腺
　　– 来自面动脉周围神经丛的交感神经纤维包含来自颈上神经节的节后神经纤维，通过下颌下神经节而不发生换元
● 内侧部包含内容：上方为舌咽神经，下方为舌动静脉
　○ 舌咽神经（CNⅨ）
　　– 支配舌后部1/3感觉
　　– 含有从舌后部1/3来的味觉输入成分
　○ 舌动脉和静脉：供应口内舌
　　– 走行在颏舌肌的紧外侧

三、解剖成像要点

（一）推荐的影像学检查方法
● 增强后CT或脂肪抑制增强后T₁WI均能很好地评估舌下间隙病变
● 配合好的患者的MRI图像效果较好，直接冠状面成像可评估病变与下颌舌骨肌的关系，并且受牙科金属伪影的影响较小
● CT骨窗评估下列疾病至关重要
　○ 涎石症的腺体或导管内结石
　○ 口底肿瘤侵犯下颌骨
　○ 舌下间隙牙源性感染

（二）影像学易犯的错误
● 牙科金属伪影掩盖了口底和舌下间隙的解剖和病变
● 在MRI或CT图像上，很难鉴别强化的肿瘤与正常强化的舌下腺及邻近口腔黏膜

（三）与恶性肿瘤相关的影像问题
● 虽然舌下腺原发肿瘤不常见，但恶性肿瘤的比例很高（70%～85%）
● 对于口底鳞状细胞癌（SCCa），评估其对舌肌深部和下颌骨的侵犯至关重要
● 由于舌的神经血管束在舌下间隙中走行，累及舌下间隙后部的口腔鳞状细胞癌治疗充满了挑战

轴位示意图和横断面增强后 CT

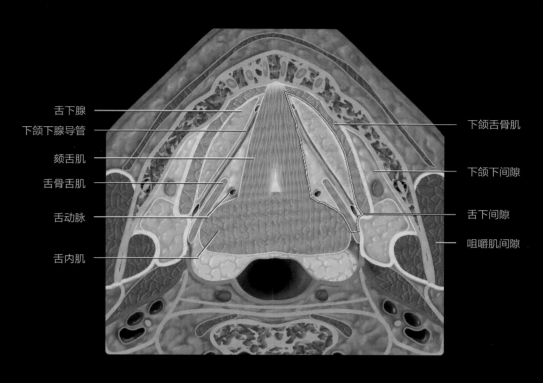

舌下腺
下颌下腺导管
颏舌肌
舌骨舌肌
舌动脉
舌内肌

下颌舌骨肌
下颌下间隙
舌下间隙
咀嚼肌间隙

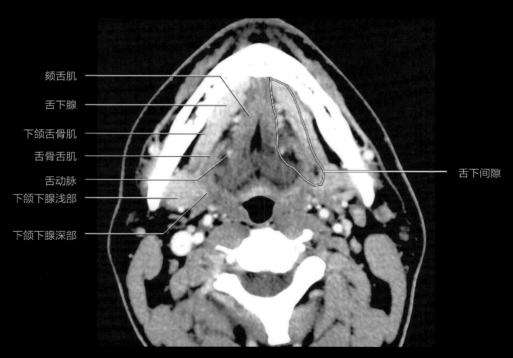

颏舌肌
舌下腺
下颌舌骨肌
舌骨舌肌
舌动脉
下颌下腺浅部
下颌下腺深部

舌下间隙

上 下颌骨体水平轴位示意图，显示舌下间隙（在患者左侧，绿色阴影部分）位于下颌舌骨肌的内上侧和颏舌肌的外侧，舌下间隙周围没有筋膜。黄线为颈深筋膜浅层。**下** 轴位增强后 CT 图像，勾画出了左侧舌下间隙，增强后 CT 很难鉴别下颌舌骨肌与舌下腺，下颌下腺的深部突入舌下间隙后缘

冠状面示意图和冠状面 T₁WI

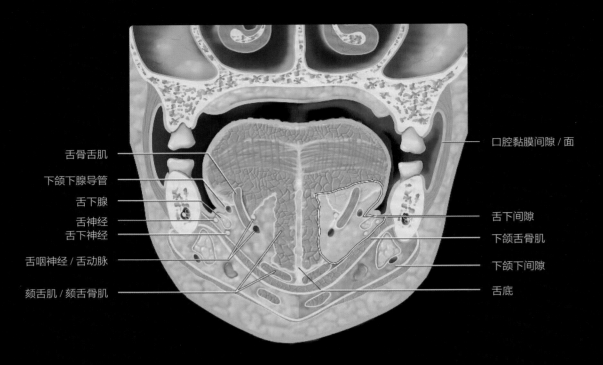

舌骨舌肌
下颌下腺导管
舌下腺
舌神经
舌下神经
舌咽神经 / 舌动脉
颏舌肌 / 颏舌骨肌

口腔黏膜间隙 / 面
舌下间隙
下颌舌骨肌
下颌下间隙
舌底

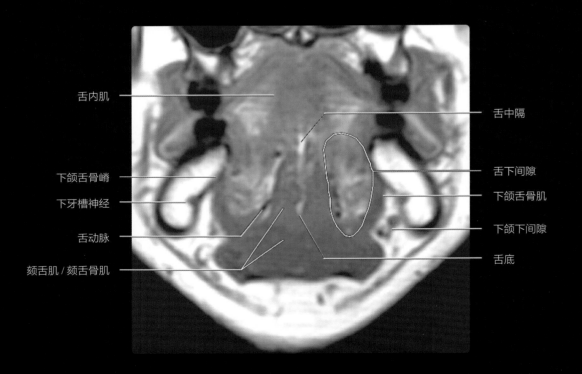

舌内肌
下颌舌骨嵴
下牙槽神经
舌动脉
颏舌肌 / 颏舌骨肌

舌中隔
舌下间隙
下颌舌骨肌
下颌下间隙
舌底

上 口腔冠状面示意图，舌下间隙标成绿色阴影，舌下间隙内侧部内容物包括上部的舌咽神经（CN IX）和下部的舌动脉和静脉，舌下间隙外侧部内容物包括外上侧的舌神经、中间的下颌下腺导管（Wharton 导管）、舌下腺、下颌下腺深部及内下方的舌下神经（CN XII）。下颌下腺导管和舌神经在舌骨舌肌前缘交叉。筋膜（黄线）覆盖的下颌下间隙位于下颌舌骨肌的外下方。**下** 在冠状面 T₁WI 图像中，舌下间隙（无筋膜覆盖的潜在间隙）位于下颌舌骨肌的内上侧和颏舌肌的外侧，很难确定颏舌肌的边缘

轴位增强后 CT

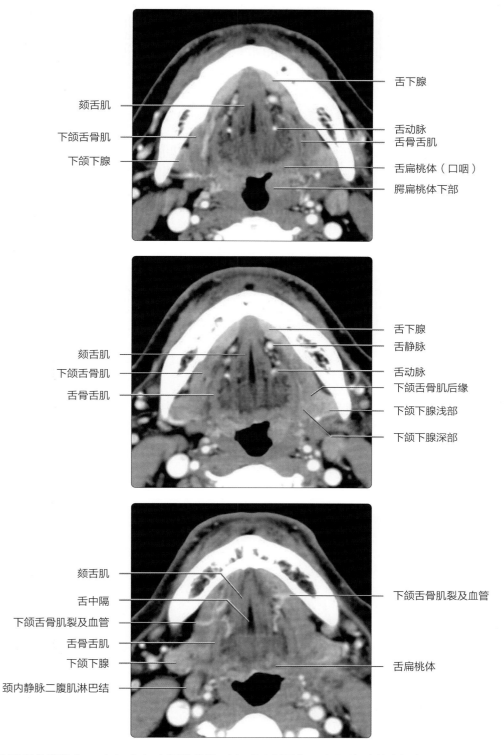

颏舌肌
下颌舌骨肌
下颌下腺

舌下腺
舌动脉
舌骨舌肌
舌扁桃体（口咽）
腭扁桃体下部

颏舌肌
下颌舌骨肌
舌骨舌肌

舌下腺
舌静脉
舌动脉
下颌舌骨肌后缘
下颌下腺浅部
下颌下腺深部

颏舌肌
舌中隔
下颌舌骨肌裂及血管
舌骨舌肌
下颌下腺
颈内静脉二腹肌淋巴结

下颌舌骨肌裂及血管

舌扁桃体

上 口腔舌下间隙轴位增强后 CT 由上至下 3 幅图像的第 1 幅，最上层图像显示舌下间隙的内侧缘是颏舌肌，舌骨舌肌伸入舌下间隙后部。**中** 较下部层面可见下颌舌骨肌的大部分形成舌下间隙的外下缘。注意患者左侧下颌下腺包裹下颌舌骨肌的后缘，下颌下腺的深部位于舌下间隙的后方。**下** 在下方，舌下间隙变小，舌骨舌肌占据了此间隙的大部分，双侧下颌舌骨肌均显示小裂隙和血管

轴位脂肪抑制后 T₂WI

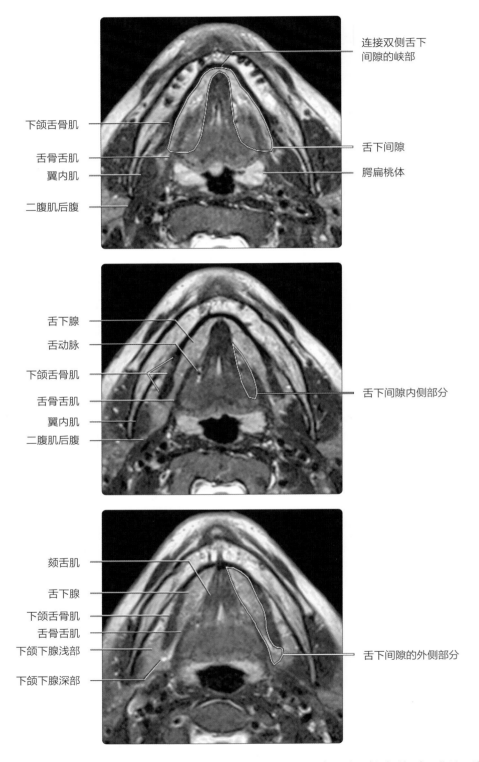

连接双侧舌下间隙的峡部

下颌舌骨肌

舌骨舌肌
翼内肌

二腹肌后腹

舌下间隙

腭扁桃体

舌下腺
舌动脉

下颌舌骨肌

舌骨舌肌
翼内肌
二腹肌后腹

舌下间隙内侧部分

颏舌肌

舌下腺

下颌舌骨肌

舌骨舌肌

下颌下腺浅部

下颌下腺深部

舌下间隙的外侧部分

上 口腔轴位脂肪抑制后 T₂WI 由上至下 3 幅图像中的第 1 幅，在最上方层面，勾画出双侧舌下间隙，凸显口腔前方舌系带下方的连接双侧舌下间隙的峡部。**中** 稍下方层面，勾画出患者左侧舌下间隙的内侧部分——舌骨舌肌内侧的舌下间隙，包含舌动脉、静脉以及舌咽神经（CNIX）。**下** 继续往下的层面，可见下颌下腺深部突入舌下间隙的后缘。图中勾画出舌下间隙外侧部分——舌骨舌肌外侧的舌下间隙，内含舌下腺、舌神经、舌下神经和下颌下腺导管

冠状面 T₁WI

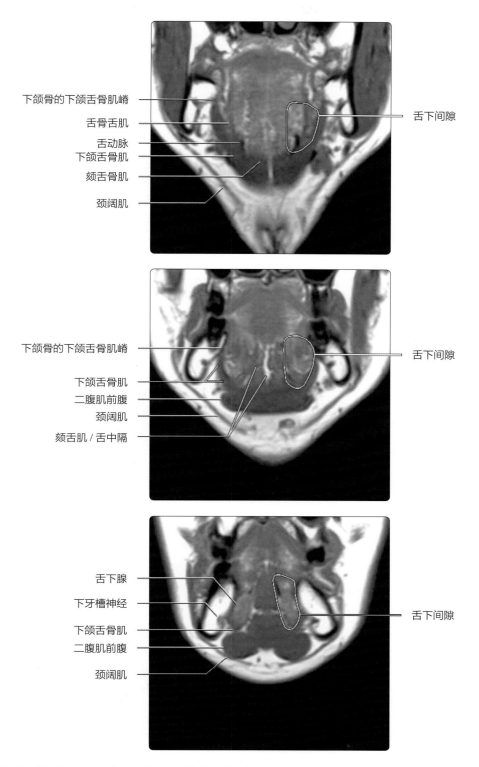

下颌骨的下颌舌骨肌嵴
舌骨舌肌
舌动脉
下颌舌骨肌
颏舌骨肌
颈阔肌

舌下间隙

下颌骨的下颌舌骨肌嵴
下颌舌骨肌
二腹肌前腹
颈阔肌
颏舌肌 / 舌中隔

舌下间隙

舌下腺
下牙槽神经
下颌舌骨肌
二腹肌前腹
颈阔肌

舌下间隙

上 正常口腔 / 舌下间隙冠状面 T₁WI 由后至前 3 幅图像中的第 1 幅，在最后面的图像中，下颌舌骨肌吊带悬吊在双侧下颌骨内侧皮质的下颌舌骨肌嵴。舌下间隙位于下颌舌骨肌的内上方以及颏舌肌和颏舌骨肌的外侧。 中 稍前的口腔层面，在患者的左侧勾画出了舌下间隙的真实大小，尽管可见低信号舌动脉，但其余正常的舌下间隙结构与纤维脂肪间隙混在一起。 下 在口腔底部的最前部，二腹肌前腹是下颌下间隙内的主要内容物。舌下腺主要分布在舌下间隙的前部，是该间隙的主要内容

下颌下间隙
Submandibular Space

李 铮 于文玲 **译** 鲜军舫 **校**

一、术语

（一）缩略语
- 下颌下间隙（submaxillary space，SMS）

（二）同义词
- 外科医生使用"下颌下间隙"

（三）定义
- 位于下颌舌骨肌外下方有筋膜覆盖的间隙，内含下颌下腺（SMG）、淋巴结和二腹肌前腹

二、影像解剖

（一）概述
- 下颌下间隙是口腔内 4 个主要区域之一，用于进行基于病变位置的鉴别诊断
  - 其他 3 个区域包括口腔黏膜间隙 / 面、舌下间隙和舌底

（二）范围
- 下颌下间隙为舌骨上方的浅表间隙，位于颈阔肌深处和下颌舌骨肌吊带前面

（三）解剖关系
- 下颌舌骨肌外下方
- 颈阔肌深部
- 舌骨上方
- 在下方舌骨和上方下颌舌骨肌吊带之间的垂直马蹄形间隙
- 其后部在下颌舌骨肌后缘处与舌下间隙和咽旁间隙下部沟通
- 向下进入舌骨下颈部，延续为颈前间隙

（四）包含内容
- 下颌下腺
  - 浅部较大，位于下颌下间隙内
    - 颈深筋膜浅层形成下颌下腺被膜
    - 与面静脉和面神经颈支（下颌缘支）交叉
  - 深部较小，通常被称为深部"突起"
    - 深部突起是腺体的舌状延伸
    - 包绕下颌舌骨肌后缘
    - 伸入舌下间隙后部
    - 下颌下腺导管（Wharton 导管）从深部突起伸入舌下间隙
  - 下颌下腺神经支配：舌下间隙的下颌下神经节的分支
    - 副交感分泌运动神经来自鼓索神经（面神经分支）
      - 经舌神经（CN V$_3$）
- 颏下（ⅠA 区）和下颌下（ⅠB 区）淋巴结组
  - 接受面前部区域的淋巴引流，包括口腔、鼻腔和鼻窦及眼眶区域前部。
- 面静脉和动脉从下颌下间隙通过
- 下颌下间隙中的面静脉在下颌下腺外侧走行，与下颌后静脉的前支（沿着下颌下腺的后部走行）会合，形成面总静脉，然后汇入略低水平的颈内静脉
- 舌下神经下环在前部环前走行通过下颌下间隙，然后向上进入舌肌
- 二腹肌前腹
- 腮腺尾部可"下垂"至下颌下间隙后部

（五）筋膜
- 下颌下间隙被覆颈深筋膜浅层
  - 下颌舌骨肌的表面由颈深筋膜浅层覆盖
  - 颈阔肌深面被覆颈深筋膜浅层
- 无中线筋膜将双侧下颌下间隙分开
  - 因此，病变在下颌下间隙内很容易从一侧蔓延至另一侧，没有阻隔

三、解剖成像要点

（一）关注要点
- 当下颌下间隙中有肿物时，主要临床 / 影像学问题：病变起源于淋巴结还是下颌下腺
  - 肿物和下颌下腺之间存在脂肪间隙时，提示病变起源于淋巴结
    - 如果面静脉将病变与下颌下腺分开，则病变来源于淋巴结
  - 病变边缘围绕的下颌下腺组织呈"鸟嘴"状，表明病变起源于下颌下腺
- 下颌下间隙病变鉴别诊断列表中主要有哪些病变
  - 先天性：表皮样囊肿和囊性水瘤
  - 炎症：下颌下腺涎腺炎伴导管结石；舌下囊肿；反应性或化脓性淋巴结肿大
  - 良性肿瘤：下颌下腺良性混合瘤和脂肪瘤
  - 恶性肿瘤：涎腺癌；鳞状细胞癌淋巴结转移和非霍奇金淋巴瘤

（二）推荐的影像学检查方法
- 增强后 CT 或脂肪抑制增强后 T$_1$WI 均可
- 也可用超声针吸活检

（三）影像学易犯的错误
- 在口底前部原发性鳞状细胞癌病例中，不要将阻塞、增大的下颌下腺误认为恶性淋巴结

四、临床意义

临床重要性
- 下颌下间隙大多数病变来自下颌下腺或淋巴结
  - 将病变分为这两类有助于影像学鉴别诊断
  - 由于下颌下腺靠近原发病灶和转移性淋巴结，因此在颈淋巴结清扫术中常被切除
- 记住临床医生可以看并触诊下颌下间隙区域
  - 在影像检查时，患者可能已经行细针穿刺病理学活检
- 因导管结石或肿瘤需要切除下颌下腺的患者，切口应位于下颌角下方≥4cm，以保护在下颌角后下方穿行的面神经下颌缘支
- 临床上，腮腺尾部病变可出现在下颌下间隙的后部

轴位示意图和轴位 T₂WI

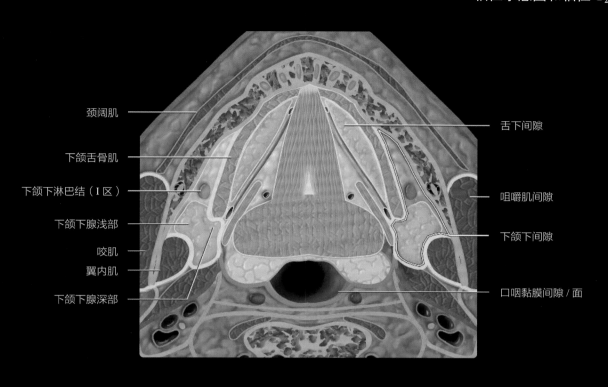

颈阔肌

下颌舌骨肌

下颌下淋巴结（Ⅰ区）

下颌下腺浅部

咬肌

翼内肌

下颌下腺深部

舌下间隙

咀嚼肌间隙

下颌下间隙

口咽黏膜间隙／面

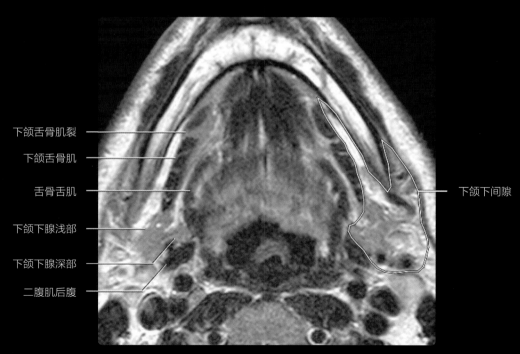

下颌舌骨肌裂

下颌舌骨肌

舌骨舌肌

下颌下腺浅部

下颌下腺深部

二腹肌后腹

下颌下间隙

上 口腔轴位示意图，重点显示用浅蓝色阴影标示出的患者左侧下颌下间隙（SMS）。下颌下间隙位于下颌舌骨肌的外下方，其内主要包括下颌下腺和淋巴结。**下** 轴位 T₂WI 显示勾画出的左侧下颌下间隙的轴位表现，其内主要是下颌下腺和淋巴结。因此，该间隙病变的鉴别诊断包括腺体肿瘤和淋巴结疾病

467

冠状面示意图和冠状面 T₁WI

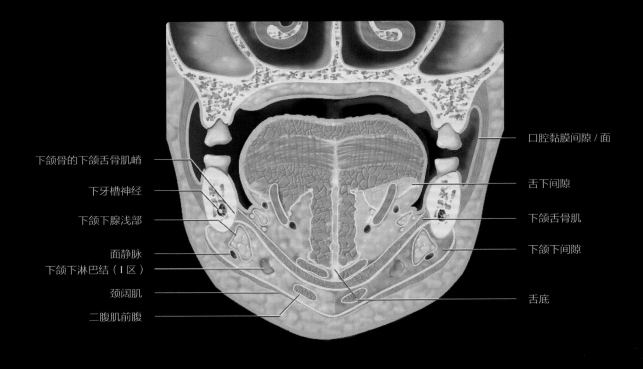

下颌骨的下颌舌骨肌嵴
下牙槽神经
下颌下腺浅部
面静脉
下颌下淋巴结（Ⅰ区）
颈阔肌
二腹肌前腹

口腔黏膜间隙／面
舌下间隙
下颌舌骨肌
下颌下间隙
舌底

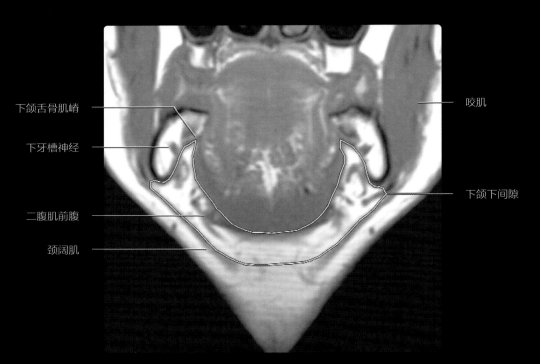

下颌舌骨肌嵴
下牙槽神经
二腹肌前腹
颈阔肌

咬肌
下颌下间隙

上 口腔冠状面示意图，下颌下间隙用浅蓝色阴影标示。位于下颌舌骨肌外下方的呈垂直马蹄形的下颌下间隙为颈深筋膜浅层（黄线）覆盖，其内容物有二腹肌前腹、下颌下淋巴结、下颌下腺和面静脉，颈阔肌构成下颌下间隙的浅缘。**下** 冠状面 T₁WI 显示位于下颌舌骨肌的下方和外下方、颈阔肌深部的呈垂直马蹄形的下颌下间隙从一侧向下延伸到另一侧，双侧之间缺乏垂直筋膜或分隔，因此，下颌下间隙的病变易越过中线播散

轴位增强后 CT

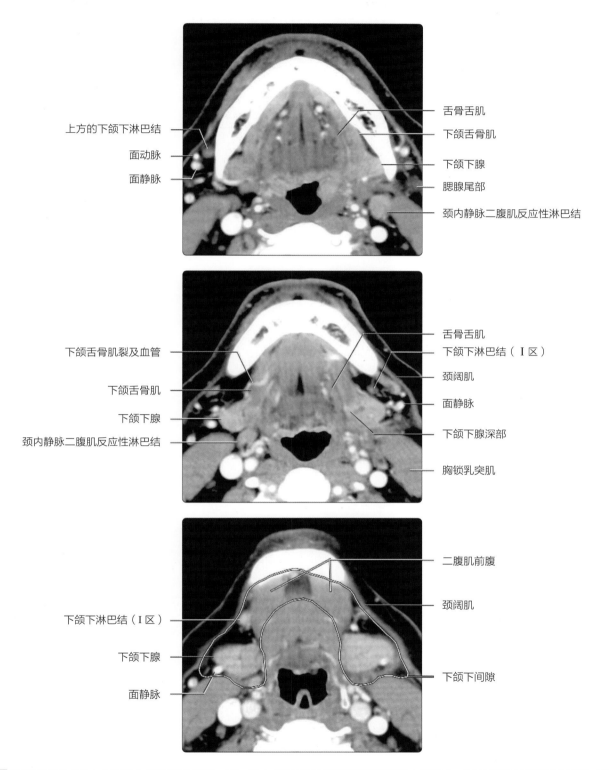

上方的下颌下淋巴结
面动脉
面静脉

舌骨舌肌
下颌舌骨肌
下颌下腺
腮腺尾部
颈内静脉二腹肌反应性淋巴结

下颌舌骨肌裂及血管
下颌舌骨肌
下颌下腺
颈内静脉二腹肌反应性淋巴结

舌骨舌肌
下颌下淋巴结（Ⅰ区）
颈阔肌
面静脉
下颌下腺深部
胸锁乳突肌

下颌下淋巴结（Ⅰ区）
下颌下腺
面静脉

二腹肌前腹
颈阔肌
下颌下间隙

（上）轴位增强后 CT 由上至下 3 幅图像中的第一幅，最上方层面显示下颌下间隙的最上面部分，可见患者左侧腮腺尾部凸入到下颌下间隙的后部。（中）下方层面显示下颌下间隙变大，内含下颌下腺、淋巴结和面静脉，患者左侧下颌下腺深部延伸至舌下间隙的后缘。（下）下颌下间隙下部轴位增强后 CT 图像，勾画出了这些间隙的完整范围，注意下颌下腺下部变得有多大，还可见二腹肌前腹填充下颌下间隙的前内侧部

轴位 T₂WI

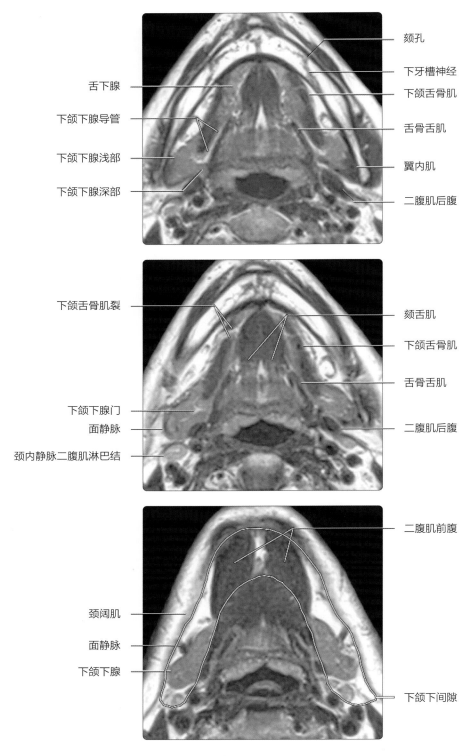

上 口腔轴位 T₂WI 由上至下 3 幅图像中的第 1 幅。最上方层面，下颌下间隙上部显示清晰，内含脂肪和下颌下腺上部，可见双侧高信号的下颌下腺导管进入舌下间隙后部。中 下方层面，双侧下颌下间隙可见更多的脂肪包绕下颌下腺，双侧下颌下腺包绕下颌舌骨肌的后缘。记住进入每侧舌的神经血管蒂紧邻舌骨舌肌。下 下颌下间隙下部，勾画出了双侧下颌下间隙的完整范围，可见二腹肌前腹填充下颌下间隙前内侧部，记住双侧下颌下间隙之间没有中线筋膜，因此，疾病可越过中线从一侧蔓延至另一侧

冠状面 T₁WI

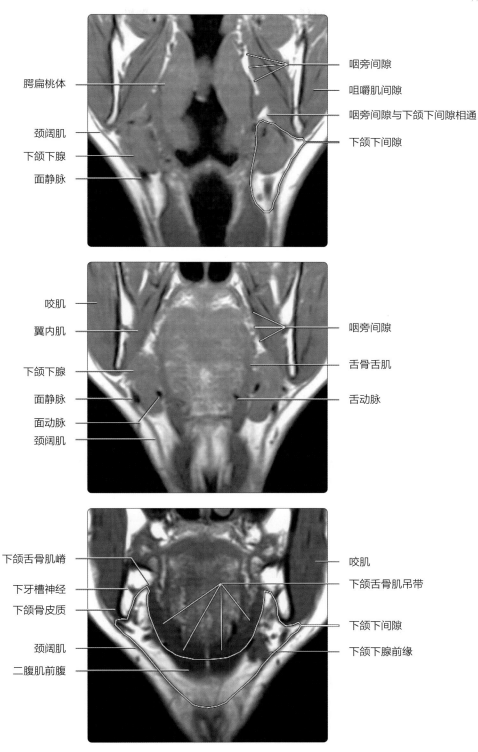

上图标注：
腭扁桃体
颈阔肌
下颌下腺
面静脉

咽旁间隙
咀嚼肌间隙
咽旁间隙与下颌下间隙相通
下颌下间隙

中图标注：
咬肌
翼内肌
下颌下腺
面静脉
面动脉
颈阔肌

咽旁间隙
舌骨舌肌
舌动脉

下图标注：
下颌舌骨肌嵴
下牙槽神经
下颌骨皮质
颈阔肌
二腹肌前腹

咬肌
下颌舌骨肌吊带
下颌下间隙
下颌下腺前缘

上 冠状面 T₁WI 由后至前 3 幅图像中的第 1 幅，最后层面图像显示勾画出的患者左侧下颌下间隙，可见咽旁间隙向下与下颌下间隙后部相通。**中** 稍前方层面，咽旁间隙和下颌下间隙之间的连接仍然可见，可见面静脉沿下颌下腺外下缘迂曲走行。记住如果在肿物和腺体之间看到面静脉，肿物很可能是起源于淋巴结。**下** 口腔中部图像，清楚显示了下颌下间隙从一侧到另一侧的完整范围，勾画出了颈深筋膜浅层的位置。下颌舌骨肌吊带形成下颌下间隙的内上侧边界。颈阔肌是下颌下间隙的浅表边界

颊间隙
Buccal Space

李　铮　于文玲　译　鲜军舫　校

一、术语

（一）缩略语

- 颊间隙（BS）

（二）定义

- 面深部的小解剖间隙，位于内侧颊肌、外侧颧大肌和颧小肌与后部咀嚼肌间隙之间。内含颊脂垫、腮腺导管远端、面动脉和面静脉

二、影像解剖学

（一）概述

- 在解剖学和放射学文献中，与颈部其他间隙相比，颊间隙受到的关注较少
- 颊间隙位于口腔、浅表肌腱膜系统（SMAS）和咀嚼肌间隙之间
- 含有脂肪组织，明显的颊脂垫在 CT 和 MRI 上容易显示

（二）范围

- 内侧界为颊肌，但颊间隙内不包括颊肌
  - 颊间隙内不包括颊黏膜（口腔黏膜间隙的一部分）或小唾液腺
  - 颊间隙通过颊肌和黏膜下脂肪层与颊黏膜分开
  - 颊部附着处：上方为上颌骨牙槽嵴，下方为下颌骨牙槽嵴，后方为翼突下颌缝，前方为口轮匝肌
- 外侧界为面颊上的几块面部表情肌及其被覆筋膜（浅表肌腱膜系统），包括颧大肌、颧小肌以及笑肌
- 前界为口轮匝肌及颧肌的腹侧附着处
- 后界外侧部为腮腺，内侧部为咀嚼肌间隙前缘

（三）包含内容

- 颊脂垫
  - 一种特殊的脂肪组织，由称为肌性联合的特殊类型脂肪组织组成，可有助于邻近肌肉运动
  - 4 个脂肪组织突起从主颊脂垫向外延伸
    - 后外侧：沿腮腺导管延伸至腮腺
      - 外侧以颈深筋膜浅层和面部肌肉为界，内侧以腮腺咬肌筋膜为界
    - 后内侧：位于外侧下颌骨和内侧上颌骨之间
      - 与窦后脂肪间隙相延续
      - 在后内侧突起和咀嚼肌间隙之间的沟通较常见
    - 前方：位于腮腺导管远端腹侧，在内侧颊肌和外侧面部表情肌之间
    - 颞侧：向上延伸并分为颞肌浅部和颞肌深部
      - 浅部较薄，位于颞肌和被覆的浅筋膜之间

- 深部在眶外侧壁后方通过并延伸至蝶骨大翼
- 腮腺导管远端
  - 导管可将颊间隙分为前和后两部分
  - 导管向内侧走行，穿过颊脂垫，到达位于口腔内的终点
  - 腮腺导管从腮腺前方和咬肌外侧通过，然后沿咬肌腹侧面转向内侧
- 小唾液腺组织
  - 见于整个上呼吸道和消化道的微小的黏膜下结构
  - 主要集中在舌根和硬腭
  - 偶尔出现在颊间隙中；可发生小涎腺肿瘤，是最常见的原发性颊间隙肿瘤
- 血管
  - 在轴位图像上，面静脉常位于腮腺导管的正前方；最终汇流到颈外系统
  - 面动脉是颈外动脉的分支，通过颊间隙延伸至鼻唇沟区
  - 颊动脉起自咀嚼肌间隙的颌内动脉，延伸至颊间隙，在咬肌内侧缘和颊肌外侧缘之间穿过，与面动脉吻合
- 神经
  - 面神经（Ⅶ）颊支支配颊肌和邻近的面部表情肌
  - 下颌神经（V_3）颊支支配颊间隙和颊黏膜的感觉
- 副腮腺组织
  - 发生率为 20%；常位于腮腺前方和咬肌表面
  - 常见的腮腺病变都可发生，包括炎症和肿瘤
- 淋巴结
  - 1～3 个颊淋巴结沿颊肌外侧边缘分布
  - 颊淋巴结最终汇入下颌下淋巴结

三、解剖成像要点

推荐的影像学检查方法

- 颈部 / 面部的增强后 CT 常为一线影像检查方法
- 包括轴位和冠状面无脂肪抑制 T_1WI 及脂肪抑制增强后 T_1WI 在内的多断面 MRI

颊间隙示意图

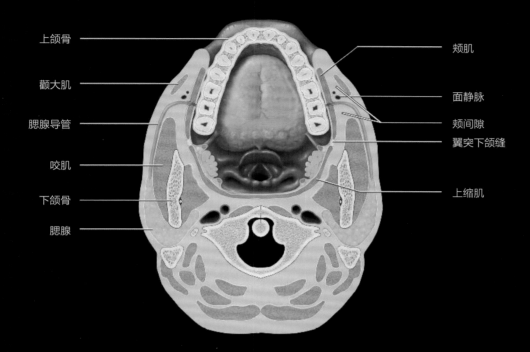

上颌骨

颧大肌

腮腺导管

咬肌

下颌骨

腮腺

颊肌

面静脉

颊间隙

翼突下颌缝

上缩肌

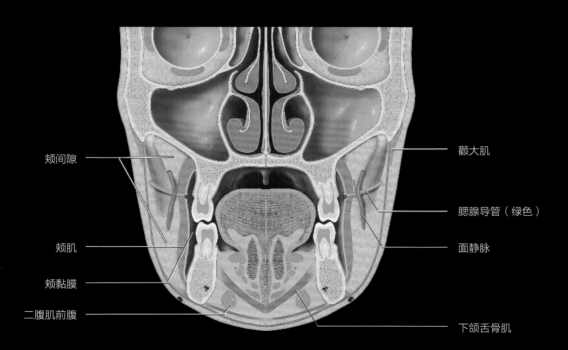

颊间隙

颊肌

颊黏膜

二腹肌前腹

颧大肌

腮腺导管（绿色）

面静脉

下颌舌骨肌

上 上颌骨嵴的轴位示意图，显示腮腺导管绕过咬肌腹侧并穿过颊间隙（BS）脂肪的走行路线。颊肌为颊间隙的内侧缘，颊间隙脂肪向后、向内延伸。面静脉在腮腺导管前面走行。**下** 口腔后部示意图，显示穿过主要由脂肪组成的颊间隙的腮腺导管前缘，面静脉在导管前通过。腮腺导管沿着咬肌的腹侧缘走行，在导管穿过颊肌和颊黏膜的位置，这些结构局部呈幕状

颊间隙解剖：轴位 CT

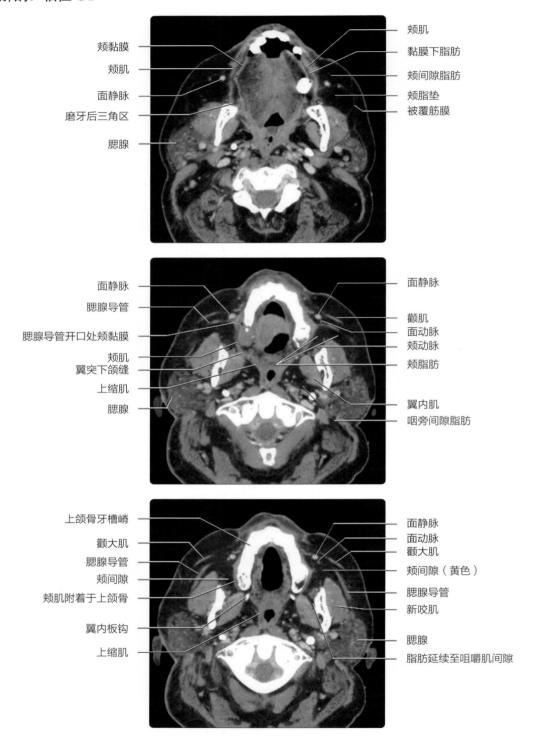

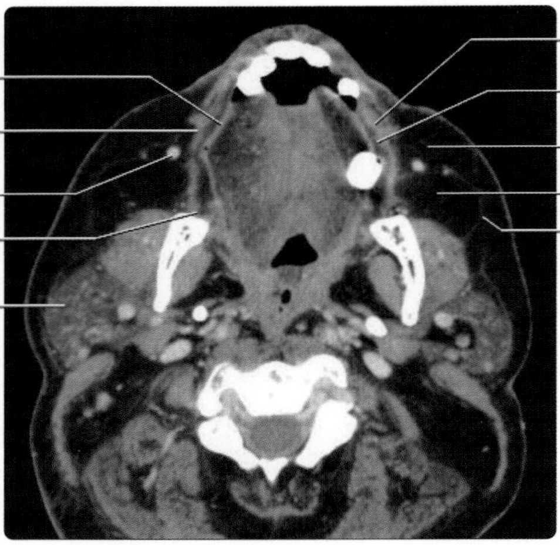
颊黏膜
颊肌
面静脉
磨牙后三角区
腮腺
颊肌
黏膜下脂肪
颊间隙脂肪
颊脂垫
被覆筋膜

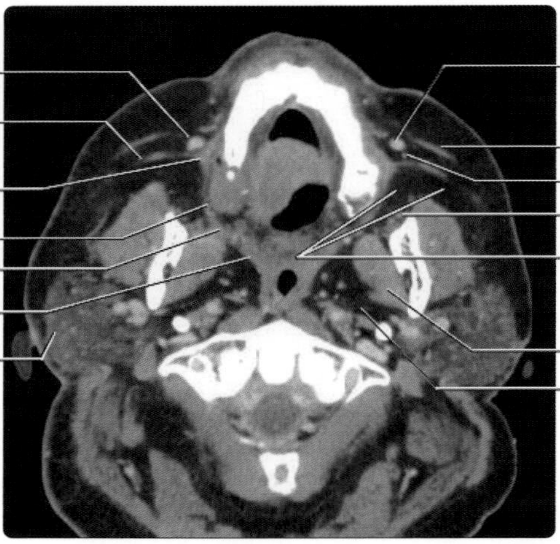
面静脉
腮腺导管
腮腺导管开口处颊黏膜
颊肌
翼突下颌缝
上缩肌
腮腺
面静脉
颧肌
面动脉
颊动脉
颊脂肪
翼内肌
咽旁间隙脂肪

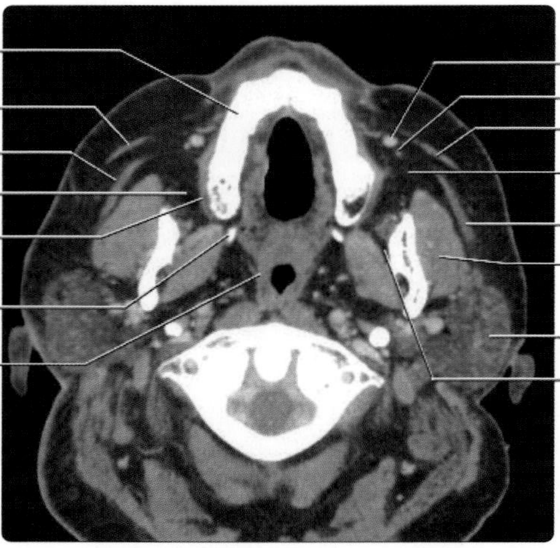
上颌骨牙槽嵴
颧大肌
腮腺导管
颊间隙
颊肌附着于上颌骨
翼内板钩
上缩肌
面静脉
面动脉
颧大肌
颊间隙（黄色）
腮腺导管
新咬肌
腮腺
脂肪延续至咀嚼肌间隙

上 颊间隙下部在轴位增强后 CT 表现为颊肌外侧的主要为脂肪填充的间隙。颊肌内侧是薄的黏膜下脂肪带，将颊肌与口腔黏膜分开。面静脉和动脉从下方进入颊间隙。颊间隙脂肪与皮下脂肪通过菲薄的筋膜带分开，此筋膜带是浅表肌腱膜系统的一部分。**中** 颊间隙中部轴位增强后 CT，显示腮腺导管前部从颊间隙通过并穿过颊肌，将颊间隙分为前部和后部。在此层面，该间隙前界为较薄的颧大肌。面静脉和面动脉位于腮腺导管的腹侧。将颊脂体和皮下脂肪分开的筋膜边界不明显。脂肪向内突至下颌骨和上颌骨之间，并沿咬肌向后外侧延伸。**下** 颊间隙上部轴位增强后 CT 显示腮腺导管近端呈线状软组织密度影，被后外侧突起内的脂肪包绕，后外侧组织延伸至腮腺门。可见菲薄的脂肪带从颊间隙内侧进入咀嚼肌间隙，此处筋膜不完整

颊间隙解剖：冠状面 CT

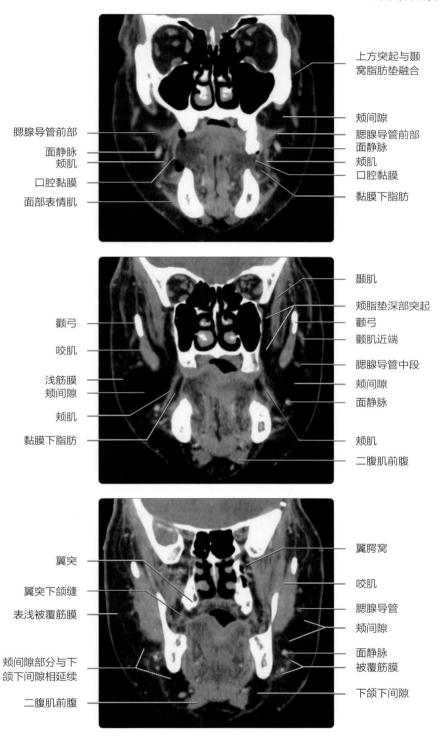

上方突起与颞窝脂肪垫融合

颊间隙

腮腺导管前部

面静脉

颊肌

口腔黏膜

黏膜下脂肪

腮腺导管前部

面静脉

颊肌

口腔黏膜

面部表情肌

颞肌

颊脂垫深部突起

颧弓

颧肌近端

腮腺导管中段

颊间隙

面静脉

颊肌

二腹肌前腹

颧弓

咬肌

浅筋膜

颊间隙

颊肌

黏膜下脂肪

翼腭窝

咬肌

腮腺导管

颊间隙

面静脉

被覆筋膜

下颌下间隙

翼突

翼突下颌缝

表浅被覆筋膜

颊间隙部分与下颌下间隙相延续

二腹肌前腹

上 颊间隙前部的冠状面 CT，可见双侧腮腺导管的腹侧部分从颊间隙脂肪横穿。颊肌和邻近的颊黏膜呈"幕状"，腮腺导管在此处汇入口腔。颊肌通过一层薄的黏膜下脂肪与颊黏膜分开。脂肪的上方突起延伸到颞窝脂肪间隙并与之融合。面静脉从下向上斜穿过脂肪。**中** 口腔中部冠状面增强后 CT 显示双侧丰富的颊脂肪。在咬肌外侧可见腮腺导管的断面。颊脂垫的深部向后、向上延伸，走行于颞肌和上颌窦之间。**下** 口腔后缘冠状面 CT，显示颊肌向后与翼突下颌缝融合，翼突下颌缝是上缩肌和颊肌之间的致密纤维组织带。颊脂肪沿咬肌外侧缘向上延伸

颊间隙解剖：轴位 MRI

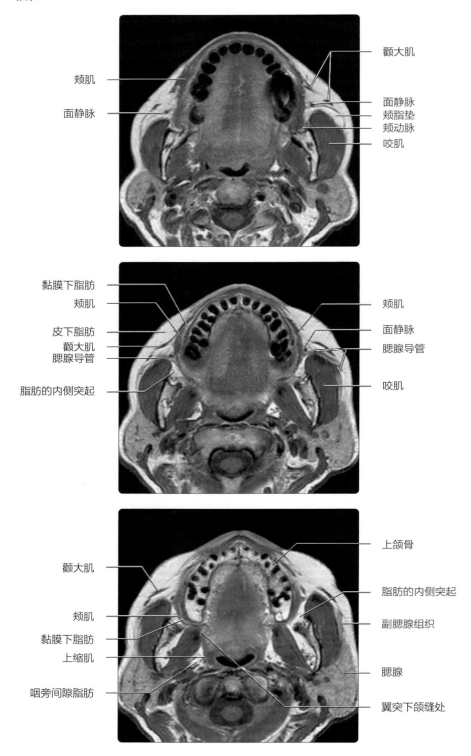

颊肌

面静脉

颧大肌

面静脉
颊脂垫
颊动脉
咬肌

黏膜下脂肪
颊肌
皮下脂肪
颧大肌
腮腺导管
脂肪的内侧突起

颊肌
面静脉
腮腺导管
咬肌

颧大肌
颊肌
黏膜下脂肪
上缩肌
咽旁间隙脂肪

上颌骨
脂肪的内侧突起
副腮腺组织
腮腺
翼突下颌缝处

上 颊间隙下部轴位 T_1WI 可见颊脂垫是脂肪均匀分布的相对局限区域。在此图中，颊间隙呈三角形，包括面静脉前后的脂肪，位于内侧颊肌和表浅的面部表情肌之间。**中** 颊间隙中部层面轴位 T_1WI，腮腺导管从腮腺发出后向前走行，先在咬肌的外侧，后沿着咬肌的前缘走行，穿过颊脂垫，最终穿过颊肌，并在第二上颌磨牙附近的腮腺壶腹处开口于颊黏膜。面静脉在紧邻腮腺导管的前方走行。**下** 颊间隙上部轴位 T_1WI 可见下颌骨和上颌骨之间的脂肪内侧突起，并可见薄的脂肪带从颊间隙向内侧走行进入咀嚼肌间隙固有部分，此处筋膜不完整

解剖 - 病理对照：鳞状细胞癌

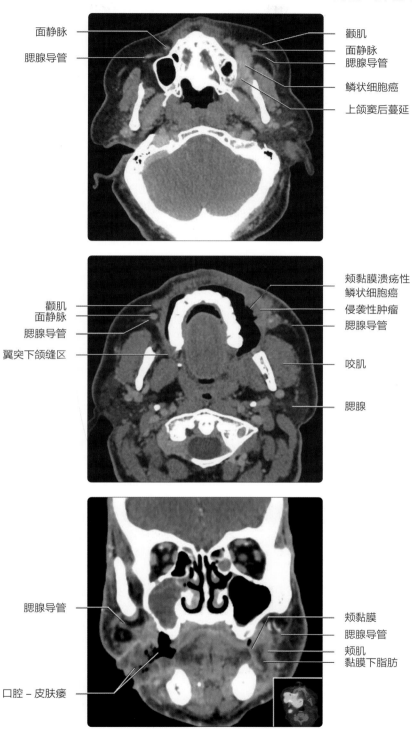

面静脉
腮腺导管

颧肌
面静脉
腮腺导管
鳞状细胞癌
上颌窦后蔓延

颊黏膜溃疡性
鳞状细胞癌
侵袭性肿瘤
腮腺导管
咬肌
腮腺

颧肌
面静脉
腮腺导管
翼突下颌缝区

腮腺导管

颊黏膜
腮腺导管
颊肌
黏膜下脂肪

口腔 – 皮肤瘘

上 颊间隙轴位增强后 CT，显示左侧颊间隙内密度均匀的肿物，为起源于颊黏膜和颊龈沟的鳞状细胞癌，通过黏膜和颊间隙侵入颊间隙。肿物导致腮腺导管移位，但腮腺导管没有明显增粗。**中** 颊间隙轴位增强后 CT，采用"颊部鼓起来"技术扫描，口腔外侧隐窝含气增加（即口腔和颊部含气），可见起源于颊黏膜（口腔黏膜的一部分）的溃疡性病变，向外侵入颊肌和颊间隙。面静脉和腮腺导管交界处附近可见结节状组织。尽管腮腺导管可能存在阻塞，但导管大小仍然正常。**下** 较大的不可切除鳞癌并从右侧扁桃体延伸至颊间隙患者的放化疗后冠状面增强后 CT，显示肿瘤发生明显的坏死，可见一经颊间隙的巨大口腔皮肤瘘。治疗前 PET 图像见插图

舌
Tongue

李　铮　于文玲　译　鲜军舫　校

一、术语

定义

- 口内舌：舌前 2/3，不包括舌根部；覆盖口内舌的黏膜是口腔黏膜间隙 / 面（OMS）一部分
  - 在影像上，包括舌扁桃体之前舌的可自由移动部分
- 舌底（ROT，译者注：按照解剖部分，应翻译为舌底，舌根应指舌后 1/3，见下文"舌根"和"包含内容"部分）：口内舌与前部口底和下颌骨连接处的下表面
  - 在影像上，包括舌中隔、颏舌肌下部和颏舌骨肌
- 口底（FOM）：覆盖于下颌舌骨肌和舌骨舌肌上的新月形黏膜区，从下牙槽嵴内侧延伸至口内舌前部的下表面
  - 请注意，一些作者曾使用"口底"一词来指代下颌舌骨肌吊带
- 舌根：舌后部 1/3（口咽部分）
  - 在影像上，包括舌扁桃体

二、影像解剖学

（一）解剖关系

- 舌下间隙（SLS）
  - 无筋膜覆盖的潜在间隙，内含舌神经、CN Ⅸ、CN Ⅻ、舌动脉和静脉、舌下腺和导管、下颌下腺深部、下颌下腺导管和舌骨舌肌前部
  - 舌下间隙位于口底黏膜下方、下颌舌骨肌内上方；舌外肌（颏舌肌 – 颏舌骨肌）外侧
  - 在前部系带下方与对侧舌下间隙相通
  - 后界部分由扁桃体前柱进入舌的附着处形成
  - 向后与下颌下间隙后上部和咽旁间隙下部相通
- 舌底
  - 舌底下方止于下颌舌骨肌吊带
  - 上方止于舌内肌
  - 前方止于下颌联合

（二）包含内容

- 口内舌由 4 个解剖区域组成：舌尖、侧缘、舌背和下表面（非绒毛面）
- 舌外肌：运动舌体，改变形状
  - 颏舌肌：较大的扇形肌肉，矢状面上平行于正中平面
  - 起源于颏结节上部和下颌骨颏联合的内表面；附着处为舌下表面的全长
  - 伸舌肌（保障安全的肌肉；防止瘫痪的舌头向后落到

口咽气道）；神经：CN Ⅻ
  - 舌骨舌肌：较薄的四边形肌肉；"从口底后下部伸入到舌下间隙后部的臂"
  - 起自舌骨体和舌骨大角；垂直向上附着在舌侧
  - 下压舌；神经：CN Ⅻ
  - 茎突舌肌：起自茎突和茎突下颌韧带；在颈内动脉和颈外动脉之间向前下方走行，附着在舌侧，与舌骨舌肌会合
  - 向上和向后收缩舌；神经：CN Ⅻ
  - 腭舌肌：起自腭腱膜下表面；附着在舌侧和舌背
  - 形成腭舌弓（扁桃体前柱）；神经：CN Ⅹ 咽丛支
- 舌内肌：在吞咽和说话时改变舌的形状；CN Ⅻ 支配的复杂交织纤维束
  - 上纵肌：起自于靠近会厌的正中纤维隔；附着在舌缘；上抬舌尖和两侧，缩短舌并使舌背凹陷
  - 下纵肌：起自舌底，附着在舌尖，位于颏舌肌和舌骨肌之间；下压舌尖和两侧，缩短舌并使舌背凸出
  - 横向肌：起自纤维性舌中隔；横向走行，附着在舌侧缘黏膜下纤维组织；将舌变窄和伸长（伸舌）
  - 垂直肌：起自舌背黏膜下纤维层；附着在其下表面边缘，位于舌前部边缘；将舌头变宽变平
- 舌的神经支配
  - 感觉神经（触觉、痛觉、温度觉和味觉）：前 2/3：舌神经（味觉纤维来自 CN Ⅶ 的鼓索支）；后 1/3：CN Ⅸ
  - 舌下神经（CN Ⅻ）：从鼻咽水平的颈血管间隙发出；接收来自第一颈神经和第二颈神经的纤维；神经环向下达舌骨水平；向前上走行进入舌骨舌肌外侧的舌下间隙后部；在颏舌肌外表面的舌下间隙中走行；支配舌外肌和舌内肌
- 舌的血管
  - 舌动脉：颈外动脉的第 2 个分支
    - 在舌下间隙中分为舌下分支和舌深分支
  - 舌静脉：与舌动脉平行；汇入颈内静脉或面静脉
- 舌的淋巴
  - 舌尖向两侧引流至颏下淋巴结；其余外侧舌的前 2/3 分别引流至同侧的下颌下淋巴结，此处的中央淋巴管向双侧引流至颈深或下颌下淋巴结；舌后部引流至颈上深淋巴结，包括颈内静脉二腹肌淋巴结（Ⅱ 区），最后全部引流至称为舌淋巴结的颈内静脉 – 肩胛舌骨肌淋巴结（Ⅲ 区）

舌轴位示意图

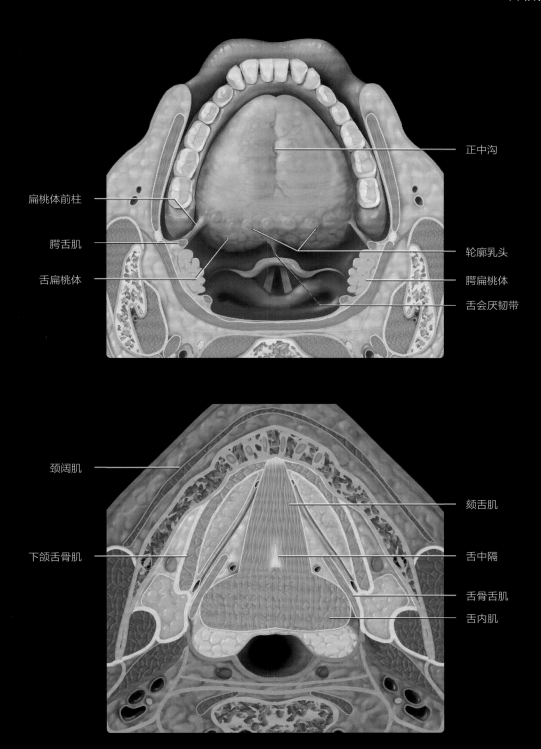

正中沟

扁桃体前柱

腭舌肌

舌扁桃体

轮廓乳头

腭扁桃体

舌会厌韧带

颈阔肌

下颌舌骨肌

颏舌肌

舌中隔

舌骨舌肌

舌内肌

上 口内舌表面的轴位示意图显示口内舌位于口咽舌扁桃体的前面，轮廓乳头线是其前方口腔黏膜的后界。**下** 口内舌深部的轴位示意图，可见形成中线舌中隔边界的双侧较大的颏舌肌，颏舌肌上行与复杂的舌内肌交织在一起。舌骨舌肌也从下方的舌骨上行到舌下间隙后部

冠状面和矢状面示意图

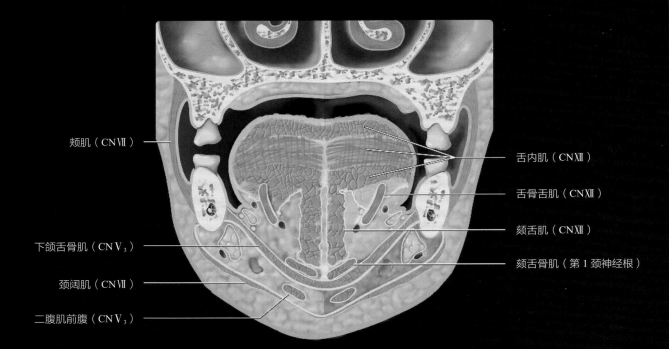

颊肌（CN Ⅶ）

舌内肌（CN Ⅻ）

舌骨舌肌（CN Ⅻ）

颏舌肌（CN Ⅻ）

下颌舌骨肌（CN V₃）

颏舌骨肌（第1颈神经根）

颈阔肌（CN Ⅶ）

二腹肌前腹（CN V₃）

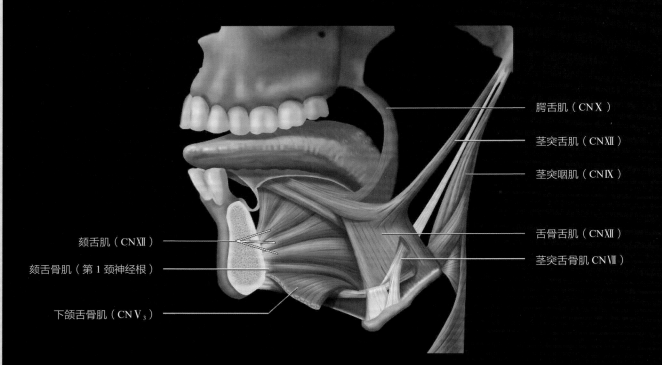

腭舌肌（CN X）

茎突舌肌（CN Ⅻ）

茎突咽肌（CN Ⅸ）

颏舌肌（CN Ⅻ）

舌骨舌肌（CN Ⅻ）

颏舌骨肌（第1颈神经根）

茎突舌骨肌 CN Ⅶ）

下颌舌骨肌（CN V₃）

上 口腔冠状面示意图，重点标注了所有的主要肌肉及其神经支配（在括号内标注）。注意，除腭舌肌外，所有舌内肌和舌外肌（颏舌肌、舌骨舌肌、茎突舌肌、腭舌肌）均受 CN Ⅻ 支配。颊肌和颈阔肌都是面部表情肌，由 CN Ⅶ 神经支配。**下** 矢状面示意图显示了舌区的肌肉，每块肌肉的神经支配都用括号标出。注意扇形颏舌肌，是口内舌外肌的主要成分。舌骨舌肌从舌骨向上突出，就像两条大臂一样，伸入口内舌后部的舌下间隙。颏舌骨肌不属于舌外肌，而是舌骨上颈部的肌肉，由 CN Ⅻ 分支及第1颈神经根支配

矢状面及冠状面 T₁WI

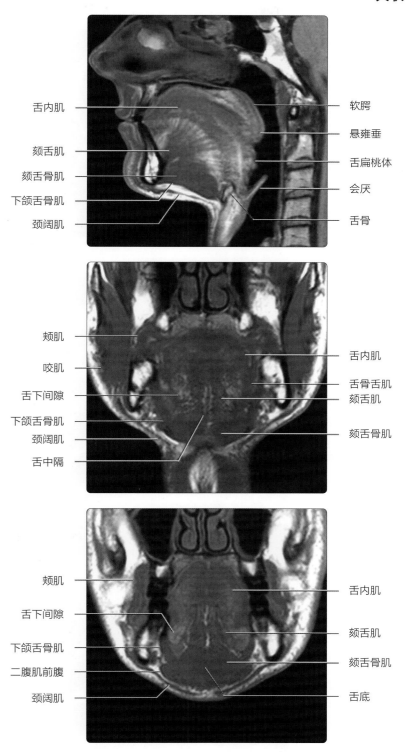

舌内肌   软腭

颏舌肌   悬雍垂

颏舌骨肌   舌扁桃体

下颌舌骨肌   会厌

颈阔肌   舌骨

颊肌   舌内肌

咬肌   舌骨舌肌

舌下间隙   颏舌肌

下颌舌骨肌   颏舌骨肌

颈阔肌

舌中隔

颊肌   舌内肌

舌下间隙   颏舌肌

下颌舌骨肌   颏舌骨肌

二腹肌前腹

颈阔肌   舌底

上 矢状面 T₁WI，可见颏舌肌的完整范围，从下颌骨后下方的附着处向上呈扇形延伸，影像上很难区分下颌舌骨肌、颏舌骨肌和颏舌肌下部。**中** 偏后的冠状面 T₁WI 显示下颌舌骨肌内上方的口内舌。同样，3 块在一起的肌肉（下颌舌骨肌、颏舌骨肌和颏舌肌）很难区分。记住舌下间隙位于颏舌肌的外侧、下颌舌骨肌的内上侧（译者注：原文误写为外上侧）。**下** 偏前的冠状面 T₁WI，从下到上可识别出 4 块肌肉，即二腹肌前腹、下颌舌骨肌、颏舌骨肌和颏舌肌，也可见舌底区

轴位 T₂WI（一）

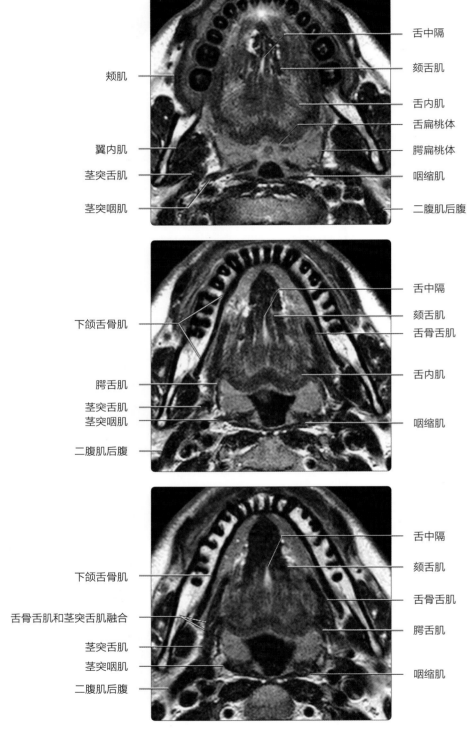

颊肌

翼内肌

茎突舌肌

茎突咽肌

舌中隔

颏舌肌

舌内肌

舌扁桃体

腭扁桃体

咽缩肌

二腹肌后腹

下颌舌骨肌

腭舌肌

茎突舌肌

茎突咽肌

二腹肌后腹

舌中隔

颏舌肌

舌骨舌肌

舌内肌

咽缩肌

下颌舌骨肌

舌骨舌肌和茎突舌肌融合

茎突舌肌

茎突咽肌

二腹肌后腹

舌中隔

颏舌肌

舌骨舌肌

腭舌肌

咽缩肌

上 口腔舌由上至下6幅轴位 T₂WI 图像的第1幅。最上方层面的 MRI，可见口腔舌上部。舌内肌，尤其是横向肌群，显示清楚，并可见颏舌肌顶部。茎突舌肌位于翼内肌内侧。茎突咽肌与咽缩肌融合。**中** 稍下方层面的 MRI，可见舌骨舌肌上缘上升到舌下间隙后部。此处颏舌肌易于在纤维脂肪舌中隔两侧显示。**下** 在此 MRI 图中，可见茎突舌肌与舌骨舌肌融合（标记于患者右侧）。沿腭扁桃体的前缘可见腭舌肌

轴位 T₂WI（二）

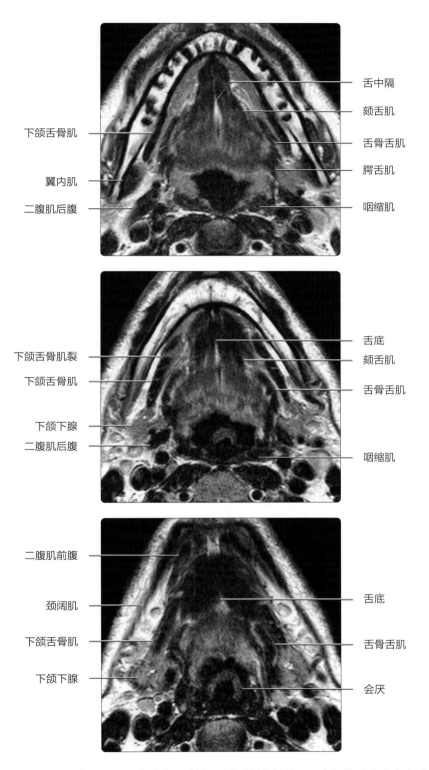

舌中隔

颏舌肌

下颌舌骨肌

舌骨舌肌

翼内肌

腭舌肌

二腹肌后腹

咽缩肌

下颌舌骨肌裂

舌底

颏舌肌

下颌舌骨肌

舌骨舌肌

下颌下腺

二腹肌后腹

咽缩肌

二腹肌前腹

颈阔肌

舌底

下颌舌骨肌

舌骨舌肌

下颌下腺

会厌

上 在下颌牙根水平，可见患者右侧二腹肌后腹走行于翼内肌最下方的深处，二腹肌的后腹比茎突舌肌粗大，位置更靠下。**中** MRI 显示下颌舌骨肌离开下颌骨的下颌舌骨嵴。可见患者右侧明显的下颌舌骨肌裂。舌底区已标注。**下** 最下方的 MRI 显示颏舌肌前下部与颏舌骨肌汇聚形成舌底区。舌骨舌肌的起始部也从舌骨离开向上走行。在咽气道内可见会厌游离缘

磨牙后三角
Retromolar Trigone

李 铮 于文玲 译 鲜军舫 校

一、术语

(一)缩略语

- 磨牙后三角(retromolar trigone,RMT)

(二)定义

- 磨牙后三角:口腔的小三角形亚区,由下颌最后一颗磨牙后面的黏膜组成,覆盖下颌骨升支下部的前表面,并向上延伸至上颌结节
- 翼突下颌缝(pterygomandibular raphe,PMR):在下颌骨的下颌舌骨肌嵴后缘和翼突内侧板钩之间延伸的厚筋膜带
  - 筋膜带为颊肌后缘和上缩肌前缘之间的变紧密的颈深筋膜中层增厚

二、影像解剖学

(一)概述

- 翼突下颌缝位于磨牙后三角黏膜下方的后面
- 如果磨牙后三角为鳞状细胞癌(SCCa)累及,翼突下颌缝会早期受累
- 翼突下颌缝为鳞状细胞癌提供了向下和向上的扩散路径

(二)范围

- 磨牙后三角的范围
  - 上部尖端(三角的尖部)与最后一颗上磨牙后面的上颌结节相延续
  - 黏膜三角的底部是下颌最后一颗磨牙的后缘
  - 外侧以龈颊沟为界,内侧以扁桃体前柱为界

(三)解剖关系

- 在连续几幅轴位CT图像中可见磨牙后三角,其上界为上颌结节/第三磨牙,下界为下颌第三磨牙
  - 斜位CT重建图像有助于评估磨牙后三角的整个上下范围
- 翼突下颌缝可位于颊肌(后缘)和上缩肌(前缘)之间的会合线上
  - 翼突下颌缝代表后部口咽和前部口腔的会合处

(四)包含内容

- 翼突下颌缝:由局部增厚的颈深筋膜中层组成
  - 颈深筋膜中层沿颊肌浅缘和上缩肌深缘及外侧缘走行

三、解剖成像要点

(一)关注要点

- 磨牙后三角鳞状细胞癌可沿多个方向扩散
  - 鳞状细胞癌向后扩散
    - 向后外侧扩散至颊脂垫和咀嚼肌间隙,很少发生CN V_3 周围扩散
    - 向后内侧扩散至舌
    - 向后扩散至扁桃体前柱/口咽
  - 鳞状细胞癌向前扩散
    - 沿牙槽嵴向前外侧至颊肌和面颊部
  - 鳞状细胞癌向下扩散
    - 如果直接进入下颌骨,可沿下牙槽神经通过神经周围扩散方式向前扩散
    - 如果沿翼突下颌缝向下扩散,到达下颌骨的下颌舌骨肌线后部,然后到达下颌舌骨肌的后缘
  - 鳞状细胞癌向上扩散
    - 沿翼突下颌缝向上扩散至翼突内板钩的下缘;在磨牙后三角顶的上颌结节可能受累

(二)推荐的影像学检查方法

- 由于黏膜表面互相接触,微小的磨牙后三角病变可能会被遗漏
  - 相邻脂肪平面的缺失是CT和MRI的诊断线索
- 口中含气鼓胀脸颊有助于在CT扫描中发现小而模糊的病变
- 增强后CT可提供软组织和骨质的信息
  - 可能受牙科银汞合金伪影的影响较明显
  - 骨窗对显示下颌骨骨质侵犯或翼板继发受累至关重要
- 大多数情况下,MRI受牙科银汞合金伪影的影响较小
  - 用于侵袭性磨牙后三角鳞状细胞癌
  - 轴位 T_2WI 和脂肪抑制增强后 T_1WI 对评估上方的翼突下颌缝最佳

(三)影像学易犯的错误

- 增强后CT上的牙科银汞合金伪影可能会影响磨牙后三角鳞状细胞癌原发肿瘤以及沿翼突下颌缝向上扩散的显示
  - CT观察要点
    - 如果已知存在原发性磨牙后三角鳞状细胞癌,务必检查翼突下颌缝上方(翼板下缘)区域的口腔CT上的银汞合金伪影,寻找肿瘤扩散的证据

四、临床意义

临床重要性

- 大多数磨牙后三角肿瘤是鳞状细胞癌;有时为小涎腺肿瘤
- 磨牙后三角鳞状细胞癌可沿着翼突下颌缝扩散
  - 沿着翼突下颌缝向上扩散可将肿瘤带到翼板外下部-咀嚼肌间隙前内侧部(尤其是侵犯翼内肌造成牙关紧闭)
    - 在翼板下部水平,可见肿瘤累及颊肌后部和上缩肌前部
    - 肿瘤增大累及上颌窦、颊和咀嚼肌间隙
  - 肿瘤沿着翼突下颌缝向下扩散至下颌舌骨肌后缘
    - 此区域肿瘤增大可累及口腔底部

磨牙后三角示意图

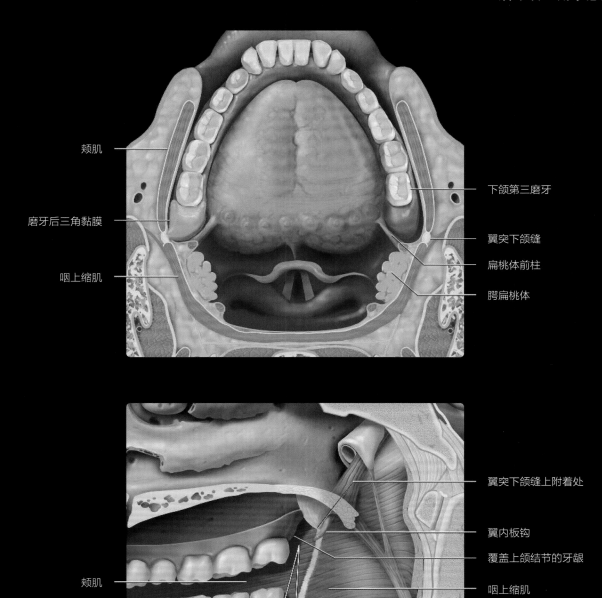

颊肌

磨牙后三角黏膜

咽上缩肌

下颌第三磨牙

翼突下颌缝

扁桃体前柱

腭扁桃体

颊肌

下颌第三磨牙

翼突下颌缝上附着处

翼内板钩

覆盖上颌结节的牙龈

咽上缩肌

磨牙后三角位置

翼突下颌缝下附着处

上 轴位示意图重点显示磨牙后三角（RMT）（左侧蓝色阴影标记）和翼突下颌缝（PMR）。可见磨牙后三角的黏膜表面位于下颌第三磨牙的后方。磨牙后三角与翼突下颌缝（连接颊肌和咽上缩肌的筋膜带）的相邻关系非常重要，因为此处发生的鳞状细胞癌有可沿此筋膜向上扩散的特性。**下** 口腔内面观矢状示意图，显示翼突下颌缝的完整范围，可见翼突下颌缝上方附着于翼内板钩，下方附着在下颌骨内侧皮质的下颌舌骨肌嵴后部。翼突下颌缝"连接"颊肌和咽上缩肌。可见磨牙后三角的上方顶点可达上颌结节。上颌结节是上颌骨最后面的部分，其后缘向上弯曲。上颌第三磨牙位于上颌结节的前面

485

轴位 T₂WI

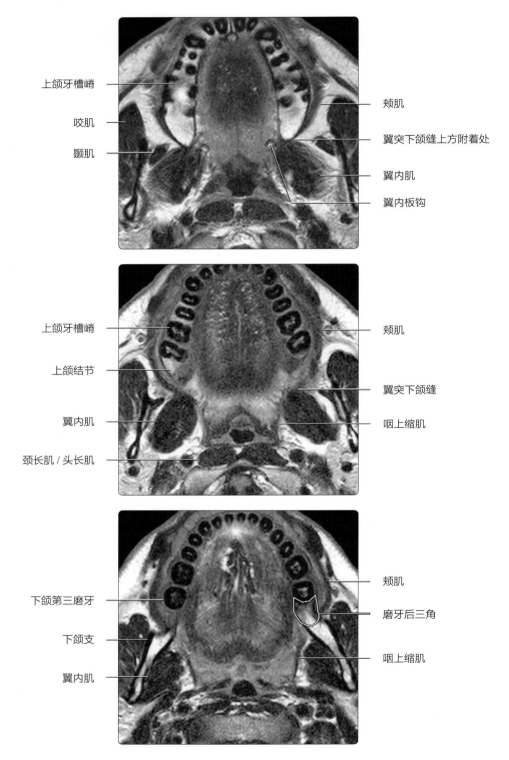

上颌牙槽嵴 —— 颊肌
咬肌 —— 翼突下颌缝上方附着处
颞肌 —— 翼内肌
—— 翼内板钩

上颌牙槽嵴 —— 颊肌
上颌结节
翼内肌 —— 翼突下颌缝
颈长肌 / 头长肌 —— 咽上缩肌

下颌第三磨牙 —— 颊肌
下颌支 —— 磨牙后三角
翼内肌 —— 咽上缩肌

上 轴位 T₂WI 由上至下 3 幅图像中的第 1 幅。显示了翼突下颌缝在翼内板钩的附着点。**中** 在稍下方层面，可见颊肌在翼突下颌缝处与咽上缩肌会合，裂本身很难显示。可见三角形磨牙后三角的上方顶点向上延伸至上颌结节。**下** 在下颌牙槽嵴层面，勾画出磨牙后三角的区域，可见其位于下颌第三磨牙的正后方，颊肌沿其外侧缘走行，而咽上缩肌则接近其内侧缘。紧邻该层面的上方，这两块肌肉在翼突下颌缝处会合。磨牙后三角鳞状细胞癌常沿此裂向上扩散

轴位 T$_1$WI

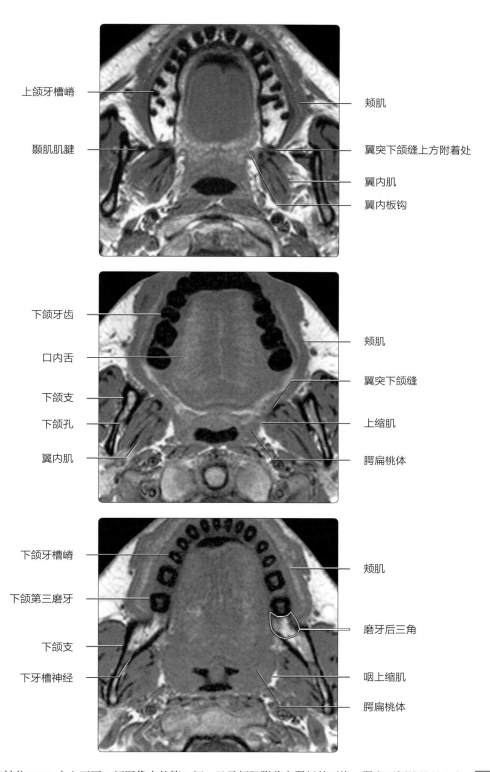

上颌牙槽嵴

颞肌肌腱

颊肌

翼突下颌缝上方附着处

翼内肌

翼内板钩

下颌牙齿

口内舌

下颌支

下颌孔

翼内肌

颊肌

翼突下颌缝

上缩肌

腭扁桃体

下颌牙槽嵴

下颌第三磨牙

下颌支

下牙槽神经

颊肌

磨牙后三角

咽上缩肌

腭扁桃体

上 口咽-口腔轴位 T$_1$WI 由上至下 3 幅图像中的第 1 幅。显示颊肌附着在翼板外下缘、翼突下颌缝的最上方。**中** 在下方下颌牙齿水平，颊肌和上缩肌在翼突下颌缝处会合。T$_1$WI 图像上，上缩肌无法与腭扁桃体区分。**下** 在最下方下颌牙槽嵴水平，勾画出了患者左侧的磨牙后三角区域，可见磨牙后三角位于下颌第三磨牙的正后方。鳞状细胞癌可从这个部位沿翼突下颌缝向上扩散

下颌骨和上颌骨
Mandible and Maxilla

李 铮 于文玲 译 鲜军舫 校

一、术语

（一）缩略语
- 下颌骨（mandible）
- 上颌骨（maxilla）

（二）定义
- 下颌角：下颌支下段与下颌体后部相交处的下颌骨钝角

二、影像解剖

包含内容
- 下颌骨解剖：骨性结构
  - 2个垂直支连接于水平马蹄形的下颌体
  - 每个下颌支有2个向上的突起
    - 髁突：髁突头和颈包含颞下颌关节的关节面
    - 冠突：颞肌附着于此
    - 下颌切迹将这2个突起分开
    - 下颌支将咀嚼肌间隙分为外侧部和内侧部
  - 下颌孔
    - 位置：下颌支内表面的中部
    - 穿行神经：下牙槽神经
    - 下颌小舌：从下颌孔的前部延伸出的小骨唇
  - 下颌体
    - U形、水平走行的体部由两部分组成；在中线前颏联合处融合
    - 牙槽突由外侧颊板和内侧舌板组成，由骨膜覆盖
    - 颏孔：成对的内有颏神经穿行的下颌管的外部开口
    - 下颌舌骨嵴：下颌体舌面上的骨嵴；下颌舌骨肌附着处
  - 下颌管
    - 位于下颌支远端和下颌体近端
    - 从下颌延伸至颏孔
    - 内含下牙槽神经和血管
- 下颌骨解剖：神经
  - 下牙槽神经
    - 从下颌孔经下颌管延伸到颏孔
    - 支配同侧前磨牙和磨牙
    - 分为颏支和切牙支
  - 颏神经
    - 从颏孔出来
    - 为下唇的皮肤和黏膜及唇龈提供感觉神经支配
  - 切牙神经
    - 支配同侧尖牙和切牙
- 上颌牙槽突和腭突：骨性结构
  - 为上颌骨的下部
  - 上颌牙槽嵴（弓）
    - 成人含16颗牙齿
  - 前颌骨：硬腭前部和牙槽嵴
    - 含切牙孔（鼻腭神经）
    - 成对的鼻腭管止于单个切牙孔
- 上颌骨腭突
  - 形成硬腭的前2/3
- 硬腭后1/3由腭骨水平板形成
- 上颌牙槽突和腭突：神经
  - 鼻腭神经（V_2感觉支）穿过切牙孔
    - 为硬腭前部提供感觉纤维
  - 腭大神经从腭骨的腭大管下行
    - 支配硬腭后2/3感觉
    - 出腭大孔向前至硬腭黏膜
  - 腭小神经从腭骨的腭小管下行
    - 从腭大孔后方的腭小孔出来
    - 为腭扁桃体提供感觉纤维
- 牙齿解剖，下颌和上颌
  - 下颌（16颗）和上颌（16颗）共32颗恒牙
    - 每颗牙齿都有牙冠、牙根和牙髓
  - 每个"牙弓"中有16颗成年牙齿
    - 每个牙弓由2个象限组成
    - 每个象限包含3颗磨牙、2颗前磨牙、1颗犬尖牙、1颗侧切牙和1颗中切牙
  - 牙齿编号惯例
    - 上颌牙槽嵴：从右侧第三磨牙开始编号到左侧第三磨牙，分别为1～16牙
    - 下颌牙槽嵴：从左侧第三磨牙开始编号到右侧第三磨牙，分别为17～32牙
  - 每个牙冠：外部牙釉质包绕牙本质；中间为牙髓
    - 牙釉质：体内最致密的物质
    - 牙本质：包裹牙髓
    - 牙髓：滋养牙本质
  - 牙骨质覆盖牙根
    - 牙骨质充当将牙周韧带纤维附着到牙齿上的介质
    - 牙周韧带位于牙周间隙
    - 牙周间隙是围绕牙根的低密度区

三、解剖成像要点

关注要点
- $CN V_2$周围恶性肿瘤
  - 如果恶性肿瘤累及上唇皮肤、硬腭、软腭，检查V_2神经周围肿瘤
  - 寻找$CN V_2$周围肿瘤的主要位置是从切牙管、腭大孔直到脑桥外侧V神经根出入区
  - 如果行V_2神经周围肿瘤影像检查，需检查切牙管、腭大孔和腭小孔、翼腭管和窝、圆孔、Meckel腔、$CN V$节前段和根入区
- $CN V_3$周围恶性肿瘤
  - 如果是颏部皮肤、下颌牙槽嵴、咀嚼间隙恶性肿瘤，检查$CN V_3$周围肿瘤
  - 如果行$CN V_3$周围肿瘤影像学检查，需检查V_3全程直至根出入区
    - 特别注意下牙槽管、下颌孔、咀嚼肌间隙

侧位和后面观示意图

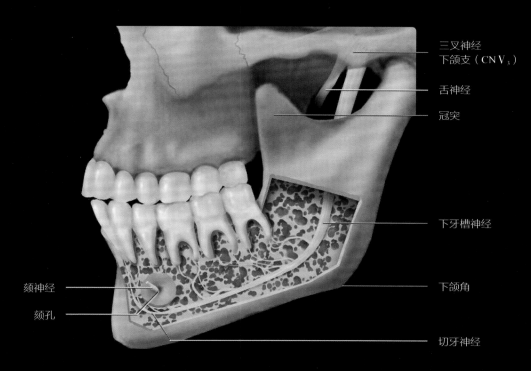

三叉神经
下颌支（CN V₃）

舌神经

冠突

下牙槽神经

下颌角

切牙神经

颏神经

颏孔

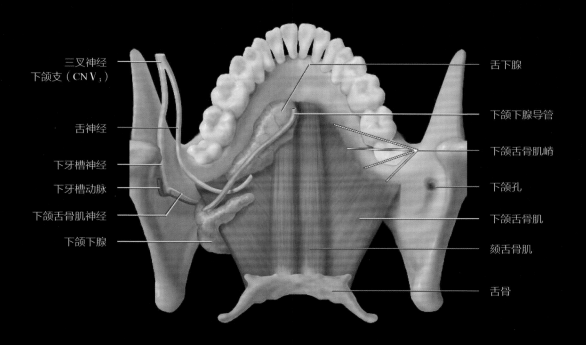

三叉神经
下颌支（CN V₃）

舌神经

下牙槽神经

下牙槽动脉

下颌舌骨肌神经

下颌下腺

舌下腺

下颌下腺导管

下颌舌骨肌嵴

下颌孔

下颌舌骨肌

颏舌骨肌

舌骨

上 去除外侧骨皮质的下颌骨侧位示意图，显示下颌神经分为舌神经和下牙槽神经。下牙槽神经远端分为颏支和切牙支。颏神经分支通过颏孔到达下颌表面。**下** 口底和下颌骨后面观示意图，显示 S 形的下颌舌骨肌嵴，为下颌舌骨肌在下颌骨的附着处。还可见三叉神经的下颌支分为舌神经和下牙槽神经，在进入下颌孔之前，下牙槽神经发出下颌舌骨肌运动支，支配下颌舌骨肌和二腹肌前腹

轴位示意图

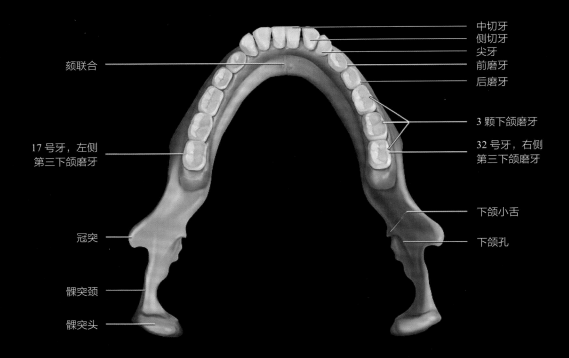

中切牙
侧切牙
尖牙
前磨牙
后磨牙

颏联合

3 颗下颌磨牙

17 号牙，左侧
第三下颌磨牙

32 号牙，右侧
第三下颌磨牙

下颌小舌

冠突

下颌孔

髁突颈

髁突头

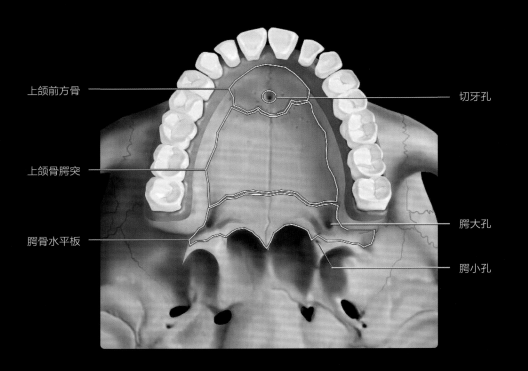

上颌前方骨

切牙孔

上颌骨腭突

腭骨水平板

腭大孔

腭小孔

上 下颌骨上面观的轴位示意图，显示上方髁突头和髁突颈连于下方下颌支。下颌孔位于下颌支的内表面，向上突出的冠突为颞肌肌腱附着处。U 形下颌体在中线颏联合处融合。可见成年人共有 16 颗牙齿，从左侧第三磨牙开始编号，分别为 17～32(右侧第三磨牙)。**下** 硬腭和上颌牙槽嵴下面观的轴位示意图，显示前部的上颌前方骨和后部较大的上颌骨腭突，腭骨水平板共同构成完整的硬腭。可见前部中线的切牙管和后外侧的腭大孔和腭小孔

轴位、冠状面示意图和 CT 骨窗

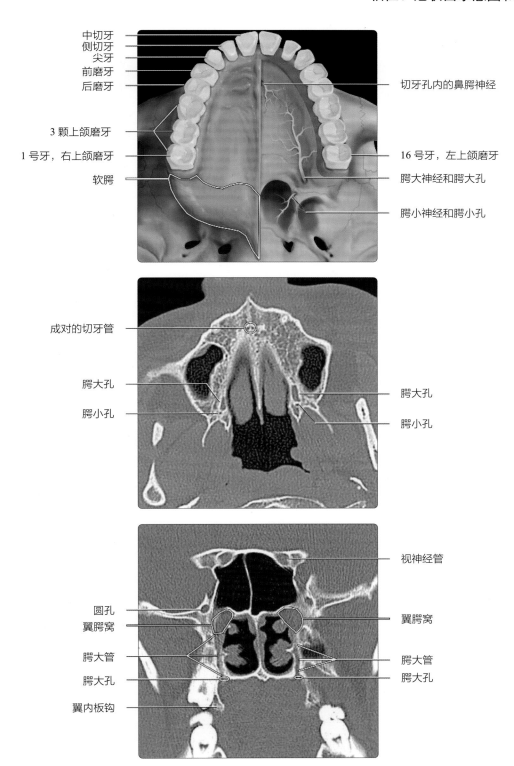

中切牙
侧切牙
尖牙
前磨牙
后磨牙

切牙孔内的鼻腭神经

3 颗上颌磨牙

1 号牙，右上颌磨牙

16 号牙，左上颌磨牙

软腭

腭大神经和腭大孔

腭小神经和腭小孔

成对的切牙管

腭大孔

腭大孔

腭小孔

腭小孔

视神经管

圆孔
翼腭窝

翼腭窝

腭大管

腭大管

腭大孔

腭大孔

翼内板钩

上 去除左侧（译者注：原文误写为右侧）黏膜的硬腭下面观的轴位示意图，显示硬腭感觉神经支配，其前 1/3 由鼻腭神经支配，后 2/3 由腭大神经支配。成年人共有 16 颗牙齿，编号从右侧第三磨牙开始，分别为 1～16。**中** 轴位 CT 骨窗显示到硬腭的神经孔道。前方成对的切牙管通向更下方的切牙孔（未显示）。腭大孔和腭小孔分别走行腭大神经和腭小神经。**下** 腭大管垂直部的冠状面 CT 骨窗，显示该管将上方的翼腭窝和下方的腭大孔连接。腭大神经经腭大管进入腭

轴位 CT 骨窗

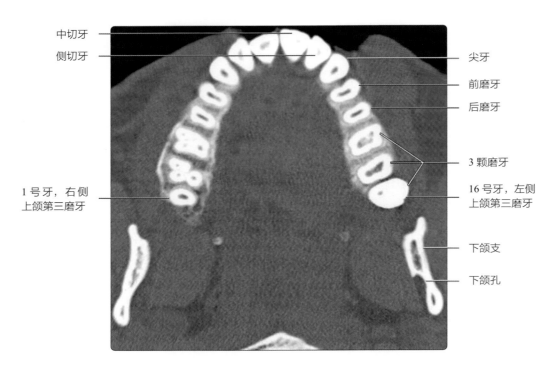

中切牙
侧切牙

尖牙
前磨牙
后磨牙

3 颗磨牙

1 号牙，右侧
上颌第三磨牙

16 号牙，左侧
上颌第三磨牙

下颌支

下颌孔

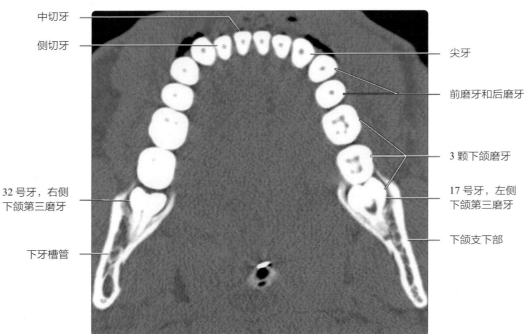

中切牙
侧切牙

尖牙

前磨牙和后磨牙

3 颗下颌磨牙

32 号牙，右侧
下颌第三磨牙

17 号牙，左侧
下颌第三磨牙

下颌支下部

下牙槽管

上 上颌嵴水平轴位 CT 骨窗，显示 16 颗上颌牙齿。编号惯例为从 1 号牙（右侧最后 1 颗上颌磨牙）开始，延伸到对侧的左侧上颌最后 1 颗上颌磨牙，即 16 号牙。分为两侧，每侧分别有中切牙、侧切牙、尖牙、前磨牙和后磨牙及 3 颗上颌磨牙。 下 16 颗下颌牙齿的轴位 CT 骨窗。下颌牙齿按惯例继续编号，左侧第三磨牙为 17 号牙齿，编号延续至对侧的右侧第三磨牙上颌，为 32 号牙。再次显示下颌骨中成对的中切牙和侧切牙、尖牙、前后磨牙和 3 颗下颌磨牙

下颌骨三维 CT

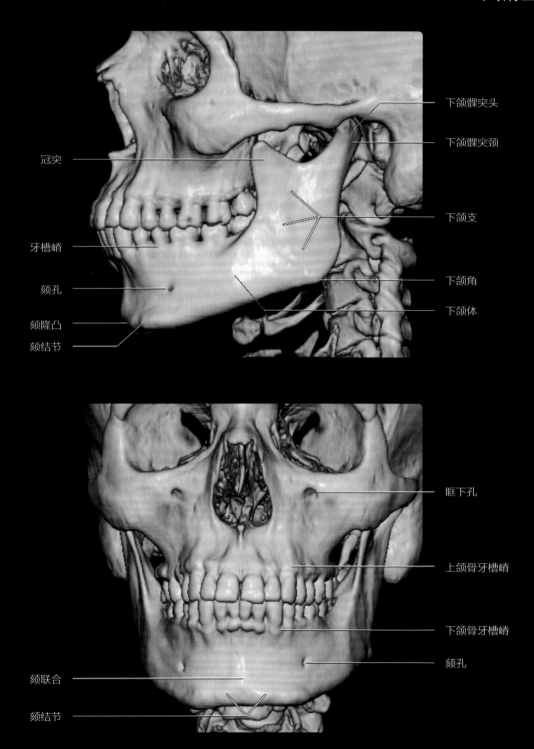

下颌髁突头

下颌髁突颈

冠突

下颌支

牙槽嵴

颏孔

下颌角

下颌体

颏隆凸
颏结节

眶下孔

上颌骨牙槽嵴

下颌骨牙槽嵴

颏孔

颏联合

颏结节

上 面部骨骼三维重建侧面观图，下颌骨可分为髁突、颈、下颌支、冠突、下颌体和牙槽嵴。颏孔位于下颌体前部，内有颏神经走行，为至下颏的感觉神经。**下** 面部骨骼三维重建的正面观图，下颌骨前部的下颌体显示清楚，成对的颏孔清晰。眶下神经在成对的眶下孔内穿过

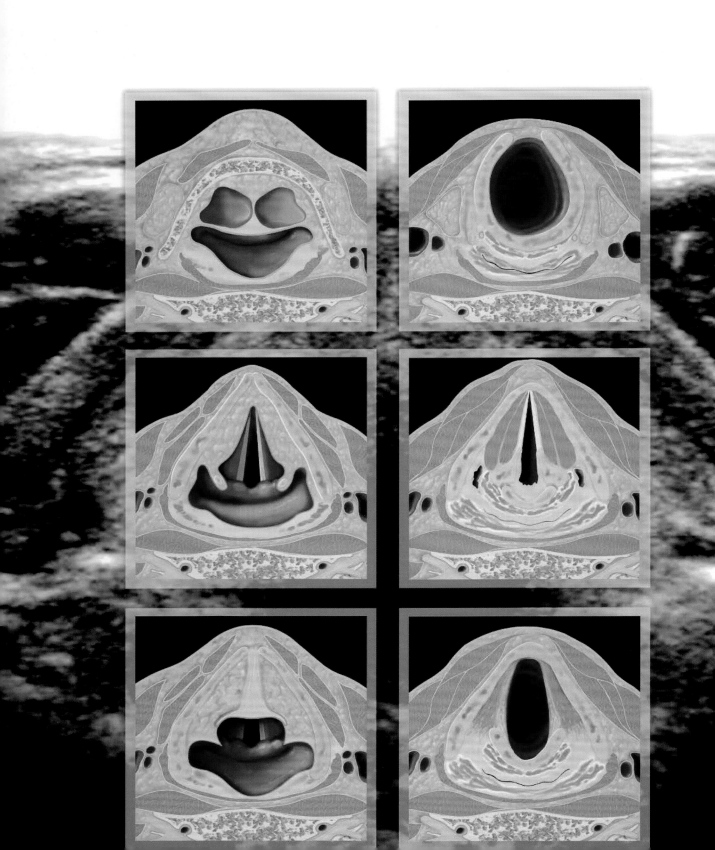

第七篇
脊 柱
Spine

颅颈交界
Craniocervical Junction

黄彩云　于文玲　译　鲜军舫　校

一、术语

定义

- 颅颈交界（craniocervical junction，CCJ）：C_1、C_2 及其与颅底形成的关节

二、大体解剖学

（一）概述

- 颅颈交界（CCJ）由枕骨、寰椎、枢椎及其关节、韧带组成

（二）组成

- 骨骼
  - 枕骨
    - 枕骨髁为枕骨外侧部外面的向下突出，成对，呈椭圆形
    - 关节面朝外
  - 寰椎（C_1）
    - 由前弓和后弓组成；没有椎体
    - 成对的侧块有上、下关节
    - 横突较大，内有横突孔
  - 枢椎（C_2）
    - 椎体大，有向上突的齿突
    - 上关节面表面凸起，方向朝外
    - 下关节突 + 关节表面是典型的下部颈椎表现
    - 上关节面位置相对靠前；下关节面相对靠后，并有细长的椎弓峡部
- 关节
  - 寰枕关节
    - 枕髁下关节面：椭圆形、表面凸起，方向朝外
    - C_1 上关节面：椭圆形、表面凹陷、呈前后方向走行，方向朝内
  - 寰枢正中关节
    - 齿突 + 前弓形成的环 +C_1 横韧带之间形成的车轴关节
    - 滑膜腔位于横韧带 / 齿突和寰椎 / 齿突关节之间
  - 寰枢外侧关节
    - C_1 下关节面：表面凹陷，呈内外方向走行；冠状面显示其方向朝内
    - C_2 上关节面：表面凸起、方向朝外
- 韧带 (从前至后)
  - 寰枕前膜：连接 C_1 前弓与枕骨大孔前缘
  - 齿突韧带
    - 尖韧带：从齿突尖延伸至颅底的小纤维带
    - 翼状韧带：较厚、水平方向的韧带，从齿突尖的外表面延伸到枕骨髁前内侧面
  - 十字韧带
    - 横韧带：位于 C_1 侧块之间水平方向的坚韧韧带，在齿突后方穿过
    - 纵束：从横韧带发出的纤维带，上至枕骨大孔，下至 C_2
  - 覆膜：后纵韧带的延续；附着于枕骨大孔前缘 (斜坡后部)
  - 寰枕后膜
    - C_1 后弓至枕骨大孔边缘
    - C_1 上表面外侧部缺损，椎动脉经此进入
- 生物力学
  - 寰枕关节：50% 的颈屈伸功能及有限的侧向运动
  - 寰枢关节：50% 的颈椎旋转功能

三、影像解剖

概述

- 颅颈交界的侧位片评估
  - $C_1 \sim C_2$ 棘突间距
    - $\leq 10mm$
  - 寰齿间距
    - 屈曲状态下，成人 $<3mm$，儿童 $<5mm$
  - 假性半脱位
    - 生理性向前移位，40% 见于 $C_2 \sim C_3$ 水平，14% 见于 $C_3 \sim C_4$ 水平，见于 8 岁前
    - C_2 前移位，达 4mm
  - 颈后线：从 $C_1 \sim C_3$ 棘突前面画线 → C_2 棘突前部应在此线的 2mm 以内
  - 斜坡延长线
    - 斜坡后表面齿突尖后部应位于下方
    - 屈 / 伸运动时无改变
  - Welcher 基底角
    - 沿蝶骨平面和斜坡后缘画线之间的夹角
    - 正常 $<140°$，平均 132°
  - Chamberlain 线
    - 在硬腭和颅后点之间
    - 齿突尖位于该线以上 $\geq 5mm$ 为异常
  - McGregor 线
    - 在硬腭到枕骨底之间
    - 齿突尖位于该线以上 $\geq 7mm$ 为异常
  - 斜坡椎管角
    - 斜坡延长线与椎体后缘线间的夹角
    - 伸展时为 180°，屈曲时为 150°，$<150°$ 为异常
  - 枕骨大孔（McRae）线
    - 颅底点和颅后点之间连线
    - 正常直径为 35mm
- 颅颈交界的正位片评估
  - C_1 侧块和 C_2 应对齐
    - 在儿童，侧块重叠可能是正常变异
  - 寰枕关节角
    - 与两侧寰枕关节面相平行的线的夹角
    - 正常为 125°~130°，$<124°$ 反映髁突发育不全

颅颈交界示意图

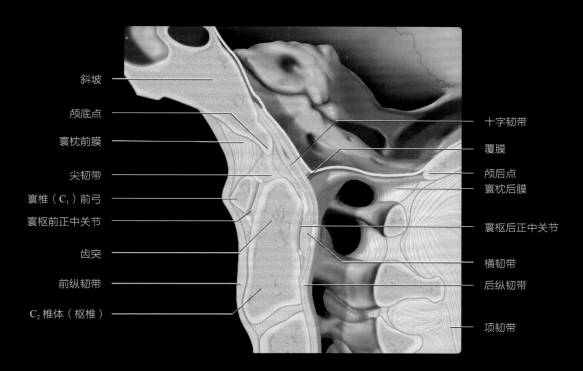

斜坡

颅底点

寰枕前膜

尖韧带

寰椎（C$_1$）前弓

寰枢前正中关节

齿突

前纵韧带

C$_2$椎体（枢椎）

十字韧带

覆膜

颅后点

寰枕后膜

寰枢后正中关节

横韧带

后纵韧带

项韧带

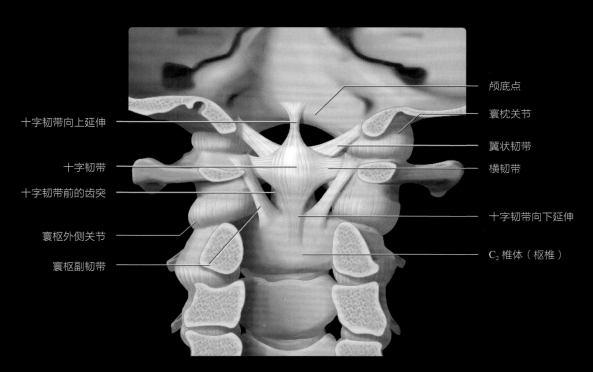

十字韧带向上延伸

十字韧带

十字韧带前的齿突

寰枢外侧关节

寰枢副韧带

颅底点

寰枕关节

翼状韧带

横韧带

十字韧带向下延伸

C$_2$椎体（枢椎）

上 颅颈交界处（CCJ）正中矢状面示意图，重点显示复杂的关节和韧带附着处。寰枢正中关节包括寰枢前正中关节和寰枢后正中关节。前关节位于C$_1$前弓的后部和齿突的腹侧之间，后关节位于齿突的背侧和十字韧带之间。正中矢状图像显示一系列与颅底连接的韧带，包括寰枕前膜、尖韧带、十字韧带向上延伸、覆膜和寰枕后膜。**下** 去除后部组成结构的颅颈交界后面观示意图，显示十字韧带和翼状韧带的组成

C₁ 示意图

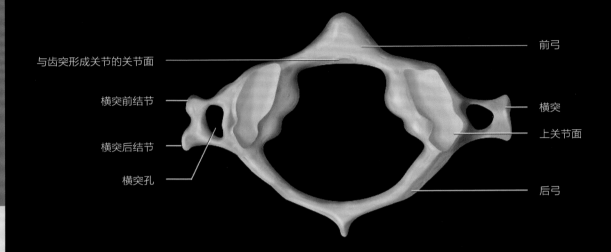

与齿突形成关节的关节面

横突前结节

横突后结节

横突孔

前弓

横突

上关节面

后弓

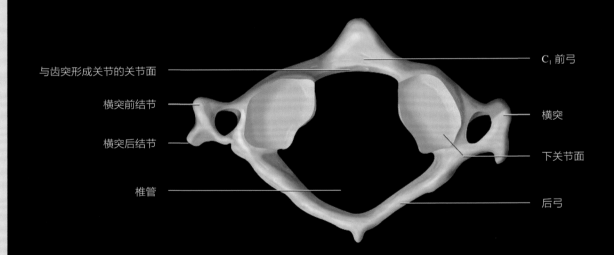

与齿突形成关节的关节面

横突前结节

横突后结节

椎管

C₁ 前弓

横突

下关节面

后弓

上 寰椎轴位上面观示意图，显示由前、后弓和成对的较大侧块形成的特征环形。上关节面凹陷，呈前后方向走行，向内侧突出，与枕髁的凸面形成寰枕关节。前弓与齿突形成寰枢前正中关节。**下** 轴位下面观示意图。较大的下关节面凹陷，呈内外方向走行，向内侧突出，与 C₂ 上关节面的凸面形成关节。寰椎椎管前后径约 3cm，脊髓、齿突和脊髓的游离间隙直径各约 1cm。前弓的前中线结节和后弓棘突的大小变化范围很大

C₂ 示意图

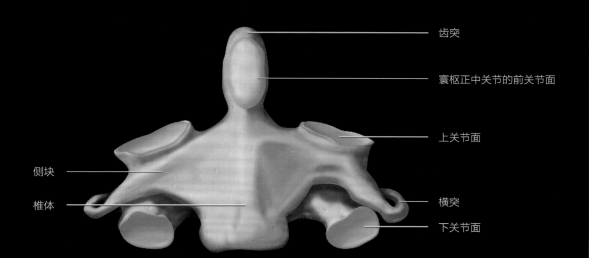

齿突

寰枢正中关节的前关节面

上关节面

侧块

椎体

横突

下关节面

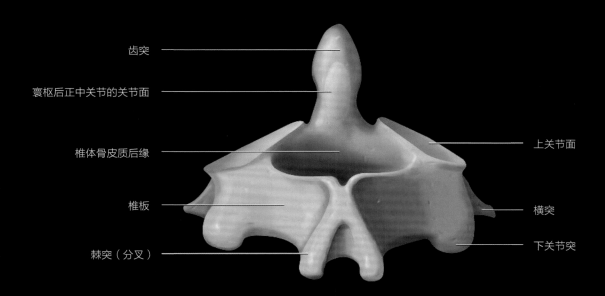

齿突

寰枢后正中关节的关节面

椎体骨皮质后缘

椎板

棘突（分叉）

上关节面

横突

下关节突

上 轴位前面观示意图，齿突在胚胎学上是"偷窃的" C₁ 椎体，并入了 C₂，形成 C₂ 独特的形态。C₂ 椎体的外侧由大的侧块组成，与 C₁ 的下关节面形成关节。C₂ 椎弓峡部细长，末端为下关节突，与 C₃ 的上关节面形成关节。**下** 轴位后面观示意图，齿突与 C₁ 之间形成前、后关节，前正中关节是与 C₁ 弓形成关节，而后正中关节（此处显示）还包括横韧带

颅骨测量示意图

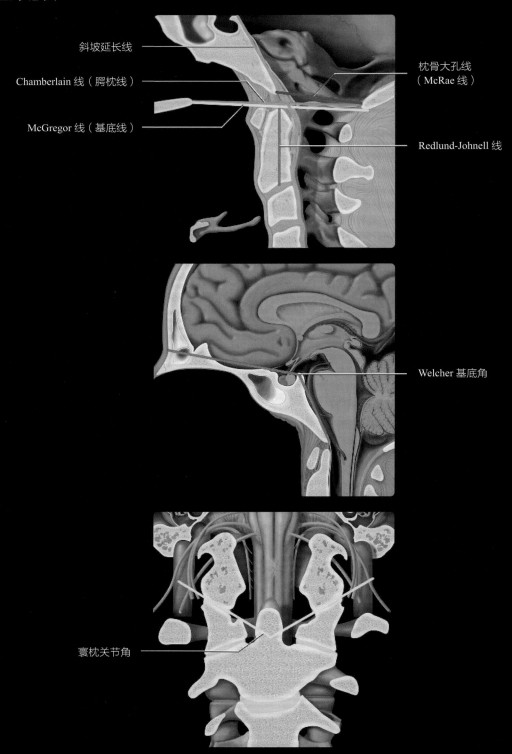

斜坡延长线

Chamberlain 线（腭枕线）

McGregor 线（基底线）

枕骨大孔线
（McRae 线）

Redlund-Johnell 线

Welcher 基底角

寰枕关节角

上 矢状面示意图显示重要的颅底测量法，Chamberlain 线（橙色）为硬腭与颅后点之间的连线。McGregor 线（黄色）为硬腭至枕骨最低点（底部）的连线。斜坡延长线（绿色）为沿斜坡后表面的画线。枕骨大孔线（蓝色）为颅底点和颅后点之间连线。Redlund-Johnell 线（红色）是从 C_2 底到 McGregor 线的垂直线。**中** 正中矢状面示意图显示 Welcher 基底角，即沿蝶骨平面和沿斜坡（鼻根到鞍结节，从鞍结节沿斜坡至颅底点）画线的夹角，正常值为＜ 140°；如果＞ 140° 为扁平颅底。**下** 颅颈交界处冠状面示意图显示沿寰枕关节画的线，以测量寰枕关节角。正常是 125°～130°；＜ 124° 反映髁突发育不全

CT 骨窗和 T₁WI 颅骨测量图

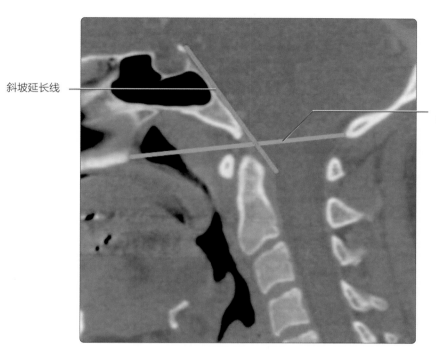

斜坡延长线

Chamberlain 线
（腭枕线）

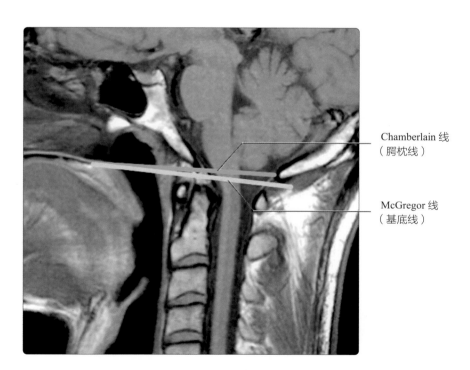

Chamberlain 线
（腭枕线）

McGregor 线
（基底线）

上 正中矢状面 CT 重建图像显示用橙色线画出的 Chamberlain 线为硬腭至颅后点连线。齿突在此线上方不超过 1/3 齿突（5mm）的为正常。斜坡延长线为沿斜坡画出的绿色线。齿突应位于此线下方，如果有交叉则为异常。 下 矢状面 T₁WI 显示用橙色线画出的 Chamberlain 线，齿突尖在此线上方 5mm 或以上的，为颅底凹陷。用黄色线画出的 McGregor 线与 Chamberlain 线意义相同，齿突尖在此线上方 7mm 或以上的，为颅底凹陷

侧位 X 线片颅骨测量

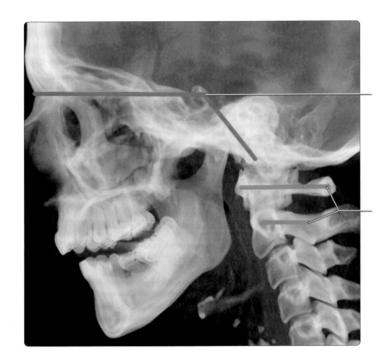

Welcher 基底角

Ranawat 测量

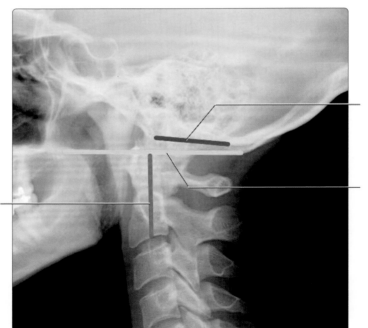

枕骨大孔线（McRae 线）

McGregor 线
（基底线）

Redlund-Johnell 测量

上 在侧位平片上，红色线为 Welcher 基底角。如果角度 > 140°（正常 < 140°），则存在扁平颅。蓝色线为 Ranawat 测量，用于评估 C_1～C_2 关节处的塌陷，是从 C_2 椎弓根中心到 C_1 前后弓连线的距离。正常男性约 14mm，女性约 13mm（< 13mm 为压缩）。**下** 在侧位平片上，枕骨大孔线显示为蓝色，正常直径约 35mm，正常齿突不应超过此线。Redlund-Johnell 测量显示为红色线，测量从 C_2 椎体下缘到 McGregor 线（黄色）的距离，正常男性约 34mm，女性约 28mm

侧位 X 线片

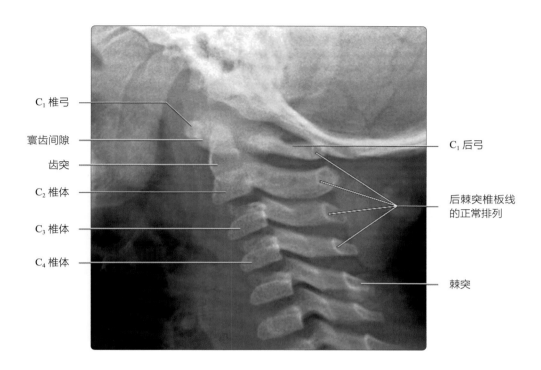

C₁ 椎弓

寰齿间隙

齿突

C₂ 椎体

C₃ 椎体

C₄ 椎体

C₁ 后弓

后棘突椎板线
的正常排列

棘突

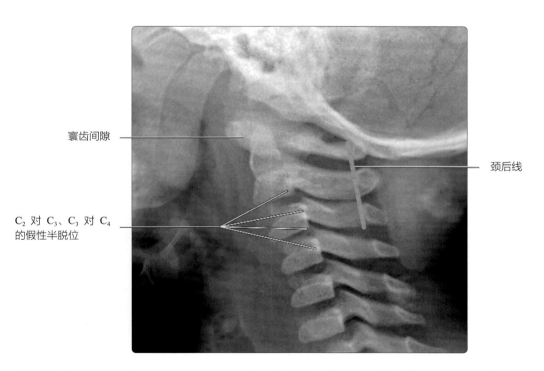

寰齿间隙

C₂ 对 C₃、C₃ 对 C₄
的假性半脱位

颈后线

上 儿童颈椎侧位片显示 C₂ 相对于 C₃、C₃ 相对于 C₄ 的生理性前移位，即所谓的假性半脱位。生理性半脱位与病理性前移位的区别在于没有椎前软组织肿胀、伸展时减小以及评估颈后线。**下** 颈后线为沿 C₁~C₃ 棘突前面画的线。在屈曲和伸展时 C₂ 棘突前面应在此线的 2mm 范围内。寰齿间隙：儿童 < 3.5mm，成人 < 3mm

X 线片

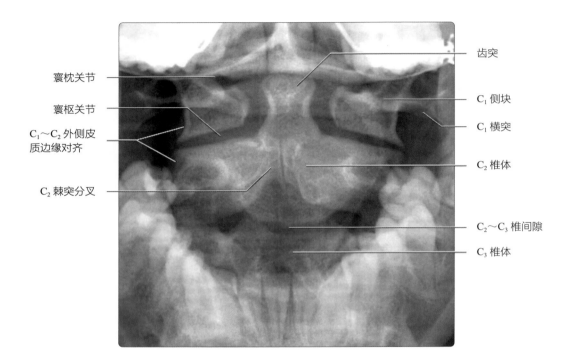

齿突

寰枕关节

寰枢关节

C_1 ~ C_2 外侧皮质边缘对齐

C_2 棘突分叉

C_1 侧块

C_1 横突

C_2 椎体

C_2 ~ C_3 椎间隙

C_3 椎体

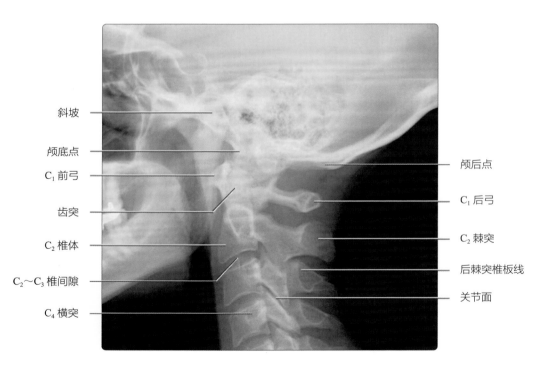

斜坡

颅底点

C_1 前弓

齿突

C_2 椎体

C_2 ~ C_3 椎间隙

C_4 横突

颅后点

C_1 后弓

C_2 棘突

后棘突椎板线

关节面

上 张口前后位显示齿突。位置摆正时，齿突位于中线，两边为对称的 C_1 侧块。齿突和 C_1 侧块之间的间隙也是对称的。C_1 侧块和 C_2 椎体的外侧皮质缘应该对齐。双侧可见寰枢关节，皮质缘光滑。C_2 棘突分叉不要与骨折混淆。**下** 侧位片显示颅颈交界区，椎体后缘和脊柱后方附件的后棘突椎板线解剖对位线平滑。C_1 前弓为边界清晰的椭圆形，在 C_1 前弓和齿突之间有锐利的边界

冠状面 CT 骨窗

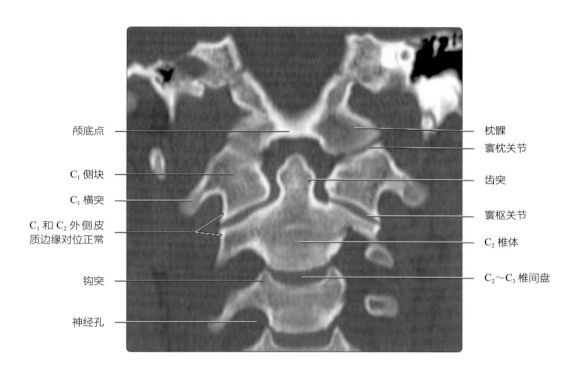

颅底点 —— —— 枕髁
—— 寰枕关节

C_1 侧块 —— —— 齿突

C_1 横突 ——

C_1 和 C_2 外侧皮质边缘对位正常 —— —— 寰枢关节

—— C_2 椎体

钩突 —— —— $C_2 \sim C_3$ 椎间盘

神经孔 ——

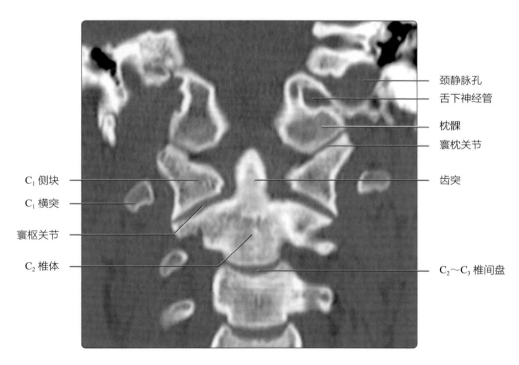

—— 颈静脉孔
—— 舌下神经管

—— 枕髁
—— 寰枕关节

C_1 侧块 —— —— 齿突

C_1 横突 ——

寰枢关节 ——

C_2 椎体 —— —— $C_2 \sim C_3$ 椎间盘

上 颅颈交界处冠状面 CT 骨窗重建图像由前至后 2 幅中的第 1 幅，显示齿突为位于中线的皮质清晰的骨性突起，两侧为对称的 C_1 侧块。C_1 侧块和 C_2 侧块的外侧皮质边缘应对齐。可见双侧寰枕关节和寰枢关节，关节边缘平坦，皮质边缘锐利。
下 颅颈交界处的后方层面，双侧寰枕关节界限清晰，皮质边缘平滑，从外上到内下斜向走行。寰枢关节边缘光滑，从外下到内上斜向走行

轴位 CT 骨窗（一）

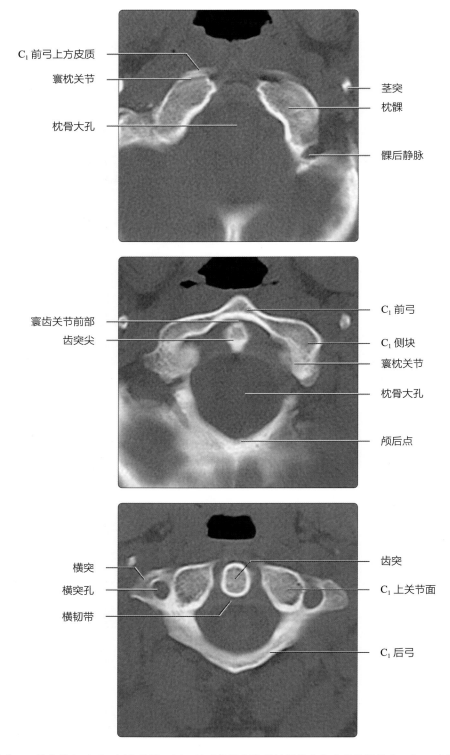

C₁ 前弓上方皮质

寰枕关节

枕骨大孔

茎突

枕髁

髁后静脉

寰齿关节前部

齿突尖

C₁ 前弓

C₁ 侧块

寰枕关节

枕骨大孔

颅后点

横突

横突孔

横韧带

齿突

C₁ 上关节面

C₁ 后弓

上 颅颈交界区轴位 CT 骨窗从上至下 6 幅中的第 1 幅，显示枕骨大孔前外侧缘由突出的枕髁构成，与 C₁ 侧块的上关节面形成关节。**中** 颅颈交界区的略下方图像，C₁ 前弓显示清晰，并可见 C₂ 齿突。由于寰枕关节为斜切面，因此边缘显示模糊。齿突紧紧地贴在 C₁ 前弓的后缘，其位置通过十字韧带强韧的横向部分固定。**下** 寰椎层面图像，显示 C₁ 椎体的独特形态特征——横突大、有横突孔、形态呈环形

轴位 CT 骨窗（二）

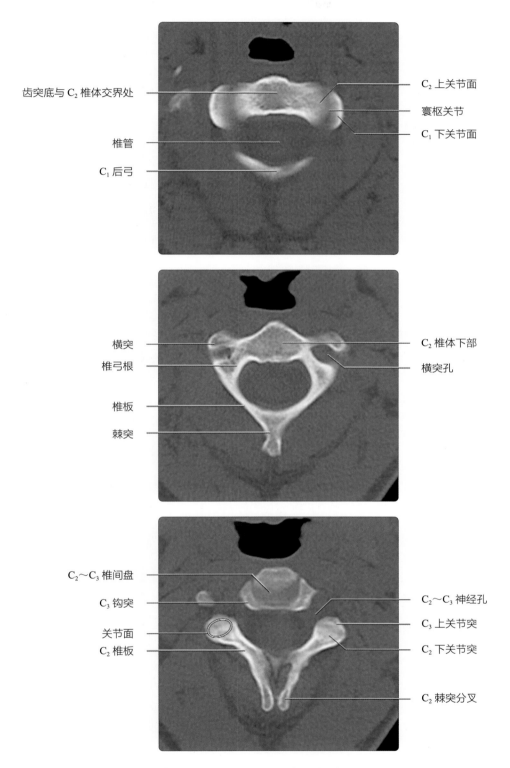

齿突底与 C₂ 椎体交界处 —— C_2 上关节面

寰枢关节

C_1 下关节面

椎管

C_1 后弓

横突 —— C_2 椎体下部

椎弓根 —— 横突孔

椎板

棘突

C_2～C_3 椎间盘 —— C_2～C_3 神经孔

C_3 钩突 —— C_3 上关节突

关节面 —— C_2 下关节突

C_2 椎板

C_2 棘突分叉

上 外侧寰枢关节层面图像显示齿突和 C_2 椎体的交界处。斜行方向的寰枢关节部分可见位于关节间隙外侧的 C_1 成分以及位于关节间隙内侧的 C_2 成分。**中** C_2 椎体下部层面图像，显示较大的 C_2 椎体及由薄的椎弓根和椎板形成的椎弓。**下** C_2～C_3 椎间盘层面图像，C_2～C_3 神经孔显示清晰，后缘由 C_3 的上关节突构成。C_2 的棘突较大，常有分叉。C_2～C_3 椎间盘呈特征性的颈部杯状形态，边缘由钩突形成

CT 平扫三维虚拟仿真（3D-VR）图

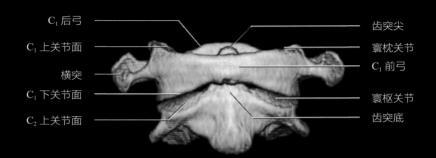

C₁ 后弓 — 齿突尖

C₁ 上关节面 — 寰枕关节

横突 — C₁ 前弓

C₁ 下关节面 — 寰枢关节

C₂ 上关节面 — 齿突底

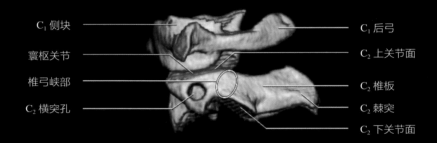

C₁ 侧块 — C₁ 后弓

寰枢关节 — C₂ 上关节面

椎弓峡部 — C₂ 椎板

C₂ 横突孔 — C₂ 棘突

C₂ 下关节面

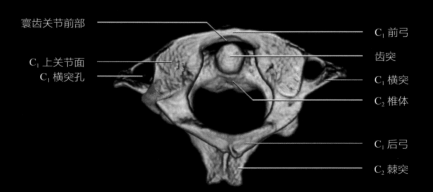

寰齿关节前部 — C₁ 前弓

C₁ 上关节面 — 齿突

C₁ 横突孔 — C₁ 横突

C₂ 椎体

C₁ 后弓

C₂ 棘突

上 CT 平扫 3D-VRT 前面观，C₁～C₂ 关节可提供旋转的独特能力在此图中显示很明显，齿突的骨性突起形成了 C₁ 环的轴心点。**中** 3D-VRT 侧面观重点显示了 C₁ 和 C₂ 椎体侧面的复杂结构。C₂ 的上关节面位于前方，与 C₁ 的下关节面形成关节，而 C₂ 的下关节面位于后方，形成颈椎关节"支柱"的顶部。小关节面被细长的峡部分开。**下** 3D-VRT 上面观，显示 C₁ 环与下方的 C₂ 齿突和侧块的关系

矢状面 T₁WI

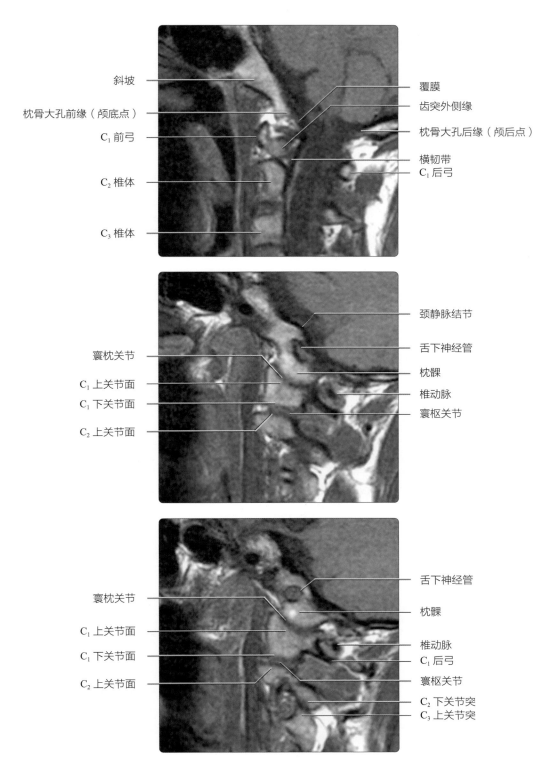

斜坡

枕骨大孔前缘（颅底点）

C₁ 前弓

C₂ 椎体

C₃ 椎体

覆膜

齿突外侧缘

枕骨大孔后缘（颅后点）

横韧带

C₁ 后弓

寰枕关节

C₁ 上关节面

C₁ 下关节面

C₂ 上关节面

颈静脉结节

舌下神经管

枕髁

椎动脉

寰枢关节

寰枕关节

C₁ 上关节面

C₁ 下关节面

C₂ 上关节面

舌下神经管

枕髁

椎动脉

C₁ 后弓

寰枢关节

C₂ 下关节突

C₃ 上关节突

上 寰枕关节旁矢状面 T₁WI 由内至外 3 幅图像中的第 1 幅，此图为通过齿突的外侧皮质边缘层面，其没有完全显示。C₁ 前弓因向后外侧弯曲而呈斜形。十字韧带向外侧的延伸——横韧带较明显。**中** 重点显示枕髁、C₁ 侧块和寰枢关节的关系。枕髁的关节面呈凸形，而 C₁ 上关节面呈凹形，可进行屈曲 / 伸展运动。**下** 颅颈交界处更外侧层面。寰枕关节和寰枢关节清晰可见，皮质边缘光滑锐利

矢状面 CT 及 MRI

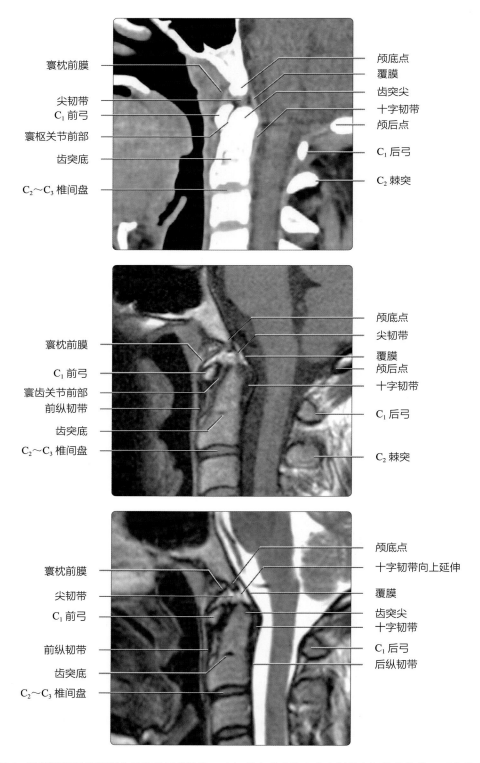

上 正中矢状面 CT 重建图像显示颅颈交界处的韧带结构。尖韧带表现为齿突尖和斜坡之间的线状带。覆膜是后纵韧带的向上延伸。寰枕前膜是前纵韧带的向上延伸。中 颅颈交界处正中矢状面 T_1WI，C_1 前弓和齿突的低信号皮质边缘清楚勾画出寰齿间隙。十字韧带是齿突背侧的低信号带。下 颅颈交界处矢状面 T_2WI 清楚显示覆膜、十字韧带的向上延伸、尖韧带和寰枕前膜

轴位 T₂WI

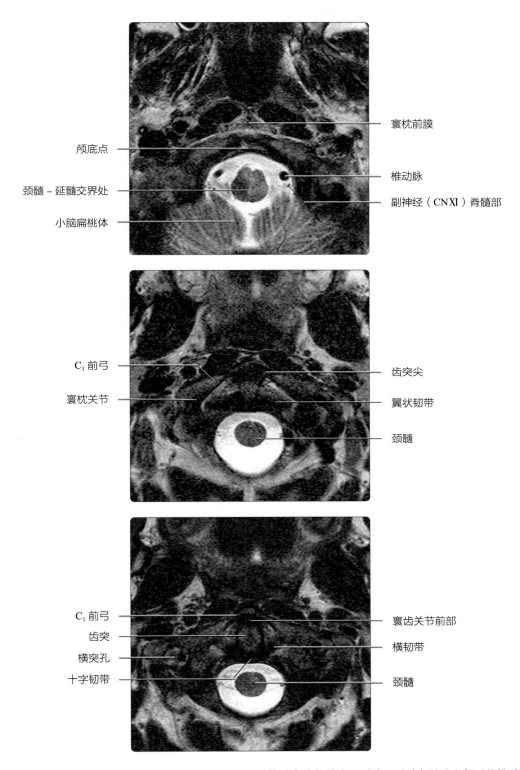

颅底点

颈髓 – 延髓交界处

小脑扁桃体

寰枕前膜

椎动脉

副神经（CN XI）脊髓部

C₁ 前弓

寰枕关节

齿突尖

翼状韧带

颈髓

C₁ 前弓

齿突

横突孔

十字韧带

寰齿关节前部

横韧带

颈髓

上 颅颈交界处轴位 T₂WI 由上至下 3 幅图像中的第 1 幅，显示枕骨大孔的前缘、颈髓 – 延髓交界处和邻近的椎动脉信号流空影。**中** C₁ 前弓层面图像，齿突尖表现为中线处颈髓前面的圆形中等信号影。C₁ 前弓可见，皮质边缘清晰。翼状韧带呈带状低信号，从齿突的外缘向外延伸至枕髁。**下** 下方寰齿关节层面，寰齿关节前部位于齿突腹侧缘。十字韧带（横向部分）表现为齿突背侧缘弯曲的低信号带

颈椎
Cervical Spine

黄彩云　于文玲　译　鲜军舫　校

一、术语

定义

- 颈椎由最上面的 7 块脊椎骨组成，包括寰椎（C_1）和枢椎（C_2）；枢椎下方颈椎为 $C_3 \sim C_7$

二、大体解剖

（一）概述

- 由 7 块椎骨（$C_1 \sim C_7$）组成
  - 颅颈交界处：C_1、C_2 及与颅底的关节构成颅颈交界处
  - 枢椎下方颈椎：$C_3 \sim C_7$
    - $C_3 \sim C_6$ 为典型的颈椎
    - C_7 的特征与 $C_3 \sim C_6$ 略不相同

（二）枢椎下方颈椎的组成

- $C_3 \sim C_7$ 骨性结构
  - 椎体
    - 小，左右径比前后径大
    - 上表面的外后缘向上弯为钩突
  - 椎弓
    - 椎弓根：细小，向外后侧突出
    - 椎板：薄而窄
    - 椎孔：大，呈三角形
  - 横突
    - 向外侧突出，含横突孔，椎动脉从中走行
    - 前结节和后结节由外上侧沟（外侧神经隐窝）分开，脊神经从此沟中出来
  - 关节突
    - 上关节突和下关节突，关节面与横切面夹角为向上约 45°
    - 形成椎体外后侧成对的骨轴＝关节柱
  - 棘突：短且有分叉
  - C_7 独有的特征
    - 棘突：长，明显突出
    - 横突：与 T_1 棘突（长且向外上方突出）相比，C_7 横突短并向外下方突出
- 椎间孔
  - 位于椎弓根下方，朝向前外侧，与矢状面约呈 45°
- 关节
  - 椎间盘
    - 在颈部最窄
    - 后面比前面薄
    - 没有延伸到颈椎椎体的外侧缘（钩椎关节）
  - 钩椎关节（Luschka 关节）
    - 位于钩突的上表面和邻近上面椎体下关节面的外唇部之间的倾斜的裂隙状腔隙

- 内衬椎体软骨终板
- 没有真正的滑膜覆盖；内含浆液，类似滑膜液
- 钩突在儿童时期发育，钩椎关节由原纤维和纤维环纤维裂隙构成
  - 椎间关节（关节突关节）
    - 在上颈椎，关节突关节斜向上方约 45°；越靠近 C_7 角度越垂直
    - 由上下关节突之间的关节形成关节柱
    - 形成支撑颅骨的柔韧的骨三角架（椎体、左侧和右侧关节柱）的两面
- 韧带
  - 前和后纵韧带、黄韧带、棘间韧带和棘上韧带
  - 颅颈交界处的其他韧带包括尖韧带、翼状韧带和十字韧带
- 生物力学
  - 相对于骶前其他椎体，枢椎下颈椎自由活动范围较大
    - 由前纵韧带和肌肉组织控制颈椎伸展
    - 关节柱和横突间韧带控制颈椎屈曲

三、影像解剖

（一）枢椎下颈椎侧位片评估

- 这些原则同等适用于 X 线片、CT 或 MRI
- 椎前软组织：气道与椎体前缘的距离
  - 成人：C_2 水平<7mm，C_6 水平<22mm
  - 儿童：C_6 水平<14mm
- 骨骼排列
  - 椎前线：平行于椎体前缘皮质的平滑曲线
    - 不如后皮质线重要
  - 椎后线：平行于椎体后缘皮质的平滑曲线
    - 平移>3.5mm 为异常
    - 屈曲和伸展时，连续椎体的皮质后缘生理偏移<3mm
  - 棘突椎板线：由椎板与棘突交界处形成的从颅后点至 C_7 的平滑曲线
  - 棘突角：颈椎棘突汇聚于后面的一共同点
    - 当大于相邻椎体的棘突间距离 1.5 倍时则为增宽

（二）枢椎下颈椎正位片评估

- 侧块：两侧平滑起伏的边缘
- 棘突：位于中线
  - 1 个棘突相对于其他棘突的侧向旋转是异常的
- 棘突间距离：整体对称
  - 棘突间距是上方或下方层面的 1.5 倍时为异常

颈椎示意图

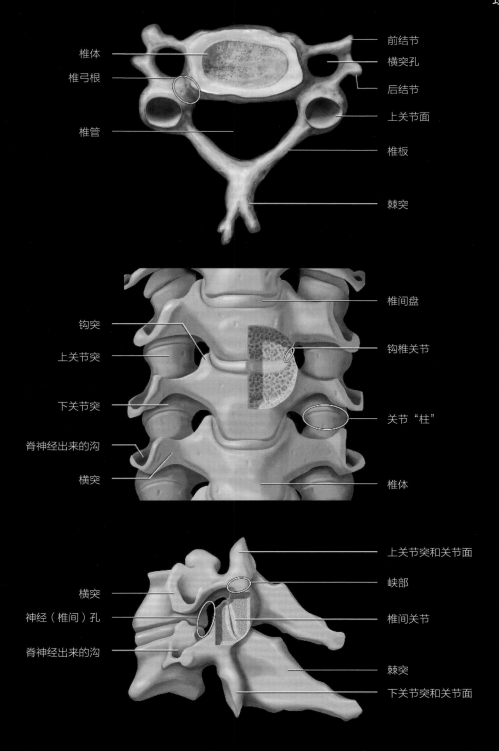

椎体

椎弓根

椎管

前结节

横突孔

后结节

上关节面

椎板

棘突

钩突

上关节突

下关节突

脊神经出来的沟

横突

椎间盘

钩椎关节

关节"柱"

椎体

横突

神经（椎间）孔

脊神经出来的沟

上关节突和关节面

峡部

椎间关节

棘突

下关节突和关节面

上 典型颈椎椎体上面观示意图显示重要的形态。椎体横径大于前后径，中央椎管大、呈三角形，椎弓根指向外后侧，椎板纤细，后面为尖端有分叉的棘突。侧块包含横突孔，内有椎动脉和静脉走行。**中** 枢椎下颈椎正面示意图，切面显示椎间盘和钩椎关节。成对的外侧关节"柱"由上下关节突之间的关节形成。**下** 两个连续典型颈椎的侧面和切面示意图，显示椎间（关节突）关节细节。还可见横突上表面明显的沟，脊神经从此沟出来

矢状面示意图

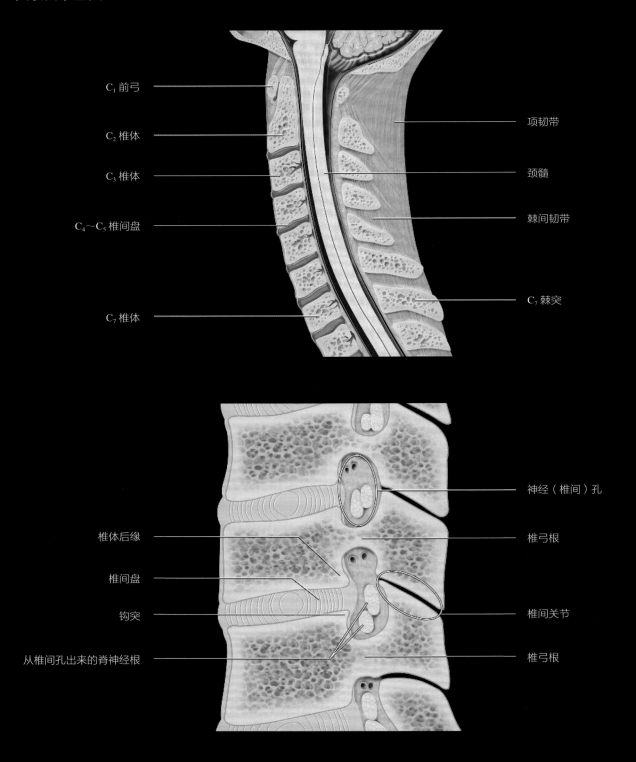

C₁ 前弓

C₂ 椎体

C₃ 椎体

C₄～C₅ 椎间盘

C₇ 椎体

项韧带

颈髓

棘间韧带

C₇ 棘突

椎体后缘

椎间盘

钩突

从椎间孔出来的脊神经根

神经（椎间）孔

椎弓根

椎间关节

椎弓根

上 颈椎和脊髓的正中矢状面示意图显示脊柱轻度前凸和相邻的椎骨对位好。C₁、C₂ 及其与颅底形成的关节构成了颅颈交界处。C₃～C₇ 构成枢椎下颈椎。C₃～C₆ 是典型的颈椎，而 C₇ 与 C₃～C₆ 的特征略不相同，C₇ 的棘突长而突出。 **下** 颈椎神经孔的矢状面示意图，显示从椎间孔出来的脊神经位于神经孔的下部。神经孔朝向前外侧（与胸腰椎相比）。神经孔的前界从下到上包括钩突、椎间盘和椎体，椎弓根构成上下边界，后界为椎间关节复合体

冠状面示意图和 CT 平扫 3D-VRT

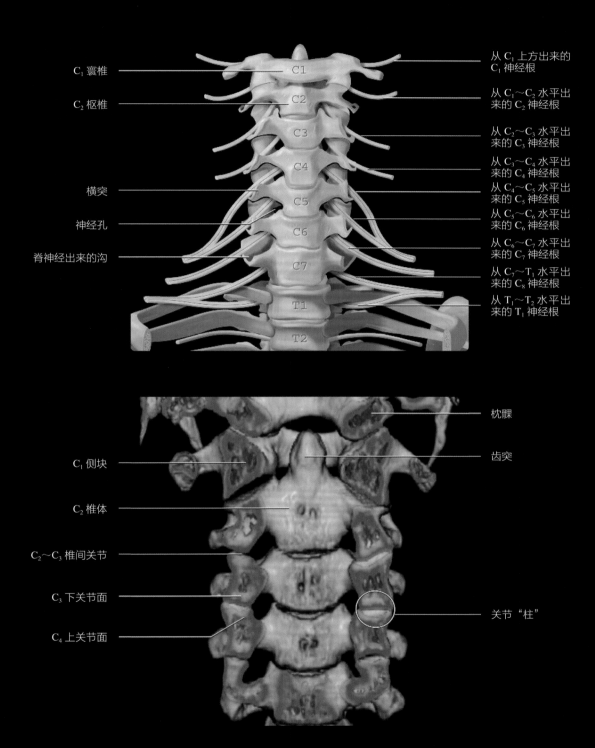

C₁ 寰椎

C₂ 枢椎

横突

神经孔

脊神经出来的沟

从 C₁ 上方出来的 C₁ 神经根

从 C₁~C₂ 水平出来的 C₂ 神经根

从 C₂~C₃ 水平出来的 C₃ 神经根

从 C₃~C₄ 水平出来的 C₄ 神经根

从 C₄~C₅ 水平出来的 C₅ 神经根

从 C₅~C₆ 水平出来的 C₆ 神经根

从 C₆~C₇ 水平出来的 C₇ 神经根

从 C₇~T₁ 水平出来的 C₈ 神经根

从 T₁~T₂ 水平出来的 T₁ 神经根

枕髁

齿突

C₁ 侧块

C₂ 椎体

C₂~C₃ 椎间关节

C₃ 下关节面

C₄ 上关节面

关节"柱"

上 颈椎冠状面示意图显示椎骨和相应的颈神经，显示椎体序数及相应从椎间孔出来的神经。颈神经有 8 条，C₁ 神经从 C₁ 椎体上方出来，C₂ 神经从 C₁~C₂ 出来。C₈ 神经从 C₇~T₁ 之间出来。在该层面以下，胸神经在相应的椎体下面出来。神经根位于神经孔，从其下部出来，沿横突上的骨沟走行。**中** 颈椎冠状面 3D VRT 后面观，部分背侧结构被移除，显示椎体背侧表面。此图清楚显示颈椎关节柱的概念，上下关节突关节面形成了成对的骨柱

示意图和 X 线侧位片

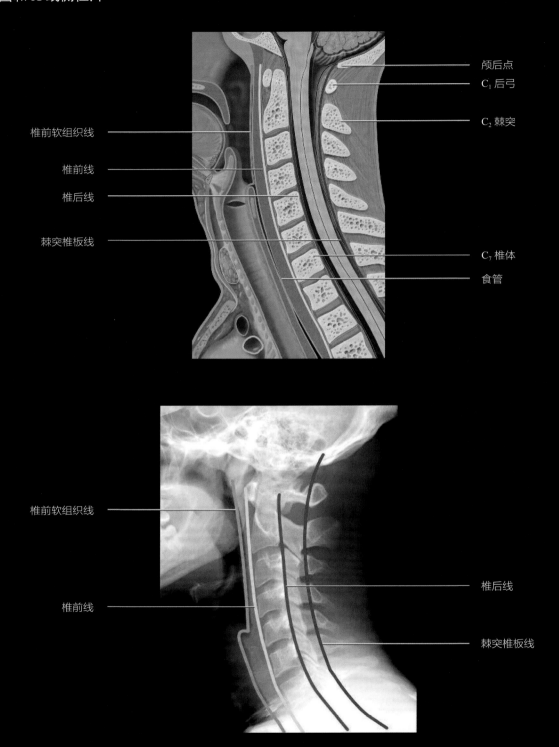

椎前软组织线

椎前线

椎后线

棘突椎板线

颅后点

C₁ 后弓

C₂ 棘突

C₇ 椎体

食管

椎前软组织线

椎前线

椎后线

棘突椎板线

上 颈椎正中矢状面示意图，正常颈椎显示平滑的前凸曲线，从腹侧到背侧一系列线平滑排列，包括椎前软组织（橙色）、椎体前皮质缘（黄色）、椎体后缘（绿色）和后方的棘突椎板线（蓝色）。成年人 C_2 水平椎前软组织 < 7mm，C_6 水平 < 22mm。儿童 C_6 水平椎前软组织小于 14mm。**下** 颈椎侧位片显示颈椎对位正常。一系列平缓弯曲的线组成了正常的颈椎曲度，从椎前软组织到后方的棘突椎板线。此外，所有颈椎棘突向后面的一共同点汇聚

X 线片

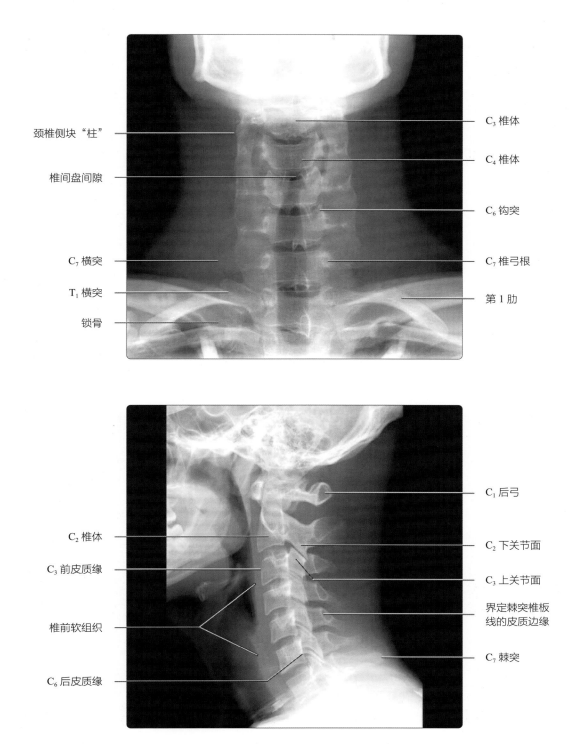

颈椎侧块"柱"

椎间盘间隙

C₇ 横突

T₁ 横突

锁骨

C₃ 椎体

C₄ 椎体

C₆ 钩突

C₇ 椎弓根

第 1 肋

C₂ 椎体

C₃ 前皮质缘

椎前软组织

C₆ 后皮质缘

C₁ 后弓

C₂ 下关节面

C₃ 上关节面

界定棘突椎板
线的皮质边缘

C₇ 棘突

上 颈椎后前位 X 线片，显示关节突关节面是倾斜的，因此边界不清，外侧骨柱呈平滑起伏的表现。上、下椎体终板边缘锐利，椎间盘间距相等。棘突位于正中。与 T₁ 横突朝向外上方不一样，C₇ 朝向外下方。**下** 颈椎侧位 X 线片，椎前软组织在约 C₄/C₅ 水平形成一个边界清楚、陡峭的"支架"，此处为下咽 / 食管起始处，因此较厚。颈椎从前到后的椎体前缘、椎体后缘和棘突腹侧缘（棘突椎板线）均对齐

X 线片和 CT 平扫 3D-VRT

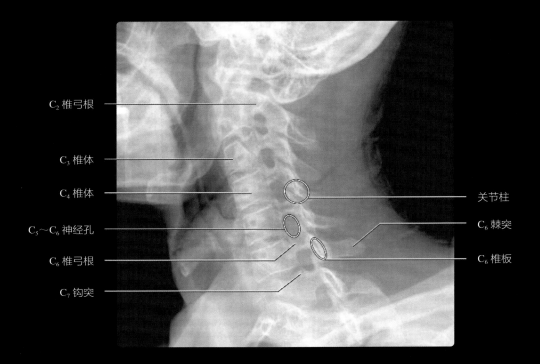

C₂ 椎弓根

C₃ 椎体

C₄ 椎体

C₅～C₆ 神经孔

C₆ 椎弓根

C₇ 钩突

关节柱

C₆ 棘突

C₆ 椎板

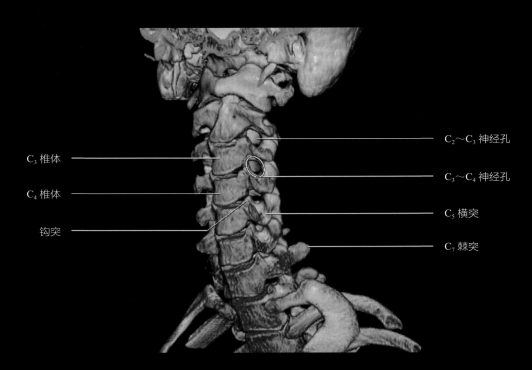

C₃ 椎体

C₄ 椎体

钩突

C₂～C₃ 神经孔

C₃～C₄ 神经孔

C₅ 横突

C₇ 棘突

上 在 X 线片中，颈椎斜位片显示神经孔最佳，因为这些神经孔斜行走行，与矢状面约成 45°。患者向左旋转，X 线片显示右侧神经孔。神经孔的前界包括钩突、椎间盘和椎体，后界是椎间关节复合体。关节柱椎间关节是倾斜的，因此边界显示不清。平片显示正对着的椎板，因此皮质显示清楚。**下** 颈椎的斜位 3D-VRT 显示正对着的神经孔，同时清楚显示在横突上表面脊神经从神经孔出来后走行的沟

CT 平扫 3D-VRT

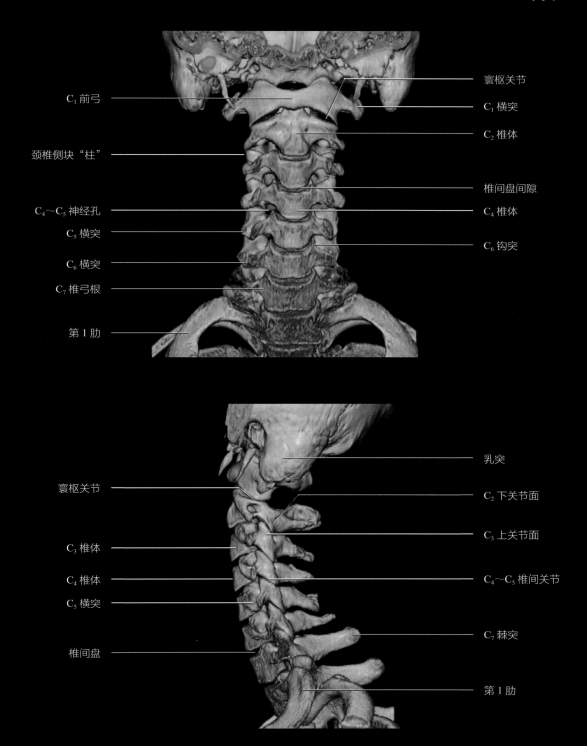

C₁ 前弓

颈椎侧块"柱"

C₄~C₅ 神经孔

C₅ 横突

C₆ 横突

C₇ 椎弓根

第 1 肋

寰枢关节

C₁ 横突

C₂ 椎体

椎间盘间隙

C₄ 椎体

C₆ 钩突

寰枢关节

C₃ 椎体

C₄ 椎体

C₅ 横突

椎间盘

乳突

C₂ 下关节面

C₃ 上关节面

C₄~C₅ 椎间关节

C₇ 棘突

第 1 肋

上 颈椎 CT 平扫 3D-VRT 前面观可清楚显示较宽的神经孔及在横突上表面神经从神经孔出来后走行的沟。横突和肌肉附着的结节在 C₃~C₇ 显示较清楚。钩突是获得性的向上的骨性突起，位于椎体外后侧缘，与相邻的上位椎体形成钩椎关节。**下** 颈椎 CT 平扫 3D-VRT 侧面观，椎间关节与横切面夹角为向上约 45°，其以平滑连锁的方式对位，上关节面朝向后方，下关节面朝向前方

轴位 CT 骨窗（一）

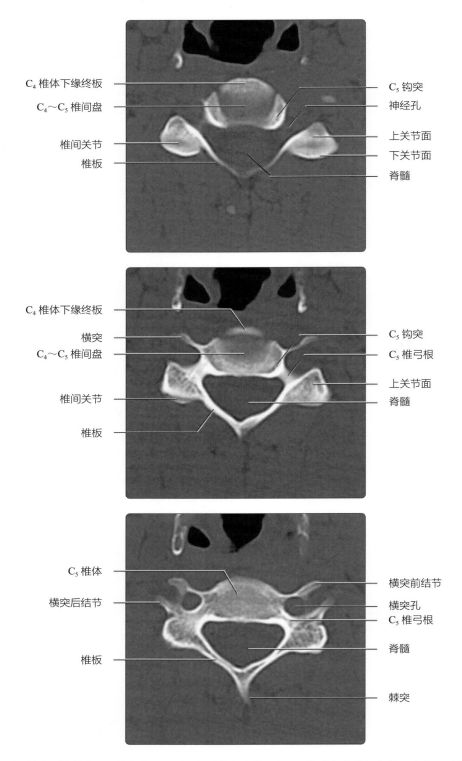

C4 椎体下缘终板
C4～C5 椎间盘
椎间关节
椎板

C5 钩突
神经孔
上关节面
下关节面
脊髓

C4 椎体下缘终板
横突
C4～C5 椎间盘
椎间关节
椎板

C5 钩突
C5 椎弓根
上关节面
脊髓

C5 椎体
横突后结节
椎板

横突前结节
横突孔
C5 椎弓根
脊髓
棘突

上 从 C4～C5 水平开始的颈椎轴位 CT 骨窗由上至下 6 幅图像中的第 1 幅，颈部的杯状椎间盘位于中央，后外界为钩突。钩突与相邻椎体形成 Luschka 关节（钩椎关节）。神经孔以约 45° 向前外侧方向走行，后界为上关节突。**中** 椎间盘下缘层面，薄的椎弓根从椎体的后外缘斜行发出。相对于后部附件，骨性椎管较大，呈三角形。**下** C5 椎体层面，横突内有横突孔，椎动脉在此孔中走行

轴位 CT 骨窗（二）

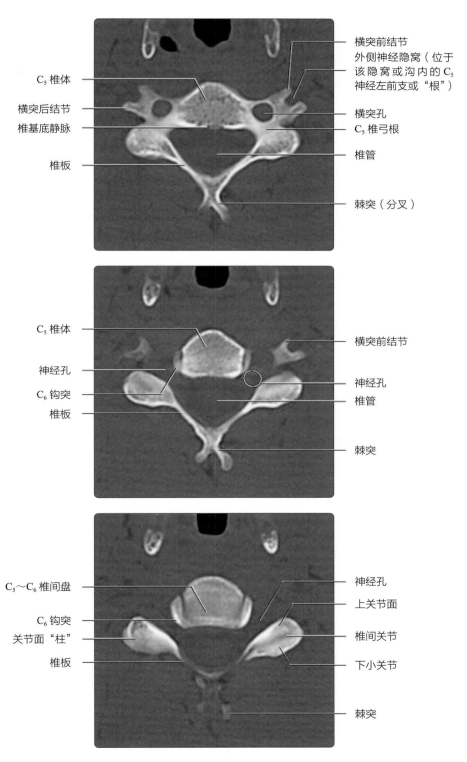

C₅ 椎体

横突后结节

椎基底静脉

椎板

横突前结节
外侧神经隐窝（位于
该隐窝或沟内的 C₅
神经左前支或"根"）

横突孔

C₅ 椎弓根

椎管

棘突（分叉）

C₅ 椎体

神经孔

C₆ 钩突

椎板

横突前结节

神经孔

椎管

棘突

C₅～C₆ 椎间盘

C₆ 钩突

关节面"柱"

椎板

神经孔

上关节面

椎间关节

下小关节

棘突

上 C₅ 椎体中部椎弓根层面，清晰显示横突孔，圆形的、边缘清晰的横突孔内含垂直走行的椎动脉。横突前结节和后结节是颈部肌肉附着处。椎体后缘皮质中断，内有椎基底静脉复合体通过。**中** C₅ 椎体下缘层面，可见起自下一椎体的钩突。横突下缘未显示完全。棘突清晰可见，与薄的椎板汇合。**下** C₅～C₆ 层面，可见下一椎体的神经孔，前界为钩椎关节，后界为椎间关节

冠状面 CT 脊髓造影

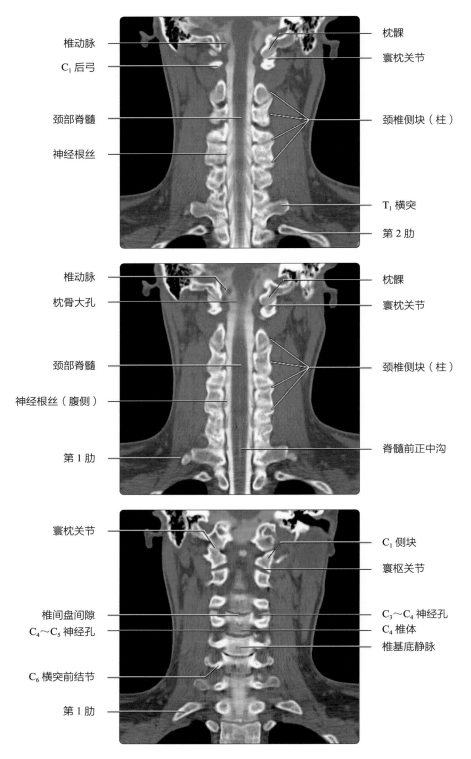

上 CT 脊髓造影冠状面重建由后至前 3 幅图像中的第 1 幅，最后面的图像显示脊髓及在各节段出来的神经根丝，在硬膜囊内沿上下方向走行。T₁ 横突较明显，突向外上方。**中** 稍前方的图像显示颈髓腹侧缘和前正中沟，内有脊髓前动脉。也可见腹侧神经根丝。椎间关节的关节柱显示清楚，与后前位 X 线片显示的颈椎外侧缘关节柱起伏较相似。**下** 更前方层面显示横突及邻近神经孔，椎体后缘显示中线处的椎基底静脉

矢状面 CT 脊髓造影

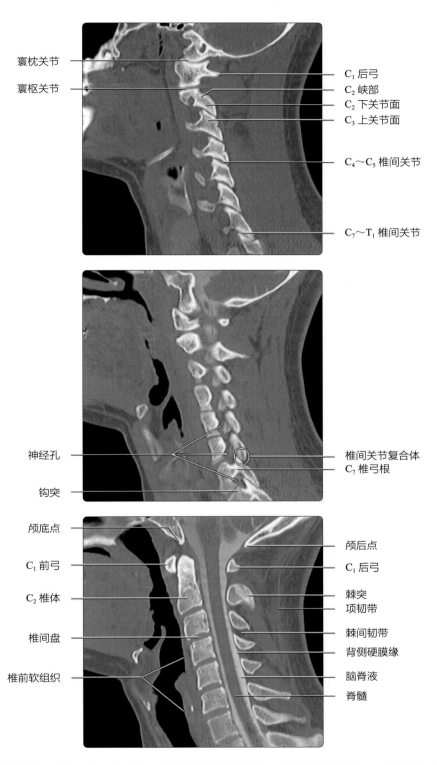

寰枕关节
寰枢关节

C₁ 后弓
C₂ 峡部
C₂ 下关节面
C₃ 上关节面

C₄～C₅ 椎间关节

C₇～T₁ 椎间关节

神经孔
钩突

椎间关节复合体
C₇ 椎弓根

颅底点
C₁ 前弓
C₂ 椎体
椎间盘
椎前软组织

颅后点
C₁ 后弓
棘突
项韧带
棘间韧带
背侧硬膜缘
脑脊液
脊髓

上 CT 脊髓造影矢状面重建 3 幅图像中的第 1 幅，关节柱旁正中矢状面显示椎间关节的轮廓，上关节面朝向后方，而下关节面朝向前方。可见寰枕关节呈曲线形，允许屈曲 / 伸展。中 稍内侧层面，可见斜行的神经孔，上下界为椎弓根，前界为钩椎关节、椎间盘和椎体，后界为椎间关节复合体。下 正中矢状面，脑脊液内高密度的对比剂勾画出脊髓的轮廓。脊椎对位正常，椎前软组织在 C₄～C₅ 水平食管起始处显示为陡峭的 "货架" 形状

矢状面 T₁WI

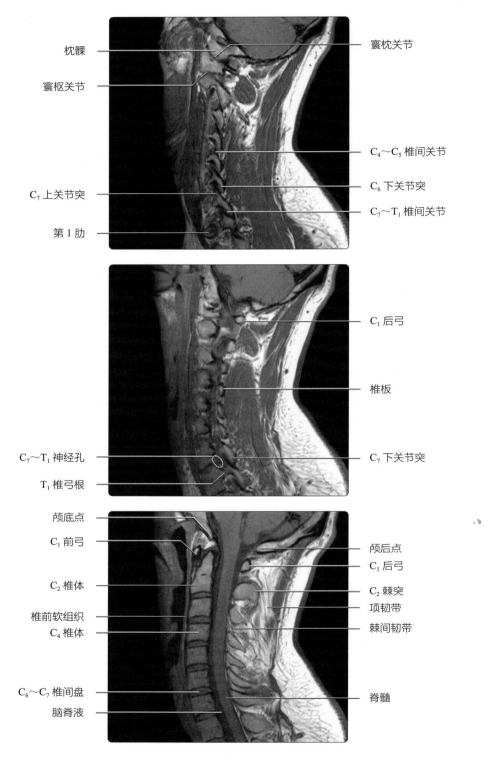

枕髁 —— 寰枕关节

寰枢关节

—— C₄~C₅ 椎间关节

—— C₆ 下关节突

C₇ 上关节突 —— —— C₇~T₁ 椎间关节

第 1 肋 ——

—— C₁ 后弓

—— 椎板

C₇~T₁ 神经孔 —— —— C₇ 下关节突

T₁ 椎弓根 ——

颅底点 ——

C₁ 前弓 —— —— 颅后点

—— C₁ 后弓

C₂ 椎体 —— —— C₂ 棘突

椎前软组织 —— —— 项韧带

C₄ 椎体 —— —— 棘间韧带

C₆~C₇ 椎间盘 —— —— 脊髓

脑脊液 ——

上 矢状面 T₁WI 由外向内 3 幅图像中的第 1 幅，关节柱层面显示椎间关节的轮廓。椎间关节边缘皮质清晰，呈细线状低信号影。**中** 稍内侧层面，显示斜行走行的神经孔。**下** 正中矢状面图像，椎体边界清晰，边缘皮质呈低信号，前后缘分别与低信号的前后纵韧带融合。在 T₁WI 图像上，与椎间盘信号相比，椎体骨髓呈高信号，脑脊液呈低信号

矢状面 T₂WI

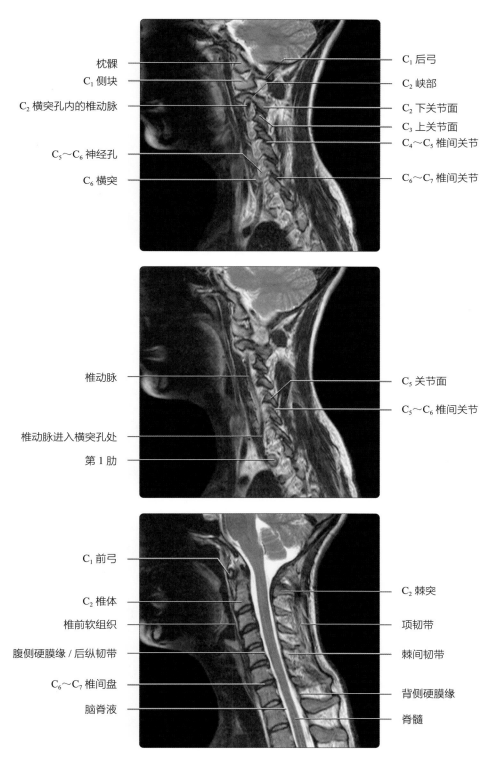

枕髁 —— C₁ 后弓

C₁ 侧块 —— C₂ 峡部

C₂ 横突孔内的椎动脉 —— C₂ 下关节面

—— C₃ 上关节面

C₅～C₆ 神经孔 —— C₄～C₅ 椎间关节

C₆ 横突 —— C₆～C₇ 椎间关节

椎动脉 —— C₅ 关节面

—— C₅～C₆ 椎间关节

椎动脉进入横突孔处

第 1 肋

C₁ 前弓 —— C₂ 棘突

C₂ 椎体 —— 项韧带

椎前软组织

腹侧硬膜缘 / 后纵韧带 —— 棘间韧带

C₆～C₇ 椎间盘 —— 背侧硬膜缘

脑脊液 —— 脊髓

上 矢状面 T₂WI 由外至内的 3 幅图像中的第 1 幅，关节柱层面显示椎间关节对位正常。颈椎关节面呈长菱形，上下关节面相互补充。脊神经出来后沿横突上表面的沟走行。**中** 稍内侧层面显示每个节段重叠的关节面和横突孔内椎动脉的流空信号影。**下** 正中矢状面图像显示颈髓、椎体和棘突之间的关系，棘突边缘平直、对位正常。硬膜后缘与黄韧带、棘突皮质的低信号融合。硬膜前缘与椎体后缘、后纵韧带融合

轴位梯度回波序列（一）

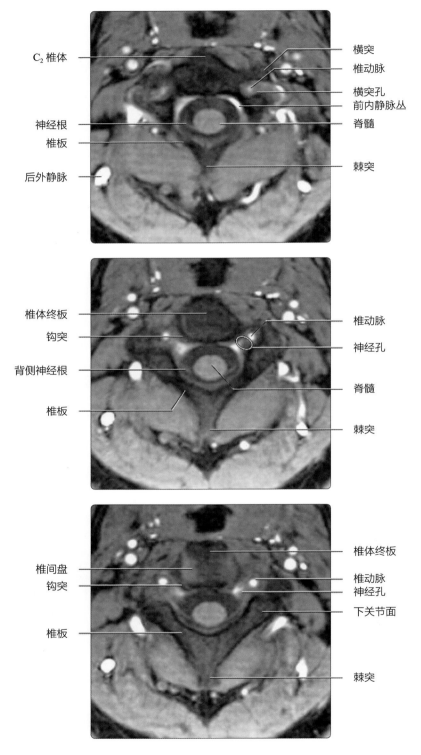

C₂ 椎体 — C_2 椎体

横突
椎动脉
横突孔
前内静脉丛
脊髓

神经根
椎板
后外静脉

棘突

椎体终板
钩突
背侧神经根
椎板

椎动脉
神经孔
脊髓
棘突

椎间盘
钩突

椎板

椎体终板
椎动脉
神经孔
下关节面

棘突

上 轴位大翻转角（脑脊液为低信号）梯度回波序列图像，从 C_2 椎体下缘层面开始，由上至下 6 幅图像中的第 1 幅，清晰显示含椎动脉的横突孔。也可见颈部背静脉和硬膜外静脉（前内静脉丛）的血流相关强化。**中** C_2 椎体下缘终板层面，神经孔以 45° 向前外侧走行，可见硬膜外 / 神经孔静脉丛和上行椎动脉的血流相关强化。脊髓和硬膜边缘清晰光滑。在背侧硬膜囊内，几乎看不见背侧神经根丝。**下** $C_2 \sim C_3$ 椎间盘层面，可见 C_2 下关节面和突出的 C_2 棘突

轴位梯度回波序列（二）

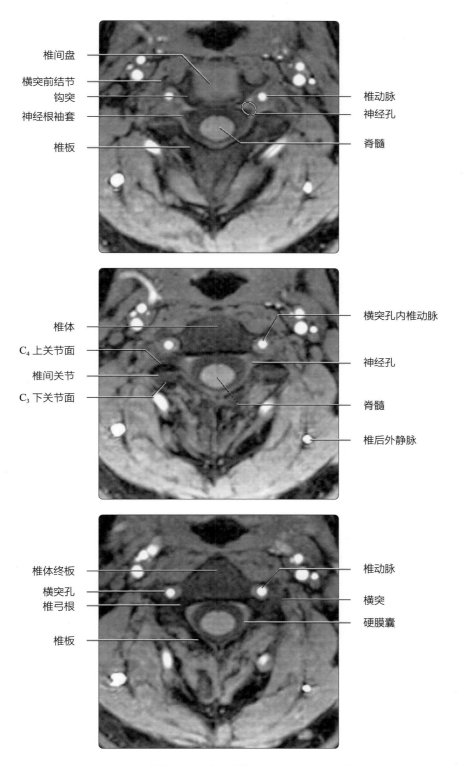

椎间盘

横突前结节

钩突

神经根袖套

椎板

椎动脉

神经孔

脊髓

椎体

C_4 上关节面

椎间关节

C_3 下关节面

横突孔内椎动脉

神经孔

脊髓

椎后外静脉

椎体终板

横突孔

椎弓根

椎板

椎动脉

横突

硬膜囊

上 C_2～C_3 椎间盘层面，显示椎间盘呈方形、等信号，边缘为低信号的钩突，可见低信号、含脑脊液的三角形神经根袖套向前外侧延伸至神经孔。**中** C_3 椎体上缘层面，显示 C_3～C_4 椎间关节，前面为低信号的 C_4 上关节面，中间为等信号的线状关节间隙，后面为低信号的 C_3 下关节面。**下** C_3 椎弓根层面，椎弓根从椎体向后外侧突出，薄的椎板形成完整的三角形椎管，内含硬膜囊及其内容物。含椎动脉的横突孔在横突内，显示清楚

轴位 T₂WI（一）

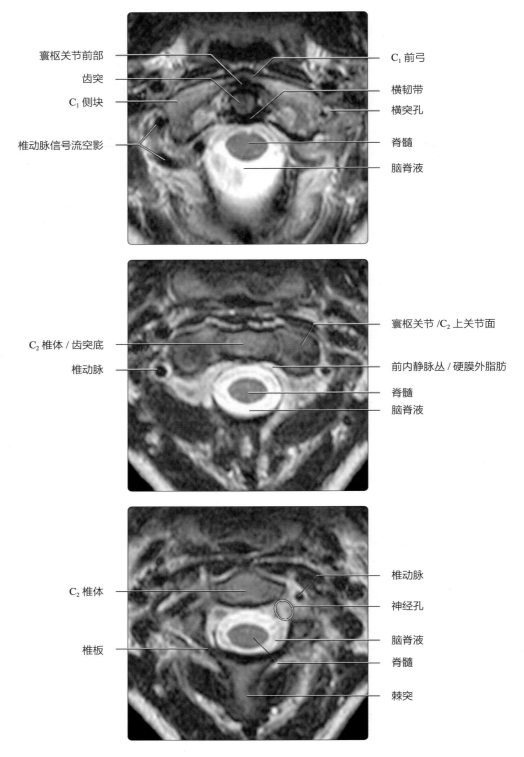

寰枢关节前部 — C₁ 前弓

齿突 — 横韧带

C₁ 侧块 — 横突孔

椎动脉信号流空影 — 脊髓

— 脑脊液

C₂ 椎体 / 齿突底 — 寰枢关节 /C₂ 上关节面

椎动脉 — 前内静脉丛 / 硬膜外脂肪

— 脊髓

— 脑脊液

C₂ 椎体 — 椎动脉

— 神经孔

椎板 — 脑脊液

— 脊髓

— 棘突

上 从 C₁ 前弓层面开始的轴位 T₂WI 由上至下 6 幅图像中的第 1 幅，寰齿关节前部显示清楚，边界为齿突前缘和 C₁ 前弓的低信号皮质边缘。齿突后方是低信号的横韧带复合体。**中** 齿突 /C₂ 椎体层面，齿突的基底部位于寰枢外侧关节水平。此关节是倾斜的，内侧缘更靠上。通过流空信号可识别椎动脉，位于侧块的外侧，向上朝 C₁ 横突孔走行。**下** C₂ 椎体层面重点显示垂直走行的椎动脉与神经孔的关系

轴位 T₂WI（二）

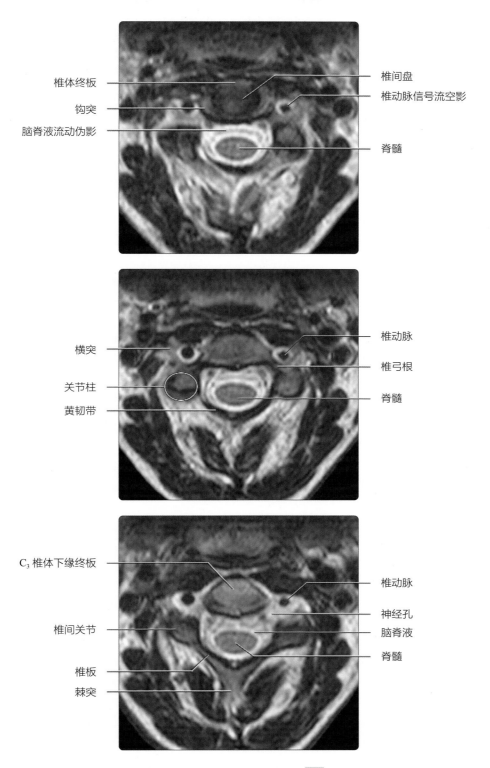

椎体终板 —— 椎间盘

钩突 —— 椎动脉信号流空影

脑脊液流动伪影 —— 脊髓

横突 —— 椎动脉

关节柱 —— 椎弓根

黄韧带 —— 脊髓

C₃ 椎体下缘终板 —— 椎动脉

—— 神经孔

椎间关节 —— 脑脊液

椎板 —— 脊髓

棘突

上 C₂～C₃ 椎间盘层面显示椎间盘完全呈低信号，后外侧边界为钩椎关节。**中** C₃ 椎弓根层面。椎弓根纤细，从椎体向后外侧延伸。关节柱由上、下关节突和介于中间的椎间关节构成。在横突孔内可见明显的椎动脉信号流空影。**下** C₃ 神经孔层面，神经孔以约 45° 朝前外侧方向走行。神经孔的后缘是椎间关节；前缘为椎间盘和钩突

臂丛神经
Brachial Plexus

黄彩云 于文玲 译 鲜军舫 校

一、术语

（一）缩写

- 臂丛（BP）

（二）定义

- 由下部颈（$C_5 \sim C_8$）神经和第 1 胸神经（T_1）交织构成，提供上肢的皮肤和运动神经支配

二、大体解剖

（一）概述

- 颈髓
  - 颈髓内排列有序，白质束位于脊髓周围
  - 灰质由神经元细胞体组成，位于脊髓中心的垂直柱状结构内
  - 灰质柱在轴位断面（横切面）上呈 H 型，其中外侧矢状走行的部分称为角，横行左右走行部分称为灰连合
  - 腹侧角（前角）厚而短，包含多极运动神经元
  - 背侧角（后角）细而长，包含接收来自背侧根神经节（DRG）感觉轴突的细胞体
- 颈神经根丝、神经根和近端神经
  - 在每个颈椎层面，前角发出运动轴突，从颈髓的同侧前外侧沟出来，形成几条小的（＜1mm）神经根丝
  - 每一节段的腹侧神经根丝在距脊髓数毫米内汇合形成同侧前根（约 1mm）
  - 同样，后角在脊髓后外侧沟接收多条微小的神经根丝
  - 背侧神经根丝也在距脊髓几毫米内汇合形成后根
  - 后根从脊髓向外侧延伸，并在神经孔（NF）内与后根神经节融合
  - 在颈椎神经孔的外侧部，后根神经节与前根融合成为脊神经固有部分
  - 在脊神经形成后，立即发出小的向后走行的后支，支配后部的棘突旁肌肉和颈部软组织的运动和感觉
  - 脊神经的较粗大的余下部分为前支
    - 由于前支一般是颈段脊神经的主要部分，常简称为脊神经
    - $C_5 \sim T_1$ 的较大脊神经前支也称为臂丛神经根
  - 第 1 颈神经在枕骨和 C_1 之间从椎管出来；也就是说，C_1 神经在 C_1 椎体（寰椎）上方出来
    - C_2 神经在 C_1 和 C_2 椎体间出来，依此类推
    - C_8 神经在 C_7 和 T_1 椎体间出来

- 颈丛
  - 由 $C_1 \sim C_4$ 前支 ± 小部分 C_5 分支形成
  - 有浅升支、浅降支和深支
  - 支配项背肌群、横膈、头 / 颈部皮肤组织
- 臂丛（BP）
  - 由 $C_5 \sim T_1$ 前支 ± 小部分 C_4 和 T_2 分支形成
  - 臂丛从内向外分为以下解剖节段：支 / 根、干、股、束和终末分支
    - 这些节段与邻近解剖结构的关系不恒定
  - 臂丛前支 / 根
    - 起源于 $C_5 \sim T_1$ 水平的脊髓
    - 臂丛根代表 $C_5 \sim T_1$ 神经的前支
    - 这里的"根"一词不要与前面提到的神经根混淆，后者为在椎管内和近端神经孔内的小神经
    - 有些神经直接来自根：肩胛背神经（C_5）、膈神经（主要是 C_5）和胸长神经（C_5、C_6 和 C_7）
  - 干
    - 在斜角肌间三角内，上部臂丛根（$C_5 \sim C_6$）融合形成上干
    - 下部臂丛根（$C_8 \sim T_1$）融合形成下干
    - C_7 臂丛根向外侧延续为中干
    - 直接起自上干的小神经：肩胛上神经、至锁骨下肌的神经
  - 股
    - 臂丛在第 1 肋骨外侧缘上方穿出斜角肌间三角向外侧走行，开始向腋窝方向下行时，每个干分成 2 个主要神经分支：前股和后股
    - 随后，每侧臂丛包含 6 股：3 个前股和 3 个后股
    - 前股支配前部（屈肌）肌群
    - 后股支配后部（伸肌）肌群
    - 未命名的小神经直接起自股
    - 股位于锁骨水平，在锁骨下动脉和腋动脉交界处上方
  - 束
    - 当臂丛进入腋窝时，股再融合形成束
    - 束紧密伴随腋动脉，并根据其与动脉的关系命名
    - 外侧束（上中干的前股）支配前部（屈肌）肌群
    - 内侧束（下干前股）支配前部（屈肌）肌群
    - 后束（所有 3 个干的后股）支配后部（伸肌）肌群
  - 分支（终末支）
    - 大约在胸小肌外侧缘水平，束形成臂丛的终末支
    - 肌皮神经（$C_5 \sim C_6$）起自外侧束
    - 内侧束发出尺神经（$C_8 \sim T_1$）

□ 内侧束还发出胸内侧神经、臂内侧皮神经、前臂内侧皮神经

- 腋神经（$C_5 \sim C_6$）、桡神经（$C_5 \sim T_1$）、胸背神经（$C_6 \sim C_8$）、肩胛上神经（$C_6 \sim C_7$）和肩胛下神经（$C_5 \sim C_6$）均起自后束

- 正中神经（$C_5 \sim T_1$）由内侧束和外侧束的分支汇合而成

（二）解剖关系

- 神经孔
  - C_5 神经从 $C_4 \sim C_5$ 神经孔通过
    - C_6 神经从 $C_5 \sim C_6$ 神经孔通过
    - C_7 神经从 $C_6 \sim C_7$ 神经孔通过
    - C_8 神经从 $C_7 \sim T_1$ 神经孔通过
    - T_1 神经从 $T_1 \sim T_2$ 神经孔通过
  - 在神经孔内，最明显的神经结构是后根神经节，即后根球形扩大
  - 在神经孔内，C_5、C_6 和 C_7 神经位于椎动脉紧后方
- 外侧神经沟
  - $C_3 \sim C_6$ 横突的解剖学表现相似，都有内含椎动脉的横突孔和外侧神经沟（横突的上外侧沟），相应的颈神经位于此处
    - 例如，C_5 神经自 $C_4 \sim C_5$ 神经孔出来后，下行并向外经过 C_5 椎体横突的外侧神经沟
  - 在横突轴位层面观察 $C_3 \sim C_6$ 椎体时，可见将横突孔与外侧神经沟分开的的小骨棒将椎动脉与前支近端分开
- 斜角肌间三角
  - 前斜角肌起自 $C_3 \sim C_6$ 颈椎横突的前结节，止于第 1 前肋的上表面
  - 中斜角肌起自 $C_2 \sim C_7$ 颈椎横突的后结节，止于第 1 肋骨的外侧
  - 斜角肌间三角的边界
    - 前界：前斜角肌的后缘
    - 后界：中斜角肌前缘
    - 下界（底）：第 1 肋骨的上缘，位于 2 块肌肉的附着点之间
    - 斜角肌间三角也可以认为是具有外侧和内侧边界的三维空间
    - 内侧边界为前斜角肌和中斜角肌内侧缘延伸的平面，外侧边界为两块肌肉外侧缘之间的平面
  - 三角形的最宽部分位于底部，沿第 1 肋走行
    - 前斜角肌和中斜角肌肋骨附着点之间的距离约为 1cm（范围：1.0～2.5cm）
  - 斜角肌间三角内脂肪含量不一
    - 斜角肌间脂肪在三角的下部最明显

- 上部的前斜角肌和中斜角肌非常接近，之间的脂肪可能很少或没有
- 在 MRI 和 CT 图像上，脂肪尤其是神经周围的脂肪对识别斜角肌间三角内的臂丛近端结构很有用
  - $C_5 \sim C_7$ 臂丛根位于斜角肌间三角的上部，在穿过三角时开始形成上干和中干
  - $C_8 \sim T_1$ 臂丛根最初位于三角的内侧，在进入斜角肌间三角的内侧缘时开始形成下干
  - 斜角肌间三角包含臂丛的上、中、下干
- 锁骨下动脉
  - 在进入斜角肌间三角前，锁骨下动脉发出椎动脉和胸内动脉
  - 锁骨下动脉穿过斜角肌间三角底，在第 1 肋骨的上方走行
  - 在三角内，锁骨下动脉与近端臂丛伴随走行
  - $C_5 \sim C_7$ 臂丛根位于动脉上方；C_8 和 T_1 臂丛根常位于动脉后方
  - 前斜角肌将锁骨下动脉和臂丛与锁骨下静脉分开
  - 锁骨下动脉在第 1 肋骨外侧缘移行为腋动脉
- 腋动脉
  - 当锁骨下动脉通过第 1 肋骨后，变成腋动脉
  - 腋动脉近端上方的臂丛成分常由前、后股组成
  - 然后股形成束，与腋动脉紧密伴行，并根据其与动脉的关系命名
  - 束通常在到达经肩胛骨喙突的矢状平面之前形成
- 膈神经
  - 主要由 C_4 前支的分支形成，包含不同数量的 C_5 成分，偶尔也包括 C_3 成分
  - 在前斜角肌外侧缘附近通过，沿着前斜角肌的前表面在颈部下行
  - 在前斜角肌底部附近，膈神经在锁骨下静脉和锁骨下动脉之间走行，然后在胸内动脉前方通过并进入纵隔
  - 支配横膈的运动和感觉

三、影像解剖

概述

- 掌握正常臂丛解剖以及臂丛成分与周围结构的关系，对评估臂丛至关重要
- 采用表面线圈的多平面高分辨率 MRI 是臂丛成像的最佳方法
- 臂丛成分复杂，难以用单个 MRI 序列或单个平面识别和全面评估
- 在 T_1WI 上，神经周围脂肪常能帮助很好地显示神经，并能与邻近的软组织区分

- 相应的 T₂WI 和 STIR 序列评估神经的内在信号和结构最适合
- 正常神经的 MRI 特征
  - 在断面上，神经表现为边界清楚的椭圆形结构
  - 可通过高分辨率成像来识别分散的神经束
    - 神经束的大小和形状一致
  - 在 T₁WI 上与邻近肌肉组织相比呈等信号
  - 在脂肪抑制 T₂WI 和 STIR 上，比邻近肌肉信号稍高
  - 与相邻的正常神经和对侧正常神经相比较，正常神经的信号强度应该是相似的
  - 虽然静脉注射钆剂后，后根神经节强化，但正常臂丛的主要成分不强化

四、解剖成像要点

（一）推荐的影像学检查方法

- 使用表面线圈的周围神经多平面高分辨率 MRI 成像是臂丛成像的最佳方法
- 颈椎 MRI 是评估导致臂丛症状的脊髓病变及常见的椎管狭窄和神经孔狭窄等退行性病变非常有用的主要检查方法
- 颈部或胸部增强后 CT 有助于评估累及臂丛的颈部肿物或肺尖肿瘤（肺上沟癌）
- CT 脊髓造影是评估外伤性神经根撕裂伤及伴随的外伤性假性脊膜膨出的有效方法
- 颈椎 CT 骨窗是颈椎骨折的首选检查
- 颈部 CTA 可显示近端臂丛肿物与椎动脉的关系
- 超声是用于显示臂丛小结构的备选成像方法
  - 高频探头提供非常好的空间分辨率
  - 纵切面上，在脂肪回声背景衬托下，显示为长管状低回声结构
  - 横切面上，在前斜角肌和中斜角肌之间三角的后下部表现为多个小卵圆形 / 圆形低回声结节
  - 缺乏血流可将其与血管结构区分开

（二）影像学检查方法

- 首选线圈：多功能柔性相控阵表面线圈
- 备选线圈：神经血管相控阵线圈
- 最佳成像断面：从 C₃（上方）到 T₂（下方）及神经根（内侧）到腋窝（外侧）的冠状面和斜矢状面
- 最佳成像序列：冠状面 T₁WI、冠状面 STIR、斜矢状面 T₁WI 和斜矢状面 STIR
- 可选序列
  - 斜矢状面和冠状面脂肪抑制增强后 T₁WI（用于已知或疑似肿瘤、瘢痕或感染的病例）
  - 较大视野（FOV）的冠状面可包括对侧臂丛，用于对比分析

（三）影像学易犯的错误

- 过大的视野会降低空间分辨率，降低臂丛内部结构的显示效果
- 从技术上讲，评估锁骨上臂丛较锁骨下臂丛更容易
- 与采用化学位移的脂肪抑制 T₂WI 相比，STIR 脂肪抑制效果更可靠
- 运动伪影（尤其是胸部的呼吸运动）可能降低图像质量
- 锁骨下血管和腋血管（尤其是静脉结构）在快速自旋回波或反转恢复序列上显示为线性高信号，很难与臂丛区分
  - 饱和带有助于降低血管信号
- 强化的血管结构和正常神经周围的静脉丛可与臂丛成分的病理性强化相似

五、临床意义

临床重要性

- 累及臂丛的病变较多，包括特发性炎症、创伤性损伤、肿瘤和压迫综合征
- 由于臂丛解剖复杂、病变多样，临床症状可从累及远端分支的局灶性神经症状到累及多条神经的较广泛的臂丛神经病变
- 神经系统评估和 MRI 结合是病变显示和定位以及制定治疗计划的关键

整体观示意图

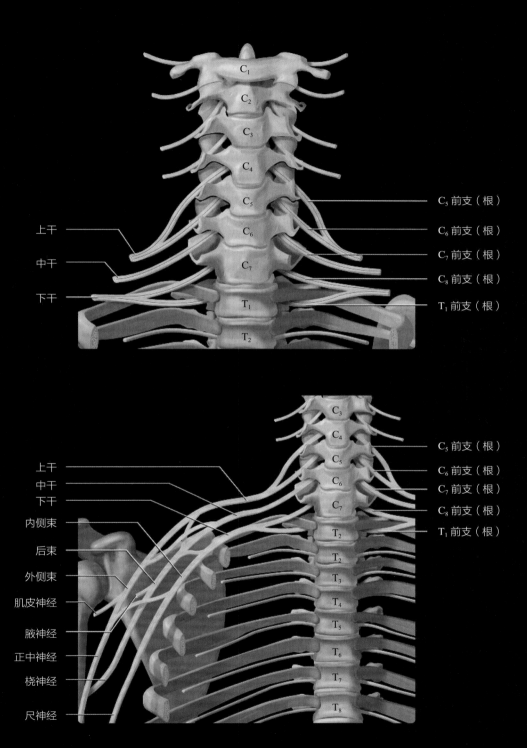

上 冠状面示意图显示颈椎和锁骨上臂丛的整体观。显示颈神经前支结合形成臂丛的基本排列。C₁~C₇颈神经于同序号椎弓根的上方出来，C₈神经于T₁椎弓根上方出来，下方其他神经根于同序号椎弓根的下方发出。下 臂丛冠状面示意图，显示了臂丛远端延伸至腋窝的整体观，干重新形成前、后股，股再形成束，后束形成桡神经和腋神经，内侧束形成尺神经，外侧束形成肌皮神经，正中神经由外侧束和内侧束的分支组成

臂丛示意图

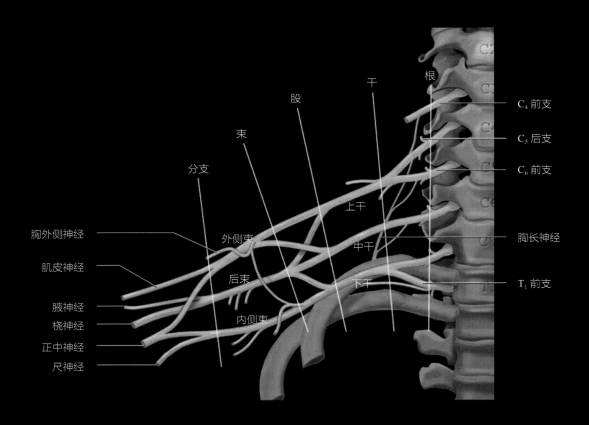

示意图显示臂丛的组成。出来的神经马上分为较小的后支和较大的前支。C_5～T_1 的前支（根）进入斜角肌间三角并合并成干。上干由 C_5 和 C_6 前支或根形成，中干由 C_7 臂丛根延续形成。下干由 C_8 和 T_1 臂丛根合并而成。每个干分为前、后股。3 个后股汇合成后束，上干和中干的前股汇合形成外侧束，下干的前股形成内侧束。束最后发出上肢的终末分支

冠状面臂丛与其他结构的关系

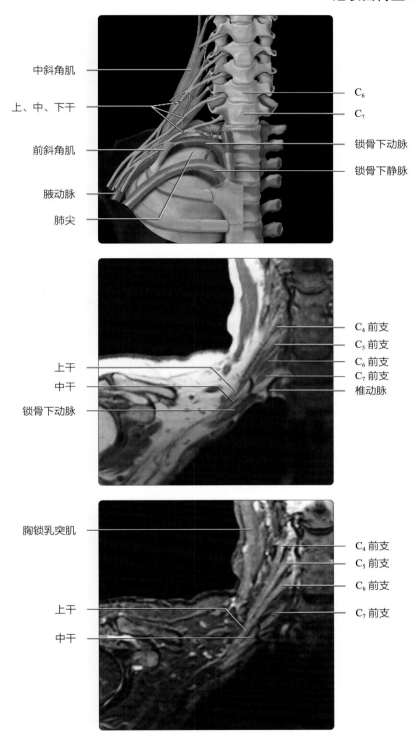

中斜角肌

上、中、下干

前斜角肌

腋动脉

肺尖

C$_6$

C$_7$

锁骨下动脉

锁骨下静脉

上干
中干
锁骨下动脉

C$_4$ 前支
C$_5$ 前支
C$_6$ 前支
C$_7$ 前支
椎动脉

胸锁乳突肌

上干
中干

C$_4$ 前支
C$_5$ 前支
C$_6$ 前支
C$_7$ 前支

上 显示臂丛近端与椎体、中斜角肌、锁骨下动脉和肺尖的关系。前斜角肌已移除以显示斜角肌三角，即位于斜角肌之间的区域。可见锁骨下静脉在前斜角肌下附着点的前方走行，锁骨下动脉在该附着点后方走行。锁骨下动脉可作为影像学上识别臂丛神经成分的标志。如果肺尖肿瘤向上侵犯，通常在累及臂丛之前累及锁骨下动脉。**中** 稍前方层面图像显示近端臂丛根/主要前支（VPR）组合形成臂丛的上干和中干。在 T$_1$WI 上，可见正常神经与肌肉的信号相等及臂丛结构与锁骨下动脉的密切解剖关系。**下** 图像显示近端颈神经前支"根"组合形成臂丛的上干和中干。在 STIR 和脂肪抑制 T$_2$WI 上，正常神经较肌肉的信号稍高

轴位解剖：颈神经近端

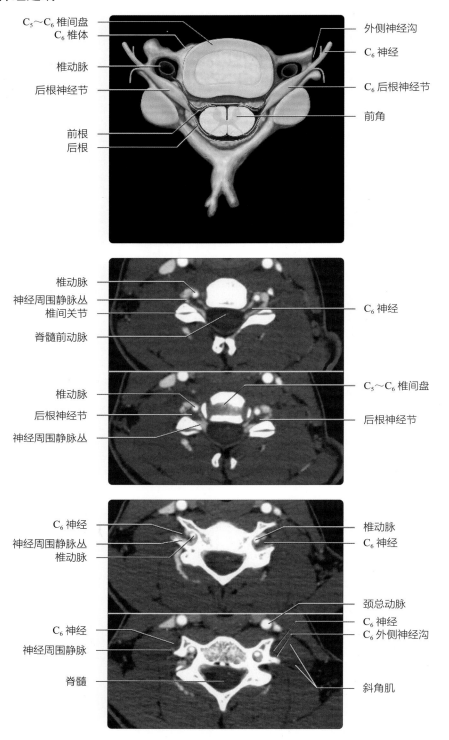

C₅～C₆ 椎间盘
C₆ 椎体

椎动脉

后根神经节

前根
后根

外侧神经沟

C₆ 神经

C₆ 后根神经节

前角

椎动脉
神经周围静脉丛
椎间关节
脊髓前动脉

C₆ 神经

椎动脉
后根神经节
神经周围静脉丛

C₅～C₆ 椎间盘

后根神经节

C₆ 神经
神经周围静脉丛
椎动脉

椎动脉
C₆ 神经

颈总动脉
C₆ 神经
C₆ 外侧神经沟

C₆ 神经
神经周围静脉

脊髓

斜角肌

上 显示 C₆ 神经的前根和后根在神经孔（NF）上部内侧合并，后根局部膨大为后根神经节（DRG），可见后根神经节通过神经孔时与椎动脉的密切关系。在神经孔外，神经稍下行至神经走行的外侧神经沟，然后进入斜角肌间三角。当神经位于外侧神经沟内时，外侧突的小骨嵴将神经与横突孔内的椎动脉分开。**中** C₅～C₆ 椎间盘层面的两幅轴位 CTA 图像，显示包绕神经的硬膜外及神经周围静脉丛明显增强。**下** 从 C₅～C₆ 椎间盘向下到 C₆ 椎体层面的图像，当神经从神经孔开始出来时，向下、向外走行，并开始与椎动脉分开。神经孔外神经在横突外侧的浅沟（称为外侧神经沟）内穿过，这是 C₃～C₆ 颈神经的可靠标志。许多患者在影像上很难完全区分各条斜角肌

冠状面 STIR

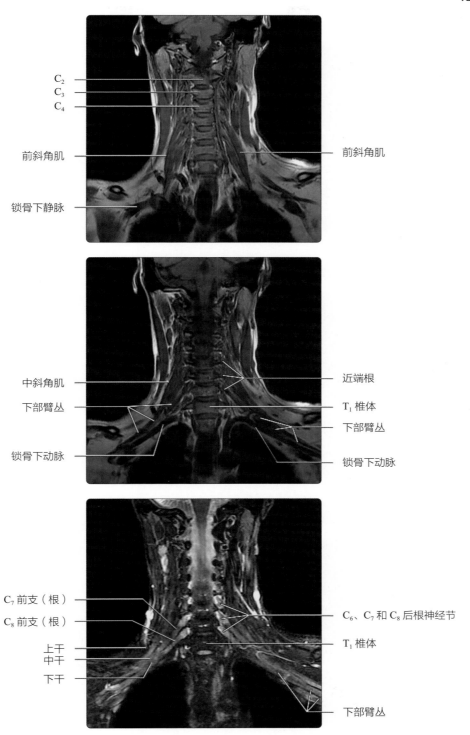

C₂
C₃
C₄

前斜角肌　　　　　　　　　　　　　　　　　　　　前斜角肌

锁骨下静脉

中斜角肌　　　　　　　　　　　　　　　　　　　　近端根

下部臂丛　　　　　　　　　　　　　　　　　　　　T₁ 椎体

下部臂丛

锁骨下动脉　　　　　　　　　　　　　　　　　　　锁骨下动脉

C₇ 前支（根）

C₈ 前支（根）　　　　　　　　　　　　　　　　　　C₆、C₇ 和 C₈ 后根神经节

上干　　　　　　　　　　　　　　　　　　　　　　T₁ 椎体
中干
下干

下部臂丛

上 冠状面 T₁WI 显示椎体（上部）和前斜角肌（下部），前斜角肌起自颈椎的横突，附着于第 1 肋骨外侧。锁骨下静脉在前斜角肌附着处前方穿过。**中** 冠状面 T₁WI 显示正常神经组织和邻近肌肉很难区分。尽管斜行带状低信号组织从中斜角肌的腹侧面穿过，但神经很难与肌肉本身的斜行肌腱附着处区分。斜角肌间脂肪很少，很难显示满意的对比度。锁骨下动脉是确定臂丛神经近端部分尤其是干的最佳层面的有用标志。在第 1 肋骨上方通过时，臂丛干在锁骨下动脉上方走行。**下** 冠状面 STIR 显示，与肌肉相比，正常神经呈相对高信号。脂肪抑制后提高了神经的对比分辨率。可见后根神经节容易识别，表现为神经孔内神经近端的局灶性增大。由于各分支曲度复杂，很难在一个层面上显示臂丛的全貌

轴位 STIR

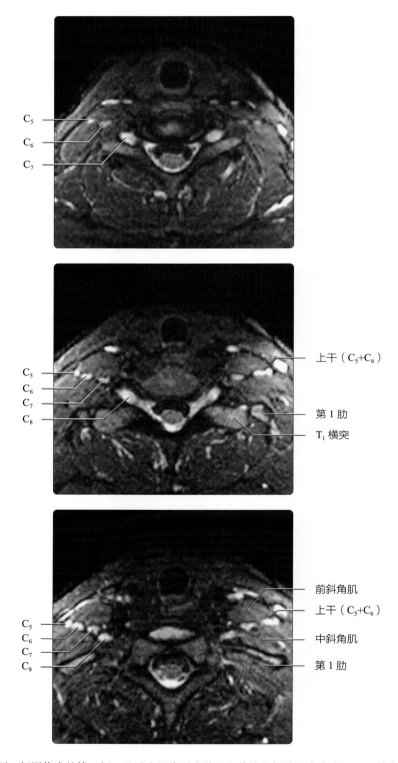

上 轴位 STIR 由上至下 3 幅图像中的第 1 幅，显示在即将形成臂丛之前的上部臂丛成分（$C_5 \sim C_7$ 前支）在前斜角肌和中斜角肌之间走行。中 C_7/T_1 层面显示 C_5 到 C_8 前支呈线性排列，C_5 和 C_6 非常接近，形成左上干。下 更下方的 C_7/T_1 层面，显示左侧上干，可见臂丛在前斜角肌和中斜角肌之间从颈部出来

斜矢状面 STIR（一）

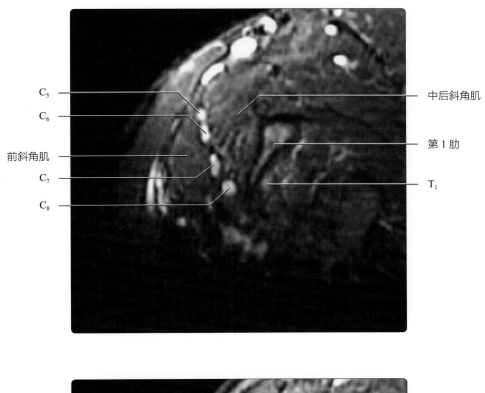

C$_5$
C$_6$
前斜角肌
C$_7$
C$_8$
中后斜角肌
第 1 肋
T$_1$

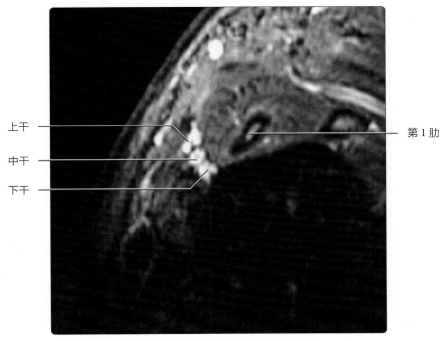

上干
中干
下干
第 1 肋

上 斜矢状面 STIR 从内至外 4 幅图像中的第 1 幅，显示臂丛干近端的 C$_5$～T$_1$ 前支。C$_8$ 从第 1 肋上方发出，而 T$_1$ 臂丛从第 1 肋下方发出。臂丛常夹在前斜角肌和中斜角肌之间。**下** 稍外侧层面示上、中、下干形成，在斜角肌之间垂直排列。在此层面，上干内的 C$_5$ 和 C$_6$ 前支仍是单独的成分

斜矢状面 STIR（二）

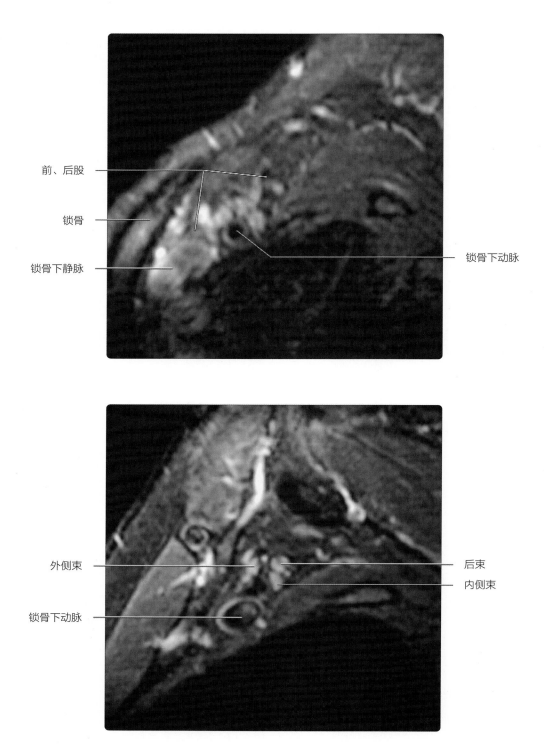

前、后股

锁骨

锁骨下静脉

锁骨下动脉

外侧束

后束

内侧束

锁骨下动脉

上 臂丛股层面图像，显示臂丛干与前、后股的融合和匹配，可见股位于锁骨后，后股形成后束，前股形成外侧束和内侧束。一般来说，从干到束不可能追踪到股的各个分支。**下** 图像显示 3 条束（外侧束、内侧束和后束）的形成。外侧束最重要的终末支是肌皮神经，后束形成腋神经和桡神经终末支，内侧束终末支是尺神经

解剖 – 病理对照

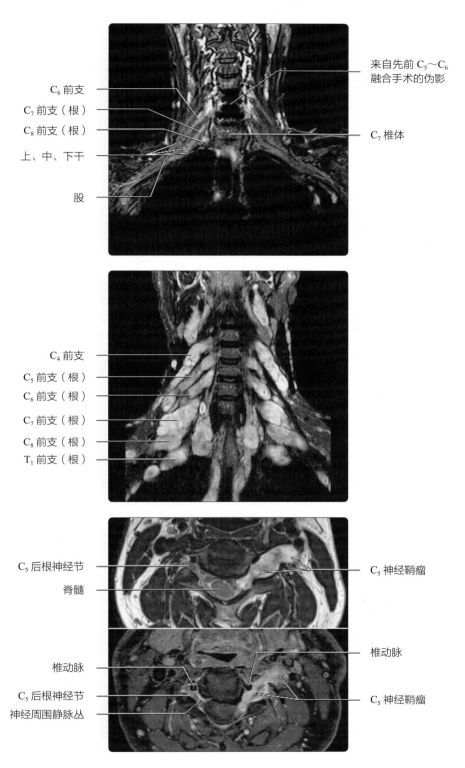

C₆ 前支
C₇ 前支（根）
C₈ 前支（根）
上、中、下干
股

来自先前 C₅～C₆
融合手术的伪影

C₇ 椎体

C₄ 前支
C₅ 前支（根）
C₆ 前支（根）
C₇ 前支（根）
C₈ 前支（根）
T₁ 前支（根）

C₅ 后根神经节
脊髓

C₅ 神经鞘瘤

椎动脉
C₅ 后根神经节
神经周围静脉丛

椎动脉

C₅ 神经鞘瘤

上 右侧特发性臂丛炎患者冠状面脂肪抑制后 T_2WI，显示右侧臂丛弥漫性轻度高信号。**中** 神经纤维瘤病 1 型患者冠状面 STIR，显示所有近端颈神经和臂丛的锁骨上部分呈肿物样增粗。此患者基本上所有的神经都发生了神经纤维瘤。**下** C_4～C_5 神经孔水平的轴位 T_2WI 和脂肪抑制增强后 T_1WI 图像，显示左侧 C_5 神经近端单发增粗的梭形强化肿物。可见病变与左侧椎动脉的关系，病变向前推挤椎动脉。可见健侧的正常后根神经节强化

横切面和纵切面超声（一）

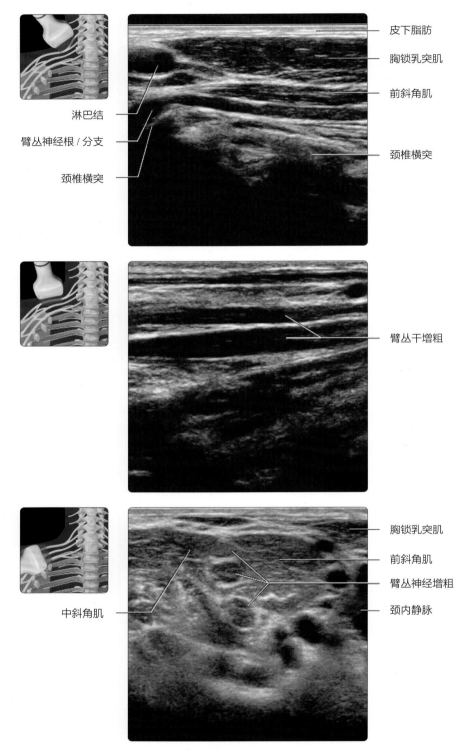

淋巴结

臂丛神经根 / 分支

颈椎横突

皮下脂肪

胸锁乳突肌

前斜角肌

颈椎横突

臂丛干增粗

中斜角肌

胸锁乳突肌

前斜角肌

臂丛神经增粗

颈内静脉

上 颈后三角的灰阶超声纵切面显示臂丛根和干，与浅面的前斜角肌和深部的颈椎相比，其表现为细管状低回声结构。**中** 右侧颈后三角 / 锁骨上窝的灰阶超声纵切面，证实臂丛成分为细长线性增厚的低回声表现。该患者既往有因颈部淋巴结转移而行颈部放疗的病史，神经增厚可能是放疗后的继发改变。**下** 右侧颈后三角下部 / 锁骨上窝的灰阶超声横切面，显示前斜角肌和中斜角肌之间的圆形光滑的低回声"结节"，为臂丛成分增厚的表现。如果有疑问，旋转探头观察神经的长轴

横切面和纵切面超声（二）

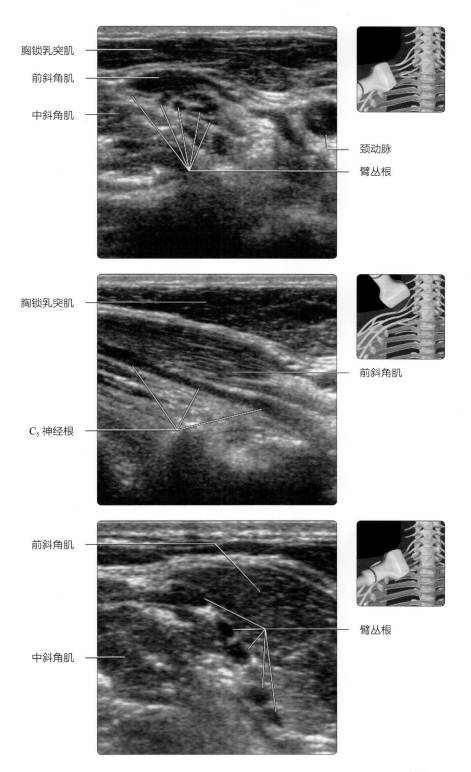

胸锁乳突肌

前斜角肌

中斜角肌

颈动脉

臂丛根

胸锁乳突肌

前斜角肌

C_5 神经根

前斜角肌

中斜角肌

臂丛根

上 下颈部前外侧部的横切面超声图像，显示从神经孔出来并向斜角肌三角走行的低回声臂丛根。**中** 纵切面超声显示从神经孔出来并下行到斜角肌间区域的低回声 C_5 神经根。**下** 斜角肌间三角入口处的横切面超声，显示前、中斜角肌之间的 5 个低回声臂丛根。在邻近高回声的肌间脂肪背景衬托下，低回声臂丛根显示清晰

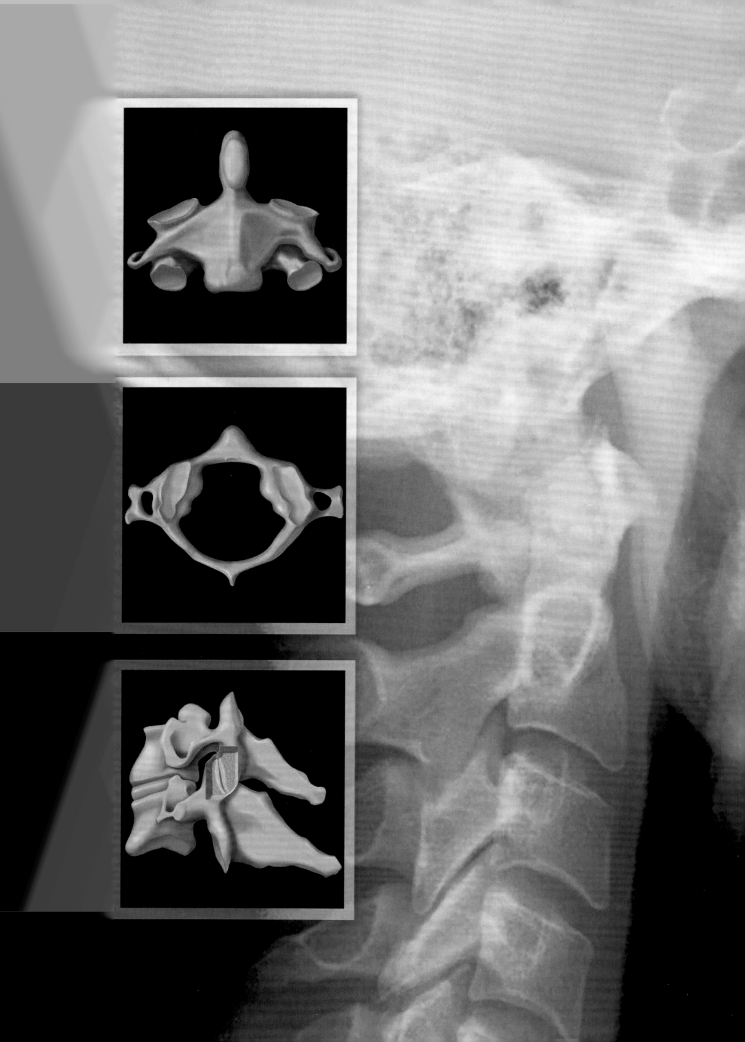